AF390431

ESSAIS

SUR

L'HÉRÉDITÉ

ET

LA SÉLECTION NATURELLE

Typographie Firmin-Didot et Cie. — Mesnil (Eure).

ESSAIS

SUR

L'HÉRÉDITÉ

ET

LA SÉLECTION NATURELLE

PAR

A. WEISMANN

PROFESSEUR A L'UNIVERSITÉ DE FRIBOURG-EN-BRISGAU

TRADUCTION FRANÇAISE

PAR

Henry de VARIGNY

Docteur ès Sciences Naturelles, Membre de la Société de Biologie.

PARIS

C. REINWALD & Cie, LIBRAIRES-ÉDITEURS

15, RUE DES SAINTS-PÈRES, 15

1892

PRÉFACE

Les Essais qui sont publiés dans ce volume n'ont pas été écrits d'après un plan coordonné d'avance; ils ont paru successivement, à intervalles variables, au cours des neuf dernières années. Bien qu'en rédigeant chacun d'entre eux, je n'aie point eu l'idée de le faire suivre de publications ultérieures, l'ensemble en est toutefois en connexion intime. Les questions élucidées dans chaque Essai sont toutes nées des Essais qui ont précédé, et en réfléchissant aux causes qui règlent la durée des différentes formes animales, j'ai été amené à étudier de nouvelles questions qui demandaient des recherches nouvelles. Ces considérations, et les résultats des recherches ainsi provoquées, forment la matière de toute la série de ces Essais.

J'emploie ici le mot « recherche » dans un sens quelque peu différent de celui où il est communément

employé dans les sciences naturelles, car il implique
d'habitude de nouvelles observations. Quelques-uns de
ces Essais, en particulier ceux qui ont pour titre la
Continuité du Plasma germinatif, la *Signification de
la Reproduction sexuelle*, et le *Nombre des Globules
polaires*, ont pour point de départ des découvertes
nouvelles; mais dans la plupart des autres, les recherches sont de nature plus abstraite, et consistent
surtout en de nouveaux points de vue, basés sur
divers faits bien connus. Je crois toutefois que l'histoire des sciences établit que le progrès ne dépend pas
seulement de la découverte de faits nouveaux, mais est
en réalité dû à leur interprétation correcte; ce n'est
qu'ainsi qu'on peut arriver à une conception exacte
des processus naturels. C'est surtout à ce point de vue
qu'on peut considérer les Essais qui suivent comme
des œuvres de recherche.

Le fait qu'ils renferment le résultat de recherches a
rendu impossible l'introduction de modifications essentielles dans la traduction, même sur les points au
sujet desquels mon opinion s'est, depuis, quelque peu
modifiée. Si je les récrivais aujourd'hui, je changerais
quelques expressions dans les Essais sur la *Durée de
la vie*, sur la *Continuité du Plasma germinatif*, et
sur la *Signification de la Reproduction sexuelle*; mais
si j'avais introduit ces modifications dans la traduction

que voici, j'aurais embrouillé le lecteur, et les liens qui unissent entre eux ces Essais seraient moins clairs, leur affinité primitive ayant disparu.

J'ai même laissé subsister certaines erreurs d'interprétation; c'est ce que j'ai fait, par exemple, en continuant à admettre dans l'Essai sur *la Continuité du Plasma germinatif* que les deux globules polaires expulsés par les œufs sexuels sont identiques, car à l'époque où j'écrivais, il n'y avait point de raison pour douter de leur équivalence physiologique. La découverte de la loi numérique de ces globules (dans l'Essai sur le *Nombre des Globules polaires*) a conduit à ce que je crois être une notion plus exacte de leur rôle. De la sorte, les causes de la Parthénogenèse telles qu'elles sont développées dans l'Essai sur la *Signification de la Reproduction sexuelle* ont été considérablement complétées par le fait, publié dans l'Essai sur le *Nombre des Globules polaires*, que les œufs parthénogénétiques n'éliminent pas un seul globule polaire. Ce fait, à lui seul, explique pourquoi les œufs sexuels ne sauraient, en règle générale, se développer sans fécondation.

Le lecteur ne devra donc point prendre les Essais isolés comme représentant pleinement, complètement, mon opinion présente : ce sont plutôt des phases temporaires dans ma manière de voir : ce sont des étapes vers une connaissance plus parfaite. Il conviendra donc que ces Essais soient lus dans leur ordre chronologique de publication.

Si les lecteurs prennent à lire ce livre seulement la moitié du plaisir que j'ai éprouvé à l'écrire, je me tiendrai pour plus que satisfait.

A. W.

TABLE DES MÉMOIRES

CONTENUS DANS CE VOLUME.

I

LA DURÉE DE LA VIE

LA

LA

DURÉE DE LA VIE

AVANT-PROPOS.

Le travail qui suit a été lu au Congrès des Naturalistes allemands, qui a eu lieu à Salzbourg, le 21 septembre 1881 ; dans ses parties essentielles, il a été imprimé tel quel. On n'a fait qu'y ajouter quelques discussions qu'il avait fallu supprimer dans le discours oral à cause de leur longueur, et qui, pour cette cause, ne figurent pas dans le compte rendu du Congrès des Naturalistes.

Pour d'autres additions, on n'aurait pu en faire sans changer la forme d'une façon essentielle ; aussi ai-je renoncé, entre autres choses, à ajouter dans le texte un article additionnel, qui y aurait été, au fond, mieux à sa place que dans l'Appendice, où il figure maintenant à la note 8. Il comble une lacune qui, pour la cause indiquée, avait été laissée dans le texte, en essayant de fournir une explication au sujet de la mort normale des cellules des tissus ; explication qui est nécessaire, si l'on admet que les organismes unicellulaires sont constitués pour une durée éternelle.

Les autres additions de l'Appendice contiennent, ou bien d'autres détails, ou bien des preuves à l'appui des opinions émises dans le texte, et surtout une coordination des observations dont j'ai connaissance au sujet de la durée de la vie de quelques groupes d'animaux. Je dois un grand nombre de ces observations, et peut-être les plus précises, à des communications, venues par lettres de spécialistes des plus en vue. Ainsi, M. le docteur Hagen, à Cambridge (États-Unis), a eu la bonté de me communiquer ses observations au sujet d'insectes d'ordres divers; M. W.-H. Edwards, de la Virginie occidentale, et M. le docteur Speyer, de Rhoden, en ont fait autant, au sujet des papillons. M. le docteur Adler, à Schleswig, m'a envoyé des indications au sujet de la durée de la vie des *Cynips;* indications ayant d'autant plus de valeur, qu'elles sont accompagnées d'observations très précises sur le genre de vie de ceux-ci, et permettent ainsi une étude directe des facteurs, dont, à mon avis, la durée de la vie dépend. Sir John Lubbock, à Londres, et M. le docteur Auguste Forel, à Zurich, ont eu la bonté de me communiquer leurs observations sur les fourmis, et M. S. Clessin, d'Ochsenfurth, m'a fait part de celles qu'il a faites sur des mollusques indigènes de terre et d'eau douce. Si je publie ces précieux renseignements ici même, en même temps que ce que j'ai pu réunir en consultant la littérature concernant la durée de la vie, en y ajoutant le peu d'observations que je possède personnellement sur la matière, j'espère, par ce moyen, provoquer de nouvelles observations dans ce champ encore si peu exploré. Les opinions que j'ai développées dans ce travail se basent sur un nombre relativement restreint de faits, au moins en ce qui concerne la durée de la vie des espèces. Plus on pourra y ajouter de faits certains, plus on pourra fixer, en même temps que la durée de la vie, les conditions de celle-ci, plus aussi on réussira à étayer avec solidité nos opinions sur les causes qui déterminent cette durée.

A. W.

Naples, le 6 décembre 1881.

LA

DURÉE DE LA VIE

I.

Si je puis me permettre, aujourd'hui, de vous exposer quelques pensées sur la durée de la vie, je ne puis guère mieux débuter qu'en vous citant les paroles simples mais profondes de Jean Müller, que voici :

« Les corps organisés sont périssables; alors que la vie, avec « un semblant d'immortalité, se conserve d'un individu à l'autre, « les individus eux-mêmes passent. »

Si nous laissons de côté, pour le moment, l'exactitude générale de cette phrase, il est cependant hors de doute que la vie de l'individu a ses limites naturelles, au moins chez tous ceux d'entre les animaux et les plantes, que celui qui n'est point naturaliste voit communément.

Mais il est également hors de doute que ces limites sont marquées à des distances bien différentes, selon l'espèce d'animal ou de plante. La différence saute tellement aux yeux, que la voix populaire les a depuis longtemps formulées en dicton. D'après Jacob Grimm, un vieux dicton allemand du moyen âge dit : « Un roitelet vit pendant 3 ans, un chien a 3 vies de roitelet, un cheval 3 vies de chien, un homme 3 vies de cheval, ce qui fait 81 ans. L'âne atteint 3 fois l'âge de l'homme, l'oie sauvage 3 fois l'âge de l'âne, la corneille 3 fois l'âge de l'oie, le cerf 3 fois l'âge de la corneille, le chêne 3 fois l'âge du cerf. »

S'il en était ainsi, le cerf atteindrait l'âge de 6,000 ans, et le chêne près de 20,000 ans; ce dicton ne doit donc pas reposer sur des observations bien exactes, mais le sens général, la différence de durée des êtres vivants, demeure exact.

Ici une question se pose immédiatement, et l'on se demande sur quoi cette grande différence peut bien reposer, et pourquoi la douce habitude de l'existence a été mesurée aux individus d'une façon aussi variable?

On serait d'abord tenté de répondre que cette différence tient à la diversité des espèces, à leur structure et à leur composition, et en effet tous les essais d'explication qui se sont fait jour jusqu'à présent vont dans ce sens.

Néanmoins cette explication ne suffit pas. Certainement, en dernière instance, la cause de la durée de la vie doit se trouver dans l'organisme lui-même, et ne peut se trouver en dehors de lui; mais la structure, la composition chimique, bref la constitution physiologique du corps ne sont pas les seuls facteurs qui déterminent la durée de la vie. On reconnaît la chose immédiatement lorsqu'on essaye de faire dériver de ces facteurs seuls, les faits que nous avons devant nous.

Nous devons d'abord nous occuper des dimensions du corps. De tous les organismes terrestres ce sont les grands arbres qui ont la plus longue durée de vie. Les Adansonia, des îles du Cap-Vert, atteignent, dit-on, l'âge de 6,000 ans. Parmi les animaux ce sont également les plus grands qui atteignent l'âge le plus avancé; la baleine vit certainement quelques siècles, l'éléphant atteint l'âge de 200 ans, et il n'est pas difficile de citer, en suivant une marche descendante, une série d'animaux chez lesquels la durée de la vie diminue à peu près parallèlement avec les dimensions de leur corps. Ainsi le cheval vit 40 ans, le merle 18, la souris 6 ans, et un grand nombre d'insectes quelques semaines seulement.

Mais en y regardant d'un peu plus près, on trouve que l'âge de 200 ans atteint par l'éléphant est également atteint par des animaux beaucoup plus petits, comme le brochet et la carpe. En dehors du cheval, le crapaud et le chat arrivent à l'âge de 40 ans, et l'anémone de mer, grande comme le poing, dépasse 50 années; de même que, pour terminer, le cochon et l'écrevisse possèdent la même durée de vie, soit 20 ans, quoique cette dernière n'ait pas le centième du poids du cochon.

Ce n'est donc certainement pas la grandeur du corps seule qui détermine la durée de la vie. Toutefois il existe un rapport entre ces deux phénomènes : l'animal grand vit en réalité plus longtemps que le petit, par la seule raison qu'il est plus grand; il n'aurait du reste pas même été en état de se développer, s'il ne lui avait été consenti une plus longue durée de vie.

Personne ne croira que la charpente colossale de l'éléphant aurait pu s'élever en 3 semaines comme le corps de la souris, ou en un jour comme celui d'une larve de mouche. La femelle de l'éléphant ne porte guère moins de 2 ans : et sa maturité ne commence guère qu'à l'âge de 24 ans !

Mais l'animal grand, arrivé à maturité, a également besoin de plus de temps que le petit, pour assurer la conservation de l'espèce. Leuckart, et plus tard Herbert Spencer, ont déjà fait remarquer que la surface absorbante de l'animal n'augmente que comme le carré de sa grandeur, tandis que ses dimensions augmentent au cube. Il s'ensuit que plus un animal est grand, plus il a de difficulté, et plus il lui faut de temps, pour s'assimiler un surplus de nourriture, en dehors de ce dont il a besoin pour lui-même, et plus aussi il met de temps à se propager. Mais si on peut dire en général que la croissance et la durée de la vie sont plus grandes chez de grands animaux que chez les petits, il n'existe cependant pas de proportions fixes entre les deux facteurs, et Flourens était dans l'erreur en croyant que la durée de la vie comportait toujours cinq fois la durée de la croissance. Cela peut être vrai pour l'homme, si nous fixons la durée de sa croissance à 20 ans, et celle de sa vie à 100 ans, mais déjà pour un grand nombre d'autres mammifères, la chose n'est plus exacte. Ainsi le cheval vit 40 et même 50 ans — du moins cet âge n'est guère plus rare chez lui que l'âge de 100 ans chez l'homme; — mais à l'âge de 4 ans le cheval a terminé sa croissance, et la durée de sa vie comporte par conséquent de 10 à 12 fois la durée de sa croissance. Le second facteur, purement physiologique, qui agit sur la durée de la vie, est la rapidité ou la lenteur avec laquelle la vie s'écoule, ou encore la durée des échanges matériels et des processus de la vie.

Lotze a dit, dans ce sens, dans son *Mikrokosmus* : « Une mobilité grande et sans trêve épuise la masse organique, et les espèces animales à allures rapides, comme le gibier, les chiens, et même les singes, ont une durée de vie inférieure à celle de l'homme et à celle des grands animaux carnassiers, qui en quelques efforts vigoureux satisfont leurs besoins. »

— « D'autre part, la paresse des amphibiens confère même aux plus petits d'entre eux une plus grande ténacité de vie. »

Bien certainement il y a quelque chose de vrai dans cette remarque. Ce serait, cependant, une grave erreur que de croire que l'activité de la vie comporte nécessairement une existence plus courte. Les oiseaux dont la vie est très active ont malgré cela une existence relativement très longue, comme nous aurons à le démontrer plus tard d'une façon plus précise ; ils dépassent même, en cela, les paresseux amphibiens dont les dimensions corporelles sont égales. Il ne faut pas se figurer l'organisme comme un tas de combustible, qui s'effondre en cendres avec d'autant plus de rapidité qu'il est petit et qu'il brûle vite, mais comme un feu dans lequel on peut toujours jeter de nouvelles bûches, et qu'on peut entretenir aussi longtemps que cela est nécessaire, qu'il brûle vite ou lentement.

Ce n'est pas parce que le corps est plus rapidement consumé que l'activité peut, dans certaines circonstances, entraîner une durée de vie plus courte, mais parce que la rapidité plus grande des processus vitaux permet d'atteindre plus rapidement le but de la vie, la maturité et la reproduction.

Si je parle du but et de la fin de la vie, je n'entends la chose qu'au figuré, et je ne me représente nullement la nature travaillant consciemment. Mais c'est là une façon brève et commode de s'exprimer, qui ne peut faire oublier que le but apparent est en vérité, ou du moins en première ligne, l'effet nécessaire et inconscient des forces existantes de la nature. Nous ne pouvons nous passer de tournures oratoires, dépourvues de figures, si nous ne voulons pas nous étendre d'une manière fastidieuse ; il faut donc qu'on me permette encore fréquemment de semblables libertés.

En mettant, tout à l'heure, la durée de la vie en un certain rapport avec la grandeur du corps, j'aurais pu ajouter en même temps un autre facteur qui agit d'une façon similaire, c'est la complexité de la structure. Deux êtres de même grandeur corporelle ont besoin d'un laps de temps inégal, lorsqu'ils se trouvent à un degré d'organisation différente. Il y a des animaux de l'ordre le plus inférieur, des rhizopodes, qui atteignent un diamètre de un demi-millimètre, et qui sont par conséquent plus grands que bien des œufs d'insectes. Et pourtant une amibe se divise dans les circonstances les plus favorables, dans l'espace de 10 minutes, en deux animaux, tandis qu'aucun œuf d'insecte ne se transforme en un jeune animal en moins de 24 heures. En raison de la grande quantité de cellules qui doivent provenir de la seule cellule-œuf, il faut plus de temps pour la formation de ce dernier.

Nous voyons ainsi qu'en effet la constitution même de l'animal contribue à fixer la durée de sa vie, au moins dans un sens — *en descendant,* — en fixant le minimum de la durée au-dessous duquel elle ne peut descendre, si l'animal doit se former et arriver à l'état de maturité. Mais ceci ne nous fournit qu'une partie de la durée de la vie, car nous avons à considérer comme telle le maximum du temps pendant lequel le corps animal peut durer.

On a bien pensé, jusqu'à ce jour, que ce maximum dépendait exclusivement de la constitution de l'animal; mais c'est là une erreur. La force du ressort qui fait marcher l'horloge de la vie, ne dépend nullement de la grandeur seule de ce moteur, ou de la matière dont il est formé — ou pour sortir du figuré, la durée de la vie n'est pas seulement déterminée par la grandeur de l'animal, la complexité de sa structure ou la rapidité de ses échanges organiques. Des faits absolument précis et concluants s'opposent à une pareille manière de voir.

Comment pourrions-nous expliquer, en partant de ce point de vue, que *les femelles et ouvrières chez les fourmis vivent pendant plusieurs années tandis que les mâles ne durent que pendant quelques semaines?* Les deux sexes ne diffèrent, d'une façon notable, ni par la grandeur du corps, ni par la complexité de leur structure, ni par la vitesse du métabolisme; on peut les considérer à ces trois points de vue comme identiques — et malgré cela quelle différence n'y a-t-il pas dans la durée normale de leur vie!

Je reviendrai plus tard sur des cas de ce genre ou similaires; pour le moment cela prouve, en tout cas, que les circonstances physiologiques ne peuvent certainement pas être les seuls régulateurs de la durée de la vie; que seuls ils ne peuvent déterminer la force du ressort de l'horloge vitale, et qu'au contraire il peut y avoir dans des mouvements de composition à peu près similaire des ressorts de force différente.

La comparaison est boiteuse, parce que dans l'organisme, on ne peut admettre une force particulière qui détermine sa durée; mais elle est juste en ce qu'elle fait voir que la durée de la vie est surtout imposée à l'organisme par quelque chose qui vient du dehors. *Ce sont les conditions extérieures de la vie, qui en quelque sorte placent le ressort dans l'organisme, qui déterminent sa durée, ou, pour mieux dire, qui font de lui un ressort d'une force déterminée, qui après un temps déterminé perd sa force.*

Pour être bref, il me paraît certain que *la durée de la vie dépend avant tout de l'adaptation aux circonstances extérieures de la vie,* qu'elle *peut être proportionnée,* c'est-à-dire allongée ou raccourcie, d'après les besoins de l'espèce, qu'elle est réglée exactement par le processus régulateur, mécanique, par lequel la structure et les fonctions de l'organisme sont adaptées aux conditions de sa vie.

Supposons qu'il en soit ainsi, et demandons-nous comment la durée de la vie des animaux se présenterait dans ce cas?

Il faudrait d'abord faire remarquer que pour régler la durée de la vie, il s'agit uniquement de l'intérêt de l'espèce et nullement de celui de l'individu. Cela s'entend de soi, pour quiconque a réfléchi à la sélection, et je n'ai pas à m'y arrêter. Pour l'espèce en elle-même, il est indifférent que l'individu vive plus ou moins longtemps; une seule chose lui importe, c'est qu'il soit donné à l'individu ce dont il a besoin pour la conservation de la race. Ce qu'il lui faut, c'est la reproduction, la procréation d'êtres remplaçant en quantité suffisante les individus enlevés par la mort, pour assurer la durée de l'espèce.

Aussitôt que l'individu a fourni sa quote-part dans ce remplacement, il cesse d'avoir de la valeur pour l'espèce : il peut se reposer, il a fait son devoir. Il ne continue à intéresser l'espèce, que dans le cas où il doit couver, et lorsque les parents ne se contentent pas de mettre leurs rejetons simplement au monde, mais qu'ils continuent pendant quelque temps à pourvoir à leurs besoins, soit qu'ils les protègent seulement, soit qu'ils les nourrissent en même temps; ou finalement qu'ils fassent leur éducation d'une façon plus élevée, les habituant à vivre de leur propre vie, et en les instruisant. Ce dernier cas ne se présente pas seulement chez l'homme, mais également — quoique d'une façon beaucoup moins complète — chez certains animaux; chez les oiseaux, par exemple, qui apprennent à voler à leurs petits, etc.

Il faut donc nous attendre en général à voir la vie ne pas durer beaucoup plus longtemps que la période de reproduction, si ce n'est lorsque l'espèce élève ses petits.

C'est là en effet ce que nous trouvons. Tous les mammifères et tous les oiseaux vivent plus longtemps que le temps de leur reproduction; d'un autre côté, la vie cesse chez tous les insectes avec la reproduction, en exceptant uniquement les espèces qui couvent ou élèvent, et cela est également le cas chez les animaux inférieurs, autant que nous pouvons en juger.

Mais ceci ne nous donne pas encore la durée de la vie en elle-même; ceci nous fournit seulement son point final relatif. La durée en elle-même doit dépendre d'abord du temps dont l'animal a besoin pour arriver à la maturité, c'est-à-dire de la longueur de sa jeunesse, puis, en deuxième lieu, de la durée de sa maturité, soit du temps qu'il faut à l'individu pour fournir le nombre de rejetons necessaire pour assurer la conservation de l'espèce. Mais c'est justement cet élément qui est en grande partie déterminé par les conditions extérieures de la vie.

Il n'existe pas d'espèce animale qui ne soit exposée à la destruction par les accidents, par la faim, le froid, la sécheresse ou l'humidité, ou finalement par des ennemis, qu'ils se présentent sous la forme de carnassiers, de parasites ou de maladies épidémiques. Nous savons d'ailleurs bien que ces causes de mortalité, dues au hasard, ne dépendent de celui-ci qu'en apparence, et en tout cas seulement en ce qui concerne l'individu isolé ; mais qu'elles détruisent en réalité, avec la plus grande régularité, un nombre bien plus grand d'individus qu'il n'en succombe par suite d'une mort naturelle. N'y a-t-il pas des milliers d'espèces dont l'existence dépend de la destruction d'autres espèces ; la nourriture des poissons n'est-elle pas constituée par les myriades de petits crustacés qui peuplent nos lacs?

On comprendra facilement que l'individu isolé sera — *ceteris paribus* — d'autant plus exposé à la destruction par des accidents, que durera plus longtemps sa vie naturelle. Plus donc l'individu aura besoin de temps pour produire le nombre de rejetons nécessaires pour assurer l'existence de l'espèce, plus sera grand le nombre d'individus qui mourront accidentellement, avant d'avoir accompli entièrement leur devoir envers l'espèce. Il en résulte, d'abord, que le nombre de rejetons devant être procréés par chaque individu devra être d'autant plus grand que durera plus longtemps le temps destiné à sa reproduction. Mais il en découle en outre ce résultat surprenant, à première vue, que la tendance de la nature n'est pas du tout d'assurer aux individus arrivés à maturité une vie aussi longue que possible, mais au contraire de tendre à réduire la durée de la reproduction et par là même aussi la durée de la vie à un laps de temps aussi court que possible. Ceci ne s'applique toutefois qu'aux animaux et non aux plantes.

Ceci semble paradoxal, mais les faits montrent qu'il en est ainsi. De prime abord les nombreux cas d'une grande longévité paraissent contredire le résultat de cette déduction, mais la contradiction se dissipe si l'on y regarde de plus près.

Ainsi les oiseaux possèdent en général une durée de vie très longue. Même les plus petits oiseaux chanteurs indigènes vivent 10 ans, le rossignol et le merle de 12 à 18 ans ; on a vu une paire d'eider revenir pendant 20 ans au même nid, et on croit que ces oiseaux peuvent atteindre l'âge de 100 ans ; un coucou, qui était connu par le caractère bizarre de son cri, a été entendu dans la même partie d'une forêt pendant 32 années consécutives. Les oiseaux de marais et de proie atteignent un âge encore bien plus considérable; ils vivent plus longtemps qu'une génération humaine. Ainsi Schinz raconte d'un vautour à barbe qu'on voyait souvent posé sur un rocher au milieu du glacier de Grindelwald, que les hommes les plus âgés de cette localité l'avaient déjà remarqué dans leur jeunesse, à la même place. Un vautour à tête blanche de la ménagerie de Schœnbrunn, vécut pendant 118 années en captivité, et on a de nombreux exemples d'aigles et de faucons qui ont dépassé l'âge de 100 ans. Et pour terminer, qui ne connaît le perroquet *Ature* de A. de Humboldt, dont les Indiens disaient qu'on ne le comprenait pas parce qu'il parlait la langue de la tribu éteinte des Atures ?

Il faut se demander maintenant jusqu'à quel point cette durée de la vie, qui nous paraît longue, peut néanmoins devoir être considérée comme la plus courte qu'il se puisse, comme le *minimum possible* ?

Il me paraît qu'il faut considérer principalement deux facteurs, d'abord le fait que la couvée des oiseaux est exposée à de nombreuses causes de destruction, et puis le fait que leur organisation pour le vol exclut une grande fécondité.

Beaucoup d'oiseaux n'ont qu'un œuf, comme les oiseaux de tempête, les plongeurs, le guillemot et d'autres oiseaux de mer, et ne couvent, comme en général la plupart des oiseaux, qu'une fois par an; d'autres pondent deux œufs, comme un grand nombre d'oiseaux de proie, les pigeons, les colibris ; il n'y a que les oiseaux qui volent mal, comme les poules et les faisans, qui produisent un grand nombre d'œufs, soit environ 20; mais chez ceux-ci justement la couvée est très exposée aux causes de destruction. Au reste, il n'y a peut-être pas une seule espèce d'oiseaux chez laquelle ce ne soit le cas. Même chez le plus puissant de nos oiseaux de proie indigènes, l'aigle doré, que tous les animaux craignent, et dont le nid accroché aux parois des rochers est inaccessible à tous ses ennemis, il arrive assez fréquemment que l'œuf périt par suite de gelées blanches, pendant la nuit, ou de neiges tardives, et plus tard pendant l'hiver le jeune oiseau a à lutter contre le plus terrible ennemi, la faim. Mais chez la plupart des oiseaux, l'œuf à peine pondu est déjà exposé aux poursuites d'ennemis vivants ; les martres, les fouines, les chats et les chouettes, les busards et les corbeaux le poursuivent. A ceci s'ajoutent plus tard la destruction des jeunes oiseaux, sans défense, par les mêmes ennemis, la lutte contre le froid et la faim pendant l'hiver, ou les nombreux dangers des voyages par terre et au delà des mers, qui déciment cruellement les jeunes oiseaux.

On ne peut savoir exactement la quantité détruite ainsi, mais on peut s'en faire une idée approximative d'une manière indirecte.

Admettons avec Darwin et Wallace, qu'une certaine stabilité du nombre des individus simultanément vivants, est établie chez la plupart des espèces, et cela de façon que sur un certain espace habité le nombre des individus reste à peu près le même, pendant un temps assez long; de cette façon on n'aurait besoin que de connaître la fécondité et la moyenne de la durée de la vie d'une certaine espèce, pour calculer par là le chiffre des animaux détruits. Malheureusement on ne connaît guère d'une manière précise, pour une espèce quelconque, l'âge moyen d'un oiseau arrivé à la maturité. Mais admettons que cet âge moyen soit pour une espèce 10 ans, et que celle-ci produise par an 20 œufs; il y aurait donc sur les 200 œufs pondus pendant la durée d'une vie de 10 ans 198 œufs voués à la destruction, et 2 seulement produiraient des oiseaux arrivant à maturité. Ou fixons — pour citer un exemple concret — la durée moyenne de la vie d'un aigle doré à 60 ans et sa jeunesse — qui n'est pas connue d'une façon précise — à 10 ans — et disons qu'il produit annuellement 2 œufs; une paire pondrait donc en 50 ans 100 œufs, sur lesquels 2 seulement arriveraient à donner des oiseaux adultes; une paire d'aigles ne réussirait donc en moyenne que tous les 50 ans à élever une paire de jeunes oiseaux. Ce calcul sera plutôt inférieur à la vérité, qu'exagéré; mais il suffit pour montrer clairement que chez les oiseaux, le chiffre de la destruction doit être très considérable[1].

Mais si cela est certain, et si en même temps la fécondité ne peut être augmentée par des raisons physiques ou autres, *il ne reste aucun autre moyen pour la conservation des espèces d'oiseaux qu'une longue durée de vie*. Nous considérons donc celle-ci comme une nécessité absolue.

J'ai déjà fait remarquer, tout à l'heure, que ce sont précisément les oiseaux qui démontrent très clairement que des circonstances purement physiologiques ne suffisent absolument pas à expliquer la durée de la vie. Quoique chez tous les oiseaux la vie *batte* plus rapidement, et que la température du sang y soit plus haute que chez les mammifères, la durée de la vie des premiers surpasse de beaucoup celle des derniers. Il n'y a que les géants parmi les ma-

---

1. Ce chiffre, et tous ceux qui se rencontrent au cours de cet essai, renvoient aux notes groupées dans l'Appendice qui fait suite. (*Trad.*)

mifères, comme la baleine et l'éléphant, qui atteignent, ou qui dépassent peut-être même, la durée de la vie de ceux d'entre les
oiseaux qui vivent le plus longtemps ; mais si l'on fait la comparaison d'après le poids du corps, les mammifères se trouvent partout
en état d'infériorité. Même les animaux aussi grands que le cheval
et l'ours ne dépassent pas l'âge de 50 ans : le lion atteint à peu
près 35 ans, le sanglier 25 ans, le mouton 15 ans, le renard 14 ans,
le lièvre 10 ans, l'écureuil et la souris 6 ans (2). Mais le puissant
aigle doré même ne pèse pas plus de 9, ou au plus 12 livres ! Il se
trouve, par conséquent, placé pour le poids entre le lièvre et le
renard, dont il a cependant 10 fois la durée d'existence.

On en trouve l'explication, d'une part dans la fécondité beaucoup
plus grande des petits mammifères — voyez la souris, le lapin,
le cochon — et d'autre part dans la destruction beaucoup moins
considérable des jeunes chez les mammifères d'une certaine taille.
Le minimum de durée de vie, nécessaire pour la conservation de
l'espèce, est beaucoup moins grand que chez les oiseaux. Ici nous
sommes, bien entendu, encore bien loin de pouvoir faire un calcul
précis sur le nombre des animaux détruits ; mais on comprendra,
cependant, que le développement intra-utérin des mammifères
leur donne un grand avantage par rapport aux oiseaux ; chez eux
au moins la destruction des jeunes ne peut commencer qu'après
la naissance, tandis que chez les oiseaux, elle commence déjà
pendant le développement embryonnaire. Il faut encore ajouter à
ceci, que beaucoup de mammifères protègent longtemps encore
leurs petits contre leurs ennemis.

Je ne puis entrer dans les détails, ni parcourir toutes les classes
du règne animal, pour voir si, et dans quelle mesure, les principes
que nous avons énoncés sont valables. A l'heure qu'il est, il serait
d'ailleurs tout à fait impossible de soumettre à cette épreuve,
toutes, ou même seulement la plupart des classes du règne animal, par la raison que nos connaissances au point de vue de la
durée de la vie des animaux sont très restreintes. L'intérêt qu'on
témoignait aux études biologiques s'est effacé beaucoup, depuis
un certain temps, devant celui qu'on trouve aux problèmes morphologiques. Vous ne trouverez, pour cette raison, que peu de
chose ou même rien du tout au sujet de la durée de la vie dans
les livres récents de zoologie, et même les monographies concernant certaines classes, comme par exemple les amphibiens, les
reptiles et même les oiseaux ne contiennent que fort peu de documents à ce sujet. Si nous passons maintenant aux animaux inférieurs, les renseignements manquent totalement. Je n'ai pas pu

trouver une seule indication précise au sujet de l'âge des échinodermes, et pour la plupart des vers, crustacés et cœlentérés (4), on ne trouve guère plus. La durée de la vie de beaucoup de mollusques est cependant bien connue, puisque l'on peut reconnaître leur âge à leur coquille (5); mais pour le but que nous nous proposons, il faudrait y ajouter la connaissance exacte des circonstances de leur vie, de leur fécondité, de leurs rapports avec le reste du règne animal, et bien d'autres faits — et là les renseignements manquent.

C'est chez les insectes que nous trouvons le plus grand nombre de faits précis, dans les deux sens, et pour cette raison je désire attirer sur ceux-ci votre attention d'une façon un peu plus particulière.

D'abord la durée de la vie de la larve. Elle est très inégale et dépend principalement de la valeur nutritive et de la facilité plus ou moins grande avec laquelle elle trouve à se nourrir. Les larves des abeilles se transforment en 5 ou 6 jours en chrysalides; elles sont nourries, comme on sait, avec des substances d'une grande valeur nutritive, avec du miel et du pollen de fleurs, et elles n'ont pas besoin de faire d'efforts pour se procurer leur nourriture, celle-ci étant accumulée en quantité à portée. Les larves de certains ichneumons qui vivent en parasites sur d'autres insectes et se nourrissent des tissus et des sucs de leurs hôtes, n'ont pas besoin de beaucoup plus de temps, et les larves de la mouche à miel n'ont également besoin que de 8 ou 10 jours pour se transformer en chrysalide, quoiqu'elles aient à dépenser une certaine force musculaire lorsqu'elles percent la peau et les tissus de l'animal mort, de la substance duquel elles vivent. Chez les chenilles des papillons, qui mangent les feuilles, le temps pendant lequel elles restent à l'état larvaire se prolonge jusqu'à six semaines, en raison de la valeur nutritive inférieure des feuilles, et de la plus grande dépense de force musculaire. Enfin, en ce qui concerne celles d'entre les chenilles qui se nourrissent de bois, le temps pendant lequel elles restent larves dure de 2 à 3 ans, comme pour le *Cossus ligniperda* et le *Sirex*.

Mais les larves carnassières ont également besoin d'un temps assez long pour atteindre leur développement, car non seulement elles ont moins d'occasions d'attraper leur proie, d'ailleurs très nourrissante, mais elles sont forcées de faire de grands efforts pour la saisir. Ainsi le temps pendant lequel elles restent à l'état larvaire dure un an chez les libellules et de deux à trois ans chez certaines éphémères.

Tout ceci ressort tout naturellement de principes physiologiques connus, mais ceci montre que la durée de la vie peut beaucoup s'étendre, et qu'elle peut être allongée suivant les besoins, sans quoi les larves carnassières, ou ligniphages n'auraient pu survivre pendant le développement phylétique de la souche des insectes.

Mais on se tromperait fort si on se figurait qu'il existe une relation entre la durée de la vie de la larve et celle de l'insecte adulte; si on croyait qu'il est accordé aux insectes de même taille et de même activité, une même durée totale de vie; si l'on croyait que la durée de la vie larvaire est déduite pour ainsi dire de la vie de l'*imago* et vice versa. Il n'en est pas ainsi, comme ce fait seul déjà le prouve, que chez les fourmis et les abeilles, les mâles et les femelles ont la même durée de vie larvaire, tandis que la durée de la vie de l'imago diffère de plusieurs années.

La vie de l'imago est en général très courte ; non seulement elle se termine avec la reproduction — comme nous l'avons déjà dit tout à l'heure — mais la période même de la reproduction est également très courte. — On peut même dire qu'elle est aussi courte que possible (3).

La larve du hanneton ronge pendant quatre ans les racines des plantes avant de devenir coléoptère, et cette existence obtenue avec tant de peine, ce corps si compliqué de l'insecte, arrivé à sa maturité, a une vie très passagère ; le coléoptère meurt à peu près un mois après avoir quitté sa chrysalide. Et ce n'est pas même là un cas extrême. La plupart des papillons de jour vivent moins de temps, et parmi les nocturnes il y en a plusieurs, comme par exemple certaines *Psychidæ*, qui ne vivent que peu de jours, et même certains d'entre eux, à reproduction parthénogénétique, vivent moins de 24 heures. Mais ce qu'il y a certainement de plus court comme durée de vie se présente chez quelques espèces d'éphémères, qui ne vivent pas plus de 4 ou 5 heures à l'état d'imago. Vers le soir elles s'échappent de la chrysalide qui les entoure ; aussitôt que leurs ailes se sont durcies, elles s'élèvent en l'air, la reproduction a lieu, elles voltigent au-dessus de l'eau, tous les œufs sont expulsés en une seule fois ; et la vie prend fin — l'animal meurt.

La vie si courte des insectes, à l'état d'imago, peut fort bien s'expliquer en vertu des principes que nous avons développés tout à l'heure. Les insectes, même à l'état de maturité, font partie des animaux les plus exposés aux poursuites de quantité d'autres animaux qui s'en nourrissent ; mais ils appartiennent en même

temps à la classe la plus féconde des êtres vivants, et sont souvent
en état de produire en peu de temps une quantité étonnante
d'œufs. Il ne pouvait donc pas y avoir de meilleur système pour
leur conservation que d'abréger le plus possible leur vie, par une
accélération aussi grande que possible de la reproduction.

Il est vrai que cette tendance générale a dû se développer, selon
les circonstances, à un degré très différent. Le minimum du
temps de reproduction et aussi, en même temps, de la durée de
la vie, dépend d'une foule de circonstances agissant de concert,
qu'il m'est impossible d'énumérer toutes. Rien que la façon de
déposer l'œuf a son influence à cet égard. Si les larves des éphémères vivaient sur des herbes rares et disséminées, au lieu de
vivre dans la vase des eaux, leurs imagos devraient forcément
vivre plus longtemps, car il leur faudrait déposer leurs œufs,
comme les phalènes ou comme un grand nombre de papillons
de jour, par petits groupes, sur une grande étendue de terrain;
mais pour cela il faut du temps et de la force! Ils ne pourraient
pas non plus se contenter de bouches rudimentaires, étant obligés de se nourrir pour acquérir la force nécessaire pour voler à
de grandes distances. Qu'ils soient carnivores ou mellivores comme
les libellules et les papillons, leur propre nutrition exigerait toujours de la force et du temps, et une nouvelle prolongation de leur
vie. Nous trouvons en effet que les libellules et les phalènes
qui traversent l'air avec la rapidité du trait, vivent souvent de 6
à 8 semaines, et même plus longtemps encore.

Ici il faut également tenir compte du fait, que tous les insectes
ne contiennent pas des œufs murs, lorsqu'ils sortent de leur chrysalide; chez beaucoup de coléoptères et de papillons, ceux-ci ne murissent que pendant l'état d'imago; et la plupart du temps pas
tous ensemble, mais par groupes. Ceci dépend d'abord de l'importance de la provision de nourriture qui a été accumulée dans
l'insecte pendant qu'il était à l'état de larve, et puis de conditions toutes différentes, par exemple de son aptitude au vol.
Les insectes qui doivent posséder un vol rapide et soutenu, comme
les phalènes et les libellules ne peuvent être chargés d'un grand
nombre d'œufs arrivant simultanément à maturité; il faut donc
que, dans ce cas, les œufs arrivent lentement à maturité et qu'en
même temps la durée de leur vie soit prolongée. Chez les papillons
on peut, pour ainsi dire suivre pas à pas la façon dont l'aptitude
au vol diminue, aussitôt que les autres conditions de la vie le permettent, et dont alors les œufs murissent plus rapidement, et la
durée de la vie s'abrège et se réduit finalement à un minimum.

Nous ne mentionnerons que deux étapes dans ce processus de développement.

Comme la plus parfaite expression du type du papillon, on peut certainement considérer ceux qui volent le mieux, comme la plupart des phalènes et un grand nombre de papillons de jour; ils possèdent non seulement les organes nécessaires au vol dans leur plus grande perfection, mais aussi les organes de la nutrition, avant tout la trompe caractéristique du papillon.

Il y a certains bombyx dont les mâles volent presque aussi bien que les phalènes, tandis que les femelles ne peuvent plus se servir de leurs grandes ailes pour un véritable vol, leur corps étant beaucoup trop chargé par une quantité énorme d'œufs arrivés simultanément à maturité. De telles espèces, les *Aglia Tau*, par exemple, ne peuvent disséminer leurs œufs sur un grand espace, mais elles les déposent tous à la même place. La raison pour laquelle elles peuvent agir ainsi, sans dommage pour leur progéniture, est que leurs chenilles vivent sur des arbres des forêts aptes à nourrir un plus grand nombre de chenilles encore que ne peut en produire une femelle. Aussitôt que la fécondation a eu lieu, les œufs sont déposés, et peu de temps après l'animal meurt au pied du même arbre, sous les racines couvertes de mousse duquel il avait passé l'hiver à l'état de chrysalide; il est certain qu'il vit rarement plus de 3 ou 4 jours, mais les mâles qui, parcourant la forêt, sont obligés de chercher les femelles, beaucoup plus rares. vivent certainement plus longtemps, assurément de 8 à 15 jours [1].

Les femelles des *Psychidæ* déposent aussi tous leurs œufs à la même place; comme les herbes et les lichens, dont vivent les chenilles croissent tout près de la terre, la femelle qui dépose ses œufs ne s'élève pas non plus au-dessus de ces plantes; elle ne sort même pas du tout, mais reste paresseusement dans l'enveloppe de sa chrysalide, où elle dépose ses œufs et meurt aussitôt la chose faite. En rapport avec ces habitudes, les ailes, ainsi que la bouche, sont peu développées chez la femelle, tandis que les ailes du mâle ont un développement normal.

Si dans les cas que nous venons de citer, la dépendance de la durée de la vie par rapport aux conditions extérieures de celle-ci se dessine déjà avec une netteté suffisante, on trouve cependant des preuves encore plus frappantes à cet effet parmi les insectes

---

1. Cette appréciation repose sur l'observation de la durée du temps pendant lequel ces insectes sont visibles. Je ne connais pas d'observations directes sur la durée de la vie de cette espèce.

vivant en communauté, que nous avons déjà fréquemment quoique brièvement mentionnés.

Chez les abeilles, les guêpes, les fourmis et les termites, la durée de la vie diffère suivant le sexe; les femelles vivent longtemps et les mâles peu de temps, et il est certain qu'il en faut chercher la raison uniquement dans l'adaptation aux conditions extérieures de l'existence.

Ainsi la reine des abeilles, la seule femelle parfaite de la ruche, atteint souvent l'âge de 2 ou 3 ans, souvent même 5 ans, alors que les abeilles mâles, les faux-bourdons, vivent à peine 4 ou 5 mois. En ce qui concerne les fourmis, Sir John Lubbock a réussi à conserver en vie des femelles et des ouvrières pendant sept ans, fait absolument exceptionnel chez les insectes, alors que les mâles ne vivent jamais que quelques semaines [1] (3).

Ce qui précède s'explique par le fait que les mâles ne récoltent pas de nourriture, et n'aident pas non plus à construire la ruche. Leur utilité pour la communauté cesse après leur unique vol nuptial, et on comprendra facilement, au point de vue utilitaire, pourquoi la durée de leur vie n'a pas été prolongée (7).

Il en est tout autrement pour la femelle. En soi une durée de production aussi longue que possible, et par là même une grande fécondité, est favorable à la conservation de l'espèce; mais cela ne peut être, chez la plupart des insectes, parce que l'aptitude à vivre longtemps deviendrait inutile, si tous les individus devenaient la proie de leurs ennemis avant d'avoir atteint leur développement. Ici il en est autrement; lorsque la reine revient de son vol nuptial, elle reste à l'intérieur de la ruche, jusqu'à sa mort, et elle ne la quitte jamais. Là elle est en effet presque entièrement à l'abri d'ennemis ou d'autres dangers; des milliers d'ouvrières armées d'aiguillons la protègent, la nourrissent et la réchauffent; bref, selon toute probabilité, elle pourra atteindre la durée normale de sa vie. — Un fait tout à fait similaire se produit pour les fourmis femelles; dans les deux cas il n'existe pas de raison pour renoncer à l'avantage qu'une longue période de reproduction accorde à l'espèce (6).

Il est probable qu'il y a ici également, en fait, une prolongation de la vie, et cela résulte du fait que les ancêtres probables des abeilles et des fourmis, les tenthredo ne vivent que fort peu de temps, quel que soit leur sexe. D'autre part les éphémères

____

1. Sir John Lubbock a conservé une reine de fourmis pendant près de 15 ans (Trad.)

donnent lieu à un cas indubitable de raccourcissement de la vie. Chez quelques espèces seulement, parmi celles-ci, la vie est aussi courte que je l'ai dit tout à l'heure ; chez la plupart des espèces, elle dure plus longtemps, un ou plusieurs jours.

La preuve que les cas extrêmes, où il n'y a que quelques heures de vie, ne sont que la limite extrême d'une série de développements dirigés dans le sens du raccourcissement de la vie, est fournie par la circonstance, qu'une de ces espèces (*Palingenia*) ne dépouille, à l'heure qu'il est, même plus sa dernière peau de chrysalide, mais exécute la reproduction sous la forme de ce qu'on appelle Subimago.

On ne peut donc pas douter que la durée de la vie ne soit un élément variable, qui dépend non seulement des circonstances physiologiques, mais qui est déterminée, d'une façon notable, par les conditions extérieures de l'existence. Avec les transformations organiques de l'espèce, avec le développement de nouvelles habitudes, la durée de la vie peut et doit changer dans la majorité des cas.

Si nous nous demandons quel est le moyen par lequel la prolongation, ou le raccourcissement, se produisent, nous sommes d'abord renvoyés à la sélection. Comme toute qualité corporelle est soumise à des oscillations individuelles, il en est de même pour la durée de la vie ; nous savons d'ailleurs par l'homme, que la longévité est héréditaire ; aussitôt que les individus d'une espèce ont un avantage dans la lutte pour l'existence, ils forment peu à peu la race dominante.

Jusque-là la chose est tout à fait simple, mais ce n'est là que le mécanisme extérieur, et on se demande quels processus intérieurs l'accompagnent et le rendent possible.

Ceci nous amène alors en droite ligne à un des problèmes les plus ardus de toute la physiologie, vers la question de savoir quelle est la cause de la mort. Car ce n'est que lorsque nous saurons par quelle raison il faut que la mort normale arrive, que nous pourrons chercher par quelle raison elle arrive plus tôt ou plus tard, et quels changements dans les propriétés des parties sont nécessaires, pour que la vie soit abrégée ou allongée.

C'est chez l'homme qu'on a étudié le plus exactement les transformations de l'organisme qui conduisent à la mort normale et qu'on appelle l'involution sénile. Nous savons qu'il se produit à mesure que l'âge avance certains changements dans les tissus, qui portent préjudice à leur fonctionnement ; que ces changements augmentent de plus en plus, et finissent par amener, directement, ce qu'on appelle une mort normale, ou conduisent indirectement à la mort, en rendant l'organisme incapable de résister à des influences nuisibles extérieures de peu d'importance. Ces changements, par suite de l'âge, ont été si admirablement décrits depuis Burdach et Bichat jusqu'à Kussmaul, et ils sont tellement connus, que je n'ai pas à entrer ici dans des détails.

Si l'on se demande maintenant sur quoi peut reposer cette transformation des tissus, je ne vois que ceci à répondre, que les cellules qui forment la base vivante des tissus s'usent par suite de leur activité et de leur fonctionnement. On peut imaginer deux éventualités, et admettre, ou que les cellules des tissus restent les mêmes pendant la vie, ou bien qu'elles changent et que de nombreuses générations en naissent pendant la vie, pour les remplacer.

Dans l'état actuel de nos connaissances, la première hypothèse ne peut plus se soutenir. Des millions de globules rouges sont continuellement détruits dans le sang et sont remplacés par de nouveaux. Sur toute la surface du corps, des cellules épithéliales innombrables se détachent et de nouvelles sont formées, et l'action d'un grand nombre, et probablement de toutes les glandes s'accompagne d'un changement des cellules, leurs sécrétions consistant même en partie en cellules, dont elles se sont débarrassées, ou qui sont dissoutes. En ce qui concerne les os et les tissus conjonctifs, ainsi que les muscles, on a également constaté que les éléments cellulaires peuvent changer; il ne resterait donc comme douteux que les tissus nerveux. Mais ici également nous connaissons des faits qui indiquent une transformation normale, quoique peut-être lente des éléments histologiques. Je crois qu'on peut dès maintenant soutenir — et il y a des défenseurs de cette opinion — que les processus vitaux des animaux supérieurs, c'est-à-dire multicellulaires, sont liés à un renouvellement des éléments morphologiques de la plupart des tissus.

Mais cette hypothèse nous conduit à ne pas chercher les causes de la mort dans l'usure des cellules isolées, mais dans une délimitation de leur aptitude à la multiplication, et à nous représenter que la mort arrive parce que les tissus usés ne peuvent pas se renouveler à l'infini, parce que l'aptitude des cellules du corps à se multplier par division cellulaire est non pas infinie mais limitée (8).

Nous ne voulons naturellement pas dire par là que la raison immédiate de la mort repose sur ce manque de réparation des cellules; la mort se produira, au contraire, toujours bien avant que les cellules aient complètement épuisé leur capacité de reproduction; de légers dérangements des fonctions doivent, en effet, déjà se produire lorsque le remplacement des cellules usées commence à se faire plus lentement et d'une façon insuffisante.

Il ne faut pas oublier qu'en général, la mort n'est pas toujours précédée d'une période d'involution ou de sénilité. Chez un grand nombre d'animaux inférieurs, on peut tirer cette conclusion de la rapidité avec laquelle la mort se produit immédiatement après la plus grande dépense de l'organisme, la reproduction. Beaucoup de papillons, les éphémères, et d'autres insectes, meurent immédiatement après avoir déposé leurs œufs; ils meurent d'épuisement. Comme chez l'homme, où dans de rares cas la mort se produit par suite de sentiments violents. — Scylla passe pour être mort d'une colère violente, et Léon X d'un excès de joie — l'ébranlement physique provoque une excitation exagérée du système nerveux, qui ne peut plus être compensée. De même un violent effort doit produire chez ces animaux une excitation énorme du même genre. En tout cas, il est certain que lorsque, pour une raison quelconque, il n'arrive pas à faire cet effort, l'animal vit encore pendant quelque temps, et on ne peut, pour cette cause, parler ici qu'improprement d'une mort normale, si on comprend par là une fin arrivant sans catastrophe; mais, à dire vrai, la catastrophe est, en ce qui concerne ces cas, devenue la règle (9).

Mettons-nous sur le terrain de l'hypothèse que nous venons de formuler, et il en résulte d'abord que le nombre des générations cellulaires, qui peuvent sortir de la cellule-œuf, est fixé pour chaque espèce — quoique peut-être fixé dans des limites très larges — et que ce nombre fournit le maximum de durée de vie que les individus de telle ou telle espèce peuvent atteindre. Le raccourcissement de la durée de la vie d'une espèce dépendrait alors du fait, que le nombre des générations cellulaires qui peuvent se suivre, a été abaissé, et dans le cas contraire une prolongation aurait pour cause une augmentation des générations cellulaires possibles.

En ce qui concerne les plantes, les choses doivent réellement se passer ainsi, car si une plante annuelle devient vivace — et cela peut se faire — ceci ne pourra se produire qu'avec la formation de nouvelles pousses, c'est-à-dire de nouvelles et nombreuses générations de cellules. Chez l'animal, le processus est moins apparent, parce qu'il ne se produit aucune partie visible nouvelle, et que les nouveaux matériaux sont simplement mis à la place des parties usées. Chez la plante, les éléments usés sont conservés, ils se recouvrent d'éléments nouveaux, les vieilles cellules se liquéfient, et ce sont de nouvelles qui se chargent des fonctions vitales.

La question de la nécessité de la mort en général ne paraît sans doute pas plus claire ni plus certaine, même en se plaçant à ce point de vue, qu'en se plaçant à un point de vue purement physiologique, et cela simplement parce que en général nous ne savons pas pourquoi il faut qu'une cellule se divise 10, 1000, ou 100,000 fois, pour cesser ensuite de se reproduire. Il est certain que nous ne voyons aucunement pourquoi l'aptitude à la multiplication cellulaire ne saurait être infinie, ce qui permettrait à l'organisme de vivre éternellement. De même, à un point de vue purement physiologique, nous ne verrions aucune raison pour que l'organisme ne pût pas, de son côté, fonctionner éternellement.

Ce n'est qu'à un point de vue utilitaire que nous pouvons en effet comprendre la nécessité de la mort, car les mêmes arguments qui ont parlé tout à l'heure en faveur de la nécessité d'un raccourcissement aussi complet que possible de la durée de la vie, avec de légères modifications, témoigneraient également en faveur de la nécessité générale de la mort.

Supposons qu'une espèce supérieure d'animaux vînt à posséder la faculté de vivre éternellement; ce ne serait évidemment d'aucune utilité à l'espèce. Car en admettant même qu'un individu immortel pût se soustraire, pendant un temps infini, à tous les hasards qui pourraient détruire directement son existence, — hypothèse à peine admissible, — il est certain qu'il aurait à recevoir quelques blessures, aujourd'hui à telle, dans dix ans à telle autre partie de son corps, et ces lésions ne pourraient se réparer complètement; il deviendrait par conséquent d'autant plus imparfait et estropié qu'il vivrait plus longtemps, et d'autant moins apte à remplir la destinée de l'espèce. Les individus s'usent extérieurement par le contact avec le monde extérieur; et rien que pour cette raison, il est déjà indispensable qu'ils soient continuellement remplacés par de nouveaux individus plus parfaits, même s'ils possédaient intérieurement la faculté de vivre éternellement.

Il en ressort, d'une part la nécessité de la reproduction, et d'autre part l'opportunité de la mort, car des individus usés n'ont aucune valeur pour l'espèce, ils lui sont même nuisibles, en prenant la place de ceux qui sont sains. D'après le principe de la sélection, la vie des individus a donc dû se raccourcir — en admettant qu'ils aient été immortels à l'origine — de la durée qui était sans utilité pour l'espèce; elle a dû se réduire à la durée qui présentait les chances les plus favorables pour l'existence simultanée d'un nombre aussi considérable que possible d'individus sains.

Mais en prouvant que la mort est une institution pratique, il n'est pas le moins du monde démontré qu'elle repose uniquement sur des raisons de convenance; elle pourrait bien aussi ne reposer que sur des raisons purement intérieures, résultant de la nature même de la vie. Le fait que la glace nage sur l'eau nous apparaît comme une chose utile, mais il repose uniquement sur la constitution moléculaire de la glace, et nullement sur la question d'utilité. C'est sous ce jour qu'on a conclu à la nécessité de la mort.

Pour moi, je ne crois pas à la justesse de cette opinion, et en somme, je regarde la mort comme un phénomène d'adaptation. Je ne crois pas que la vie soit réduite à une certaine mesure de temps, parce que, d'après la nature de son être, elle ne pourrait être infinie, mais parce qu'une durée infinie de l'individu constituerait un luxe tout à fait inopportun. En m'appuyant sur l'hypothèse cellulaire de la mort dont je parlais tout à l'heure, je dirais : Ce n'est pas parce que la cellule en elle-même, c'est-à-dire dans sa nature intime, ne peut pas posséder une faculté illimitée de reproduction, que l'organisme cesse finalement de réparer l'usure des matériaux cellulaires, mais parce que cette faculté a été perdue par elle, lorsqu'elle n'a plus été nécessaire.

Je crois que cette opinion, même si l'on ne pouvait en donner des preuves directes, peut cependant être présentée sous un jour qui la rend très acceptable.

Qu'on ne me réponde pas qu'on pourrait tout aussi bien dire de l'homme ou d'un animal supérieur quelconque, que sa mort résulte nécessairement de sa nature physique, qu'on peut dire de la glace que sa légèreté spécifique résulte de sa nature physique. Ceci, je l'admets naturellement de la façon la plus complète. John Hunter espérait bien, appuyé sur ses expériences sur l'Anabiose, qu'on réussirait à prolonger la vie de l'homme à l'infini en le faisant tour à tour geler et dégeler; et le colonel Alessandro Guaguino, de Vérone, a mystifié ses contemporains en leur contant qu'il y avait en Russie un peuple qui mourait régulièrement tous les ans le 27 novembre pour se réveiller le 24 avril. — Mais pour parler sérieusement, il est certain que les organismes supérieurs, tels qu'il sont, portent en eux le germe de la mort; on se demande seulement pourquoi il en est ainsi, et alors je crois qu'il ne faut concevoir la mort que comme une institution opportune, comme une concession aux conditions extérieures de la vie, et non comme une nécessité absolue essentiellement inhérente à la vie.

La mort, c'est-à-dire la délimitation de la durée de la vie, n'est
en effet pas du tout — comme on le suppose généralement — un attribut commun à tous les organismes. Il existe un grand nombre
d'organismes inférieurs qui ne meurent pas. On peut bien les détruire; la chaleur, les alcalins et les poisons les tuent, mais aussi
longtemps qu'existent les conditions nécessaires à leur vie, ils
vivent; ils portent donc en eux les conditions d'une durée éternelle.
Je ne parle pas seulement ici des amibes et des algues unicellulaires inférieures, mais aussi d'animaux d'une organisation beaucoup plus élevée que les infusoires.

Il a été récemment souvent parlé de la division chez les amibes,
et je sais bien que la plupart du temps le phénomène a été considéré comme si la vie de l'individu était terminée avec cette division, et comme si deux nouveaux individus se formaient; comme
si ici la mort et la reproduction se confondaient. Mais en réalité
on ne peut parler ici de mort! Où est donc le cadavre? qu'est-ce
qui est mort?

Rien ne meurt, mais le corps de l'animal se sépare en deux
fragments à peu près égaux, de nature à peu près similaire, dont
chacun ressemble absolument à l'animal parent et dont chacun,
comme celui-ci, continue à vivre pour se diviser plus tard de nouveau en deux moitiés. Ici on ne peut donc parler de mort qu'au
sens figuré du mot.

Nous n'avons pas de raison non plus pour admettre que les
deux fragments possèdent intérieurement des qualités différentes,
faisant par exemple que l'un d'eux devrait mourir après quelque
temps, tandis que l'autre continuerait à vivre. On a récemment
observé un fait qui exclut toute idée de ce genre. Chez l'*Euglypha,*
un rhizopode testacé, et chez plusieurs autres du même groupe,
on voit, lorsque la division est presque terminée, mais que les
deux moitiés se tiennent encore par un pont, que la substance cellulaire des deux animaux prend un mouvement de rotation et traverse pendant quelque temps les deux moitiés comme un courant.
Il s'établit donc un mélange complet de la substance des deux
êtres, avant qu'ils se séparent définitivement (10).

On ne peut pas non plus objecter que si l'animal-mère ne
meurt pas dans toute l'acception du mot, il disparaît cependant en
tant qu'individu. Je ne puis non plus admettre cela, à moins de
dire aussi que l'homme d'aujourd'hui n'est plus le même individu
que l' enfant d'il y a vingt ans. Dans la croissance de l'homme,
également, ni la forme ni les éléments ne restent exactement les
mêmes; et en outre la matière change continuellement. Repré-

sentons-nous une amibe qui aurait conscience d'elle-même ; elle penserait pendant sa séparation en deux : « Je détache de moi une fille » et je ne doute pas que chaque moitié ne considérât l'autre comme étant la fille, et soi-même comme étant l'individu primitif. Ce critérium de la personnalité manque naturellement chez l'amibe, mais il reste, ce qui me parait être le point décisif, la continuité de la vie sous la même forme.

Si maintenant il existe réellement de nombreux organismes, qui portent en eux la possibilité d'une durée éternelle, il faut d'abord se demander si l'on peut comprendre ce fait au point de vue de l'opportunité. Si la mort représente chez les organismes supérieurs une adaptation nécessaire, pourquoi n'en serait-il pas de même pour les organismes inférieurs ? Ne sont-ils pas décimés par des ennemis ? Ne subissent-ils pas de lésions ? Ne s'usent-ils pas dans le contact avec le monde extérieur ? Certainement ils sont aussi mangés par d'autres animaux, mais par contre l'usure du corps ne peut se comparer à celle qui a lieu chez les organismes supérieurs. Ils sont trop simples pour cela. Lorsqu'un infusoire subit une légère perte de substance, il se rétablit souvent complètement, mais si la destruction est trop considérable, l'animal meurt. Il y aura donc toujours l'alternative suivante : Intégrité complète, ou destruction complète. Nous pouvons d'ailleurs nous dispenser de continuer cette étude, car on se rend compte qu'il est impossible qu'il existe une mort normale, c'est-à-dire une mort résultante de causes intérieures, chez ces organismes élémentaires. Chez toutes les espèces au moins, où le dédoublement est joint à une rotation produisant le mélange du corps cellulaire tout entier, il faut que les deux moitiés soient égales comme qualité. Puisque donc l'une d'elles, d'après l'expérience acquise, porte en elle, et doit porter en elle la faculté de vivre indéfiniment, — si toutefois l'espèce doit être conservée — il faut que l'autre moitié la possède également.

Mais poursuivons, et voyons comment les animaux et les plantes multicellulaires qui doivent provenir d'animaux et de plantes unicellulaires, ont dû perdre l'aptitude à la durée éternelle. Ce fait doit probablement dépendre de la division du travail, qui s'est produite entre les cellules de l'organisme multicellulaire, et les a amenées par degrés à une construction toujours plus compliquée.

Que les premiers organismes multicellulaires aient été des molécules de cellules de même nature, il a dû cependant se produire bientôt entre elles des différences. Rien que par leur position, cer-

taines cellules auront été plus aptes à pourvoir à la nourriture de
la colonie, d'autres à se charger de la reproduction. Il a dû se
faire ainsi une différence entre deux groupes de cellules, qu'on
pourrait désigner sous le nom de somatiques et reproductrices, les
cellules corporelles étant distinguées de celles qui servent à la
reproduction. La différence n'a pas été dès le début absolue, et
elle ne l'est même pas invariablement à l'heure qu'il est. Chez les
métazoaires, comme chez les polypes, les cellules somatiques ont
gardé à un tel degré l'aptitude à la reproduction, qu'il suffit d'un
petit nombre d'entre elles pour donner naissance à un organisme
complet, et que de nouveaux individus peuvent se former même
sans division, par bourgeonnement. Il est d'ailleurs bien connu que
beaucoup d'animaux d'espèce très supérieure ont conservé une
grande aptitude à la régénération; que la salamandre reproduit sa
queue ou sa patte, l'escargot ses antennes, ses yeux, etc.

Mais les deux groupes de cellules du corps des métazoaires se
sont toujours plus différenciés, à mesure que la complexité de la
structure augmentait. Bientôt, les cellules somatiques ont dépassé
considérablement en importance les cellules reproductrices, et se
sont réunies de plus en plus en groupes spécifiques toujours plus
différenciés, d'après le principe de la division du travail. Plus
cela se produisait, et plus elles perdaient la faculté de régénérer des
parties d'une certaine importance, et plus, par conséquent, la faculté de la reproduction de l'individu complet s'est concentrée
dans les cellules reproductrices.

Mais il ne s'ensuit nullement que les cellules somatiques aient
dû perdre la faculté de reproduction indéfinie des cellules; celle-
ci s'est simplement réduite, suivant les lois de l'hérédité, et n'a
plus fait que produire ses semblables, c'est-à-dire de mêmes cellules de tissus différenciés d'une façon spécifique.

Mais si le fait de la mort normale paraît nous enseigner qu'elles
ont néanmoins perdu cette faculté, on ne peut en chercher la raison qu'en dehors de l'organisme, c'est-à-dire dans les conditions
extérieures de l'existence, et nous avons vu que la mort peut fort
bien se comprendre comme phénomène d'adaptation. Les cellules
reproductrices ne peuvent perdre la faculté de se multiplier à l'infini, car autrement l'espèce s'éteindrait; mais le fait que celle-ci
s'est de plus en plus retirée des cellules somatiques, et qu'elle a
été finalement réduite à un nombre fixe, quoique très grand, de
générations de cellules, s'explique par l'impossibilité qu'il y a à
protéger l'individu d'une façon absolue contre les accidents, et
contre les troubles déterminés par ceux-ci. Chez des animaux uni-

cellulaires, la mort normale n'a pu exister, parce que l'individu et la cellule reproductrice sont une seule et même chose; mais chez les organismes multicellulaires, il y a eu une différenciation en cellules somatiques et en cellules reproductrices; la mort est devenue possible, et nous voyons qu'en effet elle s'est établie.

J'ai essayé d'expliquer la mort par une réduction de la faculté de multiplication des cellules somatiques, et j'ai dit que cette réduction peut être le résultat d'une limitation du nombre des générations cellulaires pour chaque organe et chaque tissu du corps. On n'attendra pas de moi que j'indique les propriétés moléculaires intimes, ou chimiques, sur lesquelles repose la durée de la faculté reproductrice; ce serait me demander la solution de la question de l'hérédité sur laquelle bien des générations de naturalistes auront encore à s'exercer. N'est-il pas aujourd'hui presque téméraire de seulement tenter d'expliquer l'hérédité? Mais on peut bien me demander la preuve du fait, que le mode et la quantité de la reproduction sont fondés sur la nature spécifique de la cellule elle-même, et ne dépendent nullement de leur nutrition.

Virchow a déjà fait remarquer dans sa *Pathologie cellulaire*, que la cellule n'est pas seulement nourrie, mais qu'elle se nourrit elle-même par sa propre activité. Alors s'il dépend de l'état intérieur de la cellule, qu'elle reçoive ou refuse la nourriture qui lui est offerte, il peut se concevoir qu'il y a un état intérieur, par lequel la cellule est empêchée de continuer à recevoir de la nourriture, et en même temps de cesser de se multiplier par division.

L'embryologie moderne nous donne, dans la segmentation de l'œuf, et dans les phénomènes de développement qui suivent, de nombreux exemples montrant que c'est dans les cellules elles-mêmes que se trouve la raison de leurs différentes formes de reproduction.

Pourquoi dans la segmentation de certains œufs, une moitié se segmente-t-elle avec une rapidité double, pourquoi les cellules de l'ectoderme s'accroissent-elles souvent beaucoup plus rapidement que celles de l'endoderme, pourquoi non seulement le temps, mais aussi le nombre des cellules — autant que nous pouvons les suivre — sont-ils toujours fixes; pourquoi dans chaque partie du blastoderme, la multiplication des cellules se fait-elle avec une force et une rapidité extraordinaires, telles qu'il se forme justement les protubérances, replis et invaginations, etc., amenant la formation des organes et des tissus qui constituent enfin l'organisme de l'embryon? Il est certain que la raison de tous ces phénomènes gît dans les cellules elles-mêmes, que dans la cellule-œuf elle-même et dans tous ses dérivés existe la tendance à un mode et à une énergie tout à fait déterminés (je dirais presque spécifiques) de multiplication cellulaire. Et quelle raison aurions-nous de croire que cette tendance héréditaire n'existe que jusqu'à la formation de l'embryon? Pourquoi n'existerait-elle pas également dans les cellules du jeune animal et plus tard dans celles de l'animal adulte? Les phénomènes de l'hérédité, qui se poursuivent jusque dans un âge avancé, prouvent suffisamment que même alors une pareille tendance à un certain mode spécifique de multiplication des cellules est toujours la cause déterminante du développement de l'organisme.

Il suit de cette manière de voir, que le degré de l'activité reproductrice des tissus est réglé par des causes intérieures, alors que la mort normale de l'organisme est la fin fixée d'avance — parce qu'elle est héréditaire — du processus de multiplication cellulaire qui a débuté par la segmentation.

Qu'il me soit permis de faire encore une comparaison. L'organisme est limité non seulement dans le temps, mais aussi dans l'espace; non seulement il ne vit que pendant un certain temps, mais il n'atteint également que certaines dimensions. Beaucoup d'animaux arrivent à leur grandeur normale longtemps avant leur mort naturelle, et bien qu'on ait dit que beaucoup de poissons, de reptiles, et d'animaux inférieurs croissent aussi longtemps qu'ils vivent, on ne doit pas plus entendre par là qu'ils croissent éternellement, qu'ils n'ont le privilège de vivre éternellement. Partout une grandeur maxima existe qui, d'après notre expérience, n'est jamais dépassée; le moucheron n'atteint jamais la grandeur d'un éléphant, ni l'éléphant celle de la baleine.

Où est la cause de ceci? Un empêchement matériel s'oppose-t-il à une croissance ultérieure? Certainement non! Ou bien existe-t-il un empêchement d'ordre intérieur?

Vous me répondrez peut-être à cela en me rappelant les relations qui existent entre l'accroissement de la masse et celui des surfaces, et il est certain que ces rapports régissent en effet la loi des dimensions corporelles. Un coléoptère ne pourrait atteindre les dimensions d'un éléphant, parce qu'il ne serait pas capable de vivre avec de telles dimensions; mais est-ce là la raison pour laquelle un individu déterminé d'une espèce de coléoptères ne dépasse jamais la grandeur normale? Chaque individu s'efforce-t-il de s'accroître jusqu'au moment où la surface absorbante du tube digestif devient insuffisante pour nourrir sa masse? ou cesse-t-il de croître parce que ses cellules ne peuvent plus être nourries assez abondamment par suite des dimensions qu'il a atteintes? Les géants, qu'on rencontre quelquefois dans l'espèce humaine, prouvent que le plan de la structure de l'homme peut être exécuté sur une échelle plus grande qu'à l'ordinaire. Si la grandeur corporelle dépendait d'ailleurs, d'une façon sensible, de l'alimentation, il serait donc possible de faire des géants et des nains artificiellement. Mais nous savons, au contraire, que la grandeur corporelle est un héritage de famille, comme cela peut se voir clairement, et que par suite elle repose surtout, chez l'individu isolé, sur l'hérédité, et non sur la quantité de l'alimentation.

Tout semble indiquer que les dimensions de l'individu sont fixées dès l'origine, en ce qui concerne les parties essentielles, d'une façon virtuelle dès l'œuf hors duquel l'individu se développe.

Comme nous savons d'ailleurs que la croissance de l'animal repose moins sur la croissance de chaque cellule isolée, que sur la multiplication des cellules, la limitation numérique et chronologique de la rapidité de formation des cellules impose une limite à la croissance. Comment pourrait-on expliquer autrement le fait que l'animal cesse de grandir, bien avant d'avoir atteint le maximum physiologiquement possible de l'espèce, et ceci sans qu'en même temps son énergie vitale diminue?

Dans beaucoup de cas, du moins, la plus haute fonction physique, la reproduction, ne fait que suivre le plein développement; circonstance qui a déjà engagé Jean Müller à rejeter, pour expliquer la mort normale, l'hypothèse alors en vogue d'après laquelle « les influences inorganiques usent peu à peu la vie ». Si tel était le cas, dit-il, « la force organique de l'être devrait décroître dès le commencement », ce qui cependant n'arrive pas[1]. Mais si on demande alors comment il se fait que la cellule-œuf soit destinée à produire un nombre déterminé de générations de cellules — quoique ce nombre varie dans des limites étendues — nous pouvons nous référer à la proportion de la surface à la masse, bref, aux conditions physiologiques d'opportunité. Du fait qu'une grandeur déterminée est plus favorable pour l'exécution d'un certain plan de construction, il est résulté un processus de sélection qui a amené la fixation, pour chaque espèce, d'une grandeur moyenne, oscillant dans des limites plus ou moins étendues. Celle-ci se transmet par hérédité de génération en génération, et la règle est déjà contenue dans le germe de chaque individu. S'il en est ainsi, — et je

1. J. Müller, *Physiologie,* vol I, p. 31. Berlin 1840.

ne crois pas qu'on puisse faire une objection sérieuse quelconque — nous avons, dans la limitation dans l'espace occupé par l'individu le phénomène exactement analogue à celui que j'ai expliqué en ce qui concerne la limitation dans le temps. Cette dernière, la durée de la vie, repose aussi sur la prolifération cellulaire dont le commencement tumultueux a amené la croissance corporelle qui continue ensuite encore, avec une rapidité moindre. Même chez l'animal dont la croissance est terminée, la reproduction des cellules continue, mais elle n'est pas supérieure à l'usure des cellules; pendant quelque temps encore elle suffit à réparer complètement cette usure, pour diminuer ensuite, et lui devenir inférieure. L'usure alors n'est plus suffisamment réparée, les tissus fonctionnent d'une façon défectueuse, la mort se prépare, et finit par arriver par une des trois grandes *atria mortis*.

J'admets naturellement que cette hypothèse manque encore de base solide et de faits à l'appui; c'est une pure supposition que les changements séniles des tissus sont dus à un remplacement défectueux des cellules, mais il faut convenir que cette supposition gagne en probabilité, si elle fournit la possibilité de faire découler d'un principe la limitation de l'organisme, dans l'espace et dans le temps. En tout cas, on ne pourra dire que l'hypothèse d'après laquelle la faculté de reproduction des cellules est réglée pour le nombre et la rapidité dans la cellule-œuf, soit une pure supposition arbitraire. Le fait de la grandeur moyenne, égale dans chaque espèce, prouve qu'elle est juste.

Je n'ai jusqu'à présent guère parlé que des animaux, et à peine des plantes. J'aurais d'ailleurs bien été obligé d'en rester là, s'il n'avait paru récemment un livre de Hildebrand, qui — probablement pour la première fois — soumet la question de la durée de la vie des plantes à une étude approfondie.

Le résultat principal, auquel est arrivé l'auteur, concorde très bien avec les idées que je viens d'exposer. Hildebrand montre, en effet, que chez les plantes aussi la durée de la vie n'est pas une valeur invariable, et que pareillement elle peut être changée dans une mesure considérable par les conditions de la vie. Il démontre que dans la suite des temps une plante annuelle peut devenir vivace, et *vice versa*, une plante vivace, plante annuelle. Mais ici les facteurs extérieurs, qui influencent la durée, sont très différents, comme on doit s'y attendre en tenant compte des conditions d'existence entièrement différentes des plantes et des animaux. Tandis que pour la durée de la vie de l'animal, la destruction de l'individu arrivé à maturité joue un rôle important, les

plantes, une fois qu'elles se sont développées, sont assez assurées
de leur existence ; la principale période de destruction tombe pour
elles dans la première jeunesse, et ce fait a une influence directe
sur le degré de fécondité, mais non pas sur la durée de la vie. Ici
ce sont les conditions climatériques, principalement le retour périodique de l'été et de l'hiver, ou de la sécheresse, ou de la saison
fertile des pluies, qui ont surtout une influence décisive.

Malheureusement le temps ne me permet pas d'exposer avec
plus de détails les résultats de Hildebrand, et de développer avec
plus de précision cette comparaison.

Ce qui est en tout cas commun aux plantes et aux animaux,
c'est la dépendance de la durée de la vie par rapport aux conditions extérieures de l'existence ; plantes et animaux ont encore ceci
en commun, que ce sont seulement les formes d'ordre supérieur à
fonctions bien différenciées, qui portent en elles le germe de la
mort, tandis que les organismes inférieurs unicellulaires sont
actuellement immortels et éternels ; mais tous les organismes
supérieurs ont également en commun le noyau immortel des cellules reproductrices, mais c'est là sans doute une faible consolation
du fait que l'individu conscient périt. C'est, par conséquent, avec
raison que Jean Müller parle dans la phrase que j'ai citée au début
de cette conférence, « d'une apparence d'immortalité », par laquelle un individu se continue dans le suivant. Ce qui reste, ce
qui a de la durée, n'est pas l'individu lui-même, l'agrégat de
cellules qui se sent et se présente comme un *moi,* mais une individualité d'ordre inférieur étranger à la conscience qu'il a de son
être ; une cellule isolée et détachée de lui.

Je pourrais m'arrêter ici, si je ne désirais me mettre en quelques mots à l'abri d'un malentendu.

J'ai parlé à diverses reprises d'une durée éternelle des organismes unicellulaires et ensuite des cellules reproductrices. Je
n'ai entendu désigner ainsi qu'une durée qui paraît infinie à
notre œil humain. Je n'ai pas voulu préjuger, à ce sujet, de la
question de l'origine tellurique ou cosmique de la vie terrestre.
C'est de la décision qu'on prendrait sur cette question que dépend
évidemment la question de savoir si nous devons considérer la
faculté de reproduction de ces cellules comme vraiment éternelle,
ou seulement comme extraordinairement longue ; car il n'y a que
les choses qui n'ont pas de commencement qui puissent et doivent
être sans fin.

La supposition d'une origine cosmique n'a un sens que dans le
cas où par elle on pourrait se passer entièrement de toute théorie

de génération spontanée. Dire simplement que la vie a commencé dans quelque autre corps céleste très éloigné ne nous servirait de rien pour nos connaissances à ce sujet. Il faut bien alors se décider à adopter la maxime « Omne vivum e vivo », à conclure que la vie ne peut venir que de la vie, et en est toujours venue, que les corps organiques sont éternels, comme la matière en général.

L'expérience est, jusqu'ici, hors d'état de nous aider à prendre une décision à ce sujet; nous ne savons point si la génération spontanée a été le commencement de la vie sur terre, et nous n'avons point de preuves directes portant sur la question de savoir si le processus de développement du monde vivant de notre terre porte sa fin en lui-même, ou si seule quelque puissance extérieure un jour le fera s'arrêter.

Pour moi, je l'avoue, la génération spontanée demeure toujours un postulat logique, malgré tous les insuccès des efforts faits pour la démontrer. L'organique, comme substance éternelle, à côté de l'inorganique comme autre substance également éternelle, voilà ce que je ne puis m'imaginer, parce que l'organique se fond continuellement, sans qu'il en reste rien dans l'inorganique. S'il n'y a que l'éternel et l'indestructible qui n'aient pas de commencement, ce qui n'est pas éternel, ce qui est destructible doit avoir eu un commencement. Or, ce qui est organique n'est certainement pas éternel ni indestructible, dans le sens absolu du mot, sens auquel nous affirmons que la matière est éternelle et indestructible. Nous pouvons au contraire, suivant notre bon plaisir, tuer tout être organique et le réduire à l'état de matière inorganique. Ce n'est pas là la même chose que lorsque nous arrosons un morceau de craie d'acide sulfurique, en amenant ainsi sa dissolution; ici ce n'est que la forme qui change, la matière inorganique reste; lorsque nous arrosons un ver avec de l'acide sulfurique, ou lorsque nous brûlons un chêne, nous ne les transformons pas en un autre animal, ou en une autre plante, mais ils disparaissent complètement en tant qu'êtres organiques, et se dissolvent en parties inorganiques. Mais ce qui peut se résoudre entièrement en matière inorganique, doit en venir, et doit y avoir sa racine initiale. La matière organique — à ce qu'il me paraît — pourrait être regardée comme éternelle, si elle pouvait bien être détruite dans son état actuel, mais non dans sa nature organique. Il en résulte que l'état organique a dû naître une fois, et de plus qu'il aura également une fin. Il faut que nous refusions aux organismes unicellulaires et aux cellules reproductrices des métazoaires et des métaphytes, la durée éternelle de la faculté reproductrice, dans le vrai sens du mot, tout en leur reconnaissant, d'après notre mesure, une durée extraordinairement longue.

Mais qui dira qu'il a découvert la réponse exacte à ces questions si ardues? Et même si quelqu'un la donnait, qui pourrait dire qu'il a trouvé la solution de l'énigme de la vie? S'il était établi que la génération spontanée primordiale a dû avoir lieu, une nouvelle question se présenterait immédiatement : Comment a-t-elle été possible? Comment est-il possible que cette matière inorganique qui nous paraît morte ait pu former les combinaisons merveilleuses du protoplasme vivant, — cette matière mystérieuse qui absorbe des matières étrangères pour les transformer en sa propre substance, qui peut croître et se multiplier?

Ainsi nous nous heurtons, — comme dans tous les domaines des recherches humaines — dans cette question de la vie et de la mort, en fin de compte, à des problèmes qui nous paraissent, au moins actuellement, insolubles. Mais ce n'est point la possession de la vérité tout entière, c'est la recherche de celle-ci, qui constitue notre part. Cela nous satisfait, et suffit à rendre notre existence pleinement heureuse.

APPENDICE

FAITS ADDITIONNELS ET PREUVES

1. — Durée de la vie chez les oiseaux.

On possède moins de données certaines à ce sujet qu'on ne le croirait, à considérer le nombre des ornithologues, des associations et des publications ornithologiques. Certainement, il m'était impossible, et même inutile, pour le but que je me proposais, de rechercher tous les documents qui, disséminés un peu partout, peuvent exister sur ce sujet. Il en existe sans doute beaucoup qui me sont inconnus ; mais une réunion des observations connues et certaines paraît manquer ; il sera donc permis, peut-être, de considérer comme un petit commencement l'énumération des quelques faits que j'ai pu me procurer et qui suivent.

Les plus petits d'entre les oiseaux chanteurs vivent de 8 à 18 ans ; le rossignol en captivité 8 ans au plus (d'après quelques auteurs plus longtemps), le merle en captivité 12 ans ; tous deux vivent plus longtemps en liberté. « Un rossignol bâtard a fait son nid pendant 9 années consécutives dans le même jardin. » (Naumann : *Vögel Deutschland's*, page 76.)

Les canaris en captivité vivent de 12 à 15 ans. (Naumann, p. 76.)

On a dit que des corbeaux ont vécu en captivité jusqu'à 100 ans. (Naumann, vol. I, p. 125.)

Les pics supportent la captivité pendant 20 ans, mais vivent « certainement » beaucoup plus longtemps en liberté. (*L. c.*, p. 346.)

Les perroquets ont atteint, en captivité, un âge de 100 ans et plus. (*L. c.*, p. 125.)

Pour le coucou, l'exemple cité dans le texte, où un individu a été observé pendant 32 années, se trouve chez Naumann, p. 76.

La poule domestique vit de 10 à 20 ans, le faisan doré 15 ans, le dindon 16 ans. (Oken : *Naturgeschichte, Vögel*, p. 387.)

Le pigeon vit 10 ans (même source). En 1749, un aigle doré mourut à Vienne qui avait été capturé 104 ans auparavant. (Brehm, *Leben der Vogël*, p. 72.)

Un faucon (l'espèce n'est pas indiquée) a, dit-on, atteint l'âge de 162 ans. (Knauer, *Der Naturhistoriker*, Vienne 1880.) Un vautour à tête blanche, qui avait été pris en 1706, mourut dans la ménagerie de Vienne (Schœbrunn) en 1824; il a donc vécu pendant 118 années en captivité (même source).

L'exemple du vautour des agneaux, cité dans le texte, se trouve dans Schinz, *Vögel der Schweiz*, p. 196.

L'oie sauvage, d'après Naumann (*l. c.*, p. 127) doit atteindre l'âge de 100 ans et plus (les preuves certaines manquent cependant). En captivité un de ces oiseaux, qui avait été blessé par un coup de fusil, a vécu pendant 17 ans. Des cygnes auraient vécu 300 ans (?) (Naumann, *l. c.*, p. 127.)

Il est clair qu'on ne réussit que très rarement à faire des observations sur la durée de la vie des oiseaux vivant en liberté; c'est le plus souvent le résultat d'un hasard, qui ne peut être provoqué; il serait donc d'autant plus à désirer que tous les cas de ce genre fussent recueillis.

Mais une fois qu'on aura bien démontré l'importance d'une longue vie, pour les oiseaux, cette dernière étant une compensation pour leur faible fécondité, et l'énorme destruction de leurs couvées, on connaîtra à peu près la durée de la vie de l'espèce, sans même l'avoir observée directement, du moment où l'on connaîtra la fécondité d'une espèce et le chiffre de la destruction; cette destruction, on ne peut, la plupart du temps, l'évaluer qu'approximativement.

Quand on nous dit, par exemple, qu'une quantité colossale d'oiseaux de mer couvent en été sur les îles rocheuses et les récifs des mers du Nord, et lorsque nous savons également que presque tous ces oiseaux ne pondent annuellement qu'un œuf, deux au plus, et que leur couvée est exposée à une très forte destruction, on est autorisé à en tirer la conséquence, que ces oiseaux possèdent une très longue durée de vie, et peuvent par suite renouveler très souvent leurs couvées. Car leur nombre ne diminue pas; une année après l'autre, des quantités innombrables de ces oiseaux courent sur les pointes des rochers; ils y sont assis par millions, les uns auprès des autres, et lorsqu'on les effraye, ils s'élèvent dans les airs, comme un énorme et épais nuage. Même à des endroits qui sont exploités annuellement par les hommes, leur nombre ne parait pas diminuer d'une façon appréciable, en supposant que les oiseaux ne soient pas trop dérangés, et engagés par là à chercher d'autres endroits pour couver. Dans la petite île écossaise de Saint Kilda, l'homme ramasse chaque année plus de 20,000 jeunes oiseaux, et un nombre immense d'œufs du *Sula*, et quoique cet oiseau ne ponde qu'un œuf par an, et ait besoin de 4 ans pour arriver à maturité, le nombre n'en diminue cependant pas [1].

Des couvoirs de l'île de Sylt, on exporte annuellement à peu près 30,000 œufs de mouettes et 20,000 œufs d'hirondelles de mer [2]. Mais il paraît qu'ici il ne se produit pas de diminution, parce qu'on procède à la récolte des œufs avec méthode et en évitant d'effrayer les oiseaux.

La destruction des couvées chez les oiseaux de l'extrême Nord ne provient d'ailleurs pas uniquement de l'homme, mais également d'animaux carnassiers de toute espèce, mammifères et oiseaux ; la quantité même des oiseaux qui se pressent sur les récifs suffit déjà pour faire périr nombre de jeunes et d'œufs qui tombent des rochers ; d'après Brehm, la base des falaises « est toujours couverte de sang et de cadavres ».

Ces oiseaux doivent donc atteindre un âge considérable, autrement il y aurait longtemps que l'espèce aurait disparu, et le minimum de durée de vie nécessaire à cette espèce pour sa conservation est très considérable.

2. Durée de la vie chez les mammifères.

Les indications contenues dans le texte proviennent de diverses sources, des *Saügethiere* de Giebel, de la *Naturgeschichte* d'Oken, de l'*Illustrirtes Thierleben* de Brehm et finalement d'un article de Knauer dans le *Naturhistoriker*, Vienne 1880.

3. Durée de la vie chez les insectes adultes.

Voici un court résumé des faits certains qui me sont connus. Je fais naturellement complétement abstraction de la prolongation apparente de la vie, due à l'hibernation à l'état d'imago, qui a lieu chez quelques espèces : il existe presque dans toutes les clas-

1. Oken : *Naturgeschichte*, Stuttgard 1837, vol. IV, Ire partie.
2. Brehm, *Leben der Vögel*, p. 278.

ses d'insectes, des espèces qui éclosent en automne, mais ne se reproduisent qu'au printemps suivant. Ce temps d'hibernation ne peut pas être compté comme une véritable vie ; soit que celle-ci soit pour un temps entièrement arrêtée, l'animal étant gelé, (*Anabiose* de Preyer)[1], soit qu'il n'existe qu'une *vita minima*, les échanges organiques étant réduits à l'extrême minimum.

Dans la liste qui suit, je n'ai pas du tout la prétention d'avoir rangé la totalité ni même la plus grande partie des documents qu'on pourrait trouver éparpillés dans l'immense littérature entomologique, et bien moins encore ceux qui sont connus de certains entomologistes pour leur propre part ; on ne peut donc considérer ce qui va suivre, que comme un premier essai, comme un noyau, autour duquel une grande masse des faits devront se grouper plus tard. Il n'est pas nécessaire de citer des indications spéciales au sujet de la durée de la vie des larves, un grand nombre d'observations précises se trouvant dans tous les ouvrages entomologiques.

I. Orthoptères.

Gryllotalpa. Les œufs sont pondus en juin ou juillet ; après 2 ou 3 semaines les jeunes éclosent ; ils hivernent, et en mai ou juin sont arrivés à l'âge reproducteur. « Lorsque la femelle a pondu ses œufs, son corps s'affaisse, et la durée de sa vie ne dépasse guère un mois. » — « Selon que les femelles sont plus ou moins âgées, elles restent plus ou moins longtemps en vie, et c'est pour cette cause qu'on en trouve encore quelques-unes en automne. » (Rösel, *Insektenbelustigungen*, vol. II, p. 92.) Rösel croit que la femelle surveille les œufs jusqu'au moment de l'éclosion, ce qui expliquerait alors fort bien la prolongation de sa vie d'un mois, après la ponte des œufs. On ne dit point si les mâles meurent plus tôt.

Le *Gryllus campestris* est mûr en mai, et chante de juin en octobre, « moment auquel ils meurent tous ». (Oken, *Naturgeschichte*, vol. II, IIIe partie, p. 1527.) Les individus isolés vivent difficilement pendant tout l'été ; probablement ici, comme chez le *Gryllotalpa*, l'époque de la mort des individus arrivant à maturité plus tôt, vient après la naissance de ceux qui arrivent à maturité plus tard.

Les *Locusta viridissima* et *verrucivora*, sont mûres à la fin d'août,

---

1. *Naturwissenschaftliche Thatsachen und Probleme, Populäre Vorträge,* Berlin 1880 ; voyez l'Appendice.

pondent leurs œufs dans la terre dans la première moitié de septembre, et meurent ensuite. Selon toute probabilité la femelle, à l'état de maturité, ne vit pas plus de quatre semaines. On ne sait si les mâles, chez cette espèce et chez d'autres locustides, vivent moins de temps.

J'ai trouvé un grand nombre de *Locusta cantans*, depuis le commencement jusque vers la fin de septembre; en captivité, elles moururent après avoir déposé leurs œufs : il est probable que les mâles vivent moins longtemps, car vers le milieu et dans la seconde partie de septembre, on les trouve beaucoup plus rarement que les femelles.

Acridium migratorium. « Ils meurent après avoir pondu. » (Oken, *Naturgeschichte.*)

Les *Termes* mâles ne vivent probablement que peu de temps, mais les expériences manquent encore à ce sujet; les femelles « paraissent vivre quelquefois 4 et 5 ans », comme je vois par une lettre de M. le docteur Hagen de Cambridge. Mass. (États-Unis).

Éphémères. Rösel dit de l'*Ephemera vulgata* (*Insektenbelusti-gungen*, vol. II des *Wasserinsekten*, 2ᵉ classe, p. 60 et suivantes) : « Leur vol commence avec le coucher du soleil et se termine avant minuit, moment où la rosée tombe. » — « L'accouplement se fait la plupart du temps la nuit, et ne dure que peu de temps. Aussitôt que les insectes ont subi leur dernière mue (dans l'après-midi ou la soirée), on les voit voler par milliers; ils s'accouplent immédiatement et le lendemain ils sont morts.

« Mais leur éclosion dure plusieurs jours, de sorte que si l'essaim d'hier est mort, on en voit sortir, vers le soir, un nouveau hors de l'eau. » — « Ils ne laissent pas seulement tomber leurs œufs dans l'eau, mais partout où ils se posent, sur les arbres, les buissons et à terre. Les oiseaux, les truites et d'autres poissons les guettent. »

M. le docteur Hagen m'écrit :

« La vie n'est aussi courte que chez quelques espèces; par exemple chez le *Palingenia*, où les femelles n'attendent même pas la dernière mue de la subimago. — Je crois qu'on n'a encore jamais vu d'imago femelle. L'imago mâle, souvent encore pourvu de la moitié de la peau de la subimago, féconde la subimago femelle, et aussitôt le contenu des deux ovaires est expulsé, et la vie prend fin; il est bien possible que les œufs soient expulsés par suite de la rupture des segments abdominaux. »

Libellula. Toutes les libellules vivent pendant des semaines à l'état d'imago; elles ne sont pas fécondables de suite, mais seulement après quelques jours.

Lepisma saccharina. Un individu a vécu pendant 2 ans dans une boîte à pilules; vivait-il de poussière de lycopode ou ne mangeait-il rien? on ne sait [1].

II. Nevroptères.

Les *Phryganides* « vivent à l'état d'imago — probablement sans prendre de nourriture — certainement une semaine, si ce n'est plus » (lettre de M. le docteur Hagen). La *Phryganea grandis* ne contient jamais d'aliments dans le tube digestif (d'après les recherches les plus récentes) [2], mais seulement de l'air, si bien que la partie antérieure du ventricule chylifique est entièrement distendue.

III. Strepsiptères.

La larve a besoin pour son développement d'un peu moins de temps que celle de l'abeille dans laquelle elle s'est introduite à travers des ligaments; la phase chrysalide dure de 8 à 10 jours. Les mâles qui volent avec impétuosité ne vivent que 2 ou 3 heures alors que les femelles vivent sans doute plusieurs jours; il est même possible qu'elles ne se laissent féconder que lorsqu'elles ont de 3 à 5 jours. Vivipares, elles ne paraissent produire de petits qu'une seule fois, et mourir ensuite; on sait qu'il n'est pas encore certain s'il n'existe pas une reproduction parthénogénétique. (Voir Siebold, *Ueber Paedogenesis der Strepsiteren. Zeitsch. f. Wissenschaft. Zool.*, tome XX, 1870.)

IV. Hémiptères.

Aphis. Bonnet (*Observations sur les Pucerons*, Paris 1745) garda une femelle parthénogénétique d'*Aphis evonymi*, 31 jours à partir de sa naissance, et pendant ce temps elle produisit 95 petits: Gleichen conserva des femelles parthénogénétiques d'*Aphis mali* de 15 à 23 jours.

Aphis foliorum ulmi. La mère d'une colonie qui quitte l'œuf

1. *Entomolog. Mag.*, vol. I, p. 527 (1833).
2. Imhof, *Beiträge zur Anatomie der Perla maxima.* Inaug. Diss. Aarau, 1884.

(ayant hiverné) en mai, a à la fin de juillet une longeur de 2 millimètres, et vit donc au moins 2 mois et demi. (De Geer, *Abhandlungen zur Geschichte der Insecten*, 1783, III, p. 53.)

Phylloxera vastatrix. Les mâles ne sont que des organismes sexuels éphémères; il leur manque la trompe et le tube digestif, et ils meurent aussitôt après la fécondation des femelles.

Pemphigus terebinthi. Les animaux sexuels mâles comme les femelles sont dépourvus d'ailes et n'ont pas de trompe; ils ne peuvent prendre de nourriture, et ne vivent par conséquent que très peu de temps; beaucoup moins longtemps que les femelles parthénogénétiques de la même espèce. (Derbès, *Note sur les aphides du pistachier térébinthe. Ann. Sci. Nat.,* tome XVII, 1872.)

Cicada. Malgré les nombreux travaux détaillés qui existent sur l'histoire de la vie des cicades, datant du dernier et de l'avant-dernier siècle, je n'ai cependant pu trouver des indications quelque peu exactes, sur la durée de la vie de l'insecte adulte, que pour une seule espèce. P. Kalm dit au sujet de la *Cicada septemdecim,* qui souvent se présente en masses colossales, que « après 6 semaines toutes avaient disparu », et Hildreth indique la durée de la vie des femelles, comme étant de 20 ou 25 jours. Ceci s'accorde très bien avec le fait que ces insectes déposent plusieurs centaines d'œufs (Hildreth dit 1000), qui sont placés par groupes de 16 ou 20 dans des canaux percés dans le bois; les femelles ont par conséquent besoin d'un certain temps pour l'oviposition. (Oken, *Naturgeschichte,* 2ᵉ vol., IIIᵉ partie, p. 1588 et suivantes.)

Acanthia lectularia. Il n'existe pas au sujet de la punaise des lits d'observations permettant de déterminer la durée normale de leur vie; mais on a par contre de nombreuses indications qui prouvent qu'elles ont la vie extrêmement dure, comme cela est désirable pour des parasites, dont l'alimentation, et par là aussi la croissance et la reproduction, sont exposées aux plus grandes irrégularités. Elles supportent la faim pendant un temps incroyable, et résistent aux plus grands froids. Leunis (*Zoologie,* p. 659) rapporte le cas d'une femelle enfermée dans une boite, et qui y avait été oubliée; non seulement elle vivait encore, après avoir supporté la faim pendant 6 mois, mais elle était au surplus entourée d'un cercle de petits, fort bien vivants. Göze a trouvé des punaises dans les rideaux d'un lit qui n'avait pas servi depuis 6 ans; « mais elles ressemblaient à du papier blanc »; j'ai moi-même observé un cas similaire; ces animaux affamés étaient complètement transparents. De Geer exposa des punaises pendant l'hiver au froid, en 1772 (jusqu'à — 33° cent.) dans un chambre non chauffée; elles passèrent tout l'hiver

dans l'engourdissement, mais revinrent à la vie au mois de mai.
(De Geer, tome. III, p. 195, et Oken, *Naturgeschichte*, vol. II, IIIe
partie, p. 1643.)

V. Diptères.

Pulex irritans. Oken dit en parlant de la puce (*Naturgesch.*, tome II,
partie II, p. 759) : « Lorsque les œufs sont pondus, la mort suit
après 2 ou 3 jours, même lorsqu'on leur fournit l'occasion de sucer du sang. » On n'indique pas la durée de la vie de la puce à partir du moment où elle sort de la chrysalide, jusqu'à celui de la
fécondation et de l'oviposition.

Sarcophaga carnaria. La mouche femelle meurt 10 ou 12 heures
après la sortie des jeunes qui naissent vivants; on n'indique pas
le temps qui s'écoule entre le moment de la sortie de la chrysalide
et celui de la naissance des petits. (Oken d'après Réaumur, *Mém.
pour servir à l'Hist. des Insectes.* Paris 1740-48, IV.)

Musca domestica. La mouche ordinaire de maison commence à
déposer ses œufs en été, 8 jours après sa sortie de la chrysalide;
elle pond à plusieurs reprises. (V. Gleichen, *Geschichte der gemeinen Stubenfliege,* Nuremberg, 1764.)

Eristalis tenax. Cette grande mouche vit, comme on le sait, à
l'état de larve dans le purin, et a déjà été décrite et dessinée par
Réaumur sous le nom de larve à queue-de-rat. J'ai conservé dernièrement une femelle qui venait d'éclore, du 30 août au 4 octobre, dans un flacon spacieux, fermé avec de la gaze. L'animal
apprit bientôt à se mouvoir dans sa prison, sans essayer de s'enfuir;
il bourdonnait gaiement en volant en cercle et se nourrissait abondamment avec l'eau sucrée qui lui était offerte. A partir du 12 septembre, il cessa de voler, sauf à de petites distances, et seulement lorsqu'on l'effrayait. Je croyais déjà que sa fin était proche,
mais la chose s'expliqua d'une autre façon; la mouche pondit
le 26 septembre un gros paquet d'œufs, et le 29 un deuxième de
mêmes dimensions. Il est probable que le poids de la masse des
œufs qui mûrissaient, empêchait l'animal de voler d'une façon
suivie. L'oviposition a été, selon toutes les probabilités, considérablement retardée, parce que la fécondation n'avait pas eu lieu. Le
4 octobre la mort survint, la mouche avait par conséquent vécu
35 jours. Malheureusement je n'ai pas pu faire la contre-épreuve
contradictoire, en observant combien de temps vivrait une femelle
pourvue d'un mâle.

VI. Lépidoptères.

Au sujet de ce groupe, je suis surtout redevable de précieux renseignements écrits à **M. W.-H. Edwards** de Coalburgh (Virginie occidentale)[1] et au conseiller à la Cour, le docteur Speyer, à Rhoden.

Ce dernier m'écrit, au sujet de la durée de la vie des imago en général, ce qui suit :

« Il est peu probable, à mon avis, qu'un papillon quelconque reste en vie, pendant toute une année, à l'état d'imago. On ne trouve que rarement, en août, des individus ayant passé l'hiver, même lorsque la chaleur estivale arrive tardivement; cela s'est pourtant vu une fois pour une *Vanessa cardui*, complétement abimée. (*Entomolog. Nachrichten*, 1881, p. 146.)

A ma question demandant s'il est certain que quelques papillons ne prennent aucune nourriture ni aucun liquide, et ne possèdent même aucun orifice buccal, ce qu'on pourrait considérer au plus haut degré comme une adaptation de la durée de la vie à l'oviposition seule et à la rapidité de son exécution, M. le docteur Speyer me répond :

« Les femelles aptères des psychidées ne paraissent avoir aucune ouverture buccale, du moins je n'ai pu en trouver chez la *Psyche unicolor* (*graminella*); elles ne quittent pas non plus le cocon avant la mort, et ne consomment donc certainement pas même de l'eau. La même chose arrive pour les femelles aptères de l'*Heterogynis*, pour l'*Orgyia ericæ*, et probablement pour toutes les femelles de l'espèce *Orgyia s. str;* selon toute apparence, également pour les mâles des *Heterogynis* et des *Psyche* (d'après des exemplaires desséchés). Je n'ai jamais vu les papillons diurnes comme les saturnides, les bombycides, et d'autres catégories dépourvues de trompe, se poser dans des endroits humides ou aspirer des matières liquides, et je doute qu'ils le fassent jamais. Ils n'ont pas l'air de posséder d'organes suceurs. » Ayant demandé si on était fixé, pour une espèce quelconque de papillons, sur la question de savoir si les deux sexes ont une durée de vie différente, M. le docteur Speyer me répond qu'il ne connaît aucune observation à ce sujet.

---

1. Ils ont été publiés *in extenso*, depuis, dans « *On the Length of Life of Butterflies.* » (*Canadian Entomologist*, 1881, p. 205.)

Pour moi je ne possède que les observations suivantes, sur la durée de la vie des papillons; elles sont basées sur l'observation directe d'individus isolés [1].

Pieris napi var. *Bryoniae* ♀ et ♂ pris en liberté, vécurent 10 jours en cage et furent ensuite tués.

Des *Vanessa prorsa* vécurent au maximum 10 jours en cage.

Des *Vanessa urticæ* vécurent de 10 à 13 jours en cage.

Papilio Ajax. D'après une lettre de M. W.-H. Edwards, la femelle a, au moment de son éclosion, des œufs qui sont loin d'être murs, et vit environ 6 semaines (à en juger d'après la première apparition et la disparition de la même génération) [2]. Les mâles vivent plus longtemps, et volent encore avec des ailes déchirées et fatiguées. On voit rarement une femelle fatiguée par le vol : « Je crois que les femelles ne vivent pas longtemps après l'oviposition, mais elles mettent certainement plusieurs jours, peut-être même deux semaines, à celle-ci. »

Lycæna violacea. La première génération de cette espèce ne vit, d'après Edwards, que 3 ou 4 semaines au plus.

Smerinthus tiliæ. Une femelle, fraîchement éclose, prise le 24 juin, se trouva le 29 *in coitu;* elle pondit ses œufs (environ 80) le 1ᵉʳ juillet, et était morte le 2 juillet; elle vécut donc 9 jours, et ne survécut, à la ponte des œufs, qu'un seul jour; elle ne prit aucune nourriture pendant ce temps.

Macroglossa stellatarum. Une femelle prise en plein air, et qui était déjà fécondée, vécut en cage du 28 juin au 4 juillet, et pondit pendant tout ce temps des œufs par intervalles, et isolés, en tout 80 environ; ensuite elle disparut et mourut sans doute, mais on ne put la retrouver dans la cage, garnie d'herbe, où elle vivait.

Saturnia pyri. Une paire éclose le 24 ou le 25 avril resta du 26 avril jusqu'au 2 mai, *in coitu,* soit 6 ou 7 jours; ensuite la femelle pondit une grande quantité d'œufs, et mourut.

Psyche graminella. Les femelles, fécondées, vivent plusieurs jours, et les non-fécondées plus d'une semaine (Speyer).

Solenobia triquetrella. «La forme parthénogénétique — celle chez laquelle j'ai prouvé d'une façon certaine la parthénogenèse, dans l'*Isis* d'Oken, 1846, p. 30 — pond, peu après l'éclosion, tous ses œufs dans le cocon qu'elle vient de quitter; elle tombe ensuite toute flétrie, et est morte quelques heures après. La femelle non par-

---

1. Quand la source n'est pas indiquée, l'observation a été faite par moi-même.

2. Dans le travail cité ci-dessus, qui a été imprimé depuis lors, Edwards arrive, après avoir consulté avec soin toutes ses notes, à une durée d'existence variant de 3 à 4 semaines.

thénogénétique de la même espèce attend par contre tranquillement pendant plusieurs jours, la fécondation, et si celle-ci n'a pas lieu, elle vit plus d'une semaine. »

« Les femelles parthénogénétiques vivent à peine un jour; il en est de même d'une autre espèce de *Solenobia (inconspicuella?)*. » (Lettre de M. le docteur Speyer.)

Psyche calcella, O. Les mâles vivent très peu de temps; « ceux qui étaient éclos le soir se trouvaient le lendemain matin morts, avec les ailes brisées, au fond de leur cage. » (Docteur Speyer.)

Eupithecia sp. (Geometridæ) « Peut être conservée en captivité pendant 3 ou 4 semaines, à condition de bien la nourrir; les mâles fécondent les femelles à diverses reprises, et celles-ci pondent encore des œufs alors qu'elles sont déjà très fatiguées et incapables de voler ou de ramper. » (Docteur Speyer.)

Les vues exprimées, et les conséquences tirées, dans le texte, trouveront, je pense, dans cette petite série d'observations une confirmation suffisante. Mais il y aurait évidemment encore beaucoup à faire à ce sujet, et ce serait un sujet d'études très favorable pour un lépidoptérologue, que de faire des observations précises sur la durée de la vie de différents papillons, et d'établir les rapports de celle-ci avec les conditions de l'existence, le mode d'oviposition, la dégénérescence des ailes et des parties extérieures de la bouche, ou même l'oblitération de la bouche elle-même, si toutefois celle-ci se présente réellement, comme cela est le cas chez certains pucerons.

VII. Coléoptères.

Melolontha vulgaris. Des hannetons que j'ai conservés dans une cage bien aérée, toujours pourvue de nourriture fraîche, et avec une humidité suffisante, ne vécurent pas plus de 39 jours. Sur 49 hannetons une seule femelle atteignit cet âge, une autre arriva à 36 jours, et une troisième à 35 jours; deux femelles vécurent 24 jours, tous les autres hannetons moins longtemps. Tous ces chiffres ne sont inférieurs que de peu de jours à la durée maxima véritable de la vie de ces animaux, car ces hannetons avaient été pris en plein air, et avaient par conséquent vécu au moins un jour. Mais la différence ne peut être importante, car parmi 49 hannetons, 3 femelles seulement ont vécu de 35 à 39 jours, et un seul mâle a vécu 29 jours. Tous ceux qui moururent plus tôt avaient probablement vécu déjà un certain temps, avant d'être pris.

Des expériences exactes avec des chrysalides, ayant passé l'hiver, nous démontreraient si la durée de la vie des mâles est vraiment inférieure de 10 jours à celle des femelles, ou si c'était là un effet du hasard. En tout cas j'ai pu constater que le coït était répété plusieurs fois par les deux sexes. Une paire qui avait été rencontrée accouplée le 17, se sépara le soir, mais fut retrouvée, le 18 au matin *in coitu*, pour se séparer derechef vers midi. Une autre paire fut vue *in coitu* le 22, et de nouveau le 26.

J'ai observé chez divers exemplaires l'approche de la mort. Plusieurs jours à l'avance l'animal devient paresseux, ne vole plus, et ne se déplace finalement plus que lorsqu'on le pousse. Ensuite il il tombe à terre et reste couché, avec l'apparence de la mort, mais remue encore pendant quelque temps, de son propre chef, lorsqu'on l'excite. La mort se produit peu à peu ; de temps en temps une patte remue encore lentement, et finalement, après quelques heures, tout signe de vie disparaît.

Dans un seul cas, j'ai trouvé une grande quantité de bactéries dans le sang, comme dans les tissus ; dans tous les autres cas, je n'ai été frappé que par une grande sécheresse des tissus.

Carabus auratus. Une expérience faite avec un de ces coléoptères, pris le 27 mai, n'a donné qu'une durée d'existence de quinze jours, ce qui est probablement trop court, car on voit ces animaux en plein air de la fin de mai jusqu'au commencement de juillet.

Lucanus cervus. Des mâles pris en plein air, et nourris avec de l'eau sucrée, en captivité, n'ont pas vécu plus de quinze jours, certains d'entre eux moins encore. Il est connu que ce coléoptère ne fait son apparition qu'en juin et juillet, et ne vit donc certainement pas beaucoup plus d'un mois, comme en général beaucoup de coléoptères ne se voient que pendant certains mois, et doivent, par conséquent, vivre un peu moins de temps que ne dure la période pendant laquelle on les rencontre. Je ne possède pas d'indications plus exactes sur les différences qui peuvent exister dans la durée de la vie des deux sexes.

Il existe dans la littérature, traitant de ce sujet, par ci par là des exemples d'une durée de vie extraordinairement longue chez certains coléoptères. M. le docteur Hagen à Cambridge (Mass.) a eu l'obligeance d'attirer mon attention sur plusieurs de ces cas et de me communiquer quelques observations à ce sujet.

Cerambyx heros. Un exemplaire en captivité a vécu du mois d'août jusqu'au mois de février de l'année suivante.

Saperda carcharias. Un exemplaire vécut du 5 juillet au 24 juillet de l'année suivante.

Buprestis splendens. Un exemplaire a été retiré vivant d'un pupitre, à Londres, qui était resté pendant 30 ans dans un bureau, et dont le bois devait déjà contenir la larve, avant d'avoir été travaillé [1].

Blaps mortisaga. Un exemplaire est resté en vie pendant 8 mois, deux autres pendant 3 ans.

Blaps fatidica. Un exemplaire ayant été oublié dans une boîte, vivait encore, lorsque celle-ci fut ouverte 6 ans après.

Blaps obtusa. Un exemplaire a vécu pendant un an et demi en captivité.

Eleodes grandis et *dentipes.* Huit de ces coléoptères, venant de Californie, ont été conservés en captivité pendant deux ans, par le docteur Gissler à Brooklyn, sans aucune nourriture, et ont été envoyés ensuite au docteur Hagen, chez qui ils restèrent encore en vie pendant un an.

Goliathus cacicus. Un exemplaire vécut dans une serre pendant 5 mois.

M. le docteur Hagen m'écrit en outre : « Chez les coléoptères vivant plus d'un an, chez les *Blaps,* chez les fourmis, chez le *Pasimachus* (Carabidés), on trouve sur 100 exemplaires environ 30, chez lesquels toute la cuticule est fatiguée et usée, et montre des fissures, et chez lesquels les grandes mandibules sont tellement usées, qu'autrefois on a souvent cru découvrir de nouvelles espèces. Les mandibules sont souvent usées jusqu'à l'hypoderme. »

D'après les faits qui me sont connus, je serais porté à croire qu'il y a des coléoptères qui vivent normalement, pendant plusieurs années, surtout chez les blapides. Mais il me paraît fort probable qu'un autre facteur joue ici son rôle, je veux dire une *Vita minima,* une sorte de léthargie, que je suis tenté de nommer le « *sommeil de la faim* », d'après l'analogie avec le sommeil hivernal ; un ralentissement de tous les processus de la vie à un minimum, par suite du manque de nourriture. On attribue ordinairement le sommeil hivernal au froid seul, et certains insectes sont censés s'engourdir en un état léthargique, par suite d'un abaissement de température.

Cependant le froid n'agit pas sur tous les insectes de la même façon. Chez les abeilles, par exemple, la vivacité diminue considérablement, au commencement de l'hiver, mais si le froid continue à augmenter, les abeilles se raniment, elles courent de tous côtés dans la ruche, et essayent de se réchauffer, en se donnant

1. *Entomolog. Mag.*, vol. I, p. 527 (1828).

du mouvement, et restent ainsi en vie, au dire des apiculteurs. Lorsque la gelée devient trop forte, elles meurent.

Sous les tropiques la période du sommeil se produit pour beaucoup d'animaux lors de la plus grande sécheresse, et de la plus grande chaleur. — D'après cela l'organisme peut être amené de différentes manières à l'état de *Vita minima*, et l'hypothèse qui veut que la même chose puisse se produire chez certains insectes par suite de la faim, n'a en soi rien d'étrange. Après des expériences faites avec exactitude, comme j'en ai commencé quelques-unes, nous verrons si cette hypothèse est juste. Le fait que certains coléoptères isolés sont restés plusieurs années (jusqu'à 6 ans!) en vie sans nourriture, ne peut d'ailleurs guère s'expliquer autrement, étant donné que ces coléoptères absorbent justement une nourriture abondante dans les conditions normales, et il est impossible de se figurer qu'ils seraient en état de vivre pendant des années sans nourriture, si le métabolisme conservait son énergie normale.

Un très bel exemple, prouvant qu'une longue durée de la vie peut être provoquée par le prolongement de la période de reproduction, m'est communiqué par le docteur Adler, comme suit : « Il y a trois ans, j'ai remarqué par hasard, que chez le *Chrysomela varians* il existe une reproduction ovovivipare, fait qui, comme je l'ai appris plus tard, avait déjà été décrit par un autre entomologiste.

« L'œuf parcourt dans l'ovaire tout le développement embryonnaire ; lorsque celui-ci est terminé, l'œuf est pondu, et peu de minutes après, la larve traverse la paroi de l'œuf. Dans chaque compartiment de l'ovaire les œufs se développent un à un. La conséquence en est, que les œufs sont pondus à d'assez longs intervalles. Mais pour arriver à développer une série assez considérable d'œufs, une assez longue durée de vie de l'individu devient nécessaire. C'est ainsi qu'il se fait que certaines femelles vivent toute une année. Chez les autres espèces de chrysomèles, il se produit en une année deux générations, et la durée de la vie de chaque individu est de plusieurs mois, parfois même de 6 mois. »

VIII. Hyménoptères.

Cynipidæ. Je n'ai pu trouver des indications certaines au sujet de la durée de la vie des imago des ichneumons ; par contre, je suis en possession d'indications précises sur les *Cynipidæ*, grâce à l'obligeance de M. le docteur Adler qui a fort bien observé cette famille.

Me basant sur des idées générales, j'ai demandé à M. le docteur Adler, si par hasard il était possible d'observer chez les cynipides que la durée de leur vie varie selon la durée de la ponte des œufs ; et si, par conséquent, des espèces qui sont obligées de déposer un grand nombre d'œufs, ou chez lesquelles la ponte est particulièrement difficile, et prend beaucoup de temps, vivent plus long-temps que des espèces qui pondent un nombre relativement restreint d'œufs, ou qui peuvent découvrir facilement et rapidement un endroit propice à la ponte.

M. le docteur Adler a pleinement confirmé cette hypothèse, et l'a appuyée par les indications suivantes :

« La génération d'été des *Neuroterus* (*Spathegaster*) a de tous les cynipides la durée de la vie la plus courte ; en moyenne je ne les ai conservés en vie que 3 ou 4 jours, qu'ils aient été tirés des galles, ou pris en plein air. L'oviposition pour cette génération exige le temps le plus court, et l'effort le moins important, les œufs étant déposés à la surface des feuilles. Le nombre des œufs dans les ovaires est ici le plus petit, en moyenne 200. Mais il n'y a pas de doute que cette espèce ne puisse déposer facilement 100 œufs en une journée.

« La génération d'été des *Dryophanta* (*Spathegaster Taschenbergi, verrucosus*, etc.) a une durée de vie un peu plus longue. J'ai gardé des exemplaires de cette génération 6 ou 8 jours en captivité. La ponte des œufs exige une plus grande dépense de temps et de force, le dard ayant à percer les nervures assez fermes des feuilles. Le nombre des œufs dans les ovaires atteint en moyenne de 300 à 400.

« La génération d'été des *Andricus* a également une durée de vie plus longue ; ceux-ci appartiennent au genre très étendu des *Aphilotrix ;* j'ai gardé vivants pendant une semaine les plus petits *Andricus*, comme les *nudus, cirratus, noduli*, et les espèces plus grandes, telles que les *inflator, curvator, ramuli*, ont été conservées en vie pendant deux semaines. Les petites espèces ne percent que des boutons très tendres, et non développés, mais les grandes, par contre, percent des boutons entourés d'écailles, et arrivés à maturité. Les premières ont de 400 à 500 œufs dans les ovaires, les dernières plus de 600.

« Les générations d'hiver agames ont une durée de vie beaucoup plus longue ; les espèces de *Neuroterus* l'ont la plus courte, et on ne peut les conserver plus de deux semaines au plus. Par contre, les espèces d'*Aphilotrix* vivent facilement 4 semaines, les *Dryo-*

phanta et les *Biorhiza* plus longtemps encore. J'ai conservé vivants des *Dryophanta scutellaris*, pendant trois mois. Le nombre des œufs est beaucoup plus grand chez ces cynipides agames; et les *Dryophanta* et les *Aphilotrix*, il y en a 1,200, chez les *Neuroterus* à peu près 1,000. »

On voit donc qu'en général la durée de la vie est d'autant plus longue, que la ponte demande plus de force et de temps, et que la provision d'œufs à pondre est plus grande. Bien entendu, ici comme partout, ces facteurs ne déterminent pas tout à eux seuls; bien des facteurs peuvent y contribuer qu'on ne connaît point encore. Il serait, par exemple, fort possible que la saison pendant laquelle l'espèce éclot, exerçât une influence indirecte à ce sujet. Le *Biorhiza*, par exemple, qui vit longtemps, sort au milieu de l'hiver de sa galle, et commence par déposer ses œufs dans les bourgeons du chêne. Quoiqu'il soit fort insensible aux températures basses, car j'en ai vu déposer des œufs à + 5° R, il est cependant forcé par une forte gelée d'interrompre sa besogne, et de se cacher dans les feuilles sèches, qui se trouvent à terre. De pareilles interruptions peuvent durer longtemps, et se répéter souvent, de sorte que nous pouvons peut-être voir dans la durée exceptionnellement longue de la vie de cette espèce, une adaptation à la vie hivernale.

Les fourmis. Chez le *Lasius flavus* les œufs sont déposés en automne, et les jeunes larves passent l'hiver dans le nid. En juin, les mâles et les femelles sortent de la chrysalide, et s'accouplent de juillet en août. Les mâles quittent le nid et s'envolent en même temps que les femelles, mais n'y retournent plus, et ne vivent que fort peu de temps après la fécondation. Les femelles aussi ne paraissent pas retourner à leur nid, mais elles peuvent fonder de nouvelles colonies, mais ce point est toutefois le moins clair de la biologie des fourmis. Par contre, il est absolument certain que les femelles continuent alors à vivre pendant des années, à l'intérieur du nid, et continuent également à pondre des œufs fécondés. On trouve quelquefois de vieilles femelles, dont la mandibule est à certains endroits usée jusqu'à l'hypoderme.

Les expériences d'élevage concordent avec ces faits. P. Huber[1] et Christ ont déjà indiqué la durée de la vie des femelles comme étant de 3 ou 4 années, et Sir John Lubbock, qui s'est récemment occupé d'une façon très approfondie de la biologie des fourmis, a pu conserver une ouvrière de l'espèce *Formica san-*

----

1. *Recherches sur les mœurs des fourmis indigènes*, Genève, 1810.

guinea pendant 5 ans, et il a eu la bonté de me faire savoir par lettre, que deux femelles de *Formica fusca* et une douzaine d'ouvrières, qu'il avait trouvées dans la forêt en 1874, vivent encore à l'heure qu'il est (juillet 1881) [1]. Celles-ci vivent donc à l'état d'imago depuis plus de 6 ans et demi !

Par contre, il n'a jamais réussi à conserver en vie des mâles « pendant plus de quelques semaines ». Les femelles seront préservées, là comme chez les abeilles, autant que possible, de tout dommage et danger, cela est reconnu par les observateurs anciens et modernes, à l'unanimité. Ainsi M. le docteur A. Forel, qui a des connaissances approfondies au sujet des fourmis suisses, m'écrit ce qui suit : « Les femelles ne sont fécondées qu'une seule fois, et sont ensuite soignées, nettoyées et nourries dans les profondeurs du nid par les ouvrières ; on en trouve souvent, qui n'ont plus que trois jambes, avec la cuticule chitineuse entièrement érodée. Elles ne sortent jamais de l'intérieur du nid et ont pour toute besogne de pondre des œufs. »

Au sujet des ouvrières, Forel croit que d'après leur structure, elles peuvent vivre aussi longtemps que les femelles (comme les expériences d'élevage de Lubbock l'ont prouvé), mais qu'en liberté elles meurent la plupart du temps plus tôt, « ce qui dépend certainement des dangers plus grands auxquels elles sont exposées ». La même proportion paraît se répéter chez les abeilles, mais on n'est pas encore fixé sur le point de savoir si les ouvrières vivent en captivité aussi longtemps que les reines.

Abeilles. D'après von Berlepsch [2] la reine vit exceptionnellement pendant 5 ans, mais habituellement 2 ou 3 étés seulement. Les ouvrières paraissent toutes vivre beaucoup moins de temps, et elles vivent en effet toujours moins d'une année.

Il n'existe en vérité aucune expérience directe sur des animaux en captivité et isolés, ayant été marqués, mais la statistique des apiculteurs nous mène à cette conclusion, que chaque hiver la ruche descend de 12 ou 20 mille individus à 2 ou 3 mille. La reine pond le plus d'œufs au printemps, et les ouvrières doivent mourir avant l'hiver, et sont remplacées par celles qui éclosent en été et en automne, et quand la température est douce, même en

---

1. D'après les dernières communications de Sir John Lubbock, les deux femelles vivaient encore le 25 septembre, et ont donc atteint un âge d'au moins sept ans ! Voir : *Observations on Ants, Bees and Wasps*, part. VIII, p. 385. *Linn. Soc. Journ. Zool.*, vol. XV (1881).

2. A. von Berlepsch : *Die Bienen und ihre Zucht*, 3me édition. Mannheim 1872.

hiver. Comme la reine à ce moment pond beaucoup moins, on comprend la différence de nombre. Les ouvrières ne vivent donc guère plus de 6 ou 7 mois; au plus fort du travail (mai-juillet), elles ne vivent même que 3 mois. Un essai fait pour déterminer la durée de la vie des ouvrières, et des abeilles mâles, en enlevant à la ruche la reine, à la fin de l'été, a donné le résultat suivant : 6 mois de vie pour les ouvrières et 4 mois pour les abeilles mâles [1].

Ces dernières vivent d'ailleurs, la plupart du temps, moins encore, car elles meurent d'une façon violente, avant ce terme. Le fameux massacre des abeilles mâles n'est pas causé, d'après des expériences récentes, directement par le dard des ouvrières, mais par le fait que les ouvrières empêchent les abeilles mâles inutiles de s'approcher de la nourriture, de telle sorte que celles-ci meurent de faim.

Guêpes. Il est intéressant de voir que chez les plus proches parentes des abeilles, la durée de la vie des femelles est beaucoup plus courte, et correspond au degré de beaucoup inférieur de spécialisation dans le travail, existant dans la colonie. Chez la *Polistes gallica*, aussi bien que chez la *Vespa*, les femelles n'ont pas seulement à pondre des œufs, mais elles prennent aussi part à la construction des cellules, et à la récolte de la nourriture; elles sont par conséquent exposées à une beaucoup plus grande usure de leur corps, et surtout de leurs ailes, et sont également plus exposées aux attaques de leurs ennemis.

On sait que Leuckart a déjà prouvé que les prétendues ouvrières chez la *Polistes gallica* et le *Bombus* ne sont pas des femelles arrêtées dans leur développement au point de vue sexuel, comme les ouvrières chez les abeilles; ce sont seulement des femelles plus petites, mais absolument capables de s'accoupler et d'être fécondées, qui cependant, comme Siebold l'a prouvé, ne sont pas fécondées, mais se reproduisent par voie parthénogénétique.

La femelle qui a passé l'hiver et qui est fécondée, commence à fonder une colonie au commencement de mai; la transformation en chrysalide de la première portée, qui se compose d'environ 15 œufs, se produit au commencement de juin, l'éclosion a lieu dans la seconde moitié de juin. Ce sont là ce qu'on appelle les petites ouvrières, qui alors rendent de si grands services pour la nutrition de la seconde portée, que les larves nées de celle-ci atteignent la

---

1. E. Bevan, *Ueber die Honigbiene und die Länge ihres Lebens*; analyse dans *Isis* de Oken, 1844, p. 506.

grandeur totale de la femelle ayant passé l'hiver, et ne se distinguent de celle-ci que par l'état parfait de leurs ailes, alors que ces organes chez la première sont déjà très usés.

Les mâles se montrent au commencement de juillet; en août leurs spermatozoïdes sont mûrs, et c'est alors que se produit la fécondation de certaines « femelles spéciales ayant véritablement besoin d'être fécondées » et qui, entre temps, sont également arrivées à éclosion. Ce sont là les femelles qui passent l'hiver, et qui fondent au printemps suivant de nouvelles colonies; la vieille femelle de l'hiver précédent meurt, et ne survit pas à l'été pendant lequel elle a fondé une colonie. Alors que les jeunes femelles fécondées cherchent, au début des premières gelées nocturnes, des quartiers d'hiver, les mâles n'en font pas autant; ils ne passent jamais l'hiver, mais périssent en octobre; de même les femelles parthénogénétiques, qui sont restées dans le nid, au moment du vol nuptial.

Chez la *Polistes gallica* les mâles vivent donc 3 mois au plus (de juillet au commencement d'octobre), les femelles parthénogénétiques à peine 15 jours de plus (du milieu de juin en octobre): les générations tardives de cette espèce, moins de temps encore. Il n'y a que les femelles sexuées qui vivent une année entière, y compris le sommeil hivernal.

Chez la *Vespa,* les choses se passent d'une manière tout à fait similaire. Chez ces deux genres le pouvoir reproducteur n'échoit pas uniquement à une seule femelle de la fourmilière, mais à un grand nombre. Ce n'est que chez les *Apis* que la division du travail devient entière; les femelles sont divisées en femelles véritables, capables de se reproduire, et en ouvrières inaptes à la reproduction.

4. Durée de la vie chez les animaux marins inférieurs.

Je n'ai pu rencontrer qu'une seule indication précise à l'égard de ces animaux. Elle concerne une anémone de mer du groupe des polypes vivant isolément (ne formant pas de colonies). En août 1828, le zoologiste anglais Dalyell retira une *Actinia mesembryanthemum* de la mer, et la transporta dans un aquarium [1]. Déjà à ce moment elle était fort belle, quoique ce ne fût pas un des

1. Dalyell : *Rare and remarkable Animals of Scotland,* vol. II, p. 203, Londres, 1848.

plus grands exemplaires, et elle devait avoir, d'après la comparaison faite avec d'autres individus élevés de l'œuf, au moins sept
ans. En 1848, elle était âgée de 30 ans à peu près, et avait produit,
pendant les 20 années de sa captivité, 334 jeunes. Cette Actinie est
encore en vie, comme me l'a dit le professeur Dohrn, à Naples,
et on la montre comme une curiosité aux visiteurs, dans le jardin
botanique d'Édimbourg. Elle a donc atteint à l'heure qu'il est
l'âge de 64 ans au moins [1].

5. Durée de la vie des mollusques indigènes de terre et d'eau douce.

Je suis redevable de faits précieux, communiqués par lettre, relatifs aux escargots et aux bivalves indigènes, envers M. Clessin,
l'excellent observateur de nos mollusques. Je n'ai pu les utiliser
dans le texte, parce qu'il faudrait connaître pour cela une quantité
de faits isolés concernant les conditions biologiques, qui provisoirement nous sont encore absolument inconnus, ou que nous
ne connaissons du moins que partiellement. Relativement à la
destruction annuelle de la progéniture, je ne crois pas qu'on ait
découvert quelque chose, et même le nombre des œufs produits
annuellement n'est connu que pour certaines espèces. Malgré
cela, je désire citer ici les communications fort intéressantes de
M. Clessin, comme première contribution à la statistique de l'âge
des mollusques.

1. « Les *Vitrinæ* vivent un an; au printemps, les animaux âgés
meurent, après avoir pondu leurs œufs, dans lesquels se développent les jeunes animaux qui, au printemps suivant, sont arrivés au terme de leur croissance.

2. « Les *Succineæ* vivent, la plupart du temps, 2 ans, la *Succinea putris* peut-être 3 ans. L'époque de la fécondation tombe
en juin; jusqu'au commencement d'août, les jeunes se développent jusqu'en automne. Les *Succinea Pfeifferi* et *elegans* passent
l'hiver, ce qui se traduit par des marques annuelles, très distinctes.
L'année suivante elles s'occupent, en juillet et août, de la reproduction, et elles meurent en automne, époque à laquelle elles ont
terminé leur croissance. »

3. Nos espèces indigènes de *Pupa*, nos bulimes et clausilies,

---

1. Elle est morte en 1887, âgée de 66 ans au moins, après être restée de
1828 jusqu'en 1887 dans le même bocal. (Trad.)

n'ont, à l'exception du *Bulimus detritus*, que de faibles marques annuelles; mais les animaux n'ont guère besoin de plus de deux ans pour leur développement complet. Étant donné le grand nombre d'animaux vivants de ces espèces, arrivés à maturité, qui sont toujours beaucoup plus nombreux que les individus à coquille non encore développée, il paraît probable que les animaux de ces espèces vivent plus longtemps à l'état adulte, que nos autres hélicidés. J'ai toujours rencontré des coquilles adultes chez au moins les deux tiers des individus de ces espèces très enroulées, proportion que je n'ai jamais observée chez les hélicidés plus grands; toutefois des observations directes relatives à la durée de la vie, à l'état adulte, manquent encore.

Les hélicides (*sensu stric.*) ont de 2 à 4 ans de vie; *Helix sericea, hispida* de 2 à 3 ans, *H. hortensis, nemoralis, arbustorum*, ordinairement 3 ans; *H. pomatia*, 4 ans. La fécondation est, chez ces espèces, moins liée à des périodes étroitement limitées; elle se fait, chez les animaux d'un certain âge, au printemps déjà, aussitôt le sommeil hivernal terminé; chez ceux qui ont 2 ans elle a lieu plus tard, vers la fin de l'été.

5. « Les *Hyalineæ* ne doivent vivre généralement que 2 ans, les espèces les plus grandes peut-être exceptionnellement 3 ans; les plus petites *Hyalinax* et *Helicidæ* arrivent au plus à 2 ans. La durée de la vie dépend du moment où a eu lieu la fécondation des adultes, et par conséquent surtout de l'époque où le jeune animal a été pondu, soit tôt en été ou tard en automne; elle dépend donc du développement de la première année qui a pu être plus ou moins considérable.

6. « Les lymnées, planorbes et ancyles, sont des espèces vivant de 2 à 3 ans, c'est-à-dire qu'ils ont terminé leur croissance à 2 ou 3 ans; *Lymnæus auricularis* atteint la plupart du temps 2 ans, *L. palustris* et *pereger*, 2 et 3 ans.

« J'ai même trouvé cette dernière espèce exceptionnellement (dans les Alpes bavaroises près d'Oberstorf) à 4 ans, c'est-à-dire avec 3 marques annuelles, visibles, tandis que les exemplaires de la plaine ne m'ont toujours montré que 2 de ces marques.

9. « Les paludines ont de 3 à 4 ans.

8. « Les petits bivalves, les *Pisidium* et *Cyclas* n'atteignent, certainement, guère que 2 ans; les grands bivalves, les *Najadæ*, au contraire, dépassent fréquemment 10 années; sans un assez grand nombre de marques annuelles (12 ou 14), leur croissance n'est pas terminée. Il est possible que les conditions de leur habitat aient une grande influence sur la durée de la vie de cette famille. L'unio et

l'anodonte arrivent à la maturité de la troisième à la cinquième année.»

On n'a, autant que je puis le savoir, que fort peu d'indications au sujet des mollusques marins, et celles-ci sont fort incertaines. On dit que la coquille géante, la *Tridacna gigas*, arrive à l'âge de 60 et 100 ans [1]. Les céphalopodes dépassent certainement tous une année, la plupart d'entre eux une dizaine d'années, et les grands exemplaires géants, qui surgissent quelquefois sous le nom de serpent de mer, doivent avoir besoin de plusieurs dizaines d'années pour atteindre des dimensions aussi importantes.

En ce qui concerne le grand *Natica heros*, l'Agassiz a trouvé, en triant un grand nombre d'individus, d'après leur grandeur, une durée de vie de 30 ans [2].

Pour la durée de la vie des ascidies, je suis à même de communiquer une observation que j'ai faite à la station zoologique de Naples. La belle ascidie blanche, *Cionea intestinalis*, s'est établie en grand nombre dans les aquariums de cette ville, et M. le professeur Dohrn me dit qu'elle y produit annuellement trois générations, et cela de telle façon que chaque individu n'atteint que l'âge de 5 mois, et meurt alors, après s'être reproduit. On ne peut reconnaître aucune cause extérieure à cette mort rapide.

On sait bien que les bryozoaires, tels qu'ils se présentent dans l'eau douce, n'arrivent qu'à un an, mais on ignore si les premiers individus d'une petite agglomération restent en vie pendant tout l'été; on ne connaît pas non plus la durée de la vie de l'animal isolé chez les bryozoaires de mer.

Les indications très exactes sur les mollusques d'eau douce, de Clessin, que nous avons rapportées ici, constatent en général une brièveté étonnante de la durée de la vie. Il n'y a que les formes, qui à cause de leurs dimensions importantes, ont besoin de plusieurs années pour arriver à la maturité sexuelle, qui atteignent 10 ans ou plus (Unio, Anodonte); même notre plus grand escargot indigène, *Helix pomatia,* ne vit que pendant 4 ans, et beaucoup de petites espèces d'escargots un an seulement, ou si, pendant cette année, ils n'ont pas atteint la maturité sexuelle, deux ans. Cela semble indiquer d'abord que ces mollusques sont exposés à une forte destruction, à l'état adulte, plus encore, ou au moins autant que pendant leur jeunesse. La chose paraît être ici l'inverse de ce qui se présente chez les oiseaux : la fécondité

1. Bronn, *Klassen und Ordnungen des Thierreichs*, vol. III, p. 466.
2. Bronn, *Klassen und Ordnungen des Thierriechs, ibid.*, Leipzig.

est très grande (un seul Anodonte contient plusieurs centaines de milliers d'œufs), la destruction de la ponte, comparée au nombre des germes produits, est beaucoup moins importante; pour cette raison la durée de la vie de chaque individu mûr peut être d'une durée beaucoup plus courte, et celle-ci était désirable, les individus mûrs étant exposés à une forte destruction.

Cette dernière ne peut être, pour le moment, déterminée que par à peu près, et non avec une suffisante certitude. Peut-être la destruction de l'animal mûr lui-même joue-t-elle un rôle moins important que la destruction de ses glandes sexuelles; tout anatomiste sait quelle dévastation produisent dans les organes internes des escargots et des bivalves, les vers parasites (Trématodes); leurs ovaires ne sont souvent composés que de parasites, et la reproduction est alors impossible.

Les escargots ont d'ailleurs, sur terre et sur l'eau, des ennemis nombreux qui les détruisent (dans l'eau les poissons, les grenouilles, les tritons, les canards et d'autres oiseaux d'eau, — sur terre différents oiseaux, les hérissons, les crapauds, etc).

Si les principes indiqués ici sont exacts lorsqu'il s'agit des mollusques d'eau douce, on pourrait en conclure que des escargots, qui ne vivent qu'un an, à l'état adulte (capables de reproduction) sont exposés à une plus grande destruction par des ennemis, et d'autres circonstances défavorables, que ne le sont ceux qui vivent deux ou trois ans à l'état adulte — ou, ce qui serait tout aussi bien possible, que ces derniers ont à subir une destruction plus forte de leur progéniture.

6. Durée inégale de la vie chez les deux sexes.

Chez les insectes cette inégalité n'est pas très rare; ainsi les mâles de ces singuliers petits parasites des abeilles, les *Strepsiptères* ne vivent que 2 ou 3 heures, à l'état de maturité, tandis que leurs femelles aptères, à forme de larves, vivent huit jours. La femelle vit donc, dans ce cas, à peu près 64 fois aussi longtemps que le mâle. L'explication de cette différence peut être aisément donnée, car une vie plus longue chez les mâles serait inutile à l'espèce, tandis que les femelles sont vivipares, et doivent faire arriver leur couvée à maturité, avant de devenir inutiles à l'espèce.

Chez le *Phylloxera vastatrix* aussi, les mâles vivent beaucoup moins longtemps que les femelles; il leur manque non seulement la trompe aspiratrice, mais le tube digestif : ils ne peuvent donc pas se nourrir; et peu de temps après la dernière mue, ils fécondent les femelles et meurent ensuite.

Les insectes ne sont pas non plus les seuls animaux chez lesquels les deux sexes ont une durée de vie inégale. On a jusqu'ici accordé très peu d'attention à cette différence, et on ne possède par conséquent aucune indication positive au sujet de cette durée, mais on peut la déduire, dans quelques cas, de la structure anatomique et du mode de développement. Ainsi les mâles de tous les rotifères ne possèdent ni bouche, ni estomac, ni tube digestif. ils ne peuvent donc pas se nourrir, et doivent sans doute vivre beaucoup moins longtemps que leurs femelles, qui sont pourvues d'un appareil digestif complet. Les mâles nains de certains copépodes, vivant en parasites, et les « mâles complémentaires » des cirripèdes sont aussi dépourvus d'intestin, et doivent vivre beaucoup moins longtemps que les femelles; et les mâles des entoniscides qui sont les endo-parasites de certains crustacés sont bien en état de se nourrir, mais meurent après la fécondation, tandis que les femelles adoptent à ce moment un genre de vie parasitaire et vivent encore longtemps en produisant des œufs. Les mâles nains d'un ver marin, la *Bonellia viridis,* doivent aussi. comme on le suppose, vivre plusieurs années de moins que leurs femelles cent fois plus grandes qu'eux, et ils possèdent un canal intestinal, quoique dépourvu de bouche. Ces exemples pourraient certainement être considérablement multipliés, par des recherches bibliographiques.

Dans la plupart des cas ce sont les femelles qui vivent le plus longtemps, et cela ne nécessite aucune explication particulière; mais le cas inverse peut également être imaginé; en effet les femelles peuvent être beaucoup plus rares que les mâles, et ceux-ci peuvent perdre beaucoup de temps à trouver les premières. Le cas mentionné plus haut, à propos de l'*Aglia Tau* doit peut-être être rangé ici.

On ne peut toujours décider d'une façon certaine, si on doit conclure que la durée de vie d'un sexe a été abrégée, ou si la longévité de l'autre a été accrue. Mais on peut prouver que les deux cas arrivent.

Ainsi il s'agit sans doute, pour les abeilles et les fourmis, d'une prolongation de la vie des femelles, comme cela découle du fait que chez les ancêtres probables des abeilles, les guêpes des deux sexes ne vivent que quelques semaines; mais chez les strepsiptères, la courte durée de la vie des mâles est un phénomène secondaire, acquis, qui ne se présente d'ailleurs que rarement chez les insectes.

7. Les abeilles.

La question de savoir si chez les abeilles les ouvrières peuvent vivre aussi longtemps, dans le cas où on les protège artificiellement des dangers dont elles deviennent après peu de mois les victimes, à l'état libre, n'a pas encore été étudiée expérimentalement, mais je serais tenté de le supposer, d'abord parce qu'il en est ainsi chez les fourmis, et encore parce que la longévité doit déjà être contenue à l'état latent dans l'œuf. Les œufs d'où sortent les reines et ceux d'où sortent des ouvrières sont, comme on le sait, identiques, et ce n'est que la différence de nourriture donnée aux larves qui détermine le développement d'une reine ou d'une ouvrière.

8. La mort des cellules chez les organismes d'ordre supérieur.

On a souvent exprimé l'opinion, que l'arrivée de la mort « normale » et sa nécessité dépendent d'une usure graduelle, causée par le fonctionnement. Ainsi Berlin[1] dit à propos de la vie animale :

« L'observation des faits y attache l'idée d'une terminaison fatale, bien que la raison ne découvre nullement les motifs de cette nécessité. Chez les êtres qui font partie du règne animal, l'exercice même de la rénovation moléculaire finit par user le principe qui l'entretient, sans doute parce que le travail d'échange ne s'accomplissant pas avec une perfection mathématique, il s'établit dans la figure, comme dans la substance de l'être vivant, une déviation insensible, et l'accumulation des écarts finit par amener un type chimique ou morphologique incompatible avec la persistance de ce travail. »

Ici le remplacement des éléments tissulaires usés par de nouveaux éléments ne vient pas du tout en ligne de compte ; on cherche au contraire à faire comprendre que la fonction du tout doit nécessairement en déterminer l'usure. Mais il faut d'abord se demander si la destruction du tout ne repose pas sur le fait que les éléments histologiques, les cellules, sont usés par leur

1. Voyez son article *Mort* dans *Encyclop. Scienc. Méd.*, p. 520.

fonctionnement. Bertin le reconnaît, et l'idée d'un changement dans les cellules en général trouve de plus en plus d'adhérents. Mais quoiqu'on soit obligé de reconnaître que chez les animaux multicellulaires, il existe en fait une usure de leurs éléments histologiques, il n'est cependant pas prouvé par là, que celle-ci doit se produire, ni pourquoi elle se produit. Étant donnés la nature de la cellule et les processus de la vie, il se pose au contraire aussitôt la question que voici. Comment se fait-il que les cellules des tissus des animaux supérieurs s'usent par leur fonctionnement, tandis que les cellules, tant qu'elles étaient des organismes à l'état libre et indépendant, portaient en elles-mêmes la faculté d'une durée éternelle? Pourquoi les cellules des tissus ne peuvent-elles à leur tour rétablir, toujours à nouveau, l'équilibre des forces momentanément dérangé par le métabolisme, de sorte que la même cellule pourrait par conséquent fonctionner continuellement, c'est-à-dire vivre, sans changer de qualités. Je n'ai pas mentionné ce point dans le texte, pour être bref; mais il est bien évident qu'il a son importance et vaut la peine d'être discuté.

Il me paraît d'abord ressortir avec certitude de la durée éternelle des êtres unicellulaires, que l'usure des cellules des tissus est une adaptation secondaire, et que la mort de la cellule, aussi bien que la mort en général, n'a fait son apparition qu'avec les organismes supérieurs, compliqués. Elle ne se rattache donc pas à la véritable nature de la cellule, comme les organismes originels le démontrent, mais à son adaptation aux nouvelles conditions dans lesquelles la cellule s'est trouvée lorsque, avec beaucoup d'autres, elle s'est combinée pour former une organisme supérieur, un état de cellules. Un changement de cellules dans les tissus a dû être plus favorable au fonctionnement de l'organisme tout entier, que le fonctionnement ininterrompu des mêmes cellules, le travail fourni par chaque cellule pouvant être amené par là à une plus grande intensité. On peut dès maintenant concevoir cela d'une façon certaine, car beaucoup de sécrétions de glandes, par exemple, ne sont que des cellules de l'organisme dissoutes. Celles-là doivent donc mourir et se détacher de l'organisme, si la sécrétion doit se produire. Dans beaucoup d'autres cas la chose est encore obscure, et attend les expériences de la physiologie. On peut en attendant faire remarquer les suites de la croissance, qui est nécessairement liée à la formation d'une masse de nouvelles cellules, et par laquelle on laisse, pour ainsi dire, à l'organisme le choix entre les cellules anciennes ayant fonctionné jusqu'à ce jour, et les nouvelles qui viennent se glisser entre elles. L'organisme pourrait donc oser, — pour parler au figuré — imposer à diverses cellules de tissus spécifiques, un travail plus considérable que celui qui se serait accordé avec la continuation de leur propre vie et leur intégrité ; les avantages qui ressortiraient par là pour le tout, feraient plus que compenser le désavantage causé par la destruction de cellules isolées. Les sécrétions de glandes, formées de détritus de cellules, prouvent justement que les cellules d'un organisme complexe sont chargées en partie de fonctions qui impliquent nécessairement leur dissolution et leur sortie de la réunion des cellules vivantes du corps. Il en est absolument ainsi des globules de sang dont la fonction entraîne avec elle leur complète dissolution. On peut donc non seulement supposer, mais il est encore très probable, que beaucoup d'autres fonctions des organismes supérieurs entraînent également la destruction des cellules qui en sont chargées, non pas parce que la cellule vivante est nécessairement usée par le processus de la vie en lui-même, et est conduite vers la mort, mais parce que les fonctions spécifiques, que justement ces cellules-là ont prises sur elles dans l'économie de l'état de cellules, doivent conduire à leur dissolution [1]. Mais le fait que de pareilles fonctions, qui exigent le sacrifice d'un grand nombre de cellules, ont pu être introduites dans l'organisme, repose uniquement sur la possibilité du remplacement par des cellules nouvellement nées, et par suite sur la reproduction des cellules.

On ne peut nier *a priori* la possibilité de l'existence de tissus dont les cellules ne s'usent pas par suite de leurs fonctions ; mais cela est bien invraisemblable, lorsqu'on songe que toutes les cellules des tissus doivent leur constitution à une division du travail toute particulière et qu'elles ont perdu depuis longtemps bien des qualités de l'organisme unicellulaire et se suffisant à lui-même. En tout cas il n'existe une immortalité virtuelle que chez les êtres indépendants, unicellulaires, et ceux-là seuls sont par leur nature adaptés de façon à se reconstituer toujours de nouveau dans leur intégralité.

Si dans l'organisme supérieur il ne se produisait pas un remplacement des cellules, on pourrait être tenté de faire découler la mort directement de la division du travail de ses cellules, et de dire que les cellules spécifiques des tissus ont perdu la capacité

---

1. La façon dont la division du travail des cellules se produit dans l'organisme supérieur, et les procédés mécaniques par lesquels les adaptations voient le jour, ont été dernièrement étudiés par Roux dans son travail : *Der Kampf der Theile im Organismus*, Iena, 1881.

de durer éternellement qui appartenait à la cellule originelle, et cela justement en raison du perfectionnement borné de leur activité; elles ne peuvent fonctionner qu'un certain temps et meurent ensuite, et avec elles meurt l'organisme lui-même, dont la vie dépend de leur activité; plus le temps pendant lequel elles fonctionnent est long, plus elles remplissent d'une façon imparfaite les phénomènes de la vie du tout, et ainsi se produisent les phénomènes d'involution. Mais comme le remplacement des cellules est fixé pour un grand nombre de tissus (comme les glandes, le sang, etc.), on ne peut jamais arriver par ce moyen à une explication satisfaisante de la mort, mais il faut y ajouter l'hypothèse de la limitation du remplacement des cellules. Mais on ne peut trouver une explication — autant qu'il me semble — pour celle-ci, que dans les rapports généraux de chaque individu avec l'espèce, et la totalité des conditions extérieures de la vie, comme j'ai essayé de le faire dans le texte.

9. Mort par commotion.

L'exemple le plus curieux que je connaisse dans cet ordre d'idées est celui des abeilles mâles. On savait depuis longtemps que l'abeille mâle meurt pendant la fécondation, mais on croyait que la reine la tuait par ses morsures. Des expériences plus récentes ont prouvé qu'il n'en est pas ainsi, mais que le mâle meurt subitement pendant la fécondation, et que la reine détache ensuite le corps du pénis qui reste fixé à elle, en le mordant, afin de se délivrer du poids du corps mort. Ce cas doit évidemment être rangé dans les morts causées par une affection subite, car l'animal meurt aussi immédiatement à la suite d'une érection artificielle. Von Berlepsch communique, à ce sujet, des observations fort intéressantes. Il dit : « Lorsque dans un vol nuptial on prend une abeille mâle par les ailes, sans toucher une autre partie de son corps, et qu'on la tient librement en l'air, le pénis se raidit et l'animal meurt sans faire un mouvement, comme frappé par un coup d'apoplexie.

« Le même fait se produit lorsqu'en une même circonstance on touche très légèrement une abeille mâle sur le dos. Les mâles se trouvent en effet à ce moment dans un tel état d'excitabilité et d'irritation, que par le plus léger effort musculaire, par un attouchement, le pénis fait immédiatement saillie [1]. »

1. Von Berlepsch, *Die Biene und ihre Zucht.*

La mort arrive donc ici par ce qu'on appelle choc nerveux. Chez les bourdons il n'en est pas ainsi, le mâle ne meurt pas au moment de la fécondation, « mais il retire son pénis et s'envole ». Mais pour les abeilles mâles également la mort pendant la fécondation ne peut pas être considérée comme une mort normale. Ces animaux peuvent au contraire vivre pendant quatre mois, comme des expériences l'ont démontré [1]. Mais ordinairement ils vivent pendant un temps beaucoup plus court, parce que les ouvrières, quelque temps après le vol nuptial de la reine, — sans les tuer directement, comme on le croyait autrefois — les écartent cependant du miel et les poussent hors de la ruche, ce qui les fait mourir de faim [2].

La mort subite, ou du moins rapide, après l'oviposition, peut être appelée une mort par catastrophe, et cela est prouvé par le fait que les femelles de certaines espèces de psychides, lorsqu'elles se reproduisent sexuellement, peuvent attendre vivantes le mâle pendant plusieurs jours, et même plus d'une semaine, mais après la fécondation déposent leurs œufs et meurent, tandis que les femelles parthénogénétiques de la même espèce déposent leurs œufs immédiatement après s'être dépouillées de leur enveloppe de chrysalide, et meurent ensuite. Les premières vivent plusieurs jours, les dernières pas plus de 24 heures.

« La forme parthénogénétique de la *Solenobia triquetrella* dépose peu après son éclosion la totalité de ses œufs dans la coque qu'elle vient de quitter, tombe ensuite toute ratatinée à terre, et est morte au bout de quelques heures. »

(D'après une lettre du conseiller à la Cour, le docteur Speyer à Rhoden.)

10. Mélange protoplasmique lors de la scission des organismes unicellulaires [3].

Chez les amibes la séparation est tout à fait égale, de sorte qu'on ne peut parler de mère et de fille. Chez l'euglypha et ses congénères la coquille comporte une différence entre les deux parties, de sorte qu'on peut distinguer le jeune animal du parent. L'ani-

1. Oken : *Isis* 1844, p. 506.
2. Von Berlepsch, *loc. cit.*, p. 165.
3. Voyez : Auguste Gruber : *Der Theilungsvorgang bei Euglypha alveolata*, et : *Die Theilung der monothalamen Rhizopoden. Zeitsch. f. Wiss. Zoologie*, vol. XXXV et XXXVI, p. 104 (1881).

mal originel forme en effet dans son intérieur la coquille pour son descendant. Les éléments de celle-ci sont transportés à l'intérieur de la vieille coquille par le protoplasme, et restent là, à la surface du corps protoplasmique de l'animal-fille, prêts à se séparer ; ils se rangent et se réunissent en une nouvelle coquille. Le partage du noyau suit ici le partage du protoplasma, de sorte que pendant quelque temps l'animal-fille reste sans noyau. Quoique, chez cette espèce, on puisse, même après la séparation complète, très bien reconnaître l'animal-fille de l'animal-mère, à sa coquille plus jeune et plus claire, on ne peut cependant pas admettre que les qualités des deux animaux diffèrent en quoi que ce soit, car immédiatement avant la séparation des deux individus a lieu la circulation du protoplasme, à travers les deux coquilles, dont il est fait mention dans le texte, et qui amène un mélange complet de la substance du corps.

En ce qui concerne la scission transversale des infusoires, la différence des deux moitiés est encore plus grande, parce que à l'antérieure l'anus doit être formé à nouveau, et à la postérieure, la bouche. On ne sait s'il se passe là quelque chose comme la circulation du protoplasme de l'*Euglypha*. Mais même si cela n'était pas le cas, cela ne serait nullement une raison pour accorder aux deux parties une longévité différente.

Ce qui me paraît important au point de vue théorique, c'est le processus de séparation des diatomées, en ce qu'ici, comme pour les monothalamés, mentionnés plus haut (*Euglypha*, etc.), le nouveau squelette siliceux s'adapte à l'intérieur de l'être primaire, mais n'est alors pas employé, comme dans l'autre cas, pour une moitié seulement, mais pour toutes les deux. (Voir V. Hensen, *Physiologie der Zeugung*, p. 152.) Si nous comparons la coquille des diatomées à une boîte, les deux moitiés de l'ancienne coquille forment les deux couvercles pour les deux individus, alors que les boîtes elles-mêmes sont formées à nouveau. Nous constatons donc en ce qui concerne les coquilles une égalité complète des moitiés.

11. Régénération.

Tout dernièrement on a fait, à l'occasion d'une thèse récompensée à Wurzbourg, plusieurs séries d'expériences sur la faculté de régénération de différents animaux, qui ont confirmé, dans leurs lignes principales du moins, les indications des observateurs anciens, tel que Spallanzani. Ainsi Carrière a démontré que chez les escargots, non seulement les cornes et les yeux, mais aussi une partie de la tête sont formés à nouveau, lorsqu'on les a coupés, alors que cependant l'ancienne affirmation de Spallanzani et d'autres savants, que la tête entière, avec ses centres nerveux, se régénère, a été trouvée erronée. (Voir J. Carrière, *Ueber Regeneration bei Landpulmonaten. Tagebl. der 52 Versamlg. deutsch. Naturf.*, p. 225-226.

12. Durée de la vie chez les plantes.

Le titre du travail, mentionné dans le texte, et concernant cette question est *Die Lebensdauer und Vegetationsweise der Pflanzen, ihre Ursache und ihre Entwicklung* par F. Hildebrand. *Botanische Jahrbücher* d'Engler, tome II, 1er et 2me cahiers, Leipzig : 1881.

II

LA VIE ET LA MORT

LA VIE

ET LA MORT

AVANT-PROPOS

L'étude qui suit a d'abord été imprimée sous forme de Conférence faite durant l'été de l'année 1883, et sous le titre de *l'Éternité de la Vie*[1]. Comme je la publie aujourd'hui, augmentée et améliorée pour un public plus étendu, j'ai choisi en même temps un titre qui me paraissait mieux répondre au contenu actuel du travail.

J'ai été amené à cette « étude biologique » par une brochure de Gœtte dans laquelle cet écrivain combat des vues que j'ai exposées jadis. Bien que ce travail présente les traces de la forme d'une réponse, il n'a pas seulement pour but de réfuter les théories d'un adversaire; il est surtout destiné à éclairer, *grâce à ses propres objections*, d'un jour nouveau, les questions dont il s'agit ici, à

1. *Ueber die Ewigkeit des Lebens.*

donner une base plus solide aux idées exprimées déjà ailleurs, et à pénétrer plus profondément dans le problème de la Vie et de la Mort.

Si les vues de mon adversaire sont, au cours de ce travail, soumises à une critique sévère, on voudra bien reconnaître néanmoins que cette critique ne produit jamais l'effet d'un but à atteindre, mais qu'elle n'est jamais qu'un moyen pour frayer la voie à des connaissances plus précises.

A. W.

Fribourg-en-Brisgau, 18 octobre 1883.

LA VIE ET LA MORT.

Dans une Conférence faite au 34ᵉ Congrès des Médecins et des Naturalistes allemands à Salzbourg, « Sur la Durée de la Vie » [1], je cherchais à établir que la limitation de l'individu par la mort n'est pas — comme on l'avait admis jusqu'ici — un phénomène inévitable, inhérent à l'essence même de la vie, mais qu'elle est seulement une adaptation nécessaire, qui ne se réalise que lorsque les organismes ont atteint un certain développement de structure, incompatible désormais avec leur immortalité propre. Je rappelais que pour les animaux unicellulaires, il ne peut être question d'une mort naturelle, car il n'y pas dans leur développement de moment qu'on puisse comparer à la mort; que, en particulier, la naissance de nouveaux individus n'est pas liée à la mort de ceux qui existaient auparavant, et que l'accroissement se produit plutôt par division, et dans de telles conditions que les deux nouveaux êtres sont identiques, sans qu'il y ait ni plus vieux ni plus jeune. Il en résulte, disais-je, des myriades d'individus, qui sont tous aussi vieux que l'espèce elle-même, qui portent tous en eux-mêmes la faculté de prolonger indéfiniment leur vie au moyen d'incessantes divisions.

La perte, pour les organismes supérieurs, pour les Métazoaires, de cette faculté de durer éternellement, me semblait se rattacher à leur caractère d'êtres multicellulaires, et à la division du travail entre les cellules de leur corps, qui est le résultat de leur organi-

---

1. Le travail en question a été d'abord imprimé dans les procès-verbaux du Congrès des Naturalistes de Salzbourg, puis publié à part, sous le même titre, avec un appendice, par la librairie Gustave Fischer à Iéna, 1882. Je me reporterai dans la suite, au tirage à part, plus complet et plus étendu, dont la traduction constitue le mémoire qui précède celui-ci.

sation. Sans doute la reproduction s'opère aussi chez eux par la division des cellules, mais chaque cellule n'a pas le pouvoir de créer à nouveau l'ensemble de l'organisme ; les cellules de l'ensemble de l'organisme se sont plutôt partagées en deux groupes différant par leur essence : les cellules de propagation ou de reproduction (les œufs et spermatozoïdes), et les cellules du corps au sens étroit du mot (*Soma*), les cellules somatiques. Aux cellules du premier groupe seules a passé l'immortalité des organismes unicellulaires : celles du second groupe sont condamnées à mourir, et comme elles constituent le corps proprement dit de l'individu, l'individu meurt aussi.

J'ai tenté, depuis, de voir dans ce fait une adaptation aux conditions générales de l'existence ; il me semblait que « la vie était « limitée dans sa durée non parce que d'après sa nature elle ne « pouvait être illimitée, mais parce que la durée illimitée de « l'individu était un luxe absolument inutile ».

Pour les animaux unicellulaires la mort naturelle n'était pas possible, parce que la cellule de reproduction et l'individu ne formaient qu'un ; pour les animaux multicellulaires elle devenait possible, et nous voyons qu'elle se produit.

La mort naturelle m'apparaissait comme un phénomène d'adaptation conforme au principe d'utilité.

Ces vues, que j'exposerai plus loin avec plus de précision, en creusant davantage la question, ont été combattues récemment par Gœtte [1].

D'après Gœtte la mort n'est pas basée sur l'utilité : c'est une nécessité attachée dès l'origine à l'essence de la vie ; c'est pourquoi elle se produit non seulement chez les animaux multicellulaires, les Métazoaires, mais aussi chez les êtres unicellulaires ; et c'est à vrai dire dans le processus d'enkystement qu'il faut, pour les Protozoaires, voir la mort de l'individu. La mort est un « processus de rajeunissement » qui, après des périodes plus ou moins longues, interrompt l'accroissement par division, qui consiste dans une dissolution de la structure spécifique de l'individu, dans une régression de celui-ci vers une masse *organique*, mais inanimée, comparable à l'albumine, pour redevenir ensuite un nouvel individu de la même espèce, en vertu de la ténacité propre, et des lois de formation inhérentes à la composition déterminée de la masse. Le « processus de rajeunissement » des êtres unicellulaires correspond à la formation des germes des organismes supérieurs,

1. *Ueber den Ursprung des Todes,* Hambourg et Leipzig, 1883.

et l'heure de la mort qu'il comporte a été transmise par hérédité aux Métazoaires. La mort des Métazoaires n'est donc pas chose nouvelle, mais une très ancienne organisation, qui « remonte jusqu'à la première origine des êtres organisés » (page 81).

On voit déjà, par ce court résumé, que la théorie de Gœtte est absolument l'opposée de la mienne. Comme il n'y en a qu'une seule qui puisse être la bonne, au moins dans ses lignes principales, il est bon de les analyser avec soin l'une et l'autre.

Bien que nous ne puissions espérer être fixés, pour le moment, sur les derniers faits physiologiques qui apportent la mort et la vie, je regarde cependant comme très possible d'arriver dès maintenant à une appréciation définie des causes les plus générales de ces phénomènes; en tout cas les faits en question n'ont pas été jusqu'ici tellement approfondis, qu'il ne puisse être encore utile de les soumettre à un nouvel examen.

Que faut-il entendre par la mort? Telle est, en fait, la première question à résoudre avant de pouvoir parler de « l'origine de la mort ». Gœtte dit : « Nous ne sommes pas en état de donner de cette expression générale une explication absolument précise, parce que le moment de la mort, ou, pour parler plus exactement, le moment où la mort est un fait accompli, ne se laisse dans aucun cas déterminer d'une façon absolument précise. Tout ce que nous pouvons dire, c'est que dans la mort qui nous est connue des animaux supérieurs, tous les phénomènes qui exprimaient la vie de l'individu en question commencent par ne plus se produire, et que, dans la suite, toutes les cellules et tous les tissus composant l'organisme mort s'atrophient d'abord, et se décomposent enfin en leurs éléments organiques ».

On pourrait bien, à mon avis, se contenter de cette définition, si elle ne comprenait déjà la chose à définir; mais elle admet par anticipation que par « organisme mort » il faut entendre un organisme dont l'ensemble des forces vitales est éteint, mais dont les cellules prises isolément peuvent être encore vivantes. On ne manquera pas d'exposer plus loin cette théorie avec plus de précision, et en fait il est certain que la cessation de l'activité vitale de l'ensemble de l'organisme chez les Métazoaires se lie rarement à la cessation immédiate des fonctions vitales de tous leurs éléments constitutifs. Il s'agit seulement de savoir s'il est exact ou utile de restreindre l'idée de la mort à la cessation de l'ensemble des forces vitales de l'organisme. L'idée que nous nous faisons de la mort, nous ne l'avons certainement tirée que des organismes supérieurs, ce qui explique notre point de vue étroit, mais une comparaison scientifique plus attentive avec le phénomène assez parallèle, chez les organismes unicellulaires, devrait écarter ce point de vue, en élargissant nos idées, pour nous amener à une définition plus compréhensible. Sans doute la science a le droit de s'approprier les mots et les idées populaires, d'en augmenter, et aussi d'en restreindre la valeur, à raison de la profondeur de ses vues. Seulement, il faudrait ne jamais, en pareil cas, perdre de vue l'idée fondamentale, de façon à ne pas aboutir en fin de compte à quelque chose de tout à fait nouveau et imprévu. L'idée de la mort, telle qu'elle s'est formée dans toutes les langues, avec un accord parfait, par l'observation des animaux supérieurs, désigne non seulement la cessation des manifestations vitales extérieures de l'ensemble de l'organisme, mais en même temps l'arrêt de la vie dans les parties isolées de l'organisme, qui se traduit par l'impossibilité d'un retour à la vie. La « mort des cellules après la mort » fait partie de la mort, et en a fait partie bien avant que la science n'eût montré que l'organisme est composé d'une multitude d'éléments vivants dont les manifestations vitales peuvent en partie survivre quelque temps à celles de l'ensemble de l'organisme. C'est précisément cette incapacité de recommencer de nouveau l'ensemble des phénomènes de la vie qui est le point qui distingue la mort réelle de la simple suspension de la vie, de la « léthargie », et cette incapacité dépend justement de ce que la mort des cellules et des tissus vient après l'arrêt de l'ensemble des phénomènes de la vie. J'appelerai donc la mort cette suspension de la vie qui ne peut être suivie d'une reprise durable de la vie, soit en totalité, soit en partie, ou encore plus brièvement, la suspension définitive de la vie, et je croirai avoir atteint ainsi exactement la partie essentielle de l'idée que jusqu'ici la langue a attaché au mot « mort ». Quelles que soient les causes de cet état, il est absolument indifférent, à notre point de vue, qu'il se produise simultanément ou successivement, dans toutes les parties du corps, avec plus ou moins de rapidité. Pour l'idée même que nous nous en faisons, il est tout aussi indifférent que dans un cas particulier nous soyons en état de dire si le phénomène s'est déjà produit ou non ; l'état même que nous appelons la mort n'en est pas pour cela moins nettement circonscrit. La chenille de l'*Euprepia flavia* que le froid a congelée peut d'abord passer pour morte, mais si après le dégel elle revient à la vie, et si elle donne un papillon, on dira : elle était seulement en léthargie ; la vie n'était suspendue que pendant quelque temps ; elle n'était pas définitivement supprimée. La perte irréparable de la vie d'un organisme, *voilà la seule chose que nous appelions la mort,* et nous devons, à mon avis, nous attacher fermement à cette définition pour que l'idée ne nous échappe pas, et pour qu'elle ne devienne pas sans valeur, dès que nous ne saurions plus ce que nous entendons par là.

Mais on tombe dans ce danger quand on considère la « mort posthume des cellules » comme un phénomène qui peut bien accompagner la mort, mais qui peut aussi ne pas se produire. On pourrait, il est vrai, invoquer l'expérience suivante : une partie d'un animal déjà mort, comme la crête d'un coq, greffée, avant le commencement de la mort des cellules, sur un autre animal vivant, continuerait à vivre dans ces conditions, donnant ainsi la preuve que la continuation de la vie de parties isolées est encore possible même après la mort réelle telle que je la comprends. Seulement on pourra faire cette objection : la crête en question représente une partie d'un organisme différent, sur lequel on l'a greffée, et serait-ce vraiment la peine de comprendre encore ce cas dans la définition de la mort? La même objection serait également valable si la greffe de la crête avait été faite un jour avant la mort du coq, ou même un an plus tôt.

Gætte se trompe absolument quand il croit que la formation de l'idée de la mort provient de la « suspension de l'ensemble de la vie de l'individu », sans impliquer en même temps la notion de la suspension définitive, l'exclusion de la possibilité d'un retour à la vie. L'idée de « décomposition » n'y est pas nécessairement attachée, puisque le dessèchement [1] ou la congélation dans les glaces de la Sibérie (pour le Mammouth) ou l'absorption dans l'estomac d'un carnassier appartiennent au domaine de la possibilité, *mais l'idée de cadavre est néanmoins liée indissolublement à celle de la mort.* Je dois, aujourd'hui même, tenir pour absolument fondée cette association des deux idées, puisque je cherchais à démontrer la différence entre la division d'un infusoire en deux animalcules, et la mort d'un Métazoaire qui laisse derrière lui de jeunes animaux, en insistant d'une façon particulière sur l'absence de cadavre, dans la segmentation de l'infusoire. Quand la masse organisée, qui produisait auparavant les phénomènes de la vie, ne les produit plus, et ne les produira plus jamais, c'est la mort, c'est la seule chose qu'on ait désignée jusqu'ici par ce mot, et c'est la seule conception qui puisse être notre point de départ, si nous ne voulons pas perdre complètement pied.

---

1. Les cadavres des moines au Grand Saint-Bernard, ou les cadavres desséchés du fameux cloître des Capucins de Palerme, par exemple.

Cette définition tirée des animaux supérieurs, peut-elle s'appliquer sans changement aux animaux inférieurs? Ou bien se produit-il chez ceux-ci des phénomènes qui, pour être analogues en apparence à la mort des animaux supérieurs, n'en diffèrent pas moins à certain point de vue, et demandent par suite une limitation plus étroite de l'idée? c'est là la question que nous allons maintenant examiner.

Gœtte trouve dans le processus d'enkystement qui a été prouvé pour un grand nombre d'êtres unicellulaires (les Monoplastides), l'analogue de la mort. L'individu en question, dit-il, non seulement commence alors une sorte d'hibernation, une période de vie latente, mais il perd encore, quand il s'enkyste, son organisation spécifique antérieure, il devient une « masse homogène », et représente dès lors un « germe » qui, par un processus de développement, peut donner naissance à un nouvel individu de la même espèce. La segmentation du contenu du kyste, et l'accroissement qui s'y rattache n'ont, d'après Gœtte, qu'une importance secondaire : l'essentiel du phénomène est le « rajeunissement » de l'individu. Mais ce rajeunissement même ne consiste pas seulement dans une transformation du vieil individu, mais aussi *dans l'atrophie de celui-ci, et dans la reproduction d'un autre individu.* « La mère et ses enfants sont deux états vivants consécutifs de la même substance, séparés et réunis à la fois par l'état de rajeunissement intermédiaire » (p. 79); il n'y a pas de « continuité absolue de vie », la substance organique morte ménage seule la filiation, et « l'identité de la substance assure l'hérédité ».

Voir dans l'enkystement une suppression de la vie n'est certes pas une idée naturelle, et on se demande quelles preuves on en peut donner. Je ne vois qu'une certaine dégénérescence de l'organisation spécifique, et la cessation des phénomènes vitaux visibles extérieurement, c'est-à-dire de la préhension de nourriture, et du mouvement. Mais Gœtte tient-il vraiment pour « impossible » d'admettre, que, malgré les apparences, une *vita minima* persiste dans la masse simplifiée du protoplasma? et y a-t-il besoin ici de l'explication mystique que fournit l'hypothèse obscure du « phénomène de rajeunissement »?

L'oxygène de l'air contenu dans l'eau ne doit-il plus, dès lors, agir sur cette même substance organique, de la vie de laquelle il formait auparavant l'une des conditions, et dont il préparerait maintenant la décomposition, si elle était réellement morte?

Je suis d'avis, moi aussi, que la segmentation du contenu du kyste est quelque chose de secondaire, et que l'enkystement lui-même, sans accroissement subséquent, est la partie primordiale et essentielle du phénomène. Mais il ne s'en suit certainement pas que l'enkystement doive être considéré comme un processus de rajeunissement. Qu'est-ce qui peut donc ici être « renouvelé » ? Ce n'est pas la substance de l'animal, car elle n'acquiert rien, et par suite elle ne peut acquérir une nouvelle force ; ce n'est pas non plus la forme de la force qui peut être modifiée, parce que la forme de la matière redevient exactement après l'abandon du kyste, ce qu'elle était auparavant. Les phénomènes sont différents dans la conjugaison, à propos de laquelle on a parlé aussi d'un processus de rajeunissement. Il peut en être ici très bien question dans un certain sens : dans la conjugaison, en effet, il s'opère une fusion de la substance de deux individus en quantités plus ou moins grandes, et la matière dont se compose chacun de ces deux individus est par suite réellement modifiée. En revanche l'idée de « rajeunissement » appliquée à l'enkystement pur et simple ne peut se concevoir que dans le sens de la fable du phénix qui se consume, devenu vieux, pour renaître de ses cendres. Mais je doute fort que cette conception puisse s'harmoniser d'une façon quelconque avec la physiologie contemporaine, ou avec la loi de la conservation de la force. On peut bien démolir une vieille maison dont les poutres sont toutes vermoulues, dont les murs s'effritent, mais on réussirait difficilement à en rebâtir une meilleure avec les mêmes matériaux, même en ajoutant du mortier neuf, c'est-à-dire, ici, de l'eau et de l'oxygène. Aussi le « processus de rajeunissement » de l'individu enkysté ne donne-t-il pas l'impression d'une notion physiologique.

Il me paraîtrait beaucoup plus simple, et beaucoup plus naturel, — en tout cas beaucoup plus admissible, — de voir dans l'enkystement un processus de défense, destiné simplement, au début, à préserver une partie des individus d'une colonie, de la mort par le dessèchement ou par le froid, à favoriser aussi dans d'autres cas la reproduction par la division, pendant laquelle l'individu est moins défendu, et plus facilement exposé à des attaques du dehors, ou encore à assurer quelque autre avantage[1].

Le cas même invoqué par Gœtte, celui de l'*Actinosphaerium*, montre très clairement qu'il ne peut pas s'agir uniquement ici d'un

---

1. M. le professeur Gruber me dit avoir observé dans le port de Gênes un nouvel infusoire qui avait l'habitude de s'enkyster sur une espèce de Copépodes nageurs ; il a trouvé souvent jusqu'à dix kystes sur l'un de ces Copépodes, et observé l'éclosion de ses habitants aussitôt que l'eau du vase commençait à se putréfier. Ici l'avantage de l'enkystement peut consister dans le transport des kystes par le crustacé. L'observation en question doit être publiée prochainement.

« rajeunissement » de l'individu, car un phénomène de ce genre ne demanderait pas six mois de temps ; cette longue durée de vie latente, depuis l'été jusqu'au printemps, démontre d'une façon péremptoire qu'il s'agissait avant tout de protéger la vie de l'espèce contre les vicissitudes d'une saison défavorable [1].

La régression jusqu'à un certain degré, de l'organisation spécifique, à cette occasion, nous est prouvée de plusieurs manières : d'une part par l'effort de l'individu pour réduire son volume, — les pseudopodes se contractent, les alvéoles se rétrécissent et s'atrophient complètement —; d'autre part par l'expulsion du kyste même, qui comporte bien une certaine perte de substance [2]; — enfin et surtout parce que *l'enkystement est accompagné d'un accroissement par division* dont les prodromes paraissent être liés nécessairement à une simplification de l'organisation, en particulier à une fusion des différents noyaux qui se trouvent dans la majorité des cas. Il est prouvé que, chez un grand nombre d'animaux unicellulaires, il y a plusieurs noyaux, ou, pour parler autrement,

1. La conception, exposée plus haut, du processus d'enkystement, concorde par les traits essentiels avec les théories de micrographes éminents. Ainsi Buetschli dit (Bronn, *Klassen und Ordnungen des Thierreichs*, Protozoa, p. 148) : « Le processus d'enkystement ne paraît pas avoir été à l'origine en relation directe avec l'accroissement. Il semble, au contraire, s'être produit à l'origine, comme aujourd'hui encore c'est souvent le cas, soit pour protéger l'organisme contre des influences extérieures dangereuses, comme le dessèchement ou la corruption de l'eau, soit pour permettre à l'animal, après une alimentation abondante, de s'assimiler la nourriture prise, durant un repos presque complet ». Balbiani (*Journal de Micrographie*, tome V, 1881, p. 293) dit, en parlant des infusoires : « Un petit nombre d'espèces, au lieu de se multiplier à l'état de vie active, se reproduisent dans une sorte d'état de repos dit état d'enkystement. Ces sortes de kystes peuvent être désignés sous le nom de Kystes de reproduction, par opposition avec d'autres kystes dans lesquels les infusoires se renferment pour se soustraire à des conditions devenues défavorables du milieu qu'ils habitent, le manque d'air, le dessèchement, etc. — ceux-ci sont des kystes de conservation ».

(2) Le fait a de l'importance, en ce qu'il peut contraindre à l'enkystement l'individu isolé, même si les conditions extérieures d'existence qui dominent pour le moment n'y donnent pas lieu. La substance que l'*Actinosphaerium*, par exemple, dépense pour l'élimination de son kyste siliceux, a dû s'accumuler en lui peu à peu, suivant la disposition établie pour cette espèce. Mais ce n'est pas une erreur que d'admettre que la silice emmagasinée dans l'organisme ne peut s'élever jusqu'à n'importe quelle quantité sans porter atteinte aux autres phénomènes vitaux, et d'admettre plutôt que l'élimination du kyste doit se produire dès que cette accumulation aura atteint un certain degré déterminé. On s'explique ainsi que souvent l'enkystement se produise même en l'absence de toute contrainte extérieure, comme certains entomostracés (par exemple les *Moina*) donnent naissance à des œufs d'hiver dans une génération déterminée, même quand on les élève dans une chambre, et qu'on les protège contre le froid et contre le dessèchement.

la substance nucléaire est répandue à travers tout le corps sous forme de petits fragments. Mais dès que l'animal s'apprête à se diviser, ces fragments de noyau se fondent en un seul qui les centralise tous, et ce noyau se partage, à la division de l'animal, en deux moitiés égales[1]. On voit aussi que c'était le seul moyen de rendre possible un partage égal de l'ensemble de la masse nucléaire.

Il y a d'ailleurs un grand nombre de cas démontrant que l'animal qui s'est enkysté peut conserver exactement la même structure, et la même différenciation de la masse de son corps, qu'auparavant, et cela pendant toute la durée du processus d'enkystement. Je citerai, par exemple, le grand infusoire décrit par Gruber[2], la *Tillina magna,* dont on peut reconnaître en tout temps, à travers l'enveloppe ténue du kyste, la structure caractéristique de la substance corticale, et le reste de l'ensemble de l'organisation. Le mouvement ne s'arrête jamais, la rotation de l'animal enkysté, et plus tard celle des deux ou quatre individus en lesquels il se divise, continue plutôt avec activité à l'intérieur du kyste. On ne peut donc pas dire ici que « tout indice de l'organisation antérieure est perdu » (Gœtte, p. 62)[3]

Aussi dois-je combattre résolument la théorie de Gœtte pour qui un individu qui s'est enkysté est un « germe », c'est-à-dire une masse organique non encore organisée, qui peut, grâce à un processus de développement, devenir un individu perfectionné. Je ne vois en lui qu'un individu qui s'est muni d'une enveloppe protectrice dont la structure se simplifie plus ou moins pour s'approprier à l'étroitesse de l'espace, et dont la vie active est réduite à une *vita minima,* parfois peut-être aussi (sous l'action de la gelée) à une cessation complète.

Le fait que cet état ne correspond, à aucun moment, à ce que l'humanité tout entière entend avec moi par la mort, résulte même de la définition précédente, puisque c'est un seul et même être qui tombe d'abord dans un état de léthargie, et qui redevient ensuite vivant, et puisqu'il s'agit ici d'un état de repos d'où la vie sort à nouveau, à supposer qu'on voulût démontrer que la vie a été, de

---

1. On annonce sur ce sujet une publication spéciale du professeur Gruber.

2. *Zeitschr. f. wiss. Zool.,* t. 33, planche 26, fig. 19-22.

3. Même pour l'*Actinosphærium,* sur lequel Gœtte s'appuie principalement, la chose n'est pas démontrée. Toutes les observations faites jusqu'ici établissent plutôt que l'animal se réduit simplement au plus petit volume possible. Cf. F. E. Schulze : *Rhizopodenstudien* I, *Arch. f. mikr. Anat.* t. 10, p. 328; et Karl Brandt : *Ueber Actinosphærium Eichhornii,* Diss. Inaug. Halle, 1877.

fait, régulièrement suspendue pendant un certain temps. Mais jusqu'ici on n'a pas produit de preuves de la chose, et Gœtte a été amené par des motifs purement théoriques à voir la mort là où l'œil impartial ne peut voir qu'une pause de la vie. Il oublie évidemment que son explication peut être soumise à un contrôle, puisque *tous les êtres unicellulaires peuvent néanmoins mourir réellement :* on peut les tuer artificiellement, par la cuisson par exemple, et à ce moment leur corps est réellement mort, et ne peut plus être rappelé à la vie. Cet état de l'organisme doit se distinguer matériellement, c'est-à-dire chimiquement et physiquement, de l'état d'enkystement, bien que nous ne soyons pas en état d'énoncer d'une façon particulière les différences, car *à conditions extérieures égales les deux états donnent des résultats différents.* Mettez dans l'eau froide l'animal qui s'est enkysté, il donne un individu vivant : pour l'animal tué par la cuisson, c'est la décomposition de la matière organique par la putréfaction. Mais on n'a pas le droit de donner le même nom à deux états si complètement différents. Il n'y a qu'une mort unique, dont la manifestation doit être partout la même, bien que les causes puissent en être très différentes. Mais si l'état d'enkystement n'est pas identique avec la mort réelle, telle que nous pouvons la provoquer artificiellement, *il n'y a donc pas pour les organismes unicellulaires de mort due à des causes internes, il n'y a pas pour eux en général de « mort naturelle ».*

Il n'en faudrait pas plus pour réfuter l'ensemble de la théorie de Gœtte basée précisément sur cette idée que la mort naturelle se rencontre déjà chez les Monoplastides; la preuve ébranle singulièrement le développement de la théorie. Il y a cependant intérêt à la suivre, parce qu'on est ainsi conduit à bien des points qui méritent absolument d'être discernés ultérieurement.

Tout d'abord, la question de savoir comment la mort des Monoplastides [1] s'est communiquée aux Polyplastides, comme le prétend Gœtte. Abstraction faite, pour le moment, de ce fait qu'on ne peut pas voir la mort dans le processus d'enkystement, on a toujours le droit de se demander si la mort des Polyplastides se produit en quelque sorte à la place de l'enkystement, ou du moins, s'il n'en est rien, s'il se produit chez les Polyplastides un phénomène comparable au processus d'enkystement.

D'après Gœtte, la mort est toujours liée à la reproduction, elle

---

1. La conception des Protozoaires et des Métazoaires ne correspond pas identiquement à celle qu'on se fait des êtres unicellulaires, et des êtres multicellulaires ; Gœtte propose pour ceux-ci les expressions de Monoplastides et de Polyplastides.

en est une conséquence aussi bien chez les Protozoaires que chez
les Métazoaires, la reproduction exerce directement, dans sa théorie,
une « action mortelle », et l'individu qui se reproduit est condamné
à mourir. C'est ainsi que meurt l'éphémère, ou le papillon, après
qu'il a déposé ses œufs ; de même pour l'abeille mâle aussitôt après
l'accouplement, pour l'Orthonectide quand les cellules germinatives ont lancé la semence, et la *Magosphœra* même se dissout
alors en cellules germinatives, si bien que de l'édifice antérieur,
il ne reste plus que des moellons isolés. De là il n'y a plus, dès lors,
qu'un pas vers les organismes unicellulaires, dont l'ensemble doit
se transformer en germe, et qui, pour cela, entrent d'abord dans ce
« processus de rajeunissement » qui est précisément regardé
comme la mort.

Ces vues contiennent plus d'un paralogisme, abstraction faite de
la justesse ou de la fausseté de leurs points de départ respectifs.

D'après Goette, le processus d'enkystement est la véritable reproduction des Monoplastides, à laquelle ne s'ajoute que d'une façon secondaire l'accroissement par division. C'est un phénomène
indispensable, mais qui, pour des causes absolument internes,
doit être interrompu à son tour par le simple accroissement par
division. Mais, d'un autre côté, d'après Gœtte, la segmentation du
contenu du kyste n'est jamais qu'un phénomène secondaire : le
côté primordial de l'enkystement est le simple « rajeunissement »
sans accroissement. Nous sommes donc ainsi conduits à un état
primitif dans lequel il n'y avait pas plus de segmentation de l'individu à l'état de liberté que de l'individu enkysté, et par suite la reproduction consistait simplement dans le « rajeunissement » perpétuel, sans accroissement, des individus primitifs. On ne peut pas
concevoir un tel état de choses parce qu'il impliquerait inévitablement une très prompte disparition de l'espèce, et l'ensemble des
réflexions nous montre très clairement que *la segmentation des individus vivant à l'état de liberté a dû se produire nécessairement dès
l'origine, que par suite c'est cette segmentation, et non pas le mystique
« processus de rajeunissement », qui a été de tout temps la reproduction
propre et primordiale des Monoplastides.* Mais cette circonstance
même, que l'enkystement ne se lie pas toujours à la segmentation
du contenu du kyste prouve précisément, à mon sens, que dans
l'enkystement ce n'était pas la reproduction qui était la chose primitive, mais bien la protection contre les attaques extérieures. Il
se peut très bien qu'aujourd'hui quelques Monoplastides puissent
effectuer un nombre illimité de segmentations consécutives, que
la formation du kyste soit toujours accompagnée d'un nouvel état

de repos, bien que jusqu'ici la chose n'ait pas été démontrée pour toutes les espèces [1]. Mais il est absolument faux de vouloir conclure de là à une nécessité intérieure de l'enkystement au sens d'un « phénomène de rajeunissement ». Il est beaucoup plus naturel d'admettre — comme nous l'avons fait plus haut — qu'il s'agit ici d'une appropriation au changement constant des conditions de l'existence, au dessèchement et à la gelée, peut-être aussi au manque de nourriture résultant de la trop grande densité de la population dans des habitats peu étendus, comme chez certains crustacés inférieurs. Chez les Daphnoïdes, qui ont un ephippium, c'est-à-dire une enveloppe protectrice des œufs d'hiver, celle-ci se forme toujours après un nombre déterminé de générations : chez les Daphnoïdes paludicoles, menacés de dessèchement, peu de temps après l'établissement d'une colonie, mais chez les Daphnoïdes habitant les lacs qui ne tarissent pas, ceci se passe une seule fois par an, avant l'arrivée de l'hiver. Il ne vient à l'idée de personne de voir derrière cette formation de l'enveloppe des œufs qui se produit périodiquement dans certaines générations autre chose qu'une appropriation au changement des conditions de l'existence.

Quand bien même on aurait le droit d'assimiler le « phénomène de rajeunissement » des Monoplastides à la mort des animaux supérieurs, *on ne pourrait pas du tout en conclure que la mort est une conséquence de la reproduction*. L'enkystement, en effet, n'est pas encore en soi une reproduction, il ne devient une forme de reproduction que lorsqu'il se lie à une segmentation de l'individu enkysté ; la segmentation de l'individu à l'état de liberté est la forme primordiale propre, et aujourd'hui encore la forme principale et fondamentale de la reproduction.

Chez les Monoplastides, la reproduction ne se lie donc pas à la mort, quand même on voudrait admettre la théorie de Gœtte, et voir une mort dans l'enkystement. Je reviendrai plus tard sur les rapports de la mort avec la reproduction chez les Métazoaires. Pour le moment, il faut se demander avant tout si l'enkystement, sans être la mort, a son homologue dans le monde des animaux supérieurs, et ensuite, si la mort tient la même place dans le dévelop-

1. Dans la classe des Rhizopodes on ne connaît jusqu'ici d'enkystement que pour les groupes d'eau douce, on n'en connaît pas un seul cas pour un seul des groupes beaucoup plus nombreux des formes testacées marines (cf. Buetschli : *Protozoa*, p. 148) ; les Rhizopodes marins ne sont exposés ni au dessèchement ni à la gelée, d'où suppression des motifs les plus puissants pour l'établissement d'un processus d'enkystement, au moins pour les testacés.

pement de ceux-ci que l'enkystement dans le développement de
ceux-là.

Pour les Métazoaires supérieurs, il n'y a pas de doute sur ce
qu'il faut appeler la mort, mais l'*objet* de la mort naturelle n'est
pas aussi facile à concevoir, si, pour la définir, on ne se contente
pas de la notion populaire. Il faut ici distinguer entre la partie

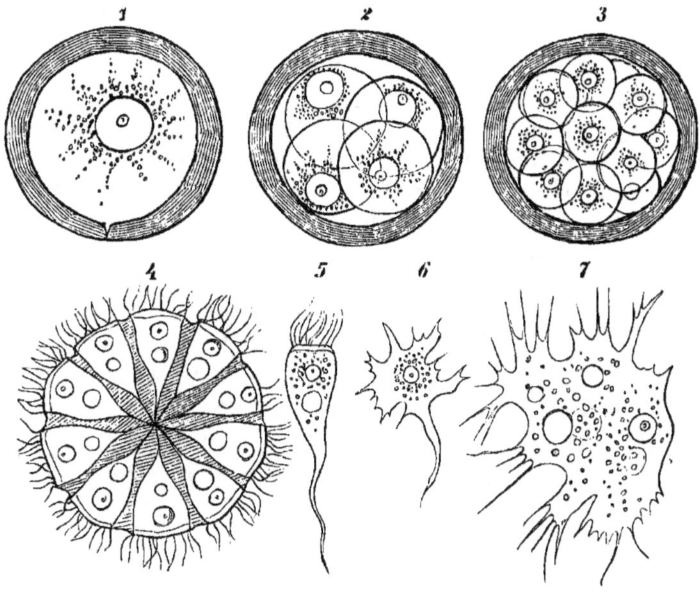

Développement de la *Magosphœra planula* d'après Hæckel.

1. — Forme amiboïde enkystée. — 2 et 3. Deux phases de segmentation de 1. — 4. Sphère
ciliée libre, dont les cellules sont réunies par une masse gélatineuse. — 5. Une des cellules
ciliées devenues libres par rupture de la sphère. — 6. La même sous forme amiboïde. — 7. La
même à un âge plus avancé.

mortelle et la partie immortelle de l'individu, entre le corps au
sens étroit du mot (*Soma*) et les cellules germinatives ; la première
est seule soumise à la mort naturelle ; les cellules germinatives, au
contraire, sont virtuellement immortelles, en tant qu'elles sont
capables de se transformer, dans certaines conditions favorables,
en un nouvel individu, ou pour parler autrement, de s'envelopper
d'un nouveau *Soma* [1].

1. On ne viendra pas objecter qu'on ne peut pas considérer comme immortelles
les cellules germinatives, parce qu'à la mort naturelle de l'individu elles périssent
souvent en très grand nombre. Les conditions dans lesquelles une cellule germi-

Mais comment les choses se passent-elles chez les Polyplastides inférieurs, pour lesquels il n'y a pas encore d'opposition entre les cellules somatiques et les cellules germinatives? pour lesquels chacune des cellules qui composent le corps multicellulaire, la colonie de cellules, a conservé encore toutes les fonctions animales, et par suite, la reproduction?

D'après Gœtte, la mort naturelle de ces Polyplastides inférieurs qu'il désigne justement par l'expression « Homoplastides » consiste dans la « dissolution de l'assemblage cellulaire ». Ceci est vrai de la *Magosphœra planula* de Hæckel, cette sphère à une seule couche de cellules ciliées qui se promène dans la mer, enveloppée dans de la gélatine. On ne peut cependant pas appeler cette *Magosphœra planula* « un véritable Polyplastide, puisque ses éléments cellulaires se séparent les uns des autres à une certaine époque, et continuent ensuite à vivre d'une façon indépendante, à l'état de Protozaires Monoplastides ». Ils se développent d'une façon notable sous forme d'amibes à l'état de liberté, pour passer finalement dans l'intérieur du kyste par un dédoublement prolongé, par une sorte de segmentation du vitellus, qui a pour résultat la sphère cellulaire vibratile, dont nous sommes partis. En fait la *Magosphœra* n'est pas un Polyplastide parfait, mais une forme intermédiaire entre les Polyplastides et les Monoplastides, comme le savant qui l'a découverte l'a établi en désignant le groupe d'animaux qu'elle représente, par le nom de « Catallactes ».

D'après la théorie de Gœtte, la mort naturelle consiste pour cette *Magosphœra,* dont l'existence a été démontrée, comme pour les véritables Protozoaires, dans un processus de rajeunissement par enkystement. La décomposition de la sphère ciliée en ses cellules respectives « ne peut pas être identique à la mort naturelle. Cette séparation complète des cellules de la *Magosphœra* démontre que leur individualité n'a pas encore passé complètement à l'ensemble de l'assemblage, que celui-ci n'est pas encore complètement individualisé » (p. **78**).

Il n'y a rien à répondre, dès qu'on adopte le point de départ qui consiste à voir une mort dans l'enkystement des Monoplas-

native peut faire usage de son titre à l'immortalité sont absolument déterminées, et le plus souvent difficilement réalisables (fécondation, etc.). C'est précisément pour cela que les cellules germinatives doivent toujours être produites en grande surabondance pour assurer le nombre nécessaire des descendants d'une espèce. Si à la mort naturelle de l'individu des cellules germinatives sont parfois condamnées à mourir en même temps, la mort naturelle du *Soma* joue ici, pour les cellules germinatives, le rôle d'une cause de mort accidentelle.

lides. Nous pourrions, comme le fait à juste titre remarquer Gœtte, faire dériver les formes inférieures des Polyplastides de la *Magosphœra*, si « les relations entre les cellules de la sphère ciliée persistaient jusqu'à l'enkystement, c'est-à-dire jusqu'à ce que la reproduction des cellules isolées se fut produite » [1].

Et alors, d'après Gœtte, la mort consisterait « dans la séparation générale des cellules les unes des autres pour se transformer vraisemblablement en germes d'une façon à peu près simultanée ». La faute de raisonnement tombe sous le sens. Si la mort consistait auparavant dans l'enkystement des cellules isolées pour devenir des cellules germinatives, ce doit être maintenant encore la même chose, puisqu'il n'y a rien de changé que la durée de l'assemblage cellulaire ; que les cellules se séparent les unes des autres plus tôt ou plus tard, cela ne peut rien changer à l'essence de l'enkystement. *Si la mort des Monoplastides consiste dans l'enkystement, il doit en être de même pour les Polyplastides,* ou plutôt la mort doit consister pour eux dans les « phénomènes de rajeunissement » qui selon Gœtte constituent l'essence de l'enkystement. Ce n'est pas dans « la dissolution de l'assemblage cellulaire » que Gœtte devrait voir la mort des Polyplastides inférieurs comme des supérieurs, mais dans les phénomènes de rajeunissement qui se produisent à l'intérieur de leur cellules germinatives. S'il est dans l'essence de la reproduction que la cellule destinée à la reproduction passe tout d'abord par « un état de rajeunissement » qui équivaut à la mort, la chose doit être vraie pour les cellules de reproduction de tous les organismes. Rien n'empêche alors d'admettre ces « processus de rajeunissement » pour les cellules germinatives des animaux supérieurs. Gœtte, lui aussi, les admet manifestement, comme le montrent les dernières pages de son travail, où il essaye de mettre un certain accord entre ses idées sur le rajeunissement du germe et sur la mort avec les théories développées antérieurement qui rattachent la mort des Polyplastides à « la dissolution de l'assemblage cellulaire ». Gœtte s'en tient toujours aux théories exposées par lui dans son histoire du développement du *Bombinator,* et d'après lesquelles la cellule-œuf des Métazoaires supérieurs doit passer aussi, pour devenir un « germe », par un rajeunissement qui se lie à la mort. D'après sa conception [2], il est notoire que l'œuf non encore fécondé du *Bombinator igneus* n'est pas une cellule, pas plus en partie qu'en totalité, ni à

---

1. *Entwicklungsgeschichte der Unke.* Leipzig, 1875, p. 65.
2. *Loc. cit.* p. 47.

son origine, ni après son complet développement, mais simplement une masse organique essentiellement homogène, enfermée dans une enveloppe fermée à l'extérieur. Cette masse est « inorganisée et inanimée »[1], et durant les premières manifestations du développement, les phénomènes vitaux doivent être exclus. Par suite, la vie est toujours interrompue entre deux individus issus l'un de l'autre, comme il est dit expressément dans l'ouvrage publié depuis par Gœtte : « La continuité d'existence qui existe entre les animaux qui se succèdent par la reproduction n'existe ni dans le rajeunissement des monoplastides, ni dans la condition du germe des Polyplastides, condition qui dérive du premier. C'est du moins raisonner logiquement, bien qu'à mon avis la chose ne soit pas prouvée, et qu'elle soit même inexacte. Mais c'est pécher contre la logique que de vouloir, malgré cela, comme Gœtte, rattacher la mort des Métazoaires à une toute autre cause, c'est-à-dire à la dissolution de l'assemblage cellulaire. Il tombe, en effet, sous le sens que la mort des Métazoaires ne concerne pas spécialement les cellules germinatives, mais l'individu qui les produit; il faut par suite chercher une autre cause à la mort quand on l'attribue au corps (au *Soma*). Si l'on pouvait encore douter que l'enkystement des Monoplastides ne correspond pas à la mort, on en aurait ici la preuve !

Dans cette explication de la mort des Polyplastides, il y a encore une confusion d'idées bien plus dangereuse. Chez les Polyplastides inférieurs, pour lesquels les cellules sont encore homogènes, pour lesquels aussi chaque cellule est encore une cellule de reproduction, la dissolution de l'assemblage cellulaire doit être la mort puisque par cette décomposition « l'intégralité de l'individu mère est absolument supprimée » (p. **78**). Mais c'est tout au plus au figuré qu'on peut donner le nom de mort à la suppression d'un ensemble, c'est-à-dire de l'ensemble de la colonie cellulaire comme représentant un degré supérieur d'individualité; cela n'a rien à faire avec la mort réelle, avec l'anéantissement effectif d'un individu. Ne pourrait-on pas tuer par la cuisson ou par quelque autre procédé artificiel, une de ces *Magosphæra*, et l'état qui en résulterait ne serait-il pas la mort? En se contentant même de définir la mort « une suspension de la vie », la dissolution d'une sphère de *Magosphæra* en un grand nombre de cellules isolées continuant à vivre, ne constitue pas la mort, car la vie de la substance organique, qui forme la

1. *Op. cit.* p. 842.

sphère, ne cesse pas pour cela, elle s'exprime seulement en d'autres formes. C'est un sophisme de dire que la vie cesse parce que *cette forme* de l'ensemble de la vie des cellules cesse ; en vérité la

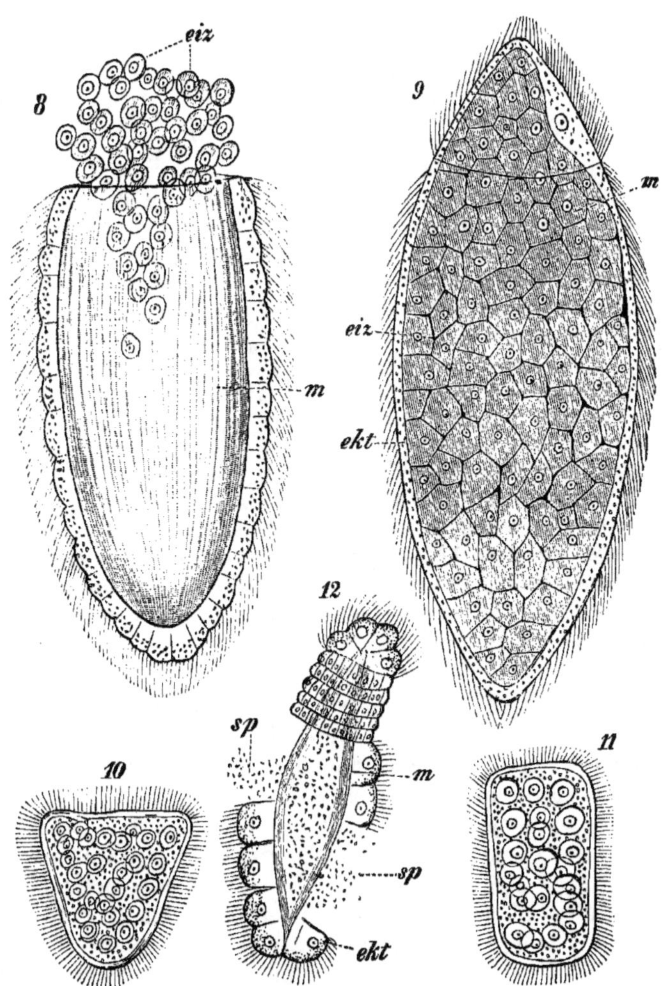

Orthonectides. — Reproduction libre, d'après Julin.

8. 1re forme de la femelle ; la partie antérieure (en forme de calotte) s'est rompue, et les ovules (*eiz*.) sortent librement. — 9. 2e forme de femelle : *eiz* ovules, en dehors desquels sont la couche musculaire *m*. et l'ectoderme *ekt*. — 10 et 11. Deux fragments d'une de ces femelles après une segmentation spontanée ; les ovules sont enveloppés dans une masse granuleuse dans laquelle ils achèvent leur développement embryonnaire : le fragment tout entier est entouré de cellules ciliées. — 12. Mâle au moment de l'éjaculation par la rupture de l'ectoderme (*kt*) ; *sp* spermatozoïde sortant par les fentes de l'ectoderme ; *m* muscles.

vie ne s'arrête pas un instant, dans la décomposition de la *Magosphœra*, il ne meurt rien de réel, il ne meurt aucun assemblage de cellules, il n'y a qu'un concept qui disparaît! Les Homoplastides, c'est-à-dire les colonies cellulaires qui sont composées de cellules parfaitement homogènes, ne sont pas soumis en général à la mort naturelle, précisément parce que chacune de leurs cellules est à la fois cellule de reproduction et cellule somatique, et ne peut pas être exposée à la mort naturelle, sans quoi l'espèce disparaîtrait. Gœtte est plus près de la vérité quand il cherche à voir chez ces intéressants parasites, les Orthonectides, une forme spéciale de la mort, en tant qu'il puisse s'agir pour ces animaux d'une mort réelle. Sans doute nous avons affaire ici à un organisme encore très inférieur, mais bien supérieur cependant à la *Magosphœra,* même si on la supposait perfectionnée au point de devenir un véritable Homoplastide, car chez les Orthonectides les cellules qui composent le corps ne sont plus toutes égales, elles sont différentes, séparées même en feuillets germinatifs primitifs et affectant une forme animale qu'on peut comparer avec raison à la forme de la gastrula. Elles ne sont pas d'ailleurs aussi simples que les représente Gœtte (p. 42), elles ne sont pas uniquement composées d'ectoderme et de cellules de reproduction, mais l'endoderme comprend d'après Julin [1] deux couches, les cellules germinatives, et une couche de cellules musculaires qui s'épaissit pendant le développement, et chez la deuxième forme de la femelle, les ovules sont encore enveloppés d'une couche de tissu granuleux assez épaisse. Il est vrai, cependant, que pour les femelles, de la première forme en particulier, parvenues à la maturité sexuelle, la masse principale non seulement de l'endoderme, mais aussi de l'ensemble du corps, se compose d'ovules, si bien que le corps ressemble à un sac à parois minces rempli d'ovules. L'évacuation des cellules germinatives résulte de la rupture du sac mince de l'ectoderme, et quand elles sont toutes évacuées, la mince enveloppe faite de cellules ciliées n'est plus en état, puisqu'elle est déchirée, de continuer à vivre; elle meurt. C'est du moins ce qu'admet Gœtte, et vraisemblablement avec raison. Ce serait donc la mort réelle de ces Orthonectides, et si nous consentons à voir dans ces Orthonectides des formes inférieures primitives des Mésozoaires, nous recontrerons ici pour la pre-

---

1. *Contributions à l'histoire des Mésozoaires. Recherches sur l'organisation et le développement embryonnaire des Orthonectides.* **Arch. de Biologie**, vol. III, 1882.

mière fois, en partant du bas de l'échelle des êtres, la mort naturelle. Mais les causes de cette mort ne sont pas aussi claires que
Gœtte semble le croire quand il représente cette mort comme
une « conséquence non seulement nécessaire, mais absolument
inévitable » de la reproduction. Pour expliquer la chose, Gœtte
dit que chez ces animaux l'endoderme se compose exclusivement
de cellules germinatives, mais que la vie repose sur « la communauté d'action physiologique de l'endoderme et de l'ectoderme, »
qu'elle doit cesser, par suite, quand l'ensemble de l'endoderme est
déchiré au moment de la reproduction. Je ne veux pas faire remarquer que dans cette explication on ne parle pas du tout de
l'absence d'un mésoderme, mais au simple point de vue physiologique, il ne me parait pas le moins du monde établi que l'enveloppe ectodermique doive périr avec la couche musculaire après
l'expulsion des cellules germinatives. Chez les femelles auxquelles
Gœtte fait allusion ici, cette enveloppe affecte la forme d'une
calotte qui, sauf le bord antérieur qui est déchiré à l'expulsion des
ovules, demeure tout d'abord sans dommage, et comme après
ceci cette enveloppe nage dans l'eau comme auparavant, il y aurait encore à prouver qu'elle ne peut pas se nourrir sans ses cellules germinatives comme elle le faisait auparavant avec elles.

Pourquoi donc meurt-il, cet ectoderme? Ma réponse est bien
simple : parce que son temps est fini, parce que la durée de la vie
est limitée à une période déterminée, c'est-à-dire à l'achèvement de la
reproduction, parce que la constitution physique de ce *Soma* est
réglée de telle sorte qu'il ne possède la faculté de vivre que jusqu'à l'expulsion des cellules germinatives, et qu'il meurt après
cette expulsion, lors même que les circonstances extérieures con-
tinueraient à lui permettre de se nourrir.

L'exactitude de cette conception ne fait plus l'objet d'un doute,
dès qu'on considère les mâles et la seconde forme des femelles,
car chez les uns et les autres l'anéantissement du corps n'est pas
une conséquence de la reproduction, elle en est la préparation!

Gœtte ne s'occupe de la seconde forme des femelles que dans
une remarque dans laquelle il dit : « Dans une seconde forme de
femelles de ces animaux tout le corps parait se segmenter en plusieurs fragments dont la couche superficielle s'atrophie peu à peu
complètement, et meurt ainsi avant la ponte ». D'après la description de Julin [1], sur laquelle Gœtte s'appuie également, les choses
se passent d'une façon assez différente. Il n'y a pas de ponte pro-

---

1. *Op. cit.* p. 37.

prement dite, les œufs achèvent leur complet développement embryonnaire dans le corps de la mère qui, préalablement, se segmente
spontanément en plusieurs fragments. Mais ici les œufs ne forment pas, comme dans l'autre forme de femelles, l'élément unique de l'endoderme : ils sont enveloppés, comme on l'a déjà dit,
d'une masse finement granuleuse assez abondante, aux dépens,
ou du moins par l'intermédiaire de laquelle ils se nourrissent et
s'accroissent notablement pendant leur développement. Mais non
seulement cette masse granuleuse, mais toutes les couches du corps
de la mère, ainsi que l'ectoderme, conservent leur état pendant le
développement embryonnaire des petits. L'ectoderme doit même,
à la segmentation du corps de la mère, recevoir un accroissement,
car il couvre de tous côtés les fragments résultant de la segmentation, et facilite ainsi, par ses cils vibratiles la rotation dans les
liquides de l'hôte. Plus tard les cils vibratiles disparaissent, et les
fragments du corps de la mère (ne pouvant plus nager), se fixent
quelque part dans la cavité du corps ; les petits s'affranchissent,
et le fragment du *Soma* de la mère disparaît bien par anéantissement et par résorption[1]. Ce fragment du *Soma* semble donc, dans
le cas qui nous occupe, être absorbé dans une certaine mesure par
les embryons, ce qui se présente bien dans d'autres cas, mais assez
rarement à la vérité. On aura de la peine à voir là une disposition
originelle, et à baser là-dessus la preuve que « la reproduction »
doive nécessairement entraîner la mort pour l'organisme des Polyplastides. Pour les mâles, ce n'est pas que la masse de la semence
gonfle leur corps au point d'en faire éclater l'enveloppe, et d'imposer ainsi l'éjaculation. Ce sont les grosses cellules de l'ectoderme
qui s'atrophient librement à l'échéance de la maturité sexuelle,
qui dépérissent complètement, et permettent par là l'émission
de la semence. Par suite, ici de même, l'anéantissement du corps
n'est pas une conséquence de la reproduction, la reproduction,
au contraire, ne peut avoir lieu qu'après l'anéantissement du corps !

On ne saurait voir autre chose dans cette remarquable disposition qu'une adaptation de la durée des cellules somatiques à la
reproduction, et cette adaptation était possible parce qu'après
l'expulsion des produits sexuels le corps n'avait plus de valeur
pour la conservation de l'espèce.

---

1. Julin ne s'explique pas d'une façon plus précise sur ce point, et on ne voit pas
bien non plus le moment où les cellules ectodermiques s'atrophient, ce qui d'ailleurs n'a pas d'importance pour la cause de la mort, puisque la masse granuleuse
qui enveloppe les ovules appartient bien en tout cas au *Soma* de la mère

Mais admettons même que la mort des Orthonectides soit, dans le sens où l'entend Gœtte, une conséquence de la « reproduction », en tant que pour les deux formes de femelles, comme pour les mâles, l'émission des cellules germinatives, développées ou embryons, les priverait de la possibilité physiologique de continuer à vivre : comment peut-on déduire de là pour l'ensemble des Polyplastides la nécessité de la mort comme une conséquence de la reproduction? Faut-il donc que le corps, le *Soma,* soit chez tous les Métazoaires assez peu développé en regard de la masse des cellules germinatives pour que l'expulsion de celles-ci entraîne pour lui la mort?

La réciproque ne se produit-elle pas dans la plupart des cas, au point que la masse des cellules somatiques dépasse celle des cellules germinatives des centaines et des milliers de fois? et le corps ne jouit-il pas, au point de vue de sa nourriture, d'une si complète indépendance des cellules germinatives, que l'expulsion de celles-ci ne l'affecte en aucune façon? Et si les ancêtres des Orthonectides étaient condamnés à laisser périr l'insignifiante moitié somatique de leur corps après l'expulsion des cellules germinatives, parce que cette moitié n'était plus en état de se nourrir elle-même, en résulte-t-il que les cellules somatiques dussent être privées à jamais de la faculté de continuer à vivre, quand même elles se trouveraient chez les descendants des premiers dans des conditions plus favorables? Devraient-ils donc pour toujours « hériter de la nécessité de la mort »? D'où proviendrait donc cette modification essentielle de leur nature, puisque primitivement, c'est-à-dire avant la différenciation des Homoplastides en Hétéroplastides, ils jouissaient de l'immortalité des êtres unicellulaires?

Dans tout ce qui précède, on n'a pas du tout tenu compte de ce fait que c'est une simple concession d'admettre que les Orthonectides représentent les Métazoaires les plus bas placés (les Hétéroplastides). Je ne m'étendrai pas non plus sur ce point d'une façon particulière, mais ces parasites, comme presque tous les entoparasites, ont souffert d'une véritable régression, et cela résulte de leur mode de formation de la gastrula (par embolie), et de l'absence de bouche et d'estomac. Car la gastrula, si elle a existé à l'état de forme animale indépendante, avait primitivement estomac et bouche, cela n'est pas douteux, et la masse d'ovules qui remplit l'intérieur des Orthonectides femelles est une adaptation au mode d'existence parasitaire, qui, d'une part rendait superflue la présence de la région stomacale, et de l'autre exigeait la production d'une grande quantité de cellules germinatives [1]. Il est sûr que les Orthonectides n'ont pas pu vivre à l'état de liberté, avec la constitution qu'ils ont aujourd'hui; il est également certain que leur adaptation au parasitisme ne pouvait pas surgir aux premiers débuts du développement des Métazoaires, car ils vivent sur des étoiles de mer et sur des némertes, c'est-à-dire sur des Métazoaires à développement relativement élevé. Il est par suite très douteux que les Orthonectides aient de véritables droits à être considérés comme la forme typique des Hétéroplastides inférieurs, et que leur reproduction doive être prise « comme type des formes originelles, à nous inconnues, de tous les Polyplastides » (p. 43). Mais admettons même que les plus anciens Hétéroplastides soient des êtres qui leur ressemblent : ces êtres ont dû, en tant qu'animaux vivant à l'état de liberté, jouir d'une région stomacale, et les cellules qui limitaient cette région ont dû avoir, sinon toutes, au moins pour la plupart, des cellules digestives. En tout cas, toutes n'ont pas pu être des cellules germinatives, et par suite il y a encore moins à se préoccuper de cette probabilité que la simple expulsion des cellules germinatives pût provoquer la mort directement et fatalement.

Voyons maintenant de quelle manière Gœtte cherche à expliquer comment la cause de la mort des Métazoaires qui se reconnaît tout d'abord chez les Orthonectides s'est transmise par hérédité de ceux-ci aux Métazoaires un peu plus élevés, et ainsi de suite jusqu'aux formes supérieures. Malheureusement cette conception manque, à vrai dire, de fondement : on se borne, pour faire la preuve, à grouper une quantité de cas dans lesquels la mort et la reproduction sont complètement simultanées, ou se suivent à peu d'intervalle. Mais cela même encore ne prouverait rien, quand même le *post hoc* se confondrait toujours avec le *propter hoc*, car

---

1. Leuckart trouve une si grande analogie entre les petits des Distomes qui viennent de naître, et les Orthonectides, qu'il incline à regarder ces derniers comme des Trématodes « qui malgré leur maturité sexuelle n'ont pas dépassé l'état embryonnaire des Distomes » (*Zur Entwicklungsgeschichte des Leberegels. Zool. Anzeiger*, 1881, n° 99). Au sujet des Dicyémides, analogues aux Orthonectides par la manière de vivre et par la structure, Gegenbaur a déjà exprimé l'opinion (*Grundriss der vergleichenden Anatomie*) qu'ils « appartiennent à une phase de développement des Plathelminthes ». Giard rattache les uns et les autres au *phylum* des *Vermes*, en les considérant comme fortement dégénérés par le parasitisme, et Whitman, le dernier naturaliste qui ait étudié les Dicyémides s'exprime de même dans ses excellentes *Contributions to the Life-history and Classification of the Dicyemids*, Leipzig 1882.

nous avons en revanche une foule de cas dans lesquels les deux instants ne coïncident pas. Mais est-il plausible, pour ces cas de mort subite après la ponte ou la fécondation, qui se produisent chez beaucoup d'animaux supérieurs, en particulier chez les insectes, et que j'ai groupés ailleurs [1], est-il plausible de les invoquer à l'appui de « l'action mortelle de la reproduction », puisqu'ils sont manifestement des exceptions. Dans un certain sens, et pour un cas unique, il est tout à fait exact que la mort survient après la reproduction; l'abeille mâle qui, régulièrement, meurt pendant l'accouplement, meurt, sans aucun doute, à la suite d'une commotion nerveuse trop violente pour ses forces; la femelle des Psychides qui pond tous ses œufs en une seule fois meurt « d'épuisement », terme qu'il faudrait encore définir physiologiquement.

Mais peut-on de là conclure à une action mortelle générale de la reproduction, au sens que lui donne Gœtte, qui déclare expressément la reproduction « la cause exclusive de la mort naturelle » (p. 32)? Je ne veux pas m'étendre plus longtemps sur les particularités, je préfère aller de suite à la base de toute la déduction, car il est facile de voir qu'elle ne peut supporter l'ensemble de l'argument. L'idée de voir dans la reproduction le facteur de la mort, est un pur assemblage formé de faits absolument hétérogènes. Rien n'y demeure intact, ni ce qu'on entend par la mort, ni le mode d'action de la reproduction qui est le facteur de cette mort. Tout le point de vue part du processus d'enkystement; ce processus est pris, en tant que formation de germes, pour la reproduction « proprement dite », et comme d'après Gœtte toute production de germes se lie à une suspension de la vie, et que selon sa définition la suspension de la vie est synonyme de mort, la reproduction est donc, dans ce qu'elle a de plus essentiel, liée indissolublement à la mort. Il est nécessaire de se rappeler la notion que se fait Gœtte de ce processus de rajeunissement pour reconnaître qu'il s'agit ici de toute autre chose que de « l'action mortelle de la reproduction » dont on a parlé pour les insectes.

Ce « rajeunissement » lié à l'enkystement et à la production des germes est pour lui « une refonte du protoplasma spécifique, dans laquelle l'identité de la substance garantit l'hérédité », « un événement remarquable dans lequel les phénomènes les plus importants de la vie toute entière des animaux, et en général de tous les organismes, la reproduction et la mort, ont leur racine » (p. 81). Que

---

1. Voir plus haut : *Durée de la Vie.*

cette refonte puisse réellement exister ou non, en tout cas je crois avoir montré plus haut qu'elle ne correspond pas à la mort des Métazoaires, mais que si elle se présentait chez les Métazoaires, elle devrait se chercher dans les cellules reproductrices mêmes, et que Gœtte l'a placée à tort dans un autre endroit.

Tandis que chez les Monoplastides la cause de la mort est en germe dans cette transformation mystérieuse de l'organisme, elle doit se trouver tout d'abord chez les Polyplastides (dans le cas d'une *Magosphœra*, par exemple, se perfectionnant par hypothèse jusqu'à devenir un vrai Polyplastide) dans ce fait que l'organisme se décompose en ses éléments cellulaires, qui sont tous encore des cellules germinatives, — un fait qui manifestement n'a rien de l'obscurité mystérieuse attachée au « processus de rajeunissement », mais qui à vrai dire n'est pas non plus la mort réelle. Chez les Orthonectides, la mort ne résulte donc pas de ce fait qu'à la dispersion des cellules germinatives il ne subsistait plus rien du tout, mais de ce qu'il subsiste seulement un reste de l'animal si petit, si impropre à la vie, qu'incapable de se nourrir lui-même, il doit nécessairement mourir. Ici l'objet de la mort et l'idée de la mort restent du moins sans atteinte : seule l'idée de la reproduction change. Qu'y a-t-il de commun entre « le rajeunissement du protoplasma » et la mort que trouvent les rhabdites femelles d'Ascaris dévorées par leur propre progéniture? (p. 34). Existe-t-il quelque enchaînement étroit entre cette fin et l'essence de la reproduction? De même qu'y a-t-il de commun entre ce « rajeunissement », et ce fait que les « Rédies et les Sporocystes des Nématodes sont transformés par leur progéniture de Cercaires, en sacs qui meurent lentement »? Et comment peut-on parler d'une « influence mortelle de la reproduction » pour les Cestodes parce que « dans leurs segments ayant atteint la maturité, l'ensemble de l'organisation dégénère sous l'influence de l'utérus qui se gonfle et croît d'une façon démesurée »? De fait, il y a pour cette organisation un retour en arrière, mais seulement dans les limites demandées par la masse des œufs qui se développent, mais la mort n'intervient pas, puisque ces segments de vers solitaires parvenus à maturité rampent encore d'une façon indépendante, s'ils ont la température nécessaire. Mais comment peut-on méconnaître que dans le cas actuel, et dans ceux qui ont été invoqués plus haut, il s'agit d'un ensemble d'adaptations à des conditions d'existence tout à fait spéciales, de l'adaptation au développement de la masse des germes dans un organisme maternel, qui ne peut plus prendre pour lui-même de nourriture, ou qui, d'une façon générale, est devenu superflu parce qu'il s'est acquitté de ses devoirs envers l'espèce. Si c'est là une mort basée sur l'essence de la reproduction, on peut aussi invoquer à l'appui de cette théorie la mort du segment de tænia parvenu à sa maturité dans le suc gastrique du porc qui l'a mangé.

Avec Gœtte la notion de la reproduction est un protée, tout comme celle de la mort; il l'accueille sous toutes ses formes pour peu qu'elle paraisse servir sa théorie. S'il était vraiment dans l'essence de la reproduction d'être le facteur de la mort, il faudrait que cette condition fût attachée à un moment déterminé, et toujours identique de la reproduction; par exemple à la nécessité d'une refonte du protoplasma de la cellule germinative, mais à l'occasion de laquelle la mort ne pourrait survenir que dans cette cellule germinative même, — ou à la privation de nourriture résultant de la masse des germes en croissance, dans les conditions où la mort peut être chez l'être humain la conséquence de tumeurs malignes à développement exagéré — ou au développement de la progéniture dans le corps de la mère, cas qui ne peut d'ailleurs s'appliquer qu'aux femelles, et ne peut pas avoir, par suite, de portée profonde et générale — ou bien encore à l'expulsion même des produits sexuels, œufs ou semence; — à l'impossibilité qui en résulte de continuer à se nourrir (comme pour les Orthonectides?) — ou enfin à la commotion nerveuse exagérée provoquée par l'expulsion des produits sexuels. Mais aucun de ces moments particuliers ne peut provoquer généralement et partout la mort. On en a une preuve irréfutable dans ce fait que la mort ne résulte pas de la reproduction comme une nécessité intérieure, mais qu'elle peut seulement s'y rattacher tantôt pour une raison, tantôt pour l'autre. Il ne faut pas non plus perdre de vue que dans bien des cas il n'y aucun lien entre elles, puisqu'un grand nombre de Métazoaires survivent plus ou moins longtemps à la reproduction.

Je crois avoir maintenant bien établi qu'en fait, il n'y a pas pour les animaux unicellulaires de phénomène correspondant à la mort naturelle des animaux supérieurs; *la mort naturelle commence donc seulement avec les animaux multicellulaires, et parmi eux tout d'abord chez les Hétéroplastides.* Elle ne doit pas non plus être la résultante d'une nécessité intérieure absolue, basée sur l'essence de la matière vivante, c'est un fait de convenance, basé sur des nécessités provenant non pas des conditions les plus générales de l'existence, mais des conditions particulières dans lesquelles se trouvent les organismes multicellulaires. S'il n'en était pas ainsi, les animaux unicellulaires devraient également connaître la mort naturelle. J'ai déjà ailleurs [1] exprimé cette idée, et expliqué de même brièvement de quelle manière la mort naturelle pour les animaux multicellulaires me semblait être une disposition opportune. Je trouvais la dernière raison de la limitation de la durée de la vie pour les Métazoaires dans l'incapacité résultant de la fatigue à laquelle les individus sont soumis dans le cours de leur existence, et à la suite de laquelle ils deviennent inéluctablement « d'autant plus imparfaits, d'autant plus chétifs et d'autant plus incapables de remplir le but de l'espèce qu'ils vivent plus longtemps ». La mort me paraissait opportune, « car des individus usés sont sans valeur pour l'espèce, et sont même nuisibles, en prenant la place de ceux qui valent mieux ».

Aujourd'hui je maintiens encore absolument cette manière de voir, sans vouloir dire qu'il s'agit ici d'une lutte entre les *variétés* immortelles et mortelles d'une espèce. Si Gœtte a compris ainsi ma pensée, cela peut s'expliquer par la concision des termes de mon travail, mais s'il m'attribue en même temps l'opinion d'avoir reconnu à ces Métazoaires hypothétiques, immortels, une durée limitée de reproduction, je ne sais à quel passage de mon travail il peut bien faire allusion. Sans cette supposition de sa part, on ne pourrait pas s'expliquer le reproche qu'il m'adresse d'avoir admis un processus de sélection qui ne peut pas du tout être efficace, parce que l'avantage qui résulterait, d'ailleurs, pour l'espèce, de l'abrègement de la durée de la vie ne pourrait pas se manifester dans une reproduction plus abondante des individus à la vie courte. Ce serait certainement une erreur de croire qu'il suffit « dans ce cas comme dans tout autre cas semblable, pour expliquer un phénomène de sélection, de supposer qu'il se produit quelque avantage » [2]. Il faudrait plutôt croire que cette sélection doit plutôt tendre à ce que les formes en question se transmettent par hérédité, au détriment des autres formes, à un plus grand nombre de descendants ». Je n'ai pas encore, cependant, tenté jusqu'ici de concevoir le processus particulier de sélection qui assignerait à la moitié somatique du corps des Métazoaires une durée limitée d'existence ; j'ai voulu seulement faire connaître le principe général sur lequel est basé l'ensemble du processus sans m'occuper de quelle manière il agit.

Si je veux maintenant le rechercher, et édifier la théorie de l'origine graduelle de la mort naturelle des Métazoaires, je dois encore

1. Voir *Durée de la Vie.*
2. *Ursprung des Todes*, p. 29.

commencer par une objection que me fait Gœtte, et qui se rapporte encore au processus de sélection.

Quand je considère la mort comme un phénomène d'adaptation, et que je la fais dériver du principe de Sélection, Gœtte trouve [1] que « la première origine de la mort héréditaire, devenue par là même une nécessité de l'organisation en question, n'est pas expliquée, mais est déjà supposée ». L'action et l'importance du principe d'utilité consiste, on le sait, à choisir parmi les formations et les combinaisons présentes la plus convenable, sans rien créer directement de neuf. Toute formation nouvelle se produit, complètement indépendante, à l'origine, de toute utilité, par certaines causes matérielles, dans un grand nombre d'individus, pour se développer, si elle fait ses preuves d'utilité, et si elle est héréditaire, dans le groupe d'animaux en question, d'après les lois de la sélection naturelle. A chaque accroissement de son utilité résultant de nouveaux changements, ce développement grandira pour s'étendre enfin au groupe tout entier. C'est ainsi que l'utilité réalise la conservation et le développement de cette formation nouvelle, sans avoir rien à faire avec les causes de son apparition première chez les individus, et de sa transmission aux autres, par suite de l'hérédité. Mais c'est précisément dans ces causes héréditaires que réside la nécessité de la formation, dont l'utilité n'explique pas du tout la nécessité.

« En appliquant ceci à l'origine de la mort naturelle, provoquée par des causes intérieures, il en résulterait que la mort est redevenue nécessaire et héréditaire chez quantité de Métazoaires primitivement immortels, avant qu'il ne pût être question de l'utilité de son influence. Cette influence ne pouvait d'ailleurs se produire autrement que de la façon suivante. Ces individus qui héritaient de ces causes de mort résistaient plus dans la lutte pour la vie, et se reproduisaient plus que les autres! qui, tout en étant virtuellement immortels, souffraient de cette lutte, et étaient plus exposés aux chances de destruction. La nécessité actuelle de la mort naturelle de tous les Métazoaires dériverait donc, par une succession ininterrompue, de ces premiers Métazoaires mortels, dont la mort avait été rendue nécessaire par des causes intérieures, avant que le principe d'utilité ne pût agir pour favoriser son développement ».

Je répondrai de la manière suivante. On a déjà souvent dit que la sélection ne peut rien créer de nouveau, qu'elle peut seule-

1. *Op. cit.* p. 5.

ment donner la suprématie à quelque chose qui existait avant qu'elle n'agit : mais ceci n'est vrai que dans un sens très restreint, car le monde si varié des animaux et des plantes qui nous entoure contient bien des éléments qu'on pourrait appeler nouveaux par comparaison avec les êtres primitifs hors desquels, cependant, tous ceux qui ont suivi se sont, selon notre théorie, développés par le processus de sélection. Feuilles et fleurs, organes de digestion, branchies, poumons, pattes et ailes, os et muscles, rien de tout cela n'existait à l'époque où n'existaient que ces animaux primitifs, et cependant tout cela a dû se développer hors d'eux en vertu du principe de la sélection. Dans un certain sens, il est vrai, ces animaux primitifs avaient déjà en eux, dès l'origine, la possibilité de développer ces éléments hors d'eux-mêmes, mais ces éléments n'étaient certainement pas préformés, et ne s'imposaient pas comme une nécessité. Ce qui est devenu une nécessité, c'est plutôt l'arrêt de ce processus de développement par l'activité de la sélection, c'est-à-dire par le choix des différentes possibilités, d'après leur utilité, par l'adaptation des organismes aux conditions extérieures de l'existence. Par suite, le principe de la sélection une fois admis, nous devons reconnaître aussi qu'il peut, ou put, créer quelque chose de nouveau, non pas tout d'un coup et directement, mais seulement d'une façon progressive et sur la base des changements donnés. On peut supposer ces changements infiniment petits, et, comme j'ai tenté récemment de le montrer[1], de nature quantitative ; ce n'est que par leur accumulation que se manifestent des changements importants, susceptibles de nous frapper, et que nous désignons comme ayant le caractère de nouveauté.

Le phénomène peut se comparer aux pérégrinations d'un homme qui part à pied, à petites étapes, d'un point déterminé, au moment qui lui convient, dans la direction qui lui plait. Une multitude infinie de routes s'offre à lui à travers le monde. Sans doute il peut marcher absolument à sa fantaisie, c'est-à-dire en suivant son utilité, son plaisir ou son intérêt, il peut aller en avant, à droite et à gauche, en arrière, il peut faire de grandes et de petites haltes, et c'est bien ainsi qu'il commence son voyage à un moment donné, mais la route qu'il suivra en fait est déjà déterminée en lui, et par lui, car d'après son tempérament, son intelligence, son expérience, ses goûts, etc., sa route, à chaque instant du voyage, sera déterminée par les circonstances qu'il rencontrera. Il rebroussera chemin s'il arrive à une montagne qui lui paraît

1. Voyez le mémoire suivant sur l'Hérédité.

trop haute à gravir, il fera un crochet sur la droite si le fleuve lui semble de ce côté plus facile à traverser, il se reposera là où il se trouvera bien, il pressera le pas, au contraire, s'il se sait poursuivi par des ennemis, et tout l'ensemble de la route qu'il suivra sera, de fait, ainsi limité, en dépit de la plénitude de son libre arbitre, par le point et le moment du départ, et par les conditions qui dominent à chaque moment donné, en chacun des endroits qu'il traverse ; on pourrait prédire chaque incident, si on pouvait embrasser dans leurs détails les plus minutieux les conditions qui se rencontreront. Le voyageur représente l'espèce particulière, la route qu'il suit correspond aux modifications qui résultent, pour elle, de la sélection, et cette sélection est déterminée par la nature physique de l'espèce, et par les conditions d'existence dans lesquelles elle se trouve pour le moment ; elle peut, en chaque point auquel elle arrive, recevoir une foule de modifications différentes, mais en réalité elle ne recevra jamais que celle qui d'après les circonstances extérieures sera pour elle la plus utile. L'espèce demeurera identique à elle-même aussi longtemps qu'elle sera en équilibre parfait avec le milieu du moment, et les modifications recommenceront pour elle dès que cet équilibre sera rompu. Il peut arriver aussi, finalement, qu'en dépit de toutes les difficultés provoquées par la concurrence des autres espèces, aucune transformation ne se produise plus pour notre espèce en question, parce qu'aucune des infinies modifications de détail, les seules possibles, n'est capable de triompher, de même que notre voyageur, réduit à ses seules jambes, devra nécessairement succomber, si des ennemis plus forts que lui le poursuivent jusqu'au bord de la mer. Un bateau pourrait seul le sauver, de même que pour l'espèce exposée à la destruction il faudrait des modifications d'une importance considérable, qu'elle n'est plus en état de produire à point donné.

Mais le voyageur peut, dans le cours de son existence, s'éloigner à l'infini de son point de départ, en décrivant les détours les plus compliqués : il en est de même pour la structure d'un animal primitif dans le cours de sa vie terrestre. De même que notre voyageur ne semblait pas, au commencement de sa longue migration, pouvoir s'éloigner des environs de son point de départ, et se trouve cependant après des années très loin de celui-ci, de même les modifications insaisissables qui marquaient les premières myriades de générations d'un animal primitif aboutissent, dans les innombrables myriades suivantes, à des formes totalement différentes des premières, dont elles sont cependant graduellement issues. C'est un fait absolument exact, qui ne comporte pas de métaphore, et cependant il n'est pas rare de le voir oublier, comme lorsqu'on affirme que la sélection ne peut rien créer de nouveau, tandis qu'en fait c'est elle qui totalise et combine les nombreuses petites dérivations naturelles, de telle sorte qu'il en résulte toujours quelque chose de nouveau.

En appliquant cette manière de voir à l'introduction de la mort naturelle, on pourra peut-être se représenter le phénomène en se disant que déjà on a la différenciation des Homoplastides en Hétéroplastides par suite avec l'établissement de la division du travail dans une colonie cellulaire homogène : le processus de sélection a dû opérer non seulement sur les qualités physiologiques de l'alimentation, du mouvement, de la sensation et de la reproduction, mais aussi sur la durée de l'existence des cellules prises isolément, en ce sens du moins que ce n'était plus à cette phase une nécessité de posséder la faculté d'une durée illimitée. Les cellules somatiques pouvaient, par suite, pour peu que la chose fût à leur avantage, admettre une constitution qui excluait la durée illimitée de la vie.

On pourrait m'objecter que les cellules dont les ancêtres possédaient la faculté de vivre éternellement ne pouvaient pas devenir mortelles en principe (c'est-à-dire par des causes intérieures), graduellement, ou d'un seul coup, car ce serait se mettre en contradiction avec l'hypothèse qui attribuait l'immortalité à leurs ancêtres, et aux produits de la segmentation de ceux-ci. L'objection est juste, mais n'a de valeur qu'autant que les descendants sont d'une seule et même espèce. Elle ne porte plus s'il survient un moment où les deux produits de la segmentation d'une cellule virtuellement immortelle se différencient, s'il se produit par suite une segmentation inégale, une segmentation en produits de constitution physique différente. Il faut supposer que l'un des produits conserve la constitution physique nécessaire pour l'immortalité, et que l'autre la perd ; on peut supposer aussi qu'une de ces cellules disposées pour durer éternellement détache un morceau d'elle-même qui continue sans doute à vivre un certain temps mais sans posséder la plénitude de la faculté vitale d'une cellule, on peut encore supposer qu'une de ces cellules expulse une certaine quantité de substance organique qui soit déjà morte (c'est-à-dire un pur excrément), dès qu'elle abandonne le corps. On peut supposer aussi une inégale segmentation de la cellule, ne laissant qu'à l'un des segments les conditions nécessaires pour l'accroissement. On peut supposer de même que la constitution d'une cellule exige qu'elle ne puisse avoir qu'une durée limitée, comme tout le monde

en a des exemples sous les yeux, puisqu'une grande quantité de
cellules des Métazoaires supérieurs périssent de par leur fonction.
Plus une cellule est spécifique, c'est-à-dire plus elle est disposée
pour une seule fonction déterminée, plus il y a de chances pour
que la fonction en entraîne la mort, et qui peut dire si la limitation de la durée de la vie est seulement la conséquence d'une
action unique à puissance considérable, ou si elle est déterminée
par d'autres avantages? On peut dire, en tout cas, que le désavantage de la limitation de la durée, pour ces cellules, est contreba-
lancé par l'avantage de la puissance considérable de leur action.
Bien qu'aucune fonction du corps n'exige nécessairement la limitation de la durée de la vie pour l'élément corporel auquel elle est
attachée, comme le prouvent les êtres unicellulaires, elles peuvent se lier toutes à une limitation de ce genre sans que l'espèce
en souffre, comme le montrent les Métazoaires; il n'y a que les
cellules de reproduction qui ne comportent pas de limitation de
ce genre, et c'est chez elles seulement qu'elle ne se produit pas.
Mais elles ne pouvaient pas non plus perdre l'immortalité, si les
Métazoaires procèdent véritablement des Protozoaires immortels,
parce que l'immortalité, d'après l'idée qu'on s'en fait, ne peut pas
se perdre. Le corps, le *Soma*, produit à ce point de vue, dans une
certaine mesure, l'effet d'un appendice accessoire des véritables
porteurs de la vie, des cellules de reproduction.

Il a pu arriver que par la sélection des variations physico-chimi-
ques du protoplasma qui s'offraient d'elles-mêmes, les cellules
somatiques spécifiques se sont différenciées, chaque espèce pour
chaque fonction somatique; il a pu se faire aussi que la supériorité ait été assurée aux variations dont la constitution comportait
une cessation des fonctions après un certain temps. Mais, appliqué
à l'ensemble des cellules somatiques, ceci ne serait autre chose
que la première mort naturelle. Faut-il considérer la durée limitée des cellules qui ont été spécialisées en cellules somatiques
comme la simple conséquence de leur différenciation, ou faut-il la
regarder en même temps comme la conséquence d'un processus
de sélection appliqué spécialement à la limitation de la durée de
leur existence? La question est douteuse, comme on l'a déjà dit,
mais je penche plutôt pour la seconde manière de voir, car
s'il avait été utile que les cellules somatiques conservassent la
durée éternelle de leurs ancêtres, des êtres unicellulaires, il aurait pu aussi bien arriver, comme plus tard chez les Métazoaires supérieurs, que la durée de leur vie et de leur reproduction fût prolongée des centaines et des milliers de fois. On ne

peut du moins donner la raison de l'impossibilité de la chose.

Quelles sont maintenant les causes directes du processus de sélection? La faible connaissance que nous avons de la vie et de la reproduction des Métazoaires inférieurs rend le problème difficile. En quoi consistait directement l'avantage qui a permis à la cellule somatique outillée seulement pour une durée limitée de triompher de la cellule disposée pour une durée éternelle? Qui oserait le dire avec assurance? Peut-être cet avantage consistait-il précisément en un meilleur fonctionnement de sa tâche spéciale, physiologique, peut-être aussi en une plus grande quantité de matière et de force que réalisaient les cellules de reproduction grâce à ce désistement des cellules somatiques, et qui donnait à l'ensemble plus de force de résistance dans la lutte pour la vie, que si la durée avait été la même pour toutes les cellules. Mais qui pourrait déjà aujourd'hui apprécier clairement ces rapports intimes des organismes, surtout quand il s'agit de ces Métazoaires inférieurs qui, semble-t-il, ne sont que très peu représentés dans le monde actuel, et dont nous ne connaissons les phénomènes vitaux extérieurs que pour deux espèces dont l'origine est douteuse, mais qui, en tout cas, ont beaucoup perdu, l'une et l'autre, par le parasitisme, de leur nature primitive, tant en structure qu'en fonction? Il n'y a que les Orthonectides et les Dicyémides que nous connaissions dans une certaine mesure; pour la seule forme vivant à l'état de liberté connue jusqu'à présent, pour le *Trichoplax adhærens* découvert par F. E. Schulze, nous ne connaissons absolument pas encore son mode de reproduction, et ses autres phénomènes vitaux nous sont trop peu connus pour nous permettre d'édifier une théorie.

C'est ici le lieu de revenir encore à la *dérivation* de la mort des Métazoaires que Gœtte cherche à faire venir des Orthonectides, oubliant que dans sa conception la mort naturelle est déjà un héritage des Monoplastides, et que, par suite, elle ne peut s'être produite à nouveau chez les Polyplastides. D'après cette théorie, la mort aurait dû nécessairement survenir chez ces Métazoaires inférieures à la suite de l'expulsion des germes, et serait devenue héréditaire à force de se répéter. Mais il ne faut pas oublier que dans ce cas la cause de la mort est purement extérieure, puisqu'elle consiste dans ce fait que les cellules somatiques qui subsistent ne pouvaient plus, après la séparation des cellules de reproduction, se nourrir, ou ne pouvaient plus se nourrir d'une façon suffisante; la cause de leur dépérissement était par suite, non pas dans leur constitution, mais dans les conditions défavorables dans lesquels elles tombaient. Par suite, nous aurions ici, non pas la mort naturelle, mais plutôt une mort artificielle qui ne se produisait régulièrement chez chaque individu, à la même époque, que parce qu'à une certaine époque il retombait toujours dans les mêmes conditions défavorables à la continuation de son existence. Ce serait presque la même chose que s'il était inhérent aux conditions de la vie d'une espèce de porter en elles, après une certaine durée d'existence, la nécessité de la mort par la faim. Nous savons cependant que chez les Métazoaires supérieurs la mort intervient par des causes purement intérieures, qu'elle a été prévue dans l'organisation même, comme la fin normale de la vie. Nous n'aurions donc rien à gagner à cette dérivation, et nous devrions par suite rechercher dans une période postérieure du développement des Métazoaires la mort naturelle, proprement dite, due à des causes intérieures.

Sans doute, il ne manquera pas de personnes pour croire que la mort artificielle arrivant toujours de nouveau chez chaque individu, à la même époque, comme on l'a supposé pour les Orthonectides, le temps peut, à la longue, faire sortir une mort naturelle. Je ne pourrais pas souscrire à une pareille manière de voir, parce qu'elle suppose la transmission de qualités acquises, transmission qui non seulement ne me paraît pas prouvée, mais qui me paraît encore inadmissible tant qu'elle ne sera pas démontrée directement ou indirectement [1]. Je ne saurais me représenter comment cette mort par la faim, admise pour les cellules somatiques pourrait se communiquer aux cellules germinatives, de telle sorte que celles-ci donnassent naissance, dans la génération suivante ou dans l'une des générations suivantes, à un organisme dont les cellules somatiques dépériraient spontanément quand viendrait le moment où leurs ancêtres succombèrent à la mort par la faim. Je ne pourrais pas plus me représenter la chose que je ne pourrais croire que les descendants d'un couple de chats à qui on a coupé la queue devraient naître sans queue, ou, pour serrer de plus près la comparaison, devraient perdre leur queue à la période même de la vie à laquelle on l'aurait coupée chez leurs ancêtres. Cette hypothèse ne serait pas même, pour moi, plus compréhensible par le fait d'admettre que la privation artificielle de la queue se serait déjà continuée à travers des centaines de générations. Une modification de ce genre, comme toute modification, en général, ne me paraît admissible et possible que si elle part de l'intérieur pour se traduire à l'extérieur, c'est-à-dire si elle émane de modi-

1. Voir le mémoire qui suit sur l'Hérédité.

lications germinatives. Ainsi je pourrais me représenter que par le passage des Homoplastides aux Hétéroplastides il se produirait des variations germinatives qui permettraient au processus de sélection poursuivant son action sans relâche, de différencier les cellules de la colonie auparavant toutes égales, en créant d'une part des cellules somatiques mortelles, et de l'autre des cellules de reproduction immortelles.

C'est d'ailleurs une illusion que de croire avoir expliqué la mort naturelle en voulant la faire dériver de la mort par la faim du *Soma* des Orthonectides, en recourant à l'hypothèse non démontrée de la transmission de modifications acquises. Il faudrait encore expliquer tout d'abord pourquoi ces organismes ne produisent qu'un nombre limité de cellules germinatives pour les expulser ensuite d'un seul coup, et condamner ainsi le *Soma* au dénuement! Pourquoi ces organismes ne produisent-ils pas les cellules germinatives les unes après les autres, comme cela a lieu indirectement chez les Monoplastides — c'est-à-dire dans la suite des générations — comme cela se passe directement chez les Métazoaires? Dans ces conditions le *Soma* ne serait pas condamné à dépérir, car il resterait toujours une petite réserve de cellules germinatives qui rendrait possible la continuation de la vie. L'ensemble de cette disposition de la formation unique des germes, et de leur brusque expulsion, présuppose manifestement la caducité des cellules somatiques, et est une adaptation à celle-ci, de même qu'il faut considérer cette caducité elle-même comme une adaptation à la génération des cellules. Bref, il ne reste plus que l'hypothèse déjà formulée plus haut, à savoir que la caducité des cellules somatiques s'est développée avec la différenciation des cellules originairement homogènes des Polyplastides. Mais cette caducité est le premier commencement de la mort naturelle.

Il se peut qu'au début la masse des cellules somatiques ne l'ait emporté que de peu sur celle des cellules de reproduction, et alors l'ensemble du phénomène était peu visible : le « cadavre » était peu de chose. Mais comme la quantité des cellules somatiques s'accroissait relativement, la masse du corps l'emportait de plus en plus sur les cellules germinatives, et le dépérissement de celles-ci semblait alors, comme la mort des animaux supérieurs, qui avait contribué à former cette idée, atteindre l'individu dans l'ensemble de son être, tandis qu'en fait il n'y a qu'une partie de cet être qui puisse succomber à la mort naturelle, partie dont le volume est supérieur de plusieurs fois à celui de la partie immortelle — la masse des cellules de reproduction.

Gœtte conteste que l'idée de la mort implique nécessairement un cadavre. Ainsi le sac cellulaire des Orthonectides qui, à l'expulsion des cellules germinatives, persiste et dépérit, ne doit pas être pris pour un cadavre, « parce qu'il ne représente pas plus l'ensemble de l'organisme que ne le fait l'ectoderme isolé des autres Hétéroplastides » (*op. cit.* p. 48). Sans doute c'est bien dans la notion populaire de se représenter dans un cadavre l'ensemble de l'organisme; la chose est même vraie dans le cas de mort violente, parce que dans ce cas l'ensemble des cellules de reproduction est aussi frappé par la mort. Mais du moment où on reconnaît que les cellules de reproduction et les cellules somatiques doivent être opposées les unes aux autres comme moitié mortelle et moitié immortelle de l'organisme des Métazoaires, il faut reconnaître aussi que la mort naturelle n'atteint que les premières, c'est-à-dire le *Soma,* sans frapper les cellules de reproduction. Rien n'est changé s'il arrive que la totalité des cellules de reproduction ne quittent pas le corps avant le production de la mort naturelle.

Chez les insectes, par exemple, il se peut bien que toutes les cellules germinatives ne soient pas encore arrivées à maturité au moment où survient la mort naturelle; elles meurent alors avec le *Soma.* Mais ce fait ne porte pas plus atteinte à leur aptitude primitive à l'immortalité qu'il n'affecte la notion scientifique du cadavre. Cette idée ne peut, dans la mort naturelle, s'appliquer qu'au *Soma,* et quand, parfois, dans cette mort naturelle, des cellules de reproduction meurent aussi, ce n'est pas à une mort naturelle, qui en général n'existe pas pour elles, qu'elles succombent, mais à une mort accidentelle : la mort du *Soma* exerce sur elles l'action d'une cause de mort accidentelle.

Il me semble indifférer pour la notion scientifique du cadavre que le *Soma* subsiste, une fois mort, pendant un certain temps, ou qu'il se décompose de suite, et je ne puis pas suivre Gœtte quand il refuse aux Orthonectides « la possibilité de devenir un cadavre » (au sens où il entend ce mot) parce que leur mort « consiste dans la décomposition de la structure morphologique de l'organisme ». Quand la progéniture des Rhabdites d'*Ascaris nigrovenosa* perfore les parois de la mère, les déchire, et finalement les absorbe, l'ensemble de l'organisme périt, et on aurait de la peine à dire si on a ici affaire à un cadavre, au sens populaire du mot; mais au sens scientifique, il y en a un; le *Soma* réel de l'animal meurt, et il n'y a que lui qu'on puisse qualifier de cadavre. Il n'est pas superflu de donner à cette notion une valeur scientifique : on voit mieux par là qu'on ne peut concevoir que difficilement la mort naturelle si l'on n'y ajoute pas l'idée de cadavre. Il n'y a pas de mort sans cadavre, qu'il soit grand ou petit, qu'il forme un tout, ou un amas de détritus.

En comparant le corps des Métazoaires supérieurs à celui des Métazoaires inférieurs, nous reconnaissons que non seulement la masse et la complication de structure se sont extraordinairement accrues du côté du *Soma*, mais que, de plus, il s'est produit un autre facteur qui allonge la durée de ce *Soma* d'une façon importante : je veux parler du remplacement des cellules par la multiplication. Les cellules somatiques ont acquis — on n'a pas encore établi si le cas est commun à tous les tissus, ou spécial à quelques-uns d'entre eux — la faculté de multiplier, après que le corps sorti du germe s'est complètement formé; les cellules déjà différenciées au point de vue histologique peuvent se multiplier par segmentation, et remplacer ainsi les cellules détruites au cours du métabolisme des tissus. La différence entre les Métazoaires supérieurs et les Métazoaires inférieurs consiste donc dans ce fait que chez ces derniers il n'y a qu'une génération des cellules somatiques qui se détruit par le métabolisme des tissus presque au moment où se fait l'expulsion des cellules de reproduction, tandis que chez les premiers, au contraire, il y a une suite de générations de cellules somatiques. J'ai déjà, ailleurs, cherché à rendre, de cette manière, plus compréhensible la durée de la vie des animaux, et fait dépendre les différences de la durée de la vie animale de la différence du nombre des générations de cellules somatiques des différentes espèces. On doit tenir compte encore des différentes durées d'existence pour chaque génération de cellules en particulier, qui influent naturellement sur la durée totale de la vie, et qui, d'après les données de l'expérience, varient non seulement chez les Métazoaires inférieurs comparés avec les supérieurs, mais aussi pour les différentes sortes de cellules d'une seule et même espèce animale.

De quelles modifications dans la constitution physique du protoplasma dépend cette variation dans l'aptitude à durer, des cellules; et quelles sont les causes déterminant une limitation plus ou moins grande des générations de cellules? C'est une question qui pour le moment doit rester absolument de côté.

Je ne mentionnerais pas cette difficulté évidente si chaque tentative faite pour pénétrer plus avant dans les phénomènes généraux de la vie ne se heurtait toujours à cette objection que le pas qui vient d'être fait est sans valeur, puisqu'il a fallu laisser tant de choses encore sans explication. Si on voulait attendre, pour analyser les rapports dont il s'agit ici, qu'on eût embrassé la structure moléculaire des cellules, leurs modifications, et les conséquences de ces modifications, il est vraisemblable qu'on n'arriverait à comprendre ni les unes ni les autres, car on ne peut pénétrer que graduellement dans les phénomènes compliqués de la vie, et ce n'est qu'en les abordant par tous les côtés qu'on peut réussir à déchiffrer quelque jour le problème.

C'est pourquoi je considère déjà comme un progrès de pouvoir admettre que la durée de la vie est liée au nombre des générations de cellules somatiques qui peuvent se suivre dans le cours d'une vie individuelle, et de pouvoir admettre aussi que ce nombre, aussi bien que la durée d'une génération de cellules en particulier, est déjà donné dans la cellule germinative. Cette conception me paraît d'autant plus rapprochée de la vérité que nous voyons qu'en fait la durée d'une génération particulière de cellules, et le nombre de ces mêmes générations, augmentent en passant des Métazoaires inférieurs aux Métazoaires supérieurs.

J'ai déjà tenté de montrer ailleurs [1], que la durée de la vie s'adapte exactement aux conditions de la vie, qu'elle s'allonge ou s'abrège dans le cours de la formation d'une espèce selon les conditions de la vie de l'espèce, en un mot qu'elle apparaît absolument comme une adaptation aux conditions de l'existence. Mais il me reste encore à discuter certains points que je n'ai pas abordés, et qui sont destinés à jeter quelque lumière sur l'origine de la mort naturelle, et sur les formes sous lesquelles elle se présente.

J'ai déjà présenté la durée limitée des cellules somatiques chez les Métazoaires inférieurs (les Orthonectides) comme un phénomène d'adaptation, et comme une dérivation d'un processus de sélection; j'ai aussi démontré qu'en soi un organisme Métazoaire vivant éternellement peut se concevoir. De même que les Monoplastides continuent à se multiplier par segmentation, leurs descendants ont pu faire de même quand la division du travail avait provoqué l'antithèse entre les cellules germinatives et les cellules somatiques. De même que les cellules d'Homoplastides ont pu continuer à créer leurs semblables, la chose a pu se produire dans les deux sortes de cellules d'Hétéroplastides, — puisqu'elle dépend simplement de la faculté de reproduction illimitée.

Mais l'aptitude à l'existence des espèces organiques ne dépend pas seulement de puissances internes de ces espèces; elle dépend

1. Voir *La Durée de la Vie*.

encore des rapports de ces espèces avec le monde extérieur, et c'est ici que réside la nécessité de ce que nous appelons l'adaptation. Ainsi, il ne faudrait pas, dans ce cas, s'imaginer qu'une colonie de cellules homogènes ou hétérogènes de la valeur physiologique d'un individu multicellulaire pût s'accroître sans limites, par la continuation de la multiplication de ses cellules, pas plus qu'il ne faudrait croire qu'un être unicellulaire pût s'accroître sans limites. Dans le second cas un processus de division impose une limite à la croissance, et dans le premier les nécessités de l'alimentation, de la respiration, et du mouvement ont aussi bien dû borner et limiter la croissance de la colonie cellulaire considérée comme individu d'ordre supérieur, que du Monoplastide en particulier, et rien ne nous empêche de regarder ces limitations comme réglées par un processus de sélection. Mais pour que le nombre des cellules soit maintenu dans des limites étroites, il a fallu que les rapports des cellules de la colonie entre elles fussent très étroits. Chez les Homoplastides de l'espèce de la *Magosphæra*, ces cellules, en prenant naissance, ont pris la forme de sphères reliées par une enveloppe gélatineuse; mais il y a plus : la reproduction par division n'a plus suivi le simple rythme invariable des être unicellulaires, mais il s'est produit un rythme d'un ordre supérieur, de telle sorte que chacune des cellules composant la colonie s'est séparée des autres dès qu'elle a atteint une grosseur déterminée, et a passé rapidement par un nombre déterminé de segmentations qui les a transformées en une nouvelle colonie cellulaire. Le nombre des segmentations a été réglé par le nombre de cellules que comportait la colonie, et peut avoir commencé par un chiffre très peu élevé. L'introduction de ce deuxième rythme supérieur de la reproduction a donné le premier germe des Polyplastides, car chaque segmentation n'a plus, comme auparavant chez les êtres unicellulaires, eu la même valeur que les autres : ainsi dans une colonie de dix cellules la première segmentation s'est distinguée de la deuxième, de la troisième, ou de la dixième non seulement par la grosseur des produits de la segmentation, mais aussi par l'éloignement de la fin de la période de segmentation que nous pouvons appeler maintenant du nom de processus de segmentation.

Il me paraît absolument accessoire que le premier processus de segmentation ait eu lieu dans l'eau, à l'état de liberté, ou dans l'intérieur d'un kyste, tout en accordant que le besoin a pu se faire sentir de bonne heure de garantir contre les dangers extérieurs la cellule encore en segmentation au moyen d'une enveloppe protectrice.

Quant à l'idée du « germe » lui-même, on ne peut pas l'admettre au sens de Gœtte, et la question se pose de savoir comment il faut concevoir le « germe ». Dans le sens qui correspond le plus à celui du mot, selon moi, il faut entendre par germe, d'une façon tout à fait générale, toute cellule, tout cytode, ou groupe de cellules, qui ne possède pas encore la structure de l'individu adulte, mais qui possède la faculté d'y atteindre en se développant dans de certaines conditions. La difficulté réside ici dans l'idée de développement, qui s'oppose à la simple croissance sans transformation de forme ; une cellule qui par la simple croissance devient un individu adulte n'est pas un germe, c'est déjà un individu, mais plus petit. Ainsi, par exemple, le petit *Helizoon* encapsulé issu d'une segmentation répétée, n'est pas un germe dans ce sens, c'est déjà un individu pourvu de tous les signes de l'espèce, il n'a qu'à déployer de nouveau les parties emprisonnées (les Pseudopodes) ou à recevoir l'eau qu'il a perdue (formation des Vacuoles) pour être de nouveau capable de vivre à l'état de liberté. Mais, bien que les germes, dans ce sens du mot, n'appartiennent pas exclusivement aux Polyplastides, et se trouvent aussi chez plus d'un Monoplastide, il me semble cependant qu'il y a une différence importante et profonde entre les germes de ces deux groupes. Elle réside non pas tant dans l'importance morphologique de l'être en question que dans la signification de l'histoire de son développement. A en juger par l'ensemble des faits, les germes des Monoplastides sont toujours et partout d'origine secondaire, ils ne sont jamais la racine phylétique de l'espèce en question. Ainsi, la formation des spores, par exemple, telle qu'elle se présente chez les Grégarines, est manifestement le résultat d'une segmentation de l'animal, accrue graduellement, et concentrée dans la période d'enkystement, provoquée par la nécessité d'un accroissement abondant de ces êtres vivant en parasites, et abandonnés à un grand nombre de hasards défavorables. Si les Grégarines étaient organisées pour la vie à l'état libre, elles n'auraient pas besoin d'une pareille reproduction, et l'animal enkysté se diviserait peut-être seulement en huit, quatre ou deux fragments, ou ne se diviserait pas du tout, comme il arrive pour beaucoup d'Infusoires [1] ? si bien que toute la re-

---

1. Pour toutes ces suppositions, les Infusoires nous fournissent de véritables preuves. Le *Colpoda cucullus,* Ehrbg. se segmente, une fois enkysté, en 2, 4, 8 ou 16 ; l'*Otostoma Carteri* en 2, 4 ou 8 ; la *Tillina magna* de Gruber en 4 ou 5, le *Lagynus* sp. de Gruber en 2 ; l'*Amptileptus meleagris* Ehrbg. en 2 ou 4, et chez les deux dernières espèces, comme chez beaucoup d'autres, il n'est pas rare qu'aucun accroissement ne se produise dans l'intérieur du kyste. Mais tandis que

production reposerait simplement sur la segmentation à l'état de liberté.

La forme primitive de la reproduction chez les Monoplastides a été sans aucun doute la segmentation; celle-ci s'est liée ensuite à l'enkystement qui s'est accompli à l'origine sans accroissement, et la segmentation se répétant à l'intérieur du kyste à plusieurs reprises, il en est résulté des plastides si petites qu'il a fallu un véritable processus de développement pour pouvoir faire d'elles des animaux aptes à la vie. Nous avons là l'idée générale de germe, telle qu'elle a été définie, sans qu'on puisse la circonscrire d'une façon bien nette, parce qu'il est impossible d'établir une différence absolue entre la simple croissance, et le développement réel se liant à des modifications de forme et de structure. Le grand nombre de plastides entre lesquelles se divise par exemple la *Protomyxa aurantiaca* de Hæckel dans l'intérieur de son kyste, peuvent bien recevoir le nom de germes, mais les modifications de forme par lesquelles passent ces plastides pour devenir une jeune *Protomyxa* sont de peu d'importance, et reposent pour la plupart sur l'extension progressive du corps piriforme précédemment comprimé dans la capsule. Pour être plus exact, il faudrait donc parler ici d'une simple croissance des produits segmentaires de la mère, produits auxquels on ne donnerait pas le nom de « germes », mais qu'on appellerait déjà de jeunes *Protomyxa*. Chez la *Gregarina gigantea,* dont le développement a été décrit par E. van Beneden, au contraire, le jeune animal qui sort du germe, « la spore » diffère essentiellement d'une Grégarine, et passe par une série de phases de développement pour aboutir progressivement à cette forme si caractéristique.

Nous avons donc affaire ici à un développement [1] ?

Mais ces sortes de formation de germes et de développement se

chez les Infusoires libres il ne se présente pas d'accroissement à l'intérieur du kyste, le cas intéressant de l'*Ichthyophthirius multifiliis* de Fouquet nous montre que même pour cette classe, la parastisme peut provoquer un accroissement des plus considérables puisque l'animal enkysté se divise au moins en 1,000 individus.

1. On a affaire aussi à un cas de développement véritable chez l'*Ichthyopthirius* cité plus haut. Tandis que chez les autres infusoires, les rejetons provenant de la segmentation de l'animal enkysté sont absolument semblables à l'animal, ils s'en distinguent ici par une autre forme, par l'absence de bouche, et par la présence de cils préhensibles temporaires. On peut donc avec raison les qualifier de germes, et ils forment un exemple intéressant de l'origine phylétique des germes chez les Flagellates inférieurs, et chez les Grégarines. (Cf. Fouquet : *Arch. Zool. expérimentale,* tome V, p. 159, 1876.)

présentent, sinon exclusivement, du moins d'une façon prépondérante chez les Monoplastides parasitaires, et cette seule circonstance suffit déjà pour indiquer leur origine secondaire. En tout cas ce développement ontogénétique se distingue essentiellement de celui des Polyplastides en ce sens qu'il ne remonte pas à l'origine phylétique de l'espèce, mais qu'inversement, il nous présente des états qui ont pris d'abord naissance avec le développement phylétique de ces formes spécifiques. Avant la production des Grégarines, il s'est formé des psorospermies, et les petits amibiformes auxquelles elles donnent naissance ne peuvent en aucune façon être considérés comme les formes originelles des Grégarines, bien qu'elles en aient l'air, mais comme des formes cœnogénétiques, dues à la nécessité de produire des germes très nombreux et par suite très petits, chez qui la faible quantité de substance, et peut-être aussi d'autres motifs, comme le changement d'hôte, le changement de milieu, etc, impliquaient la nécessité d'un développement réel. Il en résulte que la loi fondamentale de la biogénie ne s'applique pas aux Monoplastides, parce qu'ils ne jouissent pas en général d'une ontogénie propre, mais seulement d'une croissance, ou d'une simple ontogénie cœnogénétique [1] ?

On sera peut-être disposé à restreindre cette proposition en disant qu'il peut aussi se produire, à l'occasion, une ontogénie dont les phases correspondraient pour l'essentiel aux phases du développement de l'espèce, mais que la répétition de la phylogénèse n'a lieu dans l'ontogénie qu'à l'état d'exception, sans être jamais la règle.

Une réflexion plus approfondie démontre, cependant, que de pareilles exceptions sont absolument du domaine de l'invraisemblable. Pour qu'une pareille ontogénie pût se produire, il faudrait qu'un Monoplastide des plus inférieurs, une Monère par exemple, pût, en se développant grâce à certaines conditions extérieures, s'élever à une forme supérieure, comme à celle d'un infusoire Flagellate pourvu d'une bouche, d'un œil, et d'une couche corticale dif-

----

1. Buetschli a mis en doute, il y a longtemps déjà, la valeur générale de la loi fondamentale de la biogenèse appliquée aux Protozoaires (Cf. *Ueber die Entstehung des Schwarmssprusslings der Podophrya quadripartita. Jenaische Zeitschr. f. Med. u. Naturw.*, tome X, p. 19, note). Gruber a exprimé plus tard des idées analogues en refusant en général aux Protozoaires un « développement », et en leur accordant seulement une croissance (*Dimorpha mutans; Zeitschrift f. wiss. Zool.*, tome XXXVII, p. 445, proposition qui, d'après ce qui précède, doit être ainsi interprétée : il peut bien se produire un développement, mais un simple développement coénogénétique, et non pas palingénétique.

férenciée, et qu'il eût été avantageux pour l'existence de son espèce de ne plus se reproduire, comme auparavant, par simple segmentation, mais de joindre l'enkystement périodique précédemment introduit, à de nombreuses segmentations dans l'intérieur du kyste, et à la formation de germes dont la petitesse ne permettait pas aux petits de redevenir de suite des infusoires Flagellates, et pour lesquels il était avantageux de se mouvoir et de se nourrir d'abord comme ces monères pour arriver progressivement à une structure plus compliquée. En d'autres termes : le développement phylétique aurait dû marcher absolument de pair avec l'introduction d'une ontogénie lui correspondant comme adaptation aux conditions d'existence prédominantes, sans qu'il fût question de causes intérieures! Comme la transformation de l'espèce elle-même repose sur ces conditions d'existence, celles-ci auraient dû être précisément de telle sorte qu'elles pussent réaliser simultanément la métamorphose de la forme primitive dans la phase finale de l'ontogénie, et sa conservation comme phase initiale par l'intercalation de germes et d'un développement réel. Mais ces conditions ne se présentent presque jamais. On peut soutenir, par suite, en réponse à l'exemple choisi, que la prétendue formation de germes nombreux ne se produit pas chez les Monoplastides vivant à l'état de liberté, mais que les Monoplastides parasites doivent être sans exception, des formes phylétiques beaucoup plus jeunes, puisque les animaux sur lesquels ils vivront, Métazoaires inférieurs ou supérieurs, ont dû naître avant qu'ils aient pu s'établir chez eux, et s'adapter aux conditions de l'existence de la vie parasitaire. Mais à cette époque les infusoires Flagellates étaient déjà nés. La conservation ou plutôt l'introduction des formes des ancêtres dans le cycle d'une ontogénie est encore beaucoup plus invraisemblable s'il ne s'agit plus de deux phases, comme dans l'hypothèse précédente, mais de toute une série. Car dès que la reproduction ne repose plus que sur la simple segmentation de l'animal adulte, non seulement il n'y a pas de raison, à mon avis, pour que les phases phylétiques antérieures dussent être toujours récapitulées, mais une telle répétition est simplement impossible. On n'est pas autorisé, par suite, à conclure des phases anormales de début d'un Monoplastide, d'un Acinétien, par exemple, qu'elles doivent correspondre à une phase de début phylétique.

Admettons, par exemple, que les Acinétiens soient issus des Ciliés : cette métamorphose aura dû se produire dans le cours des segmentations répétées de l'ancêtre des Ciliés, tantôt avec enkystement, tantôt et le plus souvent sans enkystement. Entre ces myriades de générations, la première myriade n'aura peut-être consisté qu'en suceurs, la deuxième myriade sera peut-être arrivée progressivement à une vie sédentaire, mais pendant toute cette longue suite de générations chaque génération aura toujours ressemblé presque complètement à celle qui l'a précédée, et aura toujours été composée d'individus complets, portant en eux les caractères spécifiques.

Cela n'empêche pas que même dans l'hypothèse de l'acquisition d'une vie sédentaire, il n'ait pu se produire le besoin de se mouvoir à un certain moment de l'existence, et de pouvoir se mettre en quête d'autres endroits pour s'y alimenter ou s'y loger. Mais si on a affaire, au lieu d'une simple segmentation, à des essaims de germes, la chose ne dépend pas d'une conservation des formes des ancêtres dans le cycle de l'ontogénie, mais de l'intercalation d'une phase ontogénétique tout à fait neuve, qui, par le hasard douée de cils, etc., se trouve rappeler la structure des ancêtres.

Je crois avoir ainsi justifié suffisamment la proposition précédente, à savoir que chez les êtres unicellulaires, il n'y a pas, en principe, et il ne peut pas y avoir de répétition de la phylogénie dans l'ontogénie. Chez les Polyplastides, c'est précisément l'inverse qui se produit. Ici il n'y a pas d'espèce, à notre connaissance, qui ne revienne toujours, soit avec chaque nouvel individu, soit dans des périodes plus grandes comprenant un plus grand nombre d'individus, à la phase des Monoplastides. Cela s'observe chez les formes les plus inférieures des Polyplastides, chez la *Magosphæra*, chez les Orthonectides, et chez les formes les plus élevées. Chez ces dernières, il y a toujours un grand nombre de phases phylétiques intermédiaires, bien que quelques-unes aient été sautées par suite de la concentration de l'ontogénie, alors que d'autres ont parfois été intercalées.

Si nous nous demandons quel est le « pourquoi » de cette disposition très importante, il n'y a qu'une seule explication, très naturelle : c'est la reproduction sexuelle. Sans doute nous avons plutôt l'intuition que la connaissance réelle de sa nécessité, mais nous devons cependant l'admettre sans condition parce que cette forme de reproduction est générale et ne manque dans aucun groupe d'animaux, parce que pour les quelques espèces, chez lesquelles elle est remplacée par la parthénogenèse, ou bien son absence est localisée, c'est-à-dire ne se produit que dans telle ou telle région (pour l'*Apus*), ou bien elle n'est qu'apparente, ou bien dans les cas où elle est vraiment réelle (pour le *Chermes*, et pour la *Limnadia Hermanni*), ce mode de reproduction a, sans aucun doute, existé antérieurement; mais nous ne pouvons estimer dès maintenant si sa disparition n'entraînera pas un jour la dégénérescence et la disparition de l'espèce en question.

Mais si la reproduction sexuelle consiste essentiellement en la conjugaison de deux éléments équivalents, mais hétérogènes, c'est-à-dire d'une morphologie individuelle différente, on comprend que les êtres multicellulaires ne peuvent avoir une reproduction sexuelle que lorsqu'il se produit chez eux des états de développement unicellulaire, car une fusion totale d'organismes multicellulaires mettant toujours en présence les cellules équivalentes paraît irréalisable. Par suite, la nécessité de la reproduction sexuelle implique en même temps l'obligation de revenir toujours au point de départ des Polyplastides, à la cellule simple, et c'est là-dessus seulement que repose la loi fondamentale de la biogénèse. Il faut donc limiter cette loi aux Polyplastides; pour les Monoplastides, elle est sans valeur, et les assertions de Gœtte disant que les Monoplastides ont dû, dans l'enkystement qualifié de « rajeunissement », rétrograder toujours jusqu'à « l'état primitif de l'organisme » ne reçoivent de ce côté aucune confirmation.

J'ai analysé dans un autre travail [1] ? l'opportunité de la mort comme fait ultime, en affirmant que l'éternité de la durée du corps des Métazoaires serait un « luxe inutile », parce que les individus s'usent fatalement au cours de leur vie, et deviennent par suite « sans valeur, dangereux même pour l'espèce, parce qu'ils prennent la place de meilleurs qu'eux ». J'aurais pu ajouter que de tels individus ainsi diminués finissent par tomber tôt ou tard victimes d'une mort accidentelle, et qu'il ne pourrait être question pour eux d'une immortalité réelle. Il me reste encore à expliquer plus clairement cette conception, et à revenir encore à un point déjà touché.

Il est clair que les avantages énumérés ci-dessus ne peuvent être le motif qui dirige les processus de sélection qui ont transformé l'immortalité des Monoplastides en la durée limitée d'existence des Hétéroplastides, ou, pour parler plus exactement, qui, chez les Hétéroplastides, a limité aux cellules de reproduction la faculté de durer éternellement. On peut bien imaginer théoriquement un processus de sélection dans lequel des Métazoaires de la même espèce ont lutté entre eux, les uns mortels, les autres immortels, et dans lequel la victoire est échue aux individus dont la durée de la vie était limitée, parce que plus les individus im-

_____

1. Voyez le Mémoire *Sur la Durée de la Vie.*

mortels vivaient longtemps, plus ils ont dû dépérir, et plus le
nombre des descendants qu'ils procréaient a dû diminuer, et plus
leurs forces ont dû s'affaiblir. Mais personne n'aura l'idée de se
prononcer en faveur d'une aussi grossière représentation du processus de sélection. Mais le principe mis en avant entre cependant en considération, il joue bien un rôle essentiel dans la fixation de la durée de l'existence des Métazoaires, mais son action
est de nature plus négative que positive.

Si les premiers Hétéroplastides ont perdu l'immortalité de leurs
cellules somatiques, il n'y a là rien cependant qui ait pu rendre
impossible le retour de cette immortalité. De même qu'à la différenciation des premières cellules somatiques, chez les Hétéroplastides inférieurs, la durée de ces cellules a pu être fixée à une
seule génération, il a dû être de même possible de prolonger plus
tard cette durée, en cas de besoin, à deux, trois, plusieurs générations, et, si ma conception de la durée de la vie des Métazoaires
est fondée, ces cellules ont pu acquérir, en fait, chez les Métazoaires
supérieurs une durée plus longue, à peu près dans la mesure que
comporte la durée de la vie.

Nous n'avons donc aucune raison d'admettre qu'il n'était pas
possible de reculer indéfiniment le nombre des générations,
comme c'est le cas pour les cellules de reproduction, mais nous
pouvons très bien voir, en revanche, qu'à une telle limitation se
serait toujours opposée la raison d'utilité invoquée plus haut : à
aucune époque, il n'a été de l'intérêt d'une espèce de produire des
individus chétifs, et par suite la durée éternelle des individus n'a
pas pu se produire à nouveau chez les Métazoaires. Dans ces conditions, la durée limitée de la vie des Métazoaires a sa base dans
la perte de valeur ou même la nocuité des individus doués de
durée éternelle, mais condamnés néanmoins à s'user; c'est là la
cause qui a empêché le retour de l'immortalité possible, c'est elle
qui a assuré le triomphe de la mort, mais sans en avoir été la
cause première, unique; la fragilité et le caractère vulnérable du
Soma furent les raisons pour lesquelles la nature n'a pas fait d'efforts pour munir d'une existence illimitée cette moitié de l'individu.

Gœtte tient la reproduction pour un facteur de la mort, et dans
un certain sens, dans plusieurs sens même, cela se peut, mais pas
dans le sens général où Gœtte l'entend. J'ai tenté de montrer plus
haut que le moyen le plus efficace d'assurer la conservation de
l'espèce chez les formes inférieures des Métazoaires était la limitation de leur corps à un nombre relativement restreint de cellules

disposées de telle sorte que toutes les cellules germinatives parvinssent à maturité, et fussent évacuées simultanément. Il en résultait, par suite, l'absence d'utilité d'une prolongation d'existence pour les cellules somatiques, en même temps que la limitation de sa durée par le moment où se fait l'expulsion des cellules germinatives. C'est ainsi que coïncidèrent la mort (du *Soma*) et la reproduction.

Ce rapport s'est conservé dans un grand nombre d'espèces animales de structure supérieure. A la vérité, il n'a pas toujours persisté à la simple maturité des cellules germinatives; plus le *Soma* s'est accru, plus son organisation s'est élevée, plus il a été en état de résister aux dangers de l'extérieur, et plus il a pu, de même, atteindre en moyenne à une plus longue durée d'existence; il a dû être d'autant plus avantageux, non seulement d'augmenter le nombre des cellules germinatives, mais de prolonger aussi la période de leur formation; il en est résulté une prolongation de la période de reproduction, d'abord continue, puis périodique. Il n'est pas dans mes vues d'exposer en détail les circonstances dont dépend cette prolongation; je voudrais seulement faire remarquer qu'à la prolongation de la reproduction s'est liée aussi une prolongation de la vie, mais qu'il n'y avait pas encore de motif pour prolonger la vie au delà du moment de la reproduction, de façon qu'aujourd'hui encore la fin de la période de reproduction et la mort doivent coïncider.

Une plus longue prolongation d'existence pourrait avoir lieu si les parents prennent soin de leurs jeunes. Nous trouvons la forme inférieure de ce cas chez des animaux qui n'expulsent pas leurs cellules germinatives quand elles sont parvenues à la maturité, mais qui les gardent en eux, de telle sorte que les petits peuvent traverser les premières phases de développement sous la protection de l'organisme de la mère. Parfois les germes ont besoin d'atteindre un lieu déterminé, seul capable de garantir leur développement ultérieur. C'est ainsi que le Tænia vit jusqu'à ce qu'il ait porté ses embryons en des places leur permettant d'être transportés passivement dans l'estomac d'un hôte approprié. Mais la durée de la vie s'allonge d'une façon considérable dans les cas où il y a incubation réelle, et cette prolongation se produit en général proportionnelle au temps que demande l'incubation. On manque, il est vrai, sur ce point, d'observations disposées méthodiquement, mais d'une façon générale le fait ne peut être mis en doute. Les insectes dont les soins pour leur progéniture prennent fin avec la ponte des œufs ne vivent pas au delà de ce moment, et la durée de l'imago se règle sur la ponte ; moins longue là où tous les œufs sont expulsés en une seule fois, et plus longue quand ceux-ci mûrissent successivement. Les insectes, au contraire, qui nourrissent leurs petits, comme les abeilles et les fourmis, peuvent vivre des années.

Mais la prolongation de la reproduction peut seule provoquer cette prolongation importante de l'existence, comme le montre la reine abeille. Dans tous les cas de ce genre, il est facile de se représenter les processus de sélection qui ont permis à cette prolongation de la durée de la vie de se produire ; on pourrait même en dresser le compte exactement, si l'on avait pour cela les données nécessaires : les forces physiologiques du corps et les rapports avec le monde extérieur, comme, par exemple, la disparition des aliments à une époque déterminée, et le déploiement de forces requis pour s'en procurer, plus tard le coefficient de destruction, c'est-à-dire le degré de probabilité, pour l'individu pris en particulier, de périr d'une mort accidentelle dans une certaine unité de temps ; ce sont là des données qu'il faudrait connaître aussi bien pour l'imago que pour les œufs pondus par la mère, et pour la phase larvaire, car plus les chances de mort sont faibles pour l'état d'imago, et élevées pour les œufs et pour les larves, et plus il sera avantageux, *ceteris paribus*, que le nombre des œufs fournis par l'imago augmente, plus il sera probable qu'une longue période de production d'œufs, c'est-à-dire une prolongation de la vie de l'imago se présentera. Seulement nous sommes encore loin d'une application réelle des mathématiques aux phénomènes de la vie : les facteurs sont trop nombreux, et on n'a point encore essayé de les déterminer avec exactitude.

Mais on peut admettre en principe que des processus de sélection rendent possible une prolongation, comme un raccourcissement, de la durée de la vie, et que sans ce processus on ne peut concevoir une adaptation exacte de la durée de la vie aux conditions d'existence. Il se présente des raccourcissements de la durée normale de la vie : nous en avons la preuve dans ces cas de mort subite, après une ponte unique abondante, qui se produisent chez certains insectes, alors que les formes voisines opèrent leur ponte en plusieurs jours, et que leur imago vit, par suite, plus longtemps ; des exemples de ce genre nous sont fournis par les Éphémères et par les papillons, et j'en ai groupé ailleurs [1] ? un certain nombre. Tel phalène voltige pendant une semaine, pondant ses œufs un par

---

(1) Voir : *Durée de la Vie*, appendice.

un, ici et là, et meurt probablement comme certaines formes alliées, après la ponte de tous ses œufs, de tous ceux qu'il a pu amener à maturité, étant donnés les aliments qu'il a pu se procurer. Beaucoup de Lépidoptères, de même, volent souvent pendant plusieurs semaines en pondant des œufs, tandis que plusieurs Bombyx, comme les Saturnides et d'autres, pondent léurs œufs en succession rapide, et meurent ensuite, et que chez les *Psychidæ* à reproduction parthénogénétique l'expulsion des œufs se produit immédiatement après la sortie de la chrysalide, suivie aussitôt de la mort, de telle sorte que toute la durée de l'imago se réduit à une couple d'heures. Personne n'aura l'idée de regarder cette brièveté de la durée de la vie comme la disposition primitive chez les papillons, pas plus que l'absence d'ailes chez les *Psychidæ* femelles; on a donc manifestement affaire ici à un raccourcissement de la durée de la vie.

Mais a-t-on le droit de parler ici d'une influence mortelle de la reproduction? On pourra dire certainement que ces insectes meurent d'épuisement, qu'ils ont usé leurs forces vitales dans ce dernier effort de la ponte pour les femelles, de l'accouplement pour les mâles. La cause la plus immédiate de la mort est, en fait, la reproduction, mais il y en a une, plus lointaine et plus profonde, dans la fixation des forces vitales à la durée et aux efforts de la période de reproduction. Nous en avons une excellente preuve dans ces *Psychidæ* femelles qui ne prennent pas de nourriture à l'état d'imago. Elles ont encore une bouche et un canal intestinal complet, mais elles n'ont plus de trompe, et ne prennent ni une goutte d'eau ni aucune autre nourriture; elles demeurent dans un état de somnolence des jours durant, des semaines entières, jusqu'à ce que l'accouplement se produise, puis elles pondent leurs œufs, et meurent. Elles n'auraient certainement pas rompu avec l'habitude de butiner le miel sur les fleurs, à la façon des Lépidoptères crépusculaires et diurnes, si la provision de nourriture qui avait pu passer de la chenille au papillon, sous forme de corps adipeux, n'avait pas suffi précisément à entretenir la vie jusqu'à l'achèvement de la ponte. Le renoncement à l'alimentation démontre que la prolongation de la durée de la vie au delà de la reproduction n'était pas dans l'intérêt de la conservation de l'espèce.

Mais la mort n'est pas nécessairement une conséquence de la reproduction : nous en avons la preuve dans la période d'involution ou de vieillesse qui se présente chez les Métazoaires supérieurs. Je ne puis pas croire que ce soit à moi que Gœtte s'adresse quand il fait valoir, « qu'on ne peut pas considérer les phénomènes d'involution comme la cause générale de la mort des animaux » : c'est plutôt à l'opinion courante, puisque j'ai formellement déclaré moi-même que « la mort n'est pas toujours précédée d'une période d'involution ou de vieillesse » [1].

Pour étudier d'une façon approfondie les causes qui ont amené cette période chez les Métazoaires supérieurs, on manque encore de matériaux, des plus primitifs même, car nous ignorons complètement dans quelle partie du règne animal cette période se présente pour la première fois. Nous ne pouvons même pas apprécier exactement de combien la durée de la vie l'emporte sur la période d'aptitude à la reproduction, et connaître la valeur de cette dernière partie de la vie de l'individu pour l'existence de l'espèce.

C'est dans cette direction que nous aurons principalement à chercher la signification de la période de vieillesse ; pour l'homme on pourrait citer bien des cas relatifs à l'utilité, pour les enfants, des soins prolongés des adultes ; on pourrait rappeler peut-être aussi les avantages de la collaboration des individus plus âgés pour la société humaine, et par suite pour l'accroissement de ses forces intellectuelles, et indirectement pour la conservation de l'espèce. Mais dès qu'on fait un pas en arrière, quand on n'irait que jusqu'aux singes, on manque de faits précis, car nous ne savons pas à quel âge parviennent les singes, ni quand se termine leur période de reproduction, et nous ne le saurons pas de sitôt.

J'arrête ici mes considérations, sans conclure d'ailleurs, car il resterait encore beaucoup à dire sur les questions que j'ai abordées dans cette enquête. Je crois néanmoins avoir éclairé d'un jour nouveau quelques points importants, et je résumerai les résultats de mon étude sous la forme abrégée des propositions suivantes :

1. La mort naturelle se produit seulement chez les êtres multicellulaires ; les êtres unicellulaires ne la connaissent pas encore : le processus d'enkystement des êtres unicellulaires n'est en aucune façon comparable à la mort.

2. La mort naturelle se produit d'abord chez les Métazoaires inférieurs (les Hétéroplastides) par la limitation de l'ensemble des cellules à une seule génération, et par la limitation des cellules somatiques ou corporelles proprement dites à une durée restreinte ; plus tard, chez les Métazoaires supérieurs ces cellules somatiques ont été limitées à plusieurs générations, et la vie s'est prolongée d'une façon correspondante.

(1) Voir *La Durée de la Vie*.

3. Cette fixation a marché parallèlement avec la différenciation des cellules de l'organisme d'après le principe de la division du travail en cellules de reproduction, et en cellules somatiques, et a été rendue possible par des processus de sélection.

4. La loi fondamentale de la biogenèse n'a de valeur que pour les êtres multicellulaires, elle est sans application pour les êtres uni-cellulaires; elle est basée d'une part sur la reproduction par divi-sion chez les Monoplastides (unicellulaires), de l'autre sur la néces-sité imposée par la reproduction sexuelle de la conservation d'une phase de développement unicellulaire chez les Polyplastides (mul-ticellulaires).

5. Comme la mort elle-même, la durée plus ou moins longue de la vie est uniquement une affaire d'adaptation; la mort n'est pas un attribut essentiel de la substance vivante, elle n'est pas non plus liée nécessairement à la reproduction, elle n'en est pas une conséquence nécessaire.

Pour conclure, on pourrait formuler explicitement la pensée cachée jusqu'à présent entre les lignes, à savoir, qu'inversement la reproduction n'a pas été introduite tout d'abord avec la mort, mais qu'elle est plutôt en vérité un attribut essentiel de la matière vivante, comme la croissance dont elle est issue. On ne peut pas plus voir dans la vie quelque chose de durable, sans elle, que sans la faculté de l'alimentation et du métabolisme. La vie est quelque chose qui dure, sans être soumis à des interruptions périodiques; depuis qu'elle a fait son apparition sur la terre dans les formes inférieures, elle a continué de durer sans interruption; ses formes se sont seulement modifiées, et tous les individus de toutes les formes, mêmes des formes supérieures, qui vivent aujourd'hui, dérivent de ces premières formes inférieures par une filiation interrompue; il y a une continuité parfaite dans la vie.

III

DE L'HÉRÉDITÉ

DE L'HÉRÉDITÉ

AVANT-PROPOS.

Le mémoire qui suit a été lu à l'occasion de la réunion publique tenue lors de la remise entre mes mains de la charge de vice-recteur de l'Université de Fribourg, dans l'*Aula* de cette ville, le 21 Juin 1883. Il a paru, pour la première fois, à la fin d'Août de cette année. Mais comme il n'y a eu de cette édition que quelques exemplaires en librairie, j'en publie ici une seconde édition qui diffère de la première par quelques corrections et additions.

Le titre demande une explication. Ce n'est pas le problème tout entier de l'Hérédité qui doit être traité ici, c'est seulement un de ses côtés; celui de l'Hérédité des caractères acquis, admise jusqu'à présent; et je n'ai pu étudier ce côté sans revenir à la base de tous les phénomènes de l'hérédité, et indiquer la substance à laquelle celle-ci doit être liée. A mon sens, celle-ci ne peut être que la substance des cellules germinatives, et elle transmet d'abord ses tendances héréditaires d'une génération à l'autre sans changements, et sans subir l'influence des destinées de ceux qui la portent, c'est-à-dire, des individus. Si ces opinions, qui sont plutôt indiquées qu'expliquées avec détails, se trouvent être justes, l'idée que nous nous faisons au sujet des transformations des espèces aura également à subir un remaniement complet, car tout le système de la transformation par l'usage et la désuétude, édifié et fréquemment utilisé par Lamarck et par Darwin, devra être abandonné.

D'après la nature même du présent travail, qui est, en effet, une simple conférence et non un traité complet, je n'ai pu donner que des indications et non une description épuisant la matière. J'ai également renoncé à donner des détails ultérieurs dans un appendice, et ceci surtout parce qu'il ne m'aurait pas été possible d'embrasser tout ce vaste sujet, et parce que j'espère en outre revenir à ces questions dans l'avenir, guidé par de nouvelles expériences et de nouvelles observations.

J'ai été très heureux de voir, entre temps, qu'un savant aussi considérable que Pflüger [1] est arrivé, d'un autre point de départ, à la même opinion, qui représente la base de l'idée développée ici, que l'hérédité repose sur la continuité des molécules germinatives, à travers les générations.

A. W.

1. Pflüger. *Ueber den Einfluss der Schwerkraft auf die Theilung der Zellen und auf die Entwicklung des Embryo.* (*Arch. f. Physiol.,* tome XXXII, p. 68, 1883.)

DE L'HÉRÉDITÉ

D'après nos traditions le Vice-recteur doit prendre possession
de sa charge en prononçant un discours dont le sujet est laissé à
son libre choix. Je me permettrai aujourd'hui de vous exposer
mes idées sur un problème de nature biologique, dans ses traits
généraux, je veux parler du problème de l'Hérédité. Je veux parler de l'hérédité, cette base de toutes les facultés de persistance
des formes organiques, si claire pour le profane dépourvu de préjugés, et n'ayant besoin d'aucune explication particulière, si trou-
blante pour celui qui réfléchit à la multiplicité infinie de ses manifestations, et si problématique dans son existence propre. Un
excellent physiologiste n'a-t-il pas dit tout dernièrement encore :
« Quel qu'ait été le nombre des mains occupées à briser les cachets
qui ferment à notre entendement la théorie de l'hérédité, le succès obtenu par leurs travaux a été peu important, et c'est avec
une certaine raison qu'on commence à ne conserver que peu d'espoir dans les résultats de nouveaux travaux entrepris dans cette
direction. Néanmoins, il faut voir de temps en temps à quel point
nous en sommes [1] ».

Certainement il faut toujours à nouveau examiner cette question, car il ne s'agit pas ici de phénomènes, qui, d'après leur nature, doivent rester inaccessibles à l'homme; au contraire, seul
l'enchevêtrement considérable des phénomènes, dont on n'a pas
réussi à se rendre maître, nous a arrêtés jusqu'à présent; et
nous ne sommes certainement pas arrivés encore aux limites des
connaissances possibles.

L'hérédité a, sous ce rapport, quelque ressemblance avec cer-

1. Victor Hensen, dans sa *Physiologie der Zeugung,* Leipzig 1881, p. 216.

tains problèmes anatomo-physiologiques, par exemple avec celui de la fonction du cerveau humain. La structure de celui-ci, avec ses millions de fibres et de cellules nerveuses, est si extraordinairement compliquée, qu'on en est à désespérer de jamais pouvoir les embrasser complètement d'un coup d'œil, quoique chaque fibre isolée puisse fort bien être aperçue et être assez fréquemment montrée dans ses rapports avec la cellule nerveuse la plus voisine, et quoique la fonction — autant qu'on en peut juger — de bien des groupes d'éléments nerveux ait pu être déjà établie. Mais les nombreux enchevêtrements des cellules et des fibres ne paraissent pas pouvoir être débrouillés, et il paraît impossible de pénétrer la fonction de chaque élément isolé. On a cependant commencé maintenant, non sans succès, à entamer ce nœud gordien, et on ne peut dire jusqu'à quel point la persévérance humaine réussira à pénétrer le mécanisme du cerveau, et à déduire de ces innombrables détails une vue d'ensemble et un principe général. Mais il est certain que ce travail sera considérablement avancé si l'on s'efforce en même temps de pénétrer plus profondément dans la structure et l'activité des formes les plus basses du système nerveux, comme celles qui se présentent chez les polypes et les méduses, puis chez les vers et les animaux articulés. Pareillement, je crois qu'on ne doit point perdre l'espoir d'arriver à une connaissance satisfaisante des phénomènes de l'hérédité, à condition que l'on ne tienne pas seulement compte des formes les plus compliquées qui se présentent chez les animaux de l'ordre le plus élevé, mais que l'on étudie également ceux qui appartiennent à la catégorie la plus basse et la plus simple.

On sait suffisamment ce que l'on veut dire en parlant de l'hérédité ; c'est la particularité de tous les organismes de transmettre à leurs descendants leur propre manière d'être : de l'œuf de l'aigle il sort de nouveau un aigle, et un aigle de la même espèce, et non seulement le type général ; pour parler le langage de la zoologie, le caractère de l'espèce est transmis à la génération suivante, mais en même temps les particularités individuelles sont également transmises ; les enfants ressemblent aux parents, non seulement chez les hommes, mais également chez les animaux, comme nous le savons déjà par les essais de sélection de Jacob sur les brebis blanches du Liban.

Mais sur quoi repose cette particularité générale des organismes ?

C'est sans doute Haeckel qui a été le premier à appeler la reproduction « une excroissance de l'individu » et il a essayé de rendre l'hérédité plus compréhensible en la considérant comme une simple continuation de croissance. On pourrait facilement prendre cette définition comme un simple jeu de mots; mais elle est mieux que cela, et si on l'applique avec justesse, cette façon de comprendre la chose indique le seul chemin qui puisse mener à l'intelligence du fait, à ce qu'il me semble.

Les organismes unicellulaires, tels que les Rhizopodes et les Infusoires, se multiplient en se divisant; ils grandissent jusqu'à un certain point, et se divisent ensuite en deux moitiés identiques non seulement en grandeur, mais aussi en structure, et dont aucune ne peut être considérée comme plus jeune ou plus âgée que l'autre. Les organismes de ce genre possèdent dans un certain sens l'immortalité si ardemment convoitée par leurs frères doués de la plus haute organisation, ils peuvent bien être détruits, mais si un heureux hasard les protège d'une mort violente, ils continuent toujours à vivre, et n'ont besoin que de réduire de temps en temps leur masse corporelle, qui augmente, en se divisant en deux. Tous les individus de ces espèces unicellulaires, qui vivent de nos jours sur la terre, sont donc plus âgés que la race humaine prise dans son ensemble; ils sont presque aussi âgés que la vie terrestre l'est elle-même.

Par de pareils organismes, nous comprenons jusqu'à un certain degré pourquoi le rejeton ressemble à son ancêtre; il est, en effet, un fragment de celui-ci. Mais la question de savoir pourquoi le fragment doit être semblable au tout nous amène vers un nouveau problème, celui de l'assimilation, qui attend également encore sa solution. Cependant il demeure certain que les organismes possèdent la faculté d'absorber certaines matières étrangères — des aliments — qu'elles transforment en leur propre substance corporelle.

L'hérédité repose, chez ces organismes unicellullaires, sur la continuité de l'individu, dont la substance corporelle augmente constamment par l'assimilation.

Mais comment les choses se passent-elles pour les organismes multicellullaires, qui ne se reproduisent pas par une simple division, et chez lesquels l'ensemble de la masse corporelle tout entière ne se transfère pas chez les rejetons?

Chez tous les animaux multicellulaires, la reproduction sexuelle forme le fond de leur multiplication; nulle part elle ne manque complètement, et chez le plus grand nombre elle forme le mode unique de multiplication. Ici la reproduction est liée à des cellules particulières, qu'on peut et doit opposer comme cellules germinatives aux cellules qui forment le corps lui-même, car elles jouent un rôle tout à fait différent de celui de ces dernières. Elles n'ont pas d'importance pour la vie de celui qui les porte [1], mais elles seules conservent l'espèce, car chacune d'elles, dans certaines circonstances, peut de nouveau se développer en un organisme complet, de la même espèce que celui de ses parents, présentant plus ou moins toutes les particularités individuelles de ceux-ci. Comment la transmission de qualités paternelles s'opère-t-elle chez les descendants ? Comment une cellule germinative arrive-t-elle à pouvoir reproduire le corps tout entier dans tous ses détails ?

S'il ne s'agissait là que de la continuité de la substance des cellules germinatives d'une génération à l'autre, on s'en tirerait facilement, car cette conformité peut être prouvée dans certains cas, et est très probable dans tous. Chez certains insectes le développement de l'œuf en embryon — ce qu'on appelle le processus de segmentation — commence par le détachement de quelques petites cellules du corps principal de l'œuf ; ce sont là les cellules germinatives qui, enfermées dans l'intérieur de l'animal deviennent plus tard ses organes de reproduction. Chez certains petits crustacés d'eau douce (Daphnoïdes) les cellules germinatives se séparent non pas au début du processus de segmentation, mais très tôt pendant la durée de ce processus, lorsque l'œuf ne s'est pas encore divisé en plus de trente cellules, et ici également elles forment plus tard des organes reproducteurs de l'animal. Chez la *Sagitta*, un ver nageant librement dans la mer, la séparation des cellules germinatives des cellules du corps se produit plus tard encore, au temps où la segmentation est terminée ; et chez les animaux vertébrés cette séparation n'arrive qu'après que l'embryon est entièrement formé. Comme maintenant il existe — la preuve en est dans son développement — une profonde opposition entre la substance du « plasma » des cellules germinatives immortelles, et celle des cellules somatiques périssables, nous ne pouvons pas expliquer autrement ces faits qu'en disant que dans la cellule germinative il existe actuellement deux espèces de Plasma, qui, après le développement embryonnaire, se séparent tôt ou tard sous forme de deux groupes distincts de cellules.

Au point de vue de la question de l'hérédité cela ne fait évidemment aucune différence de savoir si cette séparation se produit plus tôt ou plus tard, en ce que la constitution de la molécule du plasma germinatif était déjà établie avant le commencement du

---

1. C'est-à-dire pour la conservation de sa vie.

développement. De même que nous sommes obligés de reconnaître théoriquement à toutes les molécules du plasma la faculté de croître, c'est-à-dire de s'assimiler des matières nutritives, de même, si nous voulons comprendre la croissance et la multiplication des cellules, il faut accorder que les molécules du plasma germinatif pourront également croître et se multiplier dans des conditions favorables, sans que pour cela leur nature soit changée, et sans que les tendances héréditaires, dont elles sont porteurs, soient modifiées. On pourrait donc fort bien imaginer que les cellules germinatives se séparassent encore beaucoup plus tard des cellules somatiques, que dans les exemples que nous venons d'indiquer, et je crois, en effet, connaître des cas [1], dans lesquels cette séparation n'est pas seulement remise jusqu'après la formation complète de l'animal provenant du germe, mais même ne s'effectue qu'après quelques générations entières, c'est-à-dire chez les bourgeons produits par le premier individu. Ici je ne trouve également aucune raison pour supposer que les tendances héréditaires de la molécule germinative devraient être modifiées par suite du long ajournement de leur séparation des molécules somatiques, et l'observation confirme cette conclusion théorique, car de l'œuf d'une Méduse née de polypes par bourgeonnement, il sort d'abord non une Méduse mais un polype. Les molécules de plasma germinatif qui font partie d'abord du Polype, et ensuite du bourgeon des Méduses, et ne se séparent des cellules corporelles que dans les bourgeons pour former alors des cellules germinatives particulières, possèdent toujours l'aptitude à donner naissance à un Polype.

Nous avons donc, de la sorte, pour la reproduction des êtres multicellulaires le même processus que pour celle des animaux unicellulaires; une division continue de la cellule germinative, et la différence ne consiste que dans le fait qu'ici la cellule germinative ne forme pas l'individu tout entier, mais que celle-ci est entourée de plusieurs, de milliers, je dirai même de millions et de billions de cellules somatiques, dont l'ensemble seulement forme l'unité supérieure de l'individu. Il faudra donc préciser le problème posé plus haut : « Comment se fait-il que cette unique cellule germinative contienne en elle l'ébauche de tout l'individu d'une structure si compliquée ? » et demander : « Comment se fait-il que le plasma des cellules germinatives contienne en puissance

____

1. Voyez : Weismann. *Die Entstehung der Sexualzellen bei den Hydromedusen*, Iéna. 1883.

chez les animaux d'ordre supérieur le plasma somatique [1], et cela avec toutes ses qualités spécifiques? »

Le problème que soulève cette question se dessine d'une façon plus nette encore lorsqu'on l'applique à un des cas présents, comme à la formation des animaux multicellulaires par les animaux unicellulaires. Que ces premiers soient sortis des derniers, cela n'est point douteux, et on peut indiquer le principe physiologique d'après lequel le fait s'est produit : c'est le principe de la division du travail. Dans le courant du développement phylétique du monde organique, il a dû d'abord arriver que plusieurs individus nés les uns des autres par la division ne se sont pas séparés de suite, mais ont continué à vivre en commun, d'abord comme éléments d'une valeur absolument égale, dont chacun conservait toutes les fonctions animales, et par suite aussi celle de la reproduction. Il existe encore de nos jours des colonies de cellules de ce genre, comme le prouve la *Magosphaera planula* de Haeckel [2]. C'est dans de pareilles colonies que plus tard la séparation du travail a produit la différenciation de chaque cellule, de telle façon, par exemple, que certaines cellules seulement remplissaient les fonctions de nutrition et de locomotion alors que certaines autres cellules servaient exclusivement à la reproduction. Il a dû se former ainsi des colonies qui étaient composées de cellules germinatives et de cellules somatiques, et c'est chez elles que probablement s'est manifesté en premier lieu le phénomène de la mort individuelle, en ce que les cellules corporelles périssaient après un certain temps, tandis que les cellules germinatives gardaient l'immortalité qu'elles tenaient des Protozoaires. Comment serait-il donc possible que dans une pareille colonie une espèce de cellule fût toujours en état de produire l'autre à nouveau au moyen de la division? Elle n'a cependant toujours produit avant la différenciation de la colonie que des cellules de son espèce; comment pourrait-elle maintenant, après que l'un des produits de la division a changé de nature, avoir également changé dans sa nature à tel point qu'il en sortirait des cellules dissemblables?

Il se présente deux suppositions pour arriver à résoudre cette

---

1. Ou plus exactement, « un plasma qui est capable de se développer en cellules somatiques », car avant le commencement du développement on doit se figurer le plasma germinatif comme étant de même nature. (Voir plus loin.)

2. Il est douteux qu'on puisse considérer la *Magosphaera* comme l'état mûr de l'espèce, mais rien n'empêche de supposer qu'il y a eu des espèces ayant vécu, ou qui vivent encore, chez lesquelles la sphère ciliée reste unie jusqu'à l'enkystement, c'est-à-dire jusqu'à la reproduction de chaque cellule isolée.

énigme. On pourrait se tourner vers le vieux *nisus formativus,*
auquel on a depuis longtemps renoncé, ou comme on peut l'appeler de nos jours avec plus d'à-propos, vers une force de développement phylétique, qui fait que les organismes se transforment
de temps en temps d'une certaine façon, en vertu d'une *vis a
tergo,* une force téléologique, qui, sans relation avec les conditions vitales extérieures aux organismes, conduit à des transformations toujours nouvelles. Cette hypothèse laisserait cependant in-
expliquées les nombreuses adaptations que nous admirons chez
chaque organisme, et ne pourrait d'ailleurs pas passer pour une
explication scientifique.

On pourrait alors supposer que les cellules secondaires de la
colonie, différenciées en cellules somatiques par l'adaptation aux
conditions de la vie, réagissent sur les autres, sur les cellules de
reproduction, qu'elles lui cèdent des parcelles qui transforme-
raient leur nature au point qu'elles seraient contraintes de se partager lors de la division suivante, en deux moitiés inégales.

A première vue cette hypothèse paraît acceptable. Que des parcelles des cellules corporelles puissent être cédées aux cellules germinatives, cela n'est pas seulement concevable, mais cela repose
sur l'hypothèse d'après laquelle les cellules germinatives sont
nourries par les cellules somatiques. Mais si l'on y regarde de plus
près, on se heurte à de grandes difficultés. D'abord, il n'arrive
jamais — comme nous l'avons déjà indiqué plus haut — que pendant la nutrition les molécules d'un corps étranger sont simplement ajoutées [1] à celles de l'organisme qui se nourrit : elles sont
au contraire — autant que nous pouvons le savoir — assimilées,
c'est-à-dire transformées en molécules de ce dernier. Mais même en
admettant que les cellules corporelles en croissance pourraient céder un certain nombre de leurs propres molécules aux cellules
germinatives en croissance pour y être déposées sans altération
aucune, et pour être, à la prochaine division, séparées de nouveau
pour devenir les cellules somatiques de la génération suivante, on
ne gagnerait pas grand chose. Comment pourrait-on, en effet, se
représenter le processus, si la colonie devenait plus complexe, si
le nombre des cellules corporelles devenait plus considérable, de
façon qu'elles entourassent les cellules germinatives de plusieurs
couches, et qu'en même temps la division du travail, faisant de
nouveaux progrès, produisît une quantité de cellules et de tissus

---

1. Ou, les cellules nutritives de l'œuf telles qu'elles se présentent chez beaucoup
d'animaux forment-elles une exception?

de diverse nature, qui tous devraient de nouveau provenir d'une cellule germinative unique? Chacune d'elles devrait alors céder des molécules spécifiques à la cellule germinative; mais il est certain que dans ce cas, celles-là se trouveraient très avantagées, qui seraient au contact immédiat de la cellule germinative, par rapport à celles qui se trouveraient à une distance plus grande. Mais, si chacune de ces dernières doit envoyer le même nombre de molécules à chacune des cellules germinatives, il faut alors que nous fassions abstraction de tous les faits de la physique et de la physiologie, pour nous rejeter sur des affinités de ces molécules avec les cellules germinatives, affinités dont nous ne savons absolument rien, et dont la formation et la réglementation, — même si nous voulons admettre leur existence — si nous supposons que la différenciation soit acquise par la colonie toute formée, reste tout à fait incompréhensible. Il faut alors ajouter encore à leurs agissements mystérieux d'autres forces inconnues qui y mettent de l'ordre, et qui feraient que ces molécules immigrées [1] dans la cellule germinative se rangeraient les unes à l'égard des autres de manière à ce qu'il y eût correspondance avec l'ordre dans lequel elles se sépareront plus tard, sous la forme de cellules autonomes. Bref, nous nous perdons ici dans un fouillis d'hypothèses sans fondement.

On sait que Darwin, pour expliquer les phénomènes de l'hérédité, a présenté une hypothèse qui se rapproche fort de celle que nous venons de discuter. Il suffit de substituer au mot *molécules* l'expression de *gemmules*, et on aura l'idée fondamentale de la Pangenèse de Darwin. Des particules d'une exiguïté extraordinaire doivent en tout temps se détacher de toutes les cellules du corps et se réunir et se ranger dans les cellules germinales, de façon à ce que tout changement que subit l'organisme à un moment quelconque de sa vie puisse être représenté dans la cellule-germe [2]. Darwin croyait ainsi pouvoir rendre compréhensible l'hérédité des caractères acquis, qu'il croyait nécessaire pour le processus du développement des espèces; il a d'ailleurs désigné lui-même son hypothèse comme étant provisoire, comme l'expression de ce que nous savons en ce moment de ces phénomènes, mais nullement comme d'une explication satisfaisante et finale.

Il est toujours dangereux d'admettre des forces absolument

1. Plus exactement : autant de molécules qu'il y a de cellules de cette espèce dans l'organisme adulte.

2. Voir **Darwin** : *Variation des Animaux et des Plantes à l'état domestique,* traduction Barbier, vol. II, chap. XXVII.

nouvelles simplement pour expliquer des phénomènes qu'on ne peut déduire immédiatement des forces connues, et il est certainement urgent de chercher à trouver une explication dans une autre voie.

Je crois la chose possible, si nous admettons qu'il n'existe pas, dans le sens vrai du mot, de changements acquis dans la marche du développement du monde organique, et qu'au contraire tous les changements proviennent de modifications primaires des germes.

A propos de l'exemple de la colonie dont les cellules se différencient en cellules somatiques et cellules germinatives, dont nous venons de parler, on peut évidemment faire encore une troisième supposition; on peut se figurer que la différenciation des cellules corporelles n'a pas seulement été acquise par elles-mêmes, mais qu'elle a été préparée par des transformations dans la structure moléculaire de la cellule germinative, d'où est sortie la colonie.

Si l'idée qui domine actuellement est généralement juste, d'après laquelle le changement des conditions extérieures (dans le sens le plus large) joint à la sélection peut produire des transformations durables dans un organisme, il faut qu'elle s'applique aussi bien à l'organisme unicellulaire, à l'organisme multicellulaire homogène, et au véritable organisme métazoaire. Si maintenant cette colonie hypothétique de cellules similaires réussissait mieux dans les cas où pour quelque raison extérieure, les molécules des cellules germinatives ne se répartissaient pas également dans l'organisme résultant, au cours du développement de la colonie, il pourrait y avoir une tendance à la perpétuation de la modification, là où elle se montrerait, en raison de la variabilité qui existe toujours, et le résultat en serait que les cellules de la colonie adulte seraient hétérogènes — nous aurions donc une colonie hétérogène dont les cellules seraient déjà hétérogènes dès le début parce que l'ordre des molécules se serait transformé dans la cellule germinale. Rien n'empêche d'ailleurs de supposer qu'en même temps la qualité d'une partie d'une molécule pourrait être soumise à des transformations ultérieures, car les molécules ont une nature complexe et peuvent se disjoindre ou se combiner.

Mais si maintenant la cellule germinative s'est changée de telle façon qu'elle doive produire par une division continue une colonie hétérogène, la génération suivante de cellules germinatives devra faire exactement de même, parce qu'elle ne présente en fait que des fragments de la cellule germinale antérieure, et se compose du même protoplasma, et du même plasma germinatif que celle-ci.

Dans cette façon d'envisager les choses, la manière dont on se figure que la différenciation ultérieure de la colonie est présente *in potentia* dans la cellule reproductrice n'a que peu d'importance. Il peut y avoir là une modification dans l'arrangement moléculaire, ou une transformation de la composition chimique des molécules, ou l'une et l'autre à la fois : le fait important est que la transformation provient originellement de quelque modification dans la cellule germinale, tout comme cela est aujourd'hui encore le cas dans l'Ontogénie. — Personne ne doute que ce soit dans la structure intime de la cellule germinale que réside la cause qui lui fait parcourir telle ou telle forme de segmentation, et qui fait qu'elle devient finalement telle ou telle espèce, et que là, la différenciation moléculaire — qu'elle existe dès le commencement, ou qu'elle ne se présente que dans le courant du développement [1] — et l'arrangement des molécules en groupes définis

1. Je ne me suis pas occupé, dans le texte, d'une façon plus détaillée de la question de savoir si les molécules du plasma de la cellule germinative doivent être considérées comme ayant été, à l'origine, de même nature, parce que cela m'aurait trop détourné de mon véritable but. Mais comme Pflüger a tiré, entretemps, de ses observations importantes sur l'œuf des Batraciens la conclusion que la cellule-œuf ne contient qu'une espèce de molécules, je ne puis négliger de faire remarquer que par suite de mes idées, j'ai été amené à la même conclusion. Si, en effet, l'hérédité repose sur la continuité du plasma germinatif, il faut que dans le développement de la cellule germinative en organisme une partie du plasma germinatif reste inaltérée, afin que les cellules germinatives du nouvel individu puissent se former. Ce reste de plasma germinatif ne peut jamais être bien grand, et, dans bien des cas, par exemple chez les Hydroïdes, il doit en plus se partager considérablement, parce qu'il doit fournir la matière nécessaire à la formation d'une grande quantité d'individus. Si maintenant, le plasma germinatif était composé de différentes espèces de molécules, on ne pourrait pas voir comment ces molécules, lors de leur dispersion dans toute une colonie d'individus, resteraient réunies exactement dans la même combinaison que celle qui constitue justement le plasma germinatif de l'espèce en question. Il faudra donc que nous admettions soit une seule espèce de molécules germinatives pour chaque espèce, soit alors des forces qui lient les unes aux autres les différentes espèces de molécules, et cela exactement dans la combinaison désirée. Ceci signifie d'ailleurs strictement ce que signifie la première alternative, car les molécules sont, en effet, des groupes d'atomes réunis, d'une façon plus ou moins compliquée, et ne pourrons guère nous représenter les molécules germinatives comme suffisamment compliquées, lorsque nous songeons que la structure toute entière de l'animal, dans tous ses plus petits détails, leur est déjà actuellement donnée. Une combinaison stable d'un grand nombre de molécules est, en effet, une molécule, une molécule d'un ordre plus élevé, une molécule très compliquée. Il ne peut se présenter une différence entre les molécules du plasma de la cellule germinative qu'au cours du développement embryonnaire.

jouent un rôle qu'on peut presque directement apercevoir chez certaines espèces, où la première segmentation montre déjà une moitié opaque et une moitié claire, ou comme chez certaines méduses où l'on voit une couche corticale granuleuse et une partie centrale claire, correspondant aux cellules ectodermiques et endodermiques qui surviennent plus tard. Ces différenciations ne sont, à vrai dire, que le côté le plus visible de la structure moléculaire de ces cellules; cela démontre néanmoins que nous nous trouvons dans la bonne voie, lorsque nous pensons que toutes les différenciations qui se présentent dans le courant de l'Ontogénie dépendent de la structure chimique et physique des molécules de la cellule germinative.

Il est ressorti de l'exemple des plus simples que nous avons choisi tout à l'heure qu'il ne naît que deux espèces de cellules dès la segmentation de la cellule germinative : des cellules corporelles et des cellules germinatives. Et ces dernières doivent posséder exactement la même structure moléculaire que la cellule germinative mère, et il faut également qu'elles passent par les mêmes phases de développement que celle-ci. Il est clair qu'on peut maintenant se figurer la progression du processus de différenciation de l'organisme multicellulaire comme se faisant de la même façon qu'à son début. Des variations dans la structure moléculaire des cellules germinatives se présenteront toujours chez chaque espèce, et doivent pouvoir être augmentées et fixées, si leurs résultats, c'est-à-dire la transformation, sont utiles. La condition de l'hérédité des transformations, c'est uniquement qu'il reste toujours une partie du plasma germinatif inutilisé lors de la segmentation et de la construction ultérieure du corps, c'est à dire qu'il passe inaltéré dans l'organisme, et qu'il devienne tôt ou tard visible sous forme de cellules germinatives. Ce n'est qu'ainsi, me semble-t-il, que l'hérédité des transformations acquises au cours de l'histoire de l'espèce devient en quelque sorte compréhensible; ce n'est qu'ainsi que nous pouvons voir comme quoi il a été possible que la première espèce de cellules corporelles qui se soit formée se soit différenciée pas à pas en des masses toujours plus grandes et plus complexes, car ce n'est que lorsque chaque modification est sortie d'un changement partiel dans les molécules de la cellule germinative, que les cellules reproductrices de la génération suivante peuvent donner naissance aux mêmes modifications dans les cellules qui se sont développées hors d'elles.

De toute façon nous ne pouvons imaginer par quel procédé peut s'opérer la transmission des modifications déterminées par l'action directe des forces extérieures sur les cellules somatiques [1].

La difficulté, l'impossibilité même, qu'il y a d'expliquer clairement la transmission des caractères acquis par une force connue quelconque, nul ne les méconnaît : mais nul n'a été encore jusqu'à douter de l'existence même de celle-ci.

Il y a, à cela, ce me semble, deux raisons. D'un côté, des observations existent qui semblent démontrer l'existence de cette transmission ; et, d'autre part, l'hypothèse de la réalité de cette transmission joue un rôle si important dans l'explication de la transformation des espèces, qu'il a paru qu'on ne pouvait s'en passer.

Évidemment, on est en droit de suspendre son jugement, et d'hésiter avant de déclarer impossible un phénomène, quand on ne peut expliquer celui-ci par l'une quelconque des forces qui nous sont connues : qui voudrait, en effet, supposer que nous connaissons toutes les forces de la nature? D'autre part, cependant, il nous faut procéder avec toutes les précautions possibles quand il s'agit d'invoquer des forces nouvelles, jusqu'ici inconnues : il faut d'abord apporter des faits clairs et certains qui prouvent que les phénomènes supposés existent réellement, ou qu'il est impossible d'éviter d'en supposer l'existence.

Mais on n'est jusqu'ici parvenu ni à démontrer la transmission des caractères acquis, ni à prouver que l'évolution du monde organique ne peut se faire sans le secours de cette transmission.

L'hérédité des caractères acquis n'a jusqu'ici été démontrée, ni par l'observation simple, ni par l'expérimentation [2]. Assurément, la bibliographie renferme un assez grand nombre de cas qui sembleraient montrer que certaines mutilations, la perte des doigts,

---

1. A cette classe de phénomènes appartiennent naturellement les actes de volition qui déterminent l'activité fonctionnelle de certains groupes de cellules. Il est évident que ces impulsions ne prennent pas naissance dans la constitution des tissus en question, mais sont dues à l'action de causes extérieures. L'activité ne naît pas directement par suite de quelque disposition naturelle du germe, mais résulte d'impressions extérieures accidentelles. Un canard domestique utilise ses pattes plus souvent qu'un canard sauvage, et d'une façon différente, mais les changements fonctionnels de ce genre sont la conséquence de modifications dans les conditions extérieures, et ne sont pas dues à la constitution du germe.

2. Pflëger s'exprime ainsi qu'il suit, à ce sujet : « J'ai pris une connaissance complète de tous les faits qui sont invoqués pour démontrer l'hérédité des caractères acquis, c'est-à-dire, des caractères qui ne dépendent pas d'une organisation particulière de l'œuf et de la liqueur séminale qui forment l'individu, mais résultent d'influences extérieures purement accidentelles, qui s'exercent plus tard sur l'organisme. Pas un de ces faits ne démontre la transmission des caractères acquis ». (*Loc. cit.* p. 68.)

les cicatrices de blessures anciennes, etc., peuvent être transmises par hérédité aux descendants; mais dans tous ces cas, l'histoire des antécédents est obscure, et par là, il devient impossible d'en faire la critique scientifique.

On cite souvent, — et c'est là un exemple typique de la valeur scientifique des documents de ce genre, — le cas d'une vache, qui pour une « cause inconnue » perdit sa corne gauche par suppuration, et donna naissance à deux veaux chez qui la corne gauche était rudimentaire. Mais Hensen [1] a fait remarquer avec raison que la perte de la corne a fort bien pu constituer une malformation congénitale, qui a pu se transmettre par hérédité. Les seuls cas qui se puissent discuter au point de vue scientifique sont les résultats bien connus des recherches du physiologiste français Brown-Séquard, résultats relatifs à des cochons d'Inde: il me semble toutefois que l'interprétation de ces résultats demeure discutable. Il s'agit ici de l'hérédité de malformations artificiellement déterminées : la section de nerfs importants, ou même de la moelle épinière, l'ablation de parties du cerveau a déterminé certains troubles, et ceux-ci se sont présentés identiques chez les descendants des animaux mutilés. C'est ainsi que l'épilepsie a été le résultat de la section du grand nerf sciatique; que l'oreille s'est déformée après section du grand sympathique cervical; et que le globe oculaire a subi un prolapsus après section d'une certaine partie du cerveau (corps restiformes); et tous ces effets se seraient transmis par hérédité jusqu'aux 5ᵉ et 6ᵉ générations.

Mais il serait au moins utile de se demander s'il s'agit réellement ici d'une transmission héréditaire, et non d'un phénomène beaucoup plus simple, d'une infection. Dans l'épilepsie, au moins, il serait permis de croire que s'il se produit le passage de quelque poison organisé, par les cellules reproductrices, comme dans la Syphilis : cependant nous ne connaissons rien de la nature de la première de ces deux maladies. Une explication de ce genre ne peut, peut-être, pas être invoquée pour les autres cas; mais il faut se rappeler que les animaux chez qui l'on a déterminé des mutilations nerveuses aussi profondes, sont dans un état maladif, et, s'ils se reproduisent, ils donnent le jour à des descendants en tout cas affaiblis, sur qui les causes de maladie auront aisément prise. A la vérité, ceci n'expliquerait pas pourquoi les descendants présentent toujours exactement la modification pathologique qui a été artificiellement déterminée chez les parents. Mais

1. *Physiologie der Zeugung.*

il convient de faire remarquer que l'identité des symptômes, dans les deux cas, est loin de constituer un cas invariable, car Brown-Séquard lui-même dit que « les modifications dans l'œil étaient extraordinairement variables chez les descendants, et c'est dans quelques cas seulement qu'elles furent exactement identiques à celles qu'on observait chez les parents ».

Néanmoins ces expériences veulent être considérées avec grande attention, mais avant qu'elles ne puissent être acceptées de la science, il faut qu'elles soient à fond soumises à la critique la plus rigoureuse, en ce qui concerne le détail des précautions prises, des recherches de contrôle, etc.

Jusqu'ici, on n'a point prêté une attention suffisante à ces conditions. Les recherches récentes ne sont relatées que dans de courtes notes ou communications, qui ne permettent point de porter un jugement sur leur exactitude, sur les possibilités d'erreur, sur les précautions employées, ni même sur les suites de générations des individus observés. Tant que la série complète des expériences n'aura pas été publiée, on devra dire avec Du Bois Reymond [1] : « Pour parler sincèrement, la transmission héréditaire des particularités acquises demeure une hypothèse, en elle-même tout à fait obscure, et qui ne se déduit que des faits qu'elle essaye d'expliquer ».

La question qui se pose maintenant est de savoir si réellement nous avons besoin de cette hypothèse pour expliquer les faits.

Au premier abord, elle semble certainement nécessaire, et il paraît insensé de vouloir s'en passer. De grands groupes de phénomènes semblent n'être intelligibles qu'avec l'hypothèse de la transmission héréditaire des caractères acquis, tels que les modifications que nous attribuons à l'usage ou à la désuétude des différentes parties, et celles que nous mettons sur le compte de l'action directe du climat. Et encore, comment comprendre l'Instinct comme une « habitude héréditaire » si nous ne supposons pas qu'il s'est développé graduellement par l'hérédité des habitudes acquises au cours de la vie individuelle des générations?

Je vais m'efforcer de démontrer que dans aucun de ces cas, dans la mesure, du moins, où ils reposent sur des faits clairs et indubitables, il n'est nécessaire de recourir à l'hypothèse de la transmission des caractères acquis.

Il semble difficile, presque impossible même, de nier la transmission des caractères acquis, quand nous pensons à l'influence

---

1. Conférence *Ueber die Uebung*, Berlin, 1881.

que l'usage et la désuétude exercent sur des parties ou des organes isolés. Nul n'ignore que Lamarck a tenté d'expliquer par ce principe presque seul, la structure des organismes : selon son avis, le long cou de la girafe a pour cause ses efforts constants pour atteindre aux feuilles des arbres, et la membrane natatoire des pattes des oiseaux serait due à l'extension des orteils lors des efforts faits pour agir sur la plus grande quantité possible d'eau. Il est certain qu'un muscle qui fonctionne fréquemment gagne en dimensions et en forces, que les glandes qui secrètent très souvent, loin de s'amoindrir, deviennent plus grosses, et gagnent en activité fonctionnelle, et toute l'influence de l'exercice des différentes parties du corps revient à ceci, que les organes sont fortifiés par un fonctionnement fréquent. Ceci est également vrai pour le système nerveux, et le pianiste qui exécute avec la rapidité de l'éclair des mouvements combinés déterminés et très compliqués des muscles de la main et des doigts, a, comme l'indique avec raison Du Bois Reymond, exercé non seulement les muscles correspondants, seuls, mais aussi, et à un haut degré, certains groupes ganglionnaires de son cerveau qui donnent naissance à ces combinaisons de mouvements. D'une manière identique, on le sait, d'autres fonctions du cerveau s'accroissent et se fortifient par l'exercice : telle la mémoire, par exemple. Mais il s'agit de savoir si les modifications ainsi acquises par l'exercice, peuvent se transmettre à la génération suivante. La théorie de Lamarck implique naturellement cette transmission, car sans celle-ci, la modification en question ne pourrait se fortifier par l'exercice à travers plusieurs générations successives.

Mais à ceci on peut objecter que partout où, à l'état de nature, un organe se fortifie par l'exercice, cet organe possède une importance déterminée pour la vie de l'individu; dès qu'il en est ainsi, cet organe est soumis à la sélection naturelle, et seuls ces individus survivront qui posséderont cet organe dans la meilleure condition. Mais la perfection de cet organe ne dépend en aucune façon du degré d'exercice auquel il a été soumis durant la vie individuelle; elle dépend avant tout des prédispositions de l'organe dès le germe. L'accroissement que peut subir un organe au cours d'une vie individuelle, par l'exercice, n'est point illimité : il dépend des prédispositions de l'organe. Pas plus que nous ne pouvons, grâce à une nourriture abondante, faire venir du germe d'un nain, un géant, nous ne pouvons par l'exercice faire des muscles d'un individu destiné à être faible, des muscles d'Hercule, ou par des exercices intellectuels multipliés transformer le cerveau d'un futur idiot, en le cerveau d'un Leibnitz ou d'un Kant. Avec une même quantité d'exercice, l'organe qui est prédisposé à devenir vigoureux acquerra un niveau d'activité fonctionnelle plus élevé que l'organe destiné à demeurer faible. Si la sélection naturelle détruit les moins aptes, elle détruit ceux qui, dès le germe, étaient prédisposés à la faiblesse, et le résultat de l'exercice au cours de la vie individuelle n'a aucune importance, car l'intensité de l'exercice doit être à peu près identique chez tous les individus d'une espèce. L'accroissement de forces d'un organe au cours des générations dépend non de la sommation, de l'addition des effets de l'exercice au cours des vies individuelles, mais de la sommation des prédispositions favorables des germes.

A propos de ces critiques, on peut se demander si, en fait, les individus isolés d'une espèce qui se modifie, sont soumis à un exercice ayant partout le même sens, la même intensité. Mais on voit qu'il en est ainsi si l'on considère un exemple défini. Quand le canard sauvage a été domestiqué, et a été renfermé dans la basse-cour, tous les individus ont été, au même degré, obligés de marcher et de se tenir sur leurs pattes, beaucoup plus qu'auparavant, et parallèlement, les muscles de leurs pattes ont présenté une activité fonctionnelle plus grande. Il en sera exactement de même, à l'état de nature, quand un changement quelconque dans les conditions d'existence nécessitera l'emploi plus fréquent d'un organe : aucun individu ne pourra se soustraire à l'obligation de cet emploi plus fréquent, et chaque individu s'efforcera, dans la mesure de ses forces, de s'accommoder aux circonstances nouvelles. La somme de ces forces dépendra des prédispositions du germe, et quand la sélection naturelle opérera, ce sera en apparence sur les individus adultes, mais en réalité sur des germes à prédispositions variables, les unes fortes, les autres faibles.

Mais les exemples de l'atrophie ou de la dégénérescence consécutive à la désuétude des organes imposent les conclusions qui ont été tirées de l'hypertrophie fonctionnelle due à l'exercice.

Darwin a déjà fait remarquer que la dégénérescence de tel organe peut être utile dans certaines conditions : c'est ainsi qu'il est avantageux pour beaucoup de coléoptères de perdre leurs ailes, dans les îles océaniques, comme il l'a montré dans un cas particulier, pour Madère : les individus ayant des ailes mal développées ou tout à fait atrophiées, ont, dans ce cas, un avantage, les vents fréquents ne pouvant les entraîner vers la mer. Il en est de même pour les yeux de la taupe et d'autres mammifères voisins à vie souterraine : le fait que leurs yeux sont très petits et recouverts de poils peut s'expliquer parfaitement par la sélection naturelle. On peut de même considérer comme un avantage réel la disparition complète des membres des serpents, qui peuvent ainsi plus facilement ramper à travers les fissures et les orifices étroits; et l'atrophie des ailes chez l'autruche et le pingouin doit être considérée en partie comme une modification de l'organe du vol en un organe servant au déplacement dans l'air et dans l'eau.

Mais il y a des cas moins faciles à expliquer : je veux parler de ceux où l'atrophie des organes dont il n'est plus fait emploi, est sans utilité directe pour le propriétaire. Quand nous voyons que les yeux des animaux des cavernes — insectes, crustacés, poissons ou amphibiens — sont atrophiés, nous ne pouvons guère tenir cette atrophie pour directement utile à l'animal : il vivrait tout aussi bien dans l'obscurité avec des yeux bien développés et parfaits. Mais ici se présente — ce me semble — un côté très important de la sélection naturelle : je veux parler de sa force de conservation. La survivance du plus apte opère, non seulement la sélection, mais le maintien du meilleur [1]; la lutte pour l'existence ne s'arrête pas après avoir établi un nouveau type spécifique, ou après avoir établi le meilleure adaptation possible aux conditions d'existence internes et externes : elle prend au contraire une forme plus aiguë, de telle sorte que des différences infinitésimales de structure décident de la vie ou la mort.

Les oiseaux de proie sont, de tous les oiseaux, ceux qui possèdent la vue le plus perçante : mais si l'un d'eux naissait occasionnellement, je ne dirai pas avec la vue basse, mais avec une vue moins perçante, il lui serait difficile d'échapper à la mort par inanition, parce qu'il serait toujours dans un état d'infériorité dans la compétition vitale avec ses pareils.

La finesse de la vue de ces oiseaux est donc maintenue par l'action incessante de la sélection naturelle, par l'extermination continuelle de tous les individus moins bien doués au point de vue de la vision. Mais cet état de choses changerait tout à coup si un oiseau de proie d'une certaine espèce se trouvait contraint de vivre dans une obscurité complète. L'état de l'œil deviendrait alors sans importance pour l'existence de l'individu ou pour le maintien de l'espèce : peut-être la vue perçante se transmettrait-elle encore à de nombreuses générations, mais s'il naissait occasionnellement des individus à vue moins parfaite, cette fonction visuelle amoin-

---

1. Si je ne me trompe, Seidlitz a été le premier à mettre en lumière ce côté du processus sélectif. (Voy. Seidlitz : *Die Darwin'sche Theorie*. Leipzig. 1875, p. 198.)

drie se transmettrait ainsi, et ainsi se produiraient des yeux à vue très faible, car des yeux défectueux, mauvais même, seraient sans inconvénient pour ceux qui les possèdent, et par un croisement continu des individus, il se produirait tous les degrés possibles d'aptitude visuelle, et une moyenne moins élevée que celle qui existait avant le moment où l'espèce a commencé à vivre à l'obscurité.

Nous ne connaissons aucune espèce d'oiseau vivant à l'obscurité complète, et il n'est point vraisemblable que nous en découvrions une, mais on connaît des poissons et des amphibiens aveugles, et chez ces animaux les yeux sont petits et cachés sous la peau, mais enfin, ils existent. Il me paraît difficile de concilier ce fait avec l'opinion ordinaire d'après laquelle les yeux de ces animaux doivent leur dégénérescence à la désuétude. Si la désuétude suffisait à amener l'atrophie, la disparition complète d'un organe, toute trace de celui-ci devrait disparaître. Nous savons que, par la section des nerfs olfactifs chez la grenouille, l'organe olfactif dégénère entièrement, et on sait que la dégérénescence et la disparition de l'œil suivent la destruction expérimentale du centre optique du cerveau. Si les effets de la désuétude sont si importants au cours de l'existence individuelle même, nous serions en droit de nous attendre, si ces effets se transmettaient réellement par hérédité, à voir disparaître tout vestige de l'œil chez les espèces cavicoles.

Les cavernes de la Carniole où se trouvent le Protée aveugle, et tant d'autres animaux privés de vue, appartiennent à la formation jurassique, et bien que nous ne sachions pas exactement à quel moment ceux-ci, — le Protée par exemple, — ont commencé à y vivre, l'organisation inférieure de ce dernier montre qu'il doit y exister depuis un temps déjà très long pendant lequel de nombreux milliers de générations de cette espèce ont dû se succéder.

On ne peut donc s'étonner si la dégénérescence de l'œil a déjà atteint une phase assez avancée, même si l'on suppose que celle-ci est simplement due à la cessation de l'influence conservatrice de la sélection naturelle.

Mais cette supposition n'est pas nécessaire, car il y a, lors de la dégénérescence d'un organe, d'autres motifs à considérer : en particulier, le fait que d'autres organes acquièrent une organisation supérieure, qui compense la perte de l'organe en voie de régression ; et que, encore, des parties voisines acquièrent des dimensions plus grandes. Pour peu que ces dernières soient le moins du monde avantageuses, elles se substituent à l'organe que la sélection naturelle ne maintient point à sa perfection.

Mais, avant tout, une certaine sorte de corrélation, que Roux appelle « la lutte des parties dans l'organisme »[1] joue ici un rôle marqué. A peine trouverait-on un seul cas d'atrophie due à la désuétude, où un autre organe quelconque n'acquiert pas un accroissement corrélatif; les animaux aveugles possèdent toujours des organes tactiles, auditifs, et olfactifs très développés, et la régression des muscles du vol chez l'autruche s'accompagne d'un renforcement important de la musculature des extrémités postérieures. — Si seulement la quantité d'aliments dont se nourrit l'organisme demeure la même — et à coup sûr, il en est ainsi pour un temps donné — un afflux considérable vers un organe doit s'accompagner d'une diminution chez d'autres, et cette tendance doit s'accroître de génération en génération, dans la proportion où la sélection naturelle fortifie l'organe en voie de développement, et diminue l'afflux sanguin et le volume de la partie qui diminue.

Sans une sélection naturelle entre les individus, la lutte des parties dans un même organisme ne pourrait encourager une tendance du germe vers la dégénérescence d'un organe; elle pourrait seulement restreindre et réduire le développement d'un organe. — Si donc, comme je le suppose, les caractères acquis ne sont point transmissibles par hérédité, la disposition elle-même sera présente au même degré dans chaque génération successive, mais la réalisation en sera moins parfaite. La disparition complète d'organes rudimentaires ne peut, en tous cas, se produire que par la coopération de la sélection naturelle, et comme l'organe en voie de disparition prend leur place et leur nourriture à d'autres organes bien développés et utiles, la sélection naturelle tendra à l'éliminer totalement. La prédisposition à la faiblesse de l'organe est donc avantageuse, et rien n'empêche de se représenter que ce processus de sélection continuera à s'opérer jusqu'à l'entière disparition de la tendance au développement de cet organe, dans le germe. Mais on voit peut-être le plus nettement, dans les membres des vertébrés et des arthropodes, combien ce travail s'opère lentement, combien des organes rudimentaires persistent longtemps — au moins dans l'embryon — et combien leur disparition totale est chose lente et graduelle.

Chez les vers aveugles, les membres font défaut, assurément, mais il existe encore sous la peau une ceinture scapulaire atrophiée, et il y a peu de temps que l'on a établi le fait

---

1. W. Roux : *Der Kampf der Theile im Organismus,* Leipzig, 1881.

intéressant que des membres antérieurs existent chez les jeunes embryons, sous forme de courts tronçons, qui bientôt disparaissent rapidement et complètement [1]. Chez la plupart des serpents, l'adulte ne présente pas trace de membres : peut-être, cependant, en existe-t-il chez l'embryon. Je rappellerai encore les phases très variables de la régression des membres des salamandres, et les membres antérieurs de l'*Hesperornis,* ce remarquable oiseau denté de la Craie, qui, d'après Marsh [2] possédait seulement un humérus très mince et grêle, qui était sans doute caché sous la peau ; je pourrais rappeler nombre d'exemples analogues. Les puces d'eau (Daphnies) possèdent à l'état embryonnaire, trois paires de machoires très nettes et presque égales en dimensions ; mais de ces trois paires, deux ne tardent pas à disparaître complètement, et chez aucune espèce elles ne se développent en mandibules. Pareillement, chez l'embryon apode des abeilles et guêpes on trouve toujours les trois pattes de leurs ancêtres immédiats.

Il semble cependant qu'il y ait des cas où des variations acquises sont devenues héréditaires sans que la sélection naturelle y joue un rôle actif quelconque. Tel est le cas pour la faiblesse de la vue de l'homme civilisé.

Celle-ci est certainement en partie héréditaire, et jusqu'ici, autant que je le puis savoir, elle a pu être citée comme un exemple d'hérédité de changements acquis, et on a dit que cette faiblesse acquise a pu se transmettre à un léger degré, et que chaque génération successive devient elle-même plus faible de vue par le fait qu'elle s'habitue à regarder les objets de plus près, d'où il suit que la tendance innée à la faiblesse de la vue se fortifie.

Mais il convient de se rappeler que pendant un temps fort long, les différences de réfraction de l'œil de l'homme ont du échapper au contrôle conservateur de la sélection naturelle. Il est certain que dans la lutte pour l'existence un homme aveugle sera éliminé par les hommes doués de vue ; mais la myopie n'empêche pas l'homme de gagner son pain — un lynx, un épervier, une gazelle, ou même un Indien, myopes, seraient anéantis par la sélection, mais un Européen myope, des classes supérieures de la société, trouve à s'occuper et à gagner sa vie. Il doit se produire en matière de vision, des oscillations en plus ou en moins, analogues à celles dont je viens de parler au sujet de l'œil des animaux cavicoles. Si donc nous rencontrons assez souvent la myopie héréditaire

<hr>

1. Born : *Zoologischer Anzeiger.* 1883, n° 150, p. 537.

2. Marsh : *Odontornithes, a Monograph of the extinct toothed Birds of North America.* Washington, 1880.

chez les familles, celle-ci peut fort bien être attribuée à la transmission héréditaire de quelque tendance accidentelle du germe, et non à la transmission de la myopie acquise. Beaucoup de myopes ne doivent nullement leur imperfection à l'hérédité : ils l'ont acquise eux-mêmes, car il est certain qu'un œil normal peut être rendu myope au cours de la vie individuelle, par l'habitude de tenir les objets très rapprochés de l'œil, quand même aucune tendance héréditaire ne serait reconnaissable. La myopie se produira plus aisément, cela est certain, si l'œil présente une tendance correspondante ; mais je ne voudrais as pexpliquer cette prédisposition à la myopie, si fréquente parmi nous, par l'hérédité d'une myopie acquise : je l'expliquerais plutôt par une certaine variabilité de l'œil, conséquence nécessaire de l'absence du contrôle de la sélection naturelle.

On pourrait désigner sous le nom de *Panmixie* cette interruption dans l'influence conservatrice de la sélection, car *tous* les individus peuvent arriver à l'époque reproductrice, et, de la sorte se mélanger, sans que la reproduction soit le privilège de ceux-là seuls qui sont les plus aptes, en ce qui concerne un seul organe, ou tous les organes. Il me paraît que la plus grande partie des variations qui sont attribuées à l'action directe des circonstances extérieures, doivent être attribuées à cette Panmixie : c'est d'elles, par exemple, que dépend la variabilité de la plupart des animaux domestiques.

Quand une oie ou un canard, qui, à l'état de nature, a besoin d'être bon voilier, n'a plus besoin de voler, dans la basse-cour, pour se procurer une abondante quantité de nourriture, une sélection rigoureuse des individus bon voiliers n'est plus nécessaire : elle ne se produit plus parmi les descendants domestiques, et il doit nécessairement, au cours des générations, se produire une dégénérescence de l'organe du vol ; il doit en être de même pour un grand nombre des autres parties et organes de l'oiseau.

Cet exemple montre très nettement que la dégénérescence d'un organe ne dépend pas directement de la désuétude, car, bien que ces oiseaux domestiques utilisent peu leurs ailes, les muscles du vol ne disparaissent point chez eux — comme le montrent les oies roties que l'on sert sur nos tables, — et chez l'oie, tout au moins, il ne semble pas que ces muscles aient subi une dégénérescence le moins du monde marquée.

Les recherches nombreuses et précises que Darwin a faites sur nos volailles domestiques, au moyen de mensurations et de pesées des os, me semblent avoir une signification encore plus étendue que celle qu'il leur attribue. Si, chez les canards domestiques, les os du vol sont à ceux des pattes dans un rapport inférieur à celui qu'ils ont, chez le canard sauvage, et si, comme Darwin le suppose avec beaucoup de raison assurément, ceci ne dépend pas seulement d'une diminution des ailes, mais aussi d'un accroissement des pattes, il n'en faut pas conclure que ce dernier dépend de l'influence héréditaire d'un usage plus fréquent. Il se peut très bien que cela dépende, d'une part de l'absence de l'influence conservatrice de la sélection naturelle, de la Panmixie (qui agit héréditairement), et, d'autre part, de l'influence directe de l'accroissement d'usage au cours de la vie individuelle. Nous ne savons aucunement dans quelle mesure l'accroissement d'usage peut agir dans cette direction au cours de la vie individuelle. Si l'on veut prouver que l'usage et la désuétude produisent des effets héréditaires, directement, et sans le concours de la sélection, il faut domestiquer des animaux sauvages, des canards sauvages par exemple, et conserver *tous* leurs descendants, afin d'exclure l'action de la sélection. Si alors, la 2ᵉ, la 3ᵉ, la 4ᵉ génération des canards ainsi domestiqués présentent, chez tous les individus, les mêmes variations, et si celles-ci s'accroissent de génération en génération, et si, en raison de la nature de ces variations, il convient de les attribuer à l'action de l'usage et de la désuétude, alors peut-être, pourra-t-on considérer comme démontrée l'hérédité de ces effets. Et pourtant, il faudra toujours se rappeler que la domestication agit sur l'organisme, non seulement de manière directe, mais encore d'une façon indirecte, en augmentant la variabilité, la sélection étant suspendue. Mais on n'a point encore fait de recherches de ce genre, avec la précision nécessaire [1].

On considère habituellement que l'origine et les variations des instincts dépendent de l'usage de certains groupes de muscles et de nerfs, au cours de la vie individuelle, et du renforcement graduel du degré d'exercice grâce à la transmission héréditaire des résultats de cet exercice, de génération en génération. Je tiens cette opinion pour totalement erronée, et je crois que tous les instincts naissent uniquement par la sélection, et qu'ils ont leur base non dans l'exercice au cours de la vie individuelle, mais dans des variations du germe.

Pourquoi l'instinct de prendre le vol à la vue des ennemi., par exemple, n'aurait-il pu se constituer par le fait que les individus naturellement craintifs et peureux auraient plus souvent survécu

1. Voy. Darwin : *Variation des Animaux et Plantes*, t. I.

que des individus inattentifs ? On dira, pour combattre cette manière de voir, que les oiseaux des îles inhabitées, qui, au début, ne redoutent point l'homme acquièrent « en peu de générations » l'instinct de la peur de l'homme, et qu'il est impossible que ceci ait pu se produire en si peu de temps par l'action de la sélection. Mais y a-t-il dans ce cas genèse d'un nouvel instinct, ou bien y a-t-il seulement intensification de la perception (*Wahrnehmung* de Schneider) [1] qui a donné naissance à l'instinct de la fuite depuis longtemps existant, par une nouvelle perception, celle de l'homme ? Quelqu'un a-t-il recherché si les jeunes oiseaux de la 2e ou de la 3e génération ont déjà peur de l'homme, ou bien l'expérience acquise au cours de la vie individuelle de l'oiseau n'est-elle pas plutôt notablement en jeu ? Pour ma part je suis porté à croire que l'habitude de fuir l'homme a pris naissance dès la première génération qui a rencontré l'hostilité de l'homme. Voyez par exemple combien le même vol d'oiseaux qui peu auparavant s'ébattait sans crainte autour de l'homme, devient timide et prudent dès que quelques coups de fusil ont été tirés sur lui. Chez l'oiseau, l'intelligence joue déjà un rôle important. Mais il ne suit nullement de là que cette habitude individuelle a dû se transmettre par hérédité, et il se peut fort bien, au contraire, qu'il ait fallu un long processus de sélection avant que la perception de l'homme ait pu éveiller chez les oiseaux jeunes et sans expérience encore, l'instinct de la fuite. Malheureusement, les observations sur ces points ne sont pas, à beaucoup près, suffisamment précises pour nous permettre de conclure.

On cite souvent encore l'exemple du jeune chien d'arrêt, qui, « sans éducation spéciale, et sans avoir eu d'exemples sous les yeux, se mit en arrêt dans une broussaille sous-tropicale, devant un lézard, comme ses ancêtres s'étaient mis en arrêt devant les perdrix de la plaine de Saint-Denis », et qui, sans connaître encore l'effet d'un coup de feu, bondit en avant, en aboyant, à la première détonation, pour rapporter le gibier. Mais il ne faut certainement pas voir là un cas d'hérédité d'images mentales, de souvenir héréditaire de l'effet d'un coup de fusil, par exemple : il y a simplement hérédité de mécanismes réflexes. Le jeune chien bondit lors de la détonation non parce qu'il a reçu par hérédité de ses ancêtres une association d'idées entre le coup de feu et le gibier, mais parce qu'il en a reçu un mécanisme réflexe dont un terme est la perception d'une détonation, et l'autre la tendance à se précipiter

____

1. Voy. *Die Thierische Wille*, Leipzig, 1880.

en avant. Comment cet instinct dû à la perception — *Wahrne'mung-strieb* pour parler comme Schneider — a t-il pris naissanc . . est là une question à laquelle il ne peut être répondu qu'après des recherches nouvelles : il me semble toutefois absolument inconcevable que la sélection artificielle ne joue pas un rôle quelconque ici ; il s'agit, non d'une hérédité d'éducation, mais d'un renforcement d'une prédisposition du germe, renforcement dû à la sélection.

Les nombreux instincts qui ne trouvent à s'exercer qu'une seule fois au cours de l'existence nous montrent fort bien combien il faut être prudent avant d'invoquer les effets héréditaires de l'usage, étant donné que, dans le cas de ces instincts, il ne saurait être question d'exercice. La reine des abeilles ne prend le vol nuptial qu'une seule fois, et pourtant combien sont nombreux et complexes les instincts et mécanismes réflexes qui, dans cette circonstance, entrent en jeu ? Pour beaucoup d'insectes, encore, l'oviposition n'a lieu qu'une seule fois au cours de leur existence, et pourtant, ils savent parfaitement s'ils doivent simplement laisser tomber les œufs à l'eau, ou les attacher, avec soin, à la face inférieure des pierres qui reposent à terre, ou les fixer à quelque espèce végétale déterminée ; ils savent aussi à quelle partie de la plante il convient d'attacher les œufs, et, dans ces cas, il se produit souvent les actes les plus compliqués. C'est une chose surprenante que de guetter la *Rhodites rosae* tandis qu'elle pose ses œufs dans les tissus d'un jeune bouton. Tout d'abord, elle examine le bouton de tous côtés, avec un soin extrême ; elle le tâte avec ses pattes et ses antennes, puis elle introduit lentement son long oviscapte entre les feuilles fortement enroulées du bouton, et, tant qu'il n'a pas atteint le bon endroit, elle le retire et le réintroduit : quand enfin elle est arrivée au point favorable, elle enfonce l'oviscapte lentement, jusqu'à la moelle même du bouton, de telle sorte que les œufs arrivent au point qui, seul, fournit les conditions nécessaires à leur développement. Mais chaque *Rhodites* pond plusieurs fois, et on pourrait dire que l'exercice a pu amener un perfectionnement ; mais à la vérité on ne peut s'attendre à ce que l'exercice fournisse là un perfectionnement notable, étant donné que l'acte n'est guère répété qu'une douzaine de fois, à de courts intervalles, et qu'il est d'une nature extrêmement complexe.

Il en est de même pour l'oviposition de la plupart des insectes. Comment l'exercice a-t-il pu avoir une influence quelconque sur la genèse de l'instinct qui conduit l'un de nos papillons diurnes, la *Vanessa levana,* à déposer ses œufs verts en file unique, allongée, pendant librement du rameau, ou de la feuille, de telle sorte que ces sortes de filaments ressemblent à s'y méprendre, — et de façon à être ainsi protégés, — aux boutons floraux de l'ortie sur laquelle vivent ses chenilles?

Naturellement le papillon ignore l'utilité de sa manière de faire : l'intelligence n'est donc ici nullement en jeu. La manière dont opère l'animal dépend de dispositions anatomiques et physiologiques nombreuses : de la structure de l'ovaire et de l'oviducte, de la maturation simultanée d'un certain nombre d'œufs, et de certains mécanismes réflexes très compliqués qui obligent le papillon à déposer ses œufs sur une certaine partie d'une plante déterminée. Schneider a certainement pleinement raison quand il dit que ce mécanisme est mis en mouvement par une perception qui est fournie par une sensation prenant son origine dans la plante, ou dans une partie de celle-ci, sensation de vue ou d'odorat, ou des deux à la fois [1]. Mais nous ne pouvons, dans ce cas, invoquer l'exercice et l'hérédité des propriétés acquises pour expliquer le phénomène, et l'origine d'un instinct de ce genre ne peut se comprendre que si on la place dans le processus de la sélection.

Les coques protectrices qui entourent de nombreux insectes pendant l'état pupaire appartiennent à la même catégorie, car elles ne sont construites qu'une seule fois au cours de l'existence, et l'exercice fait ici complètement défaut. Et pourtant, ces coques sont souvent remarquablement complexes : qu'on se rappelle le cocon, si dur qu'à peine le peut-on déchirer, que fabrique la chenille du paon de nuit (*Saturna carpini*), et dont le papillon ne pourrait se dégager si un orifice n'était réservé à cet effet; qu'on se rappelle encore que la chrysalide ne serait point protégée contre ses ennemis, si l'orifice n'était muni d'une couronne de poils raides et acérés qui convergent vers l'extérieur, comme dans une nasse, de telle sorte que la larve peut aisément sortir, sans que rien puisse entrer. L'instinct qui conduit à la confection de ce cocon compliqué ne peut avoir été produit que par la sélection, non pas, naturellement, au cours de l'histoire d'*une* espèce, mais au cours de nombreuses espèces successives, par un renforcement toujours plus considérable des phases de la confection du cocon. Nombre d'espèces nous sont actuellement connues qui fabriquent des cocons semblables, mais de moins en moins parfaits, pour arriver enfin au cocon lâche, mais entièrement clos.

---

1. Voy. Schneider, *Die Thierische Wille.*

Le cocon de *Saturnia* ne diffère guère en complexité de la toile d'une araignée; et si le premier peut être construit sans exercice au cours de la vie individuelle, — comme il nous le faut absolument admettre, — il suit que la dernière peut être construite de même, et alors il n'y a aucune base, aucune raison pour invoquer l'hérédité, nullement prouvée, de l'habileté acquise, à l'effet d'expliquer la construction de cette toile, et mille autres cas analogues.

On pourrait objecter que, chez l'homme, en dehors des instincts innés chez tous les individus, il se présente encore les dispositions individuelles spéciales, d'une nature si développée qu'il est impossible qu'elles aient pu naître tout à coup, grâce à des variations de germe individuelles; que ces dispositions, que nous nommons talents, n'ont pu naître non plus par la sélection naturelle, étant donné que la vie ne dépend en aucune façon de leur présence, et qu'il ne subsiste aucune manière d'expliquer leur apparition si l'on n'invoque une sommation, une addition de l'habilité acquise par l'exercice, au cours de la vie individuelle. Ici encore, il nous faudrait nécessairement accepter l'hypothèse de l'hérédité des caractères acquis.

Il faut reconnaître qu'en fait, on ne peut nier que les prédispositions ne puissent être fortifiées par l'exercice au cours de la vie individuelle, et cela d'une façon très marquée, et si les talents, comme le don de la musique, de la peinture, de la sculpture, ou des mathématiques, étaient des valeurs simples, dépendant de la présence ou de l'absence d'un organe déterminé dans le cerveau, on ne pourrait expliquer leur genèse et leur accroissement, — en excluant la sélection naturelle, — qu'en acceptant l'hypothèse de l'accumulation des résultats de l'exercice d'une génération à l'autre. Mais les talents ne dépendent point de la possession d'une partie déterminée de l'encéphale; ce ne sont pas des choses simples, non plus, ce sont des combinaisons de dispositions mentales de nature souvent très complexe, qui ne peuvent dépendre que d'une excitabilité particulière, et d'une conductibilité plus facile de certaines voies nerveuses cérébrales, et aussi d'un développement plus considérable de certaines parties du cerveau. Il me paraît qu'il n'y a aucune preuve montrant que les talents peuvent se fortifier par l'exercice au cours d'une longue série de générations. Tout au plus la famille des Bach nous montre-t-elle que les talents musicaux peuvent se transmettre de génération en génération, et les Bernouilli montrent qu'il en est de même pour les aptitudes mathématiques; mais ceci ne nous apprend rien au sujet de l'ori-

gine de ces talents, et les plus hautes manifestations de ces talents
dans ces deux familles ne se montrent point à la fin de la suite des
générations, comme cela devrait être si les résultats de l'exercice
se transmettent par hérédité, mais au milieu de celle-ci. Et, d'autre part, il arrive souvent que les talents se manifestent soudain
dans des membres isolés d'une famille qu ne s'était point, jusque-
là, illustrée par des manifestations de ce genre. Gauss n'était point
fils d'un mathématicien; le père de Haendel était chirurgien, et
on ne sait rien de ses aptitudes musicales; le Titien était fils et ne-
veu d'avocats, et son frère Francesco Vecellio et lui furent les premiers peintres de la famille dans laquelle naquirent successivement
sept autres artistes de moindre talent. Ceci ne prouve assurément
pas que les dispositions des voies nerveuses du cerveau qui déterminent le talent spécifique, ont surgi toutes équipées chez ces
hommes : ces dispositions existaient certainement déjà chez les
parents, quoiqu'elles ne soient point arrivées à s'exprimer au dehors; mais cela prouve, ce me semble, que le degré élevé des aptitudes dans une direction déterminée, que nous nommons talent,
ne peut se constituer par l'exercice des générations passées, c'est-
à-dire, par l'exercice du cerveau dans la même direction spécifique.

Il me paraît que le talent consiste en une heureuse combinaison
de dispositions psychiques héréditaires, accrues dans un sens particulier, mais d'une façon générale, élevées. Naturellement il est
tout à fait impossible, maintenant, de comprendre comment au
point de vue physiologique, ces combinaisons se constituent; mais
il est très vraisemblable que le croisement des dispositions des parents joue un rôle très important, comme l'a si nettement indiqué
Gœthe, à son propre égard, dans les vers que voici :

> *Vom Vater hab, ich die Statur,*
> *Des Lebens ernstes Führen,*
> *Vom Mütterchen die Frohnatur,*
> *Die Lust zum Fabuliren,* etc.

Le fait que de nombreux talents sont souvent réunis chez le
même individu, et l'apparition de talents élevés, différents, chez
les membres d'une seule et même famille, indiquent que les talents
ne sont, en fait, que des combinaisons déterminées de certaines
dispositions psychiques élevées qui se trouvent dans tout cerveau.
Beaucoup de peintres sont également devenus d'excellents musiciens, et l'on rencontre souvent ces deux talents, à un faible

degré de développement chez le même individu. D'un autre côté,
nous trouvons dans la famille des Feuerbach un jurisconsulte
distingué, une philosophe éminent, et un peintre de beaucoup
de talent, et dans la famille des Mendelssohn, nous rencontrons
un philosophe et un musicien. La fréquente apparition d'un talent
déterminé, correspondant au courant d'esprit général d'une époque, témoigne dans le même sens. Voyez combien il a surgi de
poëtes, en Allemagne, lors de l'époque sentimentale de la fin du
siècle dernier, et combien la poésie — avec bien d'autres choses,
il est vrai — a disparu pendant la durée de la guerre de Trente ans.
Voyez aussi combien est grand le nombre des philosophes qui se
sont montrés après Kant, alors que le don de la philosophie semblait, chez le peuple allemand, avoir été anéanti, à l'époque du
règne de cette « science exacte » ennemie, et de son mépris pour
la spéculation philosophique.

Partout où se fondent des académies, les Schwanthaler, les Def-
regger, les Lenbach surgissent de cette masse populaire, des apti-
tutes artistiques de laquelle on n'avait rien entendu dire depuis
longtemps. Aujourd'hui, il y a nombre de naturalistes, qui, à l'é-
poque de Bürger, de Schelling, ou de Uhland, fussent devenus
poëtes ou philosophes. Le naturaliste, lui-même, possède des dispositions mentales déterminées, que nous appelons le talent,
quand bien même ce qu'elles ont de spécifique ne nous saute pas
aux yeux ; on peut même aller plus loin et dire que le physicien
et le chimiste possèdent une combinaison de dispositions cérébrales différente de celles que possèdent le zoologiste et le botaniste.
Et pourtant ils ne naissent ni physicien ni botaniste, et dans la plupart des cas c'est le hasard qui décide si leurs aptitudes se déve-
lopperont ou non dans cette direction.

Lessing s'est demandé si Raphaël, dans le cas où il serait né sans
mains, aurait été un peintre moins éminent : mais nous pourrions
tout aussi bien demander s'il ne serait peut-être pas devenu aussi
grand musicien qu'il a été grand peintre, si, au lieu de vivre à
l'apogée de l'histoire de la peinture, il avait vécu à une époque
particulièrement musicale, et dans un milieu favorable à la musique. Un grand artiste est toujours un grand homme, et s'il
trouve les voies fermées à son talent, d'un côté, il sait s'en frayer
d'autres dans d'autres directions.

De tout ceci je ne veux que conclure qu'à mon avis, les talents ne
paraissent pas dépendre du perfectionnement d'une qualité cérébrale déterminée par l'exercice, mais sont l'expression, et dans
une certaine mesure, le produit accessoire d'un esprit humain

ayant atteint d'une façon générale une phase de développement élevée.

Mais si quelqu'un demandait si ce développement psychique élevé acquis au cours d'une série infinie de générations humaines ne dépend pas lui-même des effets héréditaires de l'exercice, je rappellerais que l'intelligence de l'homme en général est le moyen principal, l'arme principale, dont l'homme s'est servi, et se sert encore dans la lutte pour l'existence [1]. Même à l'époque présente de civilisation humaine, quoique ce soit une époque déformée par de nombreux phénomènes artificiels et anti-naturels, le degré d'intelligence de l'individu isolé est encore ce qui décide toujours de la destruction et de l'existence ; et à l'état naturel, ou mieux, à l'état de culture inférieure, le fait est beaucoup plus marqué encore.

Nous nous retrouvons donc ici en présence des effets de la sélection naturelle, et il nous faut, de toute façon, lui attribuer une grande partie des manifestations dont il s'agit, et nous ne pouvons démontrer qu'en dehors de cette sélection, il y a quelque action de la transmission héréditaire des caractères acquis par l'exercice.

Je ne connais qu'une seule classe de modifications de l'organisme dont l'explication par l'hypothèse de modifications du germe rencontre des difficultés sérieuses : je veux parler des changements qui se présentent comme conséquences directes d'un changement dans les conditions extérieures. Mais il s'en faut de beaucoup que l'on ait encore dit le dernier mot à leur égard, et nous n'avons en aucune façon une connaissance des faits suffisamment précise pour nous permettre de prononcer un jugement assuré à l'égard des causes des modifications de ce genre, et c'en est assez pour que je me dispense d'entrer ici dans le détail de la question.

On a toujours envisagé ces modifications — comme, par exemple, celles que produit un climat différent — comme étant transmises et renforcées de génération en génération, et pour cette raison, on ne les a pas toujours observés avec assez d'attention. Il n'est pas aisé de dire si un changement de climat n'a pas, dès le début, changé la cellule-germe, et si tel était le cas, l'accumulation des effets par l'hérédité ne présenterait aucune difficulté. On sait, par exemple, qu'une nutrition plus abondante ne détermine pas seulement dans une plante une végétation plus abondante, mais modifie celle-ci en quelque manière, et ce serait chose étonnante

---

1. Voy. C. Darwin, *Descendance de l'Homme.*

si la graine elle-même n'était point également plus grosse et mieux pourvue de matières alimentaires. Si cette nutrition plus abondante était également fournie à la génération suivante, un nouvel accroissement dans les dimensions de la graine, et dans la végétation de la plante, et dans les autres modifications résultant de celle-ci, serait, sinon nécessaire, du moins concevable. Mais ceci ne serait en aucune façon un exemple de la transmission héréditaire de caractères acquis; il n'y aurait là que les suites de l'influence directe sur les cellules germinatives de la meilleure alimentation durant la croissance [1].

Une explication analogue convient au cas inverse. Si l'on introduit dans les îles Falkland des chevaux ordinaires, la génération qui en naît est déjà sensiblement plus petite en raison de la mauvaise alimentation, et du climat humide, et « après peu de générations, l'espèce dégénère tout à fait ». Il suffit d'admettre, dans ce cas, que dans un climat défavorable, et dans des conditions alimentaires défectueuses, le cheval souffre non seulement dans sa totalité, mais aussi dans ses cellules germinales. Il y a diminution des dimensions de ces cellules; il s'y ajoute une alimentation insuffisante durant la croissance, mais il n'y a pas transmission, par les cellules germinales, de certaines particularités qui se sont manifestées tout d'abord chez l'animal adulte sous l'influence du climat.

Toutefois, il convient d'admettre qu'il est des cas tels que ceux des variétés climatériques de certains papillons, qui opposent des difficultés à cette explication, et j'ai moi-même, il y a des années, étudié de près, et expérimentalement, un cas de ce genre [2], sans que je puisse aujourd'hui encore, expliquer les faits autrement qu'en admettant — comme je le fis alors — l'hypothèse de l'hérédité des modifications acquises passivement, c'est-à-dire sous l'influence directe du climat. Il convient de se rappeler, toutefois, que mes expériences, ultérieurement reprises par H. W. Edwards à l'égard d'autres espèces (américaines), et confirmées

1. On pourrait encore admettre théoriquement que les cellules germinales ne subissent pas également, dans toutes leurs molécules, une modification due à des conditions extérieures, mais que l'action est partielle et ne porte que sur certains groupes de molécules. En ce cas, il ne se produirait des changements que dans certaines parties de l'organisme adulte, mais ceux-ci n'auraient pas besoin d'être les mêmes que ceux que déterminaient sur la plante en croissance, les mêmes influences externes, et même s'il y avait similitude, il n'y aurait encore pas hérédité de caractères acquis.

2. *Studien zur Descendenztheorie. Ueber den Saison-Dimorphismus der Schmetterlinge ;* Leipzig, 1875.

dans leurs traits essentiels par cet auteur, n'ont pas été entreprises dans le but d'étudier le point de vue dont il s'agit ici. Des expériences nouvelles et variées seront nécessaires pour conduire à des conclusions précises à l'égard de cette manière de voir, et j'en ai déjà entrepris.

Si, pour un moment, nous laissons de côté ces cas douteux et qui appellent des recherches nouvelles, nous pouvons encore maintenir que l'hypothèse d'après laquelle les modifications déterminées dans l'organisme adulte par les conditions extérieures, se communiquent aux cellules germinales de la façon dont l'entend Darwin avec sa Pangenèse, n'est nullement nécessaire à l'explication des manifestations. Ceci ne veut assurément pas dire que la possibilité de cette transmission ne coopère jamais, car, même s'il convient d'attribuer à la sélection naturelle une grande partie de l'influence, il se pourrait qu'il fallût attribuer une petite partie de cette dernière, dans certains cas, à ce facteur exceptionnel.

Une réfutation complète et satisfaisante, portant sur tous les cas, ne peut encore être fournie; on ne peut qu'indiquer que l'hypothèse dont il s'agit tend à introduire des forces nouvelles, absolument inconnues, et qu'il existe de nombreux cas dont on peut exclure tout effet de l'exercice, et toute coopération de l'hérédité des caractères acquis. Pour la plupart des cas de variation de couleur, nous ne pouvons invoquer que la survivance du plus apte [1]; il en est de même, exactement, pour toutes les variations de forme qui ne peuvent être influencées par la volonté de l'animal : les innombrables adaptations du genre de celles qui se produisent chez les œufs des animaux, dans leurs marques, et leurs appendices, qui les protègent contre leurs ennemis, leurs enveloppes protectrices qui les protègent contre le dessèchement ou contre l'influence nuisible du froid, ces adaptations doivent s'être produites d'une façon absolument indépendante de toute manifestation volontaire de l'animal, de toute action consciente ou inconsciente de celui-ci : mais je ne parlerai par des plantes, absolument dépourvues de volonté, car elles sont hors de mon domaine. A ce propos, il ne saurait être question de dire que l'adaptation dépendrait en quelque façon d'une lutte entre les parties de l'organisme (Roux), qu'il y aurait une sélection, par exemple, entre les cellules épithéliales qui constituent la coquille des œufs de l'*Apus*, puisque, pour l'individu que produit l'œuf, il

---

1. Il faut aussi comprendre ici les couleurs qui ont été provoquées par la sélection sexuelle.

est absolument indifférent qu'il produise une bonne, ou une mauvaise coquille; la sélection ne commence à agir que chez ses descendants, et les œufs dont les coquilles sont insuffisantes pour résister au froid ou à la sécheresse, sont détruits.

Dans tous les cas de ce genre, nous n'avons d'autre explication que celle de la sélection, et il nous faut renoncer simplement à toute explication naturelle, si nous ne voulons point accepter celle-ci. Mais, me semble-t-il, il n'est point de raison pour considérer la sélection comme une explication insuffisante. Il est vrai que l'on a récemment émis l'opinion qu'il est inconcevable que toutes les étonnantes adaptations des organismes au monde extérieur se soient produites par une sélection des individus, que, dans cette hypothèse, il serait besoin d'un nombre infini d'individus, et d'une durée illimitée, et on a insisté sur le fait que les variations utiles, désirables, ne peuvent toujours être que très rares, et se présenter isolées au milieu d'un nombre énorme d'individus.

La dernière objection, en particulier, à la conception actuelle de la sélection naturelle, a l'apparence sérieuse, car, en fait, les variations utiles de quelque partie ne se manifestent que rarement, et manquent souvent d'une façon totale dans nombre de générations. Si l'on s'imagine voir arriver des variations qualitatives par bonds soudains, on ne peut échapper à cette difficulté. Je crois, cependant, qu'il ne faut nullement s'attendre à rencontrer des variations importantes comme on en rencontre parfois chez les animaux domestiques et les plantes, au cours du processus d'évolution telle qu'il se produit chez les espèces à l'état de nature; et pour moi, les matériaux de la sélection naturelle sont fournis non par les changements qualitatifs, mais par les changements quantitatifs de l'individu, changements qui sont toujours présents.

Un exemple très simple rendra ceci plus clair. Supposons que chez quelque espèce animale — mettons qu'il s'agisse des ancêtres de la girafe — il fût avantageux d'allonger quelque partie du corps, le cou par exemple. Ce résultat pourrait s'obtenir en un temps relativement court, car les individus possèdent déjà des cous de longueur variable, et les variations sur lesquelles la sélection naturelle peut agir se trouvent déjà fournies. Mais, en même temps, tous les organes de chaque espèce varient en grosseur, et chacun d'entre eux, dès qu'il présente une utilité exceptionnelle, doit subir un accroissement permanent et graduel; et en outre, ce n'est pas seulement l'organe, dans son ensemble, ce sont aussi ses parties isolées qui varient en nombre et en grosseur, et, sous des conditions données, elles grossiront ou diminueront, s'ac-

croîtront ou se réduiront, par l'action de la sélection. Mais il me
paraît que les variations qualitatives dépendent toujours uniquement de variations de nombre ou de dimensions des parties constituantes d'un tout. Une peau nous paraît nue, quand en réalité,
elle est couverte d'une quantité de petits poils fins ; et si ces poils
deviennent plus nombreux et plus épais, nous disons qu'elle est
très velue. Pareillement la peau de nombre de vers et de crustacés
nous semble être incolore alors que le microscope nous montre
dans les cellules cutanées une quantité de taches pigmentaires
très belles, mais ce n'est que lorsque le nombre de celles-ci est devenu très considérable que la peau paraît colorée à l'œil nu. La
qualité de la couleur, et sa présence dépendent de la présence et
de l'absence et, quand elle existe, de la quantité de parties infiniment petites, et aussi, de la distance à laquelle on regarde
la peau. Mais la première apparition d'une couleur, ou le changement du vert à un coloration jaune ou rouge, dépend de légères
modifications dans la position ou le nombre des molécules d'oxygène qui font partie du composé chimique dont il s'agit ; des fluctuations doivent se produire continuellement dans la composition
chimique des molécules d'un être unicellulaire, par exemple,
tout comme il s'en produit dans le nombre des granules de pigment d'une cellule particulière, ou dans le nombre des cellules
pigmentaires d'une certaine région, ou dans les dimensions de
telle partie du corps.

Comme ces relations sont, chez chaque espèce, soumises à des
fluctuations individuelles, la sélection naturelle peut opérer sur
ces fluctuations, et les développer plus encore dans une direction
déterminée.

A ce point de vue, il me semble moins surprenant et moins
inconcevable de constater que les organismes s'adaptent, comme
nous le voyons, en apparence, dans toutes leurs parties, aux
conditions d'existence les plus variées, et qu'il se montrent à
nous comme une masse plastique qui, au cours des temps, peut
se pétrir presque en toute forme imaginable.

Si nous nous demandons où se trouve la cause de cette variabilité, il nous paraît certain qu'elle est déjà fournie et présente
dans les cellules germinales. Depuis le moment où commencent
les préliminaires de la première segmentation de la cellule-œuf,
l'avenir de l'organisme est déterminé : il est décidé s'il sera plus
grand ou plus petit, s'il ressemblera au père ou à la mère ; les détails mêmes, et les particularités les plus minutieuses, sont dé-
cidées, telle partie rappellera la partie correspondante de l'un,

et telle, celle de l'autre. Cependant, on n'en peut douter, il reste
encore un certain champ à l'action des conditions extérieures
d'existence qui viennent encore bien influencer l'organisme en
développement, mais ce champ est restreint, et ne forme qu'une
petite région mobile autour d'un point central fixe qui est fourni
lui-même par l'hérédité. Une alimentation abondante peut rendre
le corps vigoureux et volumineux, mais d'un germe destiné à
fournir un nain, elle ne peut faire sortir un géant ; un mode
d'existence malsain, sédentaire, accompagné d'une alimentation
insuffisante rend l'ouvrier d'usine pâle et chétif, les exercices du
corps, et l'air pur de la mer donnent au matelot la force et la
peau colorée ; mais la ressemblance avec le père ou avec la
mère, ou tous deux, une fois qu'elle est fournie dans la cellule
germinale, ne s'effacera jamais, quel que puisse être le mode
d'existence.

Mais si c'est dans la cellule germinale que se trouve la détermination essentielle de ce que sera l'organisme qui en dérive, c'est
aussi dans elle que sont, selon le même principe, établies les
différences individuelles quantitatives dont je viens de parler ;
elles doivent être regardées comme lui étant inhérentes, quelle que
soit la cause que nous devions invoquer pour expliquer leur
présence. Il suit de là que la sélection naturelle n'opère, en apparence, que sur les qualités de l'organisme adulte, mais en réalité, elle opère sur les dispositions cachées dans la cellule germinale. De même que le développement final d'une prédisposition
germinale, et que n'importe quel caractère de l'organisme adulte
oscillent dans certaines limites autour d'un point central fixe, de
même la prédisposition germinale oscille, et de là dépend la
possibilité d'un renforcement de la prédisposition correspondante
et de son résultat moyen.

Si, comme je l'ai essayé, on rapporte toutes les variations per-
manentes, transmissibles d'une génération à l'autre, à des variations quantitatives du germe, la question se pose de savoir comment ces variations du germe ont pris naissance.

Je ne veux toutefois pas entrer dans la discussion de ce sujet
d'une façon spéciale, car j'ai déjà exposé mes idées sur ce point [1].

Je crois qu'on peut, en dernière analyse, les rapporter aux influences extérieures variées auxquelles le germe est exposé avant
le début du développement embryonnaire, et de la sorte, me

____

1. Voir : *Studien über Descendenztheorie. IV. Ueber die mechanische Auffas-
sung der Natur,* p. 303 *seq.*

semble-t-il, nous pouvons attribuer à l'organisme adulte les influences qui déterminent le développement phylétique de ses descendants. Les cellules germinales, sont, en effet, contenues dans lui, et les influences externes qui peuvent agir sur elles sont essentiellement déterminées par l'état de l'organisme qui les recèle. S'il est bien nourri, les cellules germinales sont abondamment alimentées, et, inversement, s'il est faible et maladif, elles ne se développent que d'une façon chétive, et l'on peut supposer, comme cela a été dit plus haut, que les influences de ce genre peuvent agir d'une façon plus spécialisée, c'est-à-dire, agir sur certaines parties isolées, seulement, des cellules germinales. — Mais ceci est en vérité tout autre chose que de croire, comme certains le voudraient, que l'organisme peut transmettre aux cellules germinales les modifications qui lui ont été imprimées par les agents extérieurs, de telle sorte qu'elles se représenteront à la génération suivante, au même moment et au même point de l'organisme que chez les parents. A l'égard de la transmission des différentes particularités héréditaires de l'organisme, nous avons dans la continuité du protoplasme des cellules germinatives une explication satisfaisante. Si nous supposons que dès le début de la vie, le protoplasme des cellules germinatives est demeuré continu, ininterrompu ; si nous supposons que le plasma somatique et le plasma germinatif ont occupé des régions différentes, et que les modifications du dernier ne se sont jamais produites qu'à la suite de modifications correspondantes du premier nous pourrons comprendre jusqu'à un certain point le fait de l'hérédité, au moins dans son principe ; nous pourrons, de toute façon, le considérer comme pouvant être un jour compris. Nous pouvons véritablement ramener l'hérédité à la croissance ; nous considérons, avec de bonnes raisons à l'appui, la reproduction comme une excroissance de l'individu, et nous distinguons la succession des espèces de celle des individus par ceci seulement que chez les derniers le plasma germinatif demeure semblable à lui-même, tandis qu'il change dans la succession des espèces. Les individus, à mesure qu'ils se produisent isolément, revêtent sans cesse des formes nouvelles et plus complexes, de l'amibe simple, unicellulaire, jusqu'à l'homme, le plus élevé de tous les organismes.

Je n'ai pu éclairer, sur toutes ses faces, la question dont il s'agit ici ; — il demeure encore des points essentiels qu'il m'a fallu laisser de côté — et j'ai encore moins pu expliquer d'un façon assurée toutes les questions isolées qui se sont soulevées au fur et à mesure de cette étude. Il m'a toutefois paru nécessaire de formuler d'une façon nette et définie cette question fondamentale, si vaste, et si profonde : cela était nécessaire si l'on veut arriver quelque jour à une solution ferme et précise. Mais il faut bien se persuader que la compréhension des phénomènes de l'hérédité n'est possible qu'en admettant la notion fondamentale de la continuité du plasma germinatif. Il faut comprendre encore que dans ce domaine les expériences sont douteuses, et que c'est par un groupement et une mise en ordre attentifs des faits positifs que l'on arrivera à voir si, et dans quelle mesure, cette continuité du plasma germinatif se peut concilier avec l'hypothèse d'une transmission des particularités acquises, du corps aux germes. Pour le moment, le fait de cette transmission n'est point encore établi, et il n'a pas, non plus, été démontré qu'il est absolument nécessaire qu'elle existe.

IV

LA CONTINUITÉ

PLASMA GERMINATIF

COMME BASE D'UNE THÉORIE DE L'HÉRÉDITÉ.

LA CONTINUITÉ

DU

PLASMA GERMINATIF

COMME BASE D'UNE THÉORIE DE L'HÉRÉDITÉ.

AVANT-PROPOS

Les idées développées dans le présent mémoire ont été tout d'abord énoncées l'hiver dernier dans une leçon faite aux étudiants de l'Université de Fribourg, et ont été rédigées sous leur forme actuelle peu de temps après, en février et au commencement de mars. Je donne ces détails parce que, faute de les connaître, on serait peut-être disposé à m'accuser d'avoir tiré inégalement parti des derniers travaux sur des questions analogues. Ainsi je n'ai reçu l'ouvrage d'Oscar Hertwig, *Zur Theorie der Vererbung,* qu'après avoir rédigé mon travail, et c'est pourquoi je n'ai pu y renvoyer autant que je l'aurais fait dans d'autres conditions. Le mémoire de Koelliker sur *Die Bedeutung der Zellkerne für die Vorgänge der Vererbung* n'a de même paru qu'après l'achèvement de mon manuscrit.

La discussion technique des questions en présence n'a cependant pas souffert de cette circonstance, puisque je suis d'accord avec ces deux savants sur le point essentiel, sur la valeur du noyau, mais j'aurais pu du moins ajouter les points sur lesquels ma conception diffère de la leur.

A. W.

Fribourg-en-Brisgau, le 16 juin 1885.

TABLE DES MATIÈRES.

LA CONTINUITÉ

DU

PLASMA GERMINATIF

COMME BASE D'UNE THÉORIE DE L'HÉRÉDITÉ.

INTRODUCTION.

Quand nous voyons comment chez les organismes supérieurs les petites particularités de la structure, et les aptitudes corporelles et intellectuelles se transmettent d'une génération à l'autre, quand chez toutes les espèces d'animaux et de plantes nous voyons les proportions de structure de mille manières caractéristiques persister sans changement à travers de longues suites de générations, et souvent même, dans bien des cas, se prolonger sans changement pendant une période géologique tout entière, nous recherchons avec raison les causes d'un phénomène aussi étrange, et nous nous demandons comment il se peut que l'individu soit capable de transmettre à ses descendants sa propre structure avec une telle exactitude. Et on répond aussitôt : « Une cellule entre les millions de cellules hétérogènes, différenciées, qui composent le corps se sépare comme cellule de reproduction, se détache de l'organisme et jouit de la faculté de reproduire toutes les particularités du corps tout entier dans le nouvel individu qui sort d'elle par la division cellulaire et par la différenciation la plus compliquée. » Mais la question se précise de la façon suivante : « com ment la cellule unique parvient-elle à pouvoir reproduire le tout avec « la ressemblance d'un portrait ? »

Il est difficile de répondre, et on a fait bien des tentatives pour résoudre le problème, mais aucune d'elles n'a apporté la solution ; on y peut voir tout au plus le commencement d'une réponse, la base sûre qui doit permettre à l'avenir de trouver la solution complète. Ni la Périgenèse des Plastidules de Haeckel [1] ni la Pangenèse de Darwin [2] ne peuvent être considérées comme telles. Le premier ne s'occupe pas à vrai dire de la partie du problème la plus importante ici, c'est-à-dire de l'explication de ce fait que toutes les *tendances héréditaires* se trouvent groupées dans des cellules particulières, mais plutôt de la question de savoir comment il faut se représenter la transmission d'une direction déterminée de développement dans la cellule de reproduction et plus tard dans l'organisme qui en est issu ? De même pour His [3] qui avec Haeckel regarde l'hérédité comme une transmission de phénomènes déterminés de mouvement. Sans doute, l'hypothèse de Darwin s'attaque bien, au contraire, au problème fondamental, mais elle se contente d'en donner une solution pour ainsi dire « provisoire », c'est-à-dire de pure forme, qui ne prétend pas expressément découvrir la réalité des faits, mais qui envisage uniquement tous les phénomènes de l'hérédité sous un seul point de vue. Elle a atteint ce but et elle a fait plus encore inconsciemment, je crois, puisque l'application logique de son principe a montré que les causes réelles de l'hérédité ne peuvent pas résider dans la « formation de gemmules » ou dans des faits ayant quelque analogie avec elle. Les invraisemblances auxquelles aboutirait une pareille théorie sont si grandes que nous pouvons dire avec assurance qu'elle n'est pas acceptable. La tentative réfléchie et ingénieuse de Brooks [4] pour transformer la théorie de la Pangenèse ne peut cependant pas échapper non plus à l'objection de reposer sur des possibilités qu'on peut taxer sûrement d'invraisemblables. Mais, quoiqu'à mon avis, il faille renoncer entièrement à la base de la théorie de la Pangenèse même transformée, je regarde néanmoins le fait de formuler cette théorie comme une œuvre de mérite, comme un de ces détours qui étaient nécessaires à la science, pour arriver à la vérité. La Pangenèse est le dernier reflet de cette

1. Haeckel : *Ueber die Wellenzeugung der Lebenstheilchen...* Berlin, 1876.
2. Darwin : *Variation des Animaux et des Plantes*, t. II, chap. XXVII.
3. His : *Unsere Körperform*, Leipzig, 1875.
4. Brooks : *The Law of Heredity*, Baltimore, 1883.

ancienne théorie de l'hérédité de Démocrite, d'après laquelle la
semence est éliminée par l'ensemble des parties des corps des deux
êtres accouplés, et animée par une force corporelle, d'après laquelle
la semence de chaque partie du corps reproduit cette partie
même [1].

Mais si on ne peut pas croire aujourd'hui, d'après nos idées
physiologiques et morphologiques, que chaque cellule de l'organisme émet des gemmules qui se trouvent partout et toujours
dans le corps, qui se rassemblent dans les cellules sexuelles, et
qui jouissent de la faculté de redevenir des cellules différentes de
l'organisme dans un ordre déterminé, de telle sorte que chaque
cellule sexuelle est en état de donner une copie du corps des ancêtres, on se demande de quelle autre manière on pourra trouver
une base pour la compréhension de l'hérédité. Je n'ai pas affaire
ici à l'ensemble de l'hérédité, mais seulement à cette question
unique et fondamentale : comment une cellule particulière arrive-
t-elle à grouper en elle toutes les tendances héréditaires de l'organisme tout entier ? Je laisse complètement de côté la question
de savoir par quelles forces, par quel mécanisme, ces tendances
se développent lors de la constitution du nouvel organisme. C'est
pour cette raison que je ne parle pas du tout non plus des théories de Naegeli qui peuvent avoir sans doute une grande importance pour la seconde question, tandis qu'elles ne font qu'effleurer la première, la question fondamentale, comme je le montrerai
plus loin.

S'il n'est pas possible que la cellule germinative soit dans une
certaine mesure un « extrait » du corps tout entier, que toutes
les cellules de l'organisme envoyent aux cellules germinatives
des parcelles d'elles-mêmes, qui confient à ces cellules leur pouvoir de transmission, on ne peut, à mon avis, concevoir que deux
possibilités permettant physiologiquement aux cellules germin-

---

1. Les essais de transfusion de Galton sur les lapins ont démontré formellement que les gemmules de Darwin n'existent pas en réalité. Roth pense à la vérité
que Darwin n'a jamais soutenu que « les gemmules utilisent le parcours du
sang », mais on ne comprend pas d'un côté pourquoi ils ne devraient pas profiter
de cette circonstance favorable du cours du sang — puisqu'ils doivent circuler
continuellement à travers le corps — et on ne voit pas non plus d'un autre côté,
comment ils s'y prendraient pour éviter le torrent circulatoire. Darwin a très sa-
gement fait de ne pas s'engager dans des détails plus précis sur les voies dans
lesquelles ses gemmules circulent. Il a donné son hypothèse comme un principe
d'éclaircissement de pure forme, sans lien avec la réalité. M. Meldola rappelle
que pour Darwin les expériences de Galton ne contredisaient pas la Pangenèse
(*Nature* 27 avril 1871, p. 502) et Galton en est convenu (*ibid.* 4 mai, p. 5.)

tives de manifester les qualités que nous leur reconnaissons. Ou bien la substance de la cellule germinative centrale jouit de la faculté de passer par un cycle de changements qui ramène de nouveau à des cellules germinatives identiques, après la constitution du nouvel individu; ou bien les cellules germinatives ne proviennent pas du tout, dans leur substance essentielle et déterminante, du corps de l'individu, mais de la cellule germinative ancestrale.

Je tiens la dernière manière de voir pour la bonne, je l'ai formulée depuis plusieurs années, et dans différents écrits j'ai essayé de la défendre et de la développer. Je propose de l'appeler théorie de la « Continuité du Plasma Germinatif », puisqu'elle repose sur cette idée que l'hérédité se produit parce qu'un tissu d'une constitution chimique et surtout moléculaire déterminée se transmet d'une génération à l'autre. Ce tissu, je l'ai appelé « plasma germinatif », je lui ai attribué une structure très délicate et très complexe qui explique sa faculté de se développer en organisme complexe, et j'ai essayé d'expliquer l'hérédité en disant qu'à chaque ontogénie, une partie du plasma germinatif spécifique que contient la cellule mère n'est pas employée à la construction de l'organisme de l'enfant, mais demeure en réserve, non modifiée, pour la formation des cellules germinatives de la génération suivante.

Il est clair que cette conception de l'origine des cellules germinatives explique d'une façon très simple le phénomène de l'hérédité, puisqu'elle le ramène à la croissance et au phénomène fondamental de toute existence, à l'assimilation. Du moment où les cellules germinatives des générations consécutives se continuent directement et immédiatement, et ne sont, par suite, dans une certaine mesure, que des fragments différents de la même substance, elles doivent ou peuvent jouir aussi de la même structure moléculaire, et devront, en conséquence, sous certaines conditions déterminées de développement, passer exactement par les mêmes stades et aboutir au même résultat final.

L'hypothèse d'une continuité du plasma germinatif, en posant un point de départ identique pour les générations issues les unes des autres, explique ainsi pourquoi elles donnent toutes un produit identique; en d'autres termes elle explique l'hérédité comme partie du problème de l'assimilation et des causes immédiates de l'ontogénie, elle prépare par suite le terrain par lequel on peut aborder l'explication de ces phénomènes.

Mais cette théorie rencontre aussi des difficultés sur sa route car elle ne peut, en particulier, s'adapter à une certaine classe de phénomènes, à la transmission des caractères acquis. Aussi ai-je envisagé ce point d'une façon particulière dans mon premier mémoire sur l'Hérédité [1], et je crois avoir démontré du moins que la transmission généralement admise jusqu'ici des caractères « acquis » n'est rien moins que prouvée, que de grandes classes entières de faits auxquels on a donné cette signification peuvent aussi bien et doivent même, dans beaucoup de cas, être interprétées autrement, et qu'on ne connaît aucun fait, du moins jusqu'ici, qui soit absolument en contradiction avec l'hypothèse d'une continuité du plasma germinatif. Je ne vois pas non plus de raison aujourd'hui pour m'écarter de ce point de vue, et je n'ai pas rencontré d'objection que je puisse regarder comme plausible.

E. Roth m'a objecté [2] que « dans le domaine de la pathologie nous sommes partout frappés par ce fait que des maladies locales acquises peuvent être transmises aux descendants sous forme de prédispositions »; mais dans tous les cas de ce genre, on ne peut démontrer le point capital, on ne peut prouver que dans les cas en question on a réellement affaire à une disposition « acquise ». Je n'ai pas l'intention de creuser à fond ici la question des caractères « acquis », j'espère pouvoir le faire plus tard d'une façon détaillée, mais je voudrais montrer cependant qu'on doit avant tout se représenter clairement la signification exacte de l'expression « caractères acquis ».

Un organisme ne peut acquérir aucun caractère auquel il ne soit déjà prédisposé; des caractères acquis ne sont par suite autre chose que des variations locales ou générales provoquées par des influences extérieures déterminées. Si une manipulation du fusil pendant longtemps prolongée détermine l'ostéome, la base de l'ostéome réside bien dans ce fait que tous les os portent en eux la prédisposition à répondre à des excitations mécaniques déterminées par un accroissement déterminé pour la direction et pour le volume; il y a par suite une prédisposition à l'ostéome, autrement celui-ci ne pourrait se former, et il en est exactement de même de toutes les autres qualités acquises. Il ne peut rien se produire dans un organisme qui n'ait préexisté chez lui à l'état de disposition, car toute qualité « acquise » n'est autre chose que la réaction de l'organisme contre une excitation déterminée. C'est pourquoi je n'ai jamais songé à contester la transmission des pré-

---

1. Voir plus haut, le mémoire qui précède.
2. Roth : *Die Thatsachen der Vererbung*, Berlin, 1885, p. 14.

dispositions, comme E. Roth semble le croire. J'admets parfaitement que la prédisposition à l'ostéome par exemple est variable, et qu'une grande prédisposition peut se transmettre du père au fils simplement sous la forme d'une constitution plus sensible du tissu osseux, mais je conteste que le fils soit atteint d'un ostéome sans s'être exercé lui-même, ou qu'il soit plus prédisposé à l'ostéome que son père, par le fait que ce dernier a beaucoup fait l'exercice, et a été atteint d'ostéome. Je crois ceci aussi impossible qu'il le serait pour la feuille d'un chêne de produire des galles sans être piqué par un cynips quand même des milliers de générations de chênes auraient été déjà piquées par ces insectes et eussent « acquis » cette propriété de produire des galles. Je suis de même très éloigné de soutenir que le plasma germinatif qui, dans ma théorie, passe d'une génération à l'autre comme l'agent de l'hérédité, demeure absolument immuable ou tout à fait insensible aux influences provenant de l'organisme dans lequel il revêt la forme de cellules germinatives. J'ai plutôt admis qu'une influence des organismes sur leurs cellules germinatives, influence capable de les modifier, est possible, et même jusqu'à un certain point, inévitable. L'alimentation et l'accroissement de l'individu exerceront certainement une influence sur les germes contenus en lui, mais une influence des plus minimes et ne se produisant pas de la façon qu'on croit généralement. Un changement de croissance à la périphérie, comme l'ostéome, ne provoquera jamais dans la structure moléculaire du plasma germinatif un changement tel que la disposition à l'ostéome soit accrue, et que par suite le fils hérite d'une sensibilité plus grande des os ou de l'os unique en question : la cellule germinative répondra simplement aux quelques changements dans l'alimentation provoqués par « l'accroissement à la périphérie » par un changement dans le volume, dans le nombre ou peut-être aussi dans la disposition de ses éléments moléculaires. Que ce dernier cas puisse se réaliser, on a le droit d'en douter, mais en tout cas — si la chose est possible — la qualité du changement du plasma germinatif n'a rien à faire avec la qualité du « caractère acquis », mais seulement avec son influence sur les conditions générales d'alimentation. Dans le cas de l'ostéome, le changement général dans l'alimentation serait tout d'abord nul, mais si la tumeur osseuse en question était en état d'atteindre la grosseur d'un carcinome, on pourrait prévoir un trouble de l'alimentation générale du corps, et peut-être aussi une influence sur les cellules germinatives. Mais cette influence doit être aussi extraordinairement minime, elle ne porte aucunement

atteinte à la structure moléculaire du plasma germinatif : nous en
avons une preuve dans la singulière rigueur de l'hérédité et dans
l'expérience faite sur des plantes qui d'après Naegeli peuvent être
soumises, des générations entières, à des conditions d'alimentation profondément modifiées sans accuser quelque modification
visible, héréditaire. Aussi, n'a-t-on pas encore démontré jusqu'à
présent que des changements dans l'alimentation puissent déterminer aussi des changements dans la structure moléculaire du
plasma germinatif; on n'a même pas pu donner une ombre de
vraisemblance à l'idée que des modifications « acquises » qui sont
sans influence sur l'alimentation générale peuvent avoir quelque
action sur les cellules germinatives. Mais si l'on considère que
toute « prédisposition » d'un organisme, c'est-à-dire toute faculté
de cet organisme ou de l'une de ses parties de répondre d'une
façon déterminée à des excitations déterminées, doit être innée, et
que toute qualité « acquise » ne peut être que la réaction d'une
partie prédisposée d'une certaine manière contre une influence
extérieure, on admettra que du résultat d'une qualité « acquise »,
cette partie-là peut seule être transmise qui existait déjà auparavant, c'est-à-dire la prédisposition pour cette qualité, et que cette
disposition est issue du germe, et qu'il est par suite tout à fait indifférent pour la génération suivante que cette disposition se développe ou non. La continuité du plasma germinatif suffit parfaitement pour expliquer ce phénomène.

Je ne crois pas qu'au point de vue des phénomènes d'hérédité
observés réellement, on puisse faire une objection fondée à mon
hypothèse. Si on l'admet, bien des choses nous apparaîtront sous un
autre jour qu'avec l'hypothèse antérieure d'après laquelle l'organisme engendre toujours de nouveau les cellules germinatives et
les tire de lui-même entièrement. Les cellules germinatives n'apparaissent plus dès lors comme le produit de l'organisme, au moins
dans leur partie essentielle, dans le plasma germinatif spécifique,
elles apparaissent plutôt comme quelque chose qui s'oppose à l'ensemble des cellules somatiques, et les cellules germinatives des
générations consécutives se comportent comme une suite de générations d'êtres unicellulaires qui résultent les uns des autres
par le processus de la segmentation. Les générations de cellules
germinatives ne découlent pas d'ailleurs pour la plupart les unes
des autres à l'état de cellules complètes, mais seulement à l'état
de très petites parcelles de plasma germinatif, et c'est là ce qui
forme la base des cellules germinatives de la génération suivante,
le déterminatif qui imprime à ces cellules leur caractère spécifi-

que. Déjà G. Jæger [1] et M. Nussbaum [2] ont exprimé avant moi sur l'hérédité des idées très voisines des miennes. Ils partaient tous les deux de cette idée qu'il devait y avoir un enchaînement direct entre les cellules germinatives des générations consécutives, et cherchaient à l'établir par l'hypothèse que les cellules germinatives des enfants se détachaient de celles des parents déjà tout au commencement du développement embryonnaire, ou du moins avant toute différenciation histologique.

Mais sous cette forme la théorie ne se tient pas, et des faits nombreux la contredisent. Il ne se produit aujourd'hui des cas de continuité des cellules germinatives que d'une façon tout à fait exceptionnelle, mais ceci ne nous empêche pas d'admettre une continuité du plasma germinatif pour laquelle on ne manque pas de preuves décisives. Je vais essayer de développer la théorie que j'ai formulée très succinctement, de la défendre contre les objections qui lui sont faites, et d'en tirer des conclusions qui permettront peut-être de nous faire mieux comprendre des faits déjà connus, mais restés inexpliqués. En tout cas — à mon avis du moins — cette théorie de la continuité du plasma germinatif mérite d'être méditée et d'être poursuivie dans toutes les directions, car elle est la plus simple et la plus naturelle, et on ne sera autorisé à l'abandonner pour avoir recours à une autre plus compliquée que lorsque son manque de solidité aura été établi. Elle ne suppose que des faits qui sans doute ne s'expliquent pas encore, comme l'assimilation, ou le développement hors d'organismes identiques, de germes identiques, mais ce sont des faits qu'on peut observer tous les jours, tandis que toute autre théorie de l'hérédité est obligée de se baser sur des hypothèses indémontrables. Il peut bien se faire, malgré tout, que la continuité du plasma germinatif ne se produise pas de la façon que j'imagine, car personne ne peut dire aujourd'hui si tous les faits connus s'accordent avec elle et trouvent en elle leur explication. Car les recherches incessantes de la science apportent chaque jour des faits nouveaux, et je suis très éloigné de soutenir qu'ils ne puissent contenir une réfutation de mon système. Mais fût-on obligé d'abandonner aussi plus tard cette théorie, pour le moment, elle me paraît néanmoins comme une étape nécessaire dans nos connaissances; elle devait être formulée et mise à l'épreuve, que l'avenir en démontre d'ailleurs

---

1. Jaeger : *Lehrbuch der allgemeinen Zoologie,* t. II, Leipzig, 1878.
2. Nussbaum : *Die Differenzirung des Geschlechts im Thierreich. Arch. f. Mikros. Anat..,* t. XVIII, 1880.

l'exactitude ou la fausseté. Tel est le sens des considérations suivantes, tel est l'esprit dans lequel je souhaiterais qu'elles fussent lues.

I. LE PLASMA GERMINATIF.

Il y a tout d'abord à préciser plus exactement la signification de ce terme « plasma germinatif ».

Dans ceux de mes écrits antérieurs qui touchaient à ce sujet, j'ai simplement parlé du « plasma germinatif », sans m'expliquer plus complètement, et sans dire dans quelle partie de la cellule il faut chercher cet agent de la nature spécifique de l'espèce et de l'individu. Cela suffisait d'une part pour le but que je me proposais, et de l'autre les faits connus me paraissaient encore trop incomplets pour permettre de préciser plus exactement. Par l'expression de plasma germinatif, je me représentais cette partie d'une cellule germinative à laquelle sa constitution physico-chimique, y compris sa structure moléculaire, donne la faculté de devenir un nouvel individu de la même espèce, dans des conditions déterminées, par suite quelque chose comme cette substance que Nægeli [1] désignait peu de temps après par le nom d'idioplasma, et que, d'une façon admirable, il cherchait à nous faire mieux connaître. On avait bien pu déjà auparavant soupçonner avec quelque vraisemblance la présence, dans la substance nucléaire organisée, de l'agent des phénomènes d'hérédité, mais on manquait encore de certitude. O. Hertwig [2] et Fol [3] avaient montré que le processus de la fécondation s'accompagne d'une conjugaison de noyaux, et Hertwig avait même dit expressément que « la fécondation consiste en général en la conjugaison de deux noyaux », mais qu'il fallait d'autant moins exclure la collaboration du corps cellulaire des deux cellules germinatives à cette fécondation que dans tous les cas observés, la cellule séminale était très petite et avait la forme d'un spermatozoaire, si bien qu'on ne pouvait déterminer quelle quantité de son corps cellulaire se fond avec l'ovule femelle, ni de quelle manière la chose a lieu. On douta longtemps de la présence de la

1. Naegeli : *Mechanisch-physiologische Theorie der Abstammungslehre*, Munich et Leipzig, 1884.

2. O. Hertwig : *Beitraege zur Kenntniss der Bildung, Befruchtung und Theilung des thierischen Eies*, Leipzig, 1876.

3. Fol : *Recherches sur la Fécondation...* Genève, 1879.

substance nucléaire en général dans les spermatozoaires, et Fol se vit obligé de conclure en 1879 qu'ils ne sont composés que de substance cellulaire sans substance nucléaire. L'année suivante parut mon travail sur les cellules séminales des Daphnies qui aurait bien pu faire disparaître tout doute sur la nature cellulaire des cellules séminales et sur la présence chez elles d'un noyau complètement normal, si les histologistes faisant autorité sur la structure des éléments séminaux, lui avaient prêté quelque attention [1].

Dans cette même année 1880, Balfour [2] résumait les faits de la manière suivante : « L'acte de la fécondation se présente donc comme la fusion de l'œuf et du spermatozoaire, et le point le plus important dans cet acte paraît être la réunion d'un noyau mâle et d'un noyau femelle ».

Calberla avait vu directement d'ailleurs, avec l'œuf du Pétromyzon, que la queue du Spermatozoaire ne pénètre pas dans l'œuf, mais qu'elle s'arrête dans le micropyle, mais la tête et une partie du corps qui jouent un rôle actif dans la fécondation contiennent en tout cas non seulement de la substance nucléaire, mais aussi un peu de corps cellulaire, et quoique la quantité de substance cellulaire qui arrive par là dans l'œuf doive être très petite, elle pourrait pendant suffire parfaitement pour transmettre les tendances de l'hérédité. Nægeli et Pflueger ont, en effet, depuis fait valoir avec beaucoup de raison que la quantité de cette substance qui rend l'hérédité possible doit être très petite parce que l'égalité de la puissance des tendances héréditaires paternelles et maternelles oblige de supposer que la cellule germinative femelle et la cellule germinative mâle en possèdent à peu près la même quantité. J'étais moi-même disposé — sans avoir encore rien publié sur la question — à attribuer aussi une plus grande importance à la substance cellulaire dans le processus de la fécondation, parce que mes recherches sur les Daphnies m'avaient appris que l'animal produit de grandes cellules séminales à corps cellulaire volumineux dès que l'économie de son organisme le permet. Toutes les Daphnies à fécondation intérieure, chez qui

---

1. Dans sa dernière publication, comme dans les précédentes, Kœlliker déclare les « spermatozoaires » de simples noyaux, mais il reconnaît aussi en même temps l'existence de cellules spermatiques chez certaines espèces. Il faudrait des preuves beaucoup plus fortes que celles qui suffisent à la première de ces affirmations pour appuyer une hypothèse aussi invraisemblable en soi, que celle d'après laquelle la valeur morphologique des éléments de fécondation peut différer. (V. *Zeitsch. f. wiss. Zool.*, t. XLII.)

2. Balfour : *Comparative Embryology*, I, p. 69.

les cellules spermatiques s'éjaculent directement sur l'œuf non fécondé, donnent naissance à de grandes cellules séminales en petit nombre (*Sida*, *Polyphemus*, *Bythotrephes*), tandis que toutes les espèces à fécondation extérieure (*Daphnidæ*, *Lynceinæ*) n'ont que de très petites cellules séminales, mais en produisent des masses prodigieuses de manière à compenser ainsi la faiblesse des chances qu'il y a pour une cellule particulière d'arriver à joindre un œuf. Par suite, la production des cellules séminales est d'autant plus abondante que la cellule particulière a moins de chances d'atteindre le but, c'est-à-dire l'ovule, et la conséquence de la multiplication des cellules séminales est leur diminution de volume. Mais pourquoi les cellules séminales des espèces à fécondation intérieure certaine sont-elles demeurées ou devenues aussi grandes? Il était naturel de penser que ceci conférait quelque avantage qui avait dû être refusé aux autres espèces, bien qu'on ne pût en voir un que dans la grande protection accordée au développement de l'œuf fécondé, et non dans un accroissement de la substance fécondante. On inclinerait aujourd'hui à voir cet avantage dans des relations plus secondaires encore, mais autrefois on n'était pas encore autorisé par les faits qu'on avait sous les yeux à qualifier la fécondation de simple conjugaison de noyaux, et M. Nussbaum rendait très exactement l'état de nos connaissances quand il voyait l'acte de la fécondation « dans la réunion des parties identiques de deux cellules homologues [1] ».

Le premier fait qui ait montré d'une façon positive que le corps cellulaire des cellules germinatives n'a aucune part à la transmission des tendances héréditaires a été la découverte faite par Pflueger de « l'isotropisme » de l'œuf. Pflueger montre qu'on peut provoquer les premiers phénomènes de la segmentation dans différentes parties du corps de l'œuf, en déplaçant d'une façon permanente l'œuf de sa position naturelle. C'était apporter une preuve importante du fait que le corps cellulaire de l'œuf se compose de parties homogènes, que des parties déterminées ou des organes de l'embryon ne sont pas contenus virtuellement dans des parties déterminées du corps de l'œuf de telle sorte qu'elles ne pourraient provenir que de cette partie de l'œuf et non de quelque autre. Pflueger s'est trompé d'ailleurs dans la seconde interprétation de ce résultat quand il en concluait que « l'œuf fécondé n'a aucun rapport essentiel avec l'organisation postérieure de l'animal » et que c'est seulement le retour « des mêmes conditions extérieu-

1. *Arch. f mikr. Anat.*, t. XXIII, p. 182, 1884.

res » qui fait que « du germe sort toujours le même produit ». La première de celles-ci était la gravitation dont il tenait l'influence pour décisive pour la constitution de l'embryon; il ne s'apercevait pas que le fait de l'isotropisme ne peut s'appliquer qu'au corps de l'œuf, et qu'en plus du corps cellulaire de l'œuf, il y a encore le noyau cellulaire. Il avait négligé la possibilité d'une influence régulatrice du noyau cellulaire. Born[1] a démontré que pour les œufs qui se trouvent comprimés, il se produit un déplacement du noyau, et il a donné à entendre par là que c'était dans le noyau que devait résider le principe de direction, le principe déterminant en première ligne la formation embryonnaire. Roux[2] a montré que même avec la suppresson de l'action de la pesanteur, le développement suit complètement son cours normal, et il en a conclu que « l'œuf fécondé porte en lui-même toutes les forces nécessaires pour le développement normal ». Enfin Hertwig[3] a établi par des observations sur les œufs d'oursin que chez eux la gravitation n'exerce aucune influence directrice sur la division des cellules, mais que la position des premiers fuseaux ou filaments nucléaires décide « du sens qu'aura dans l'œuf le plan de la première segmentation ». Mais tout ceci ne prouvait toujours pas que la fécondation fût exclusivement la conjugaison de deux noyaux.

Un pas des plus importants a été fait grâce aux observations de E. van Beneden[4] sur la fécondation de l'*Ascaris megalocephala*. Sans doute elles n'excluaient pas, non plus que les recherches un peu antérieures de Nussbaum[5] sur le même objet, une participation du corps cellulaire de la cellule séminale à l'acte de fécondation proprement dit, mais le fait que les noyaux de l'ovule et de la cellule séminale, plutôt que de se fondre l'un dans l'autre avec une certaine irrégularité, disposent régulièrement leurs anses deux par deux en face l'un de l'autre et forment ainsi un nouveau noyau, le noyau de segmentation, démontrait bien clairement que la substance nucléaire organisée est l'agent unique des tendances héréditaires, et que par suite la fécondation repose en fait sur la combinaison de deux noyaux. Van Beneden n'en tirait pas lui-même à vrai dire ces conséquences; il était dominé

---

1. Born : *Biologische Untersuchungen*, I, *Arch. für mikr. Anat.*, t. xxiv.
2. Roux : *Beitraege zum Entwicklungsmechanismus des Embryo*, 1884.
3. O. Hertwig : *Welchen Einfluss uebt die Schwerkraft*, Iena, 1884.
4. E. van Beneden : *Recherches sur la maturation de l'œuf...*, 1883.
5. Nussbaum : *Ueber die Veraenderung der Geschlechtsprodukte bis zur E-furchung. Arch. für. mikr. Anat.*, 1884.

par l'idée que la fécondation consiste en la réunion de deux noyaux
différenciés au point de vue ou sexuel ou, plutôt de deux demi-
noyaux, le pronucleus femelle et le pronucleus mâle, et qu'il se forme
ainsi tout d'abord un noyau unique, un noyau absolument complet
qui doit être naturellement de nature hermaphirodite, que dans le
cours de l'ontogénie ultérieure l'essentiel consiste en ce qu'à chaque
division du noyau et des cellules cette nature hybride du noyau se
conserve par la division des filaments nucléaires du noyau maternel dans le sens de la longueur, et par suite par la répartition symé-
trique des anses des noyaux mâle et femelle entre les deux noyaux
filles. Mais Van Beneden a le grand mérite d'avoir fourni la base
réelle sur laquelle pouvait s'édifier une théorie scientifique de
l'hérédité; en remplaçant les mots *pronucléus mâle* et *femelle* par
ceux de *substance nucléaire* de la mère et du père, on a eu une
base exacte pour de nouvelles recherches. Ce pas a été fait par Strasburger qui, en même temps que Nussbaum, établissait un cas
dans lequel le noyau seul de la cellule germinative masculine parvient jusqu'à l'ovule, sans son corps cellulaire. Il réussit à expliquer le processus de la fécondation des phanérogames demeuré
longtemps une énigme, et à démontrer que le noyau de la cellule
séminale (de la vésicule pollinifère) pénètre dans « le sac embryonnaire » pour s'y conjuguer avec le noyau de l'ovule; mais il acquit
en même temps la conviction que le corps cellulaire de la cellule
séminale ne passe pas dans « le sac embryonnaire », si bien que la
fécondation ne peut réellement consister ici qu'en une conjugaison
de noyaux [1].

Il n'y a donc par suite que la substance nucléaire qui puisse être
le véhicule des tendances héréditaires, et les faits découverts par
van Beneden chez l'*Ascaris* montrent très clairement comment
cette substance nucléaire peut et doit contenir non seulement les
tendances des parents, mais encore celles d'une grande quantité
d'ancêtres. Chacun des deux noyaux qui se réunissent à la fécondation doit contenir le plasma nucléaire germinatif des deux parents dont procède cette génération, mais ce plasma contenait et
contient encore le plasma nucléaire des cellules germinatives des
grands parents comme celui des arrière grands parents, et ainsi de
suite. Le plasma nucléaire des différentes générations doit d'ailleurs y figurer en proportion de leur éloignement dans le temps

1. Edouard **Strasburger** : *Neue Untersuchungen über den Befruchtungsvorgang bei den Phanerogamen als Grundlage für eine Theorie der Zeugung*,
Iéna, 1884.

selon une *ratio* qui va toujours en diminuant d'après le même calcul appliqué jusqu'ici par les éleveurs au croisement des races pour déterminer la fraction de « sang » noble qui est contenue dans quelque descendant. Tandis que le plasma germinatif du père ou de la mère constitue la moitié du noyau cellulaire germinatif de l'enfant, celui du grand-père n'y entre que pour $\frac{1}{4}$, celui de la dixième génération précédente, pour $\frac{1}{1024}$, et ainsi de suite. Ce dernier plasma germinatif peut néanmoins très bien agir dans la constitution de l'organisme de l'enfant : les phénomènes d'atavisme démontrent que le plasma germinatif d'ancêtres qui remontent à des milliers de générations peut se manifester de nouveau, à l'occasion, en mettant brusquement à jour des caractères perdus depuis longtemps. Quoique nous ne soyons pas encore en état de dire plus exactement grâce à quelles conditions la chose se produit, et dans quelles circonstances elle doit se produire, nous concevons bien, en général du moins, comment il est possible qu'une très petite quantité d'un plasma germinatif spécifique renferme la tendance déterminée à la constitution d'un organisme déterminé, et qu'elle doit la faire valoir dès que ce plasma germinatif, pour une raison quelconque, est mieux nourri que les autres espèces de plasma contenues dans les noyaux. Le premier croîtra par suite plus que les autres, et on peut bien admettre que la prépondérance du volume d'une espèce de plasma germinatif implique une influence directrice sur le corps cellulaire.

Strasburger a déjà expliqué de même le fait de l'hérédité en s'appuyant sur les observations de Van Beneden, mais en repoussant ses appréciations, et je m'associe à ses vues. L'essence de l'hérédité est la transmission d'une substance nucléaire d'une structure moléculaire spécifique ; le plasma nucléaire spécifique de la cellule germinative est ce que j'ai appelé jusqu'ici « plasma germinatif ».

O. Hertwig [1] est pareillement arrivé à cette conclusion ; il avait déjà vu la partie essentielle du fait de la fécondation dans la coalescence des noyaux, et il croit son ancienne théorie démontrée par les faits récemment découverts. Mais bien que je partage absolument sa manière de voir sur ce point capital, je ne puis pas être de son avis quand il identifie « l'idioplasma » de Naegeli avec le plasma nucléaire de la cellule germinative. Sans doute, ce « plasma

---

1. O. Hertwig : *Das Problem der Befruchtung und der Isotropie des Eies.* Iéna, 1885.

germinatif » est bien compris dans l'idioplasma de Naegeli. Pour former son hypothèse Naegeli est bien parti des cellules germinatives, mais son idioplasma, si nous le considérons comme plasma nucléaire, n'est pas simplement le nucléoplasma de la cellule germinative ; il embrasse aussi le plasma nucléaire de toutes les cellules de l'ensemble de l'organisme ; ce n'est que l'ensemble de tous ces nucléoplasmas qui constitue l'idioplasma de Naegeli.

L'idioplasma forme, d'après Naegeli, un réseau qui s'étend à travers le corps tout entier et représente même le principe spécifique moléculaire déterminant l'essence de celui-ci. Bien que la dernière partie de cette notion, qui est aussi la plus générale, soit certainement exacte, et bien qu'on puisse sûrement considérer comme très important le fait d'avoir introduit l'idée d'idioplasma dans ce sens général de principe moléculaire déterminant de l'organisme, en opposition au « plasma somatique », on ne peut déjà plus aujourd'hui s'en tenir au sens plus particulier que donnait Naegeli à son idioplasma. Tout d'abord, cet idioplasma ne forme pas à travers tout le corps un réseau d'une cohésion parfaite, ce n'est pas une substance unique de constitution homogène qui traverse tout l'organisme, mais toute espèce particulière de cellules somatiques devant contenir son idioplasma ou plasma nucléaire spécifique déterminant sa propre essence, il y a, par suite, dans tout organisme une multitude d'espèces d'idioplasma différentes. Dans ces conditions, on aurait absolument le droit de qualifier de plasma nucléaire l'idioplasma en général, et réciproquement d'idioplasma le plasma nucléaire de n'importe quelle cellule.

Cette idée que l'idioplasma forme à travers tout l'organisme un réseau parfaitement cohérent n'est pas soutenable : cela va de soi, puisque ce plasma a son siège dans les noyaux et non dans le corps cellulaire. Quand même les corps des cellules pourraient adhérer les uns aux autres par des filaments ténus, comme la chose a été démontrée par Leydig et Heitzmann pour les animaux, et par différents botanistes pour les plantes, ils ne représenteraient cependant pas un réseau d'idioplasma, mais un réseau de « plasma somatique », c'est-à-dire de cette substance du corps qui d'après Naegeli forme précisément le contraire de l'idioplasma. Strasburger a déjà parlé, il est vrai, d'un « cyto-idioplasma, » et le corps cellulaire a certainement souvent un caractère spécifique, mais nous devons bien admettre maintenant que cette empreinte lui vient du noyau, c'est-à-dire que le sens dans lequel sa substance se différencie au cours de l'embryogenèse est déterminé par la qualité de la substance nucléaire. Par suite, la substance nucléaire déterminante correspond seule à l'« idioplasma », tandis que la substance du corps cellulaire doit être identifiée avec le plasma somatique de Naegeli. En tout cas, il sera pratique de restreindre exclusivement le terme d'idioplasma à la substance nucléaire déterminante, si nous voulons conserver l'expression heureuse de la théorie de Naegeli.

La seconde partie de la définition de l'idioplasma de Naegeli n'est pas non plus soutenable. Cet idioplasma ne peut pas avoir partout dans l'organisme et à toutes les époques de l'ontogénie la même constitution. Comment pourrait-il autrement réaliser les grandes différences dans la formation des parties de l'organisme? Naegeli semble, il est vrai, être aussi de cet avis dans plusieurs passages de son livre : ainsi, à la page 31 : « le mieux serait de considérer comme différents les idioplasmas des différentes cellules d'un individu, au figuré seulement, d'autant qu'ils possèdent des facultés de production spécifique, et de comprendre aussi sous cette dénomination toutes les conditions de l'individu qui influent sur les manifestations des cellules ». Mais les passages qui précèdent et ceux qui suivent les lignes que nous venons de transcrire montrent clairement que ce n'est pas au point de vue de la matière, mais seulement au point de vue du dynamisme qu'il envisage ces « modifications » de l'idioplasma. Page 53, il dit avec beaucoup de force que « l'idioplasma conserve partout dans l'organisme, pendant qu'il s'accroît, sa constitution spécifique », et que, « c'est seulement dans l'intérieur de ce cadre compact que se succèdent les états de tension et de mouvement et par suite les formes de croissance et d'activité possibles selon le temps et le lieu. Mais on peut faire valoir contre une telle conception des raisons sérieuses. Je ne veux rappeler qu'une chose tout d'abord, savoir qu'il faudrait avant tout montrer ce qu'il faut entendre à vrai dire par ces « états différents de tension et de mouvement », et comment de simples différences de tension peuvent agir avec une aussi grande variété que des différences de qualité. Si l'on prétendait que chez les Daphnies ou chez d'autres animaux qui engendrent deux espèces d'œufs la propriété des œufs d'hiver de ne se développer qu'après une période latente, repose sur ce fait que leur idioplasma, tout en étant identique à celui des œufs d'été, se trouve néanmoins dans un autre état de tension, je regarderais cette hypothèse comme très digne d'attention, car les animaux qui sortent de ces œufs sont dans les deux cas absolument identiques; l'idioplasma qui a donné lieu à leur formation doit par suite être identique en constitution, il ne peut se différencier que dans les limites où l'eau se distingue de la glace. Mais le cas est tout autre pour les stades de l'ontogénie. Si on songe à combien de milliers d'états de tension différents un seul et même idioplasma devrait se prêter pour correspondre aux milliers de formations et de différenciations cellulaires d'un organisme supérieur, il serait presque impossible de donner seulement une idée approximative d'une explication basée sur de simples « états de tension et de mouvement. » Les différences des effets devraient correspondre dans une certaine mesure aux différences des causes, et par exemple, l'idioplasma d'une cellule musculaire devrait se distinguer plus fortement de celui d'une cellule nerveuse ou digestive du même individu que l'idioplasma de la cellule germinative d'un individu déterminé ne diffère de l'idioplasma d'un autre individu de la même espèce. Et cependant, d'après Naegeli, les deux doivent être considérés comme de qualité différente. Pourquoi n'en serait-il pas de même à plus forte raison pour l'idioplasma de ces cellules si différentes au point de vue histologique?

L'hypothèse de Naegeli paraît être en contradiction avec elle-même si l'on songe que l'auteur reconnaît la « loi fondamentale du développement », et qu'il voit par suite dans les stades de l'ontogénie une répétition abrégée des stades du développement phylétique, et que néanmoins il explique les uns par un principe, et les autres stades par un autre. Les stades de la phylogénie sont basés d'après Naegeli sur une différence réelle, qualitative, d'idioplasma; les plasma germinatif d'un ver, par exemple, diffère qualitativement de celui de l'amphioxus, ou de la grenouille, ou du mammifère. Mais s'il se présente un très grand nombre de stades dans l'ontogénie d'une espèce particulière, doivent-ils donc reposer sur des états différents de tension et de mouvement d'un seul et même idioplasma! Je l'avoue, il me paraît arbitraire de conclure que si d'une façon générale l'idioplasma change peu à peu, au cours du développement phylétique, de constitution spécifique, ces modifications doivent s'accomplir dans l'ontogénie dans la mesure où elle répète ces stades phylétiques. Ou bien tout le développement phylétique repose simplement sur « des états différents de tension et de mouvement », ou, si la chose n'est pas admissible, comme je le crois d'ailleurs, les stades de l'ontogénie doivent reposer aussi sur une modification qualitative de l'idioplasma.

On se demande malgré soi comment un esprit aussi pénétrant que Naegeli peut ne pas voir une telle contradiction, mais la réponse ne se fait pas attendre, et Naegeli lui-même l'indique en continuant ainsi le passage cité plus haut : « Il en résulte que si dans quelque stade de développement ontogénétique, et à un point quelconque de l'organisme une cellule se détache comme cellule germinative, celle-ci renferme toutes les facultés héréditaires de l'ancêtre ».

En d'autres termes : s'il s'agit simplement d'états différents de tension et de mouvement, il paraît naturel dans une certaine mesure que l'idioplasma puisse revenir à son état primitif, et que l'idioplasma de quelques cellules somatiques puisse redevenir l'idioplasma de la cellule germinative; la plus grande « tension » n'a qu'à devenir plus petite ou réciproquement! Mais si l'on admet une modification réelle de constitution, un retour de l'idioplasma des cellules somatiques au plasma germinatif ne paraît rien moins que naturel, et pour admettre cette hypothèse, il faut lui donner une base. Naegeli s'en éloigne quand il qualifie les degrés de métamorphose de l'idioplasma dans l'ontogénie de simples différences dans les « états de tension et de mouvement » de l'idioplasma; ces expressions cachent le point faible de son système, elles sont pour moi une preuve précieuse de ce fait que Naegeli a bien senti au fond que le phénomène de l'hérédité ne peut s'expliquer que par une continuité du plasma germinatif, car ces expressions ne sont manifestement destinées qu'à éluder la question de savoir comment l'idioplasma de cellules soma'iques peut de nouveau se transformer en idioplasma de cellules germinatives.

Je pense que la chose n'est pas possible en général, et j'ai déjà défendu cette manière de voir, il y a quelques années [1], bien que j'aie plutôt développé jusqu'ici le côté positif de la question, c'est-à-dire la continuité du plasma germinatif. J'ai cherché à démontrer que les cellules germinatives ne se forment dans un organisme que par ce fait que le plasma germinatif passe de la génération précédente dans la génération actuelle, que dans le développement d'un œuf en animal, il y a toujours une partie, si petite qu'elle soit, de la substance germinative qui passe sans changement dans l'organisme en formation, et que c'est cette partie qui représente la base de la formation des cellules germinatives. De cette manière, on peut comprendre dans une certaine mesure comment la structure moléculaire compliquée du plasma germinatif peut se con-

1. Tout d'abord dans mon mémoire *Sur la Durée de la Vie*. (Voir le premier Essai dans ce volume).

server sans changements jusque dans ses particularités les plus infimes à travers de longues suites de générations.

Mais comment la chose serait-elle possible si le plasma germinatif devait dans chaque individu se former par la transformation de l'idioplasma somatique ? Et cependant cette hypothèse s'impose dès qu'on rejette la « continuité du plasma germinatif. » C'est le point de vue de Strasburger, et il nous faut voir maintenant comment les choses se passent dans sa théorie.

Je suis complètement d'accord avec Strasburger quand il fonde « les propriétés spécifiques des organismes sur les noyaux cellulaires, » et sur bien des points, je puis aussi partager ses idées sur les rapports entre les noyaux cellulaires et les corps cellulaires : « Il part du noyau cellulaire des excitations moléculaires qui agissent sur le cytoplasme environnant, et qui d'une part régissent les faits d'assimilation dans la cellule, et de l'autre donnent à l'accroissement du cytoplasme qui dépend de la nutrition, un caractère déterminé, propre à l'espèce ». « Le cytoplasme qui se nourrit assimile, le noyau cellulaire régit l'assimilation par laquelle les substances assimilées sont combinées d'une manière déterminée, et nourrissent ainsi d'une manière déterminée le cyto-idioplasma comme le nucléo-idioplasma. Le cytoplasma produit par là des états de formation qui sont les facteurs de la forme spécifique de l'organisme en question. Cette formation du cyto-idioplasma est soumise à l'influence régulière des noyaux cellulaires. » Ce sont donc les noyaux cellulaires qui « déterminent le sens du développement spécifique dans les organismes. »

Une confirmation décisive et importante, due à de nouvelles observations sur la fécondation, de l'idée que ce sont les noyaux qui impriment à la cellule sa marque spécifique a été fournie entretemps par les recherches simultanées de **M.** Nussbaum à Bonn, et de A. Gruber à l'Institut Zoologique de Fribourg sur la régénération des Infusoires. L'affirmation de Nussbaum disant qu'un fragment pris à une Paramécie qui ne contient pas de substance nucléaire meurt à l'instant même, ne peut être généralisée puisque Gruber a conservé quelques jours en vie des fragments dépourvus de noyau pris à d'autres infusoires. On savait d'ailleurs déjà par lui qu'il y a parmi les protozoaires des individus absolument pleins de vie qui ne possèdent pas le noyau inhérent à l'espèce. Mais ce qui montre clairement toute l'importance du noyau, c'est le fait établi, et publié dans l'intervalle par Gruber, que ces fragments sans noyau ne se reproduisent pas, tandis que les fragments à noyau le font toujours. Ainsi c'est seulement sous l'influence du noyau que la substance cellulaire en formation reprend le type complet de l'espèce. Avec cette conception du noyau, considéré comme le facteur déterminant de l'essence spécifique de la cellule nous nous tenons sur un terrain solide, nous permettant de pousser plus loin.

Si par suite le premier noyau de segmentation contient dans sa structure moléculaire l'ensemble des tendances de développement, elles ne peuvent néanmoins se développer réellement que si pendant la segmentation et pendant la division des cellules qui la suit, le plasma nucléaire passe par des modifications déterminées et hétérogènes qui doivent avoir pour conséquence une inégalité dans les cellules en question ; un plasma nucléaire identique implique en effet, *ceteris paribus*, des corps cellulaires identiques, et réciproquement. Par suite, le fait que l'embryon se développe plus dans un sens que dans l'autre, que ses couches cellulaires sont de nature tout à fait différente, et se différencient encore plus tard en organes et en tissus différents, appelle la conclusion inverse, à savoir que la substance nucléaire a été différente, elle aussi, et qu'elle se modifie pendant l'ontogénie régulièrement et d'une façon définie. C'est là la manière de voir de Strasburger, et elle doit être aussi celle de tous ceux qui font dériver le développement des facultés héréditaires, non pas de gemmules fictifs, mais de la structure moléculaire du plasma germinatif.

Mais de quelle manière et sous l'influence de quelles causes le plasma déterminant ou le plasma nucléaire se modifie-t-il dans le cours de l'ontogénie ? C'est la question importante, et de la réponse qu'on y fera dépendent les conclusions ultérieures. L'hypothèse la plus simple serait d'admettre qu'à chaque division du noyau le plasma spécifique du noyau se partage en deux parties inégales d'après son essence de telle sorte que le corps cellulaire dont le caractère est bien déterminé par le noyau soit transformé. Ainsi par exemple les deux premières sphères de segmentation chez un Métazoaire quelconque se modifieraient de telle sorte que l'une ne renfermerait que les tendances héréditaires de l'endoderme, l'autre celles de l'ectoderme, et plus tard aussi — comme il arrive en fait — il ne pourrait sortir de l'une de ces sphères que les cellules de l'endoderme, et de la seconde que les cellules de l'ectoderme. Dans le cours des segmentations postérieures, la cellule primitive ectodermique partagerait inégalement de nouveau son plasma nucléaire, par exemple entre le plasma nucléaire contenant les propriétés héréditaires du système nerveux, et le plasma nucléaire contenant les propriétés du tégument exté-

rieur. Ce n'est pas tout : il faudrait encore bien des divisions nucléaires inégales; au cours des divisions cellulaires postérieures
les substances nucléaires qui contiennent les tendances héréditaires des organes des sens auraient à se séparer de celles qui renferment les tendances héréditaires des organes centraux, et ainsi
de suite jusqu'à la formation de tous les organes particuliers, et
l'établissement des différenciations histologiques les plus fines.
Le tout se passerait de la façon la plus régulière, exactement
comme la chose a eu lieu à travers une très longue suite d'ancêtres, et le facteur déterminant dans ce phénomène serait uniquement la substance nucléaire, le plasma nucléaire, qui jouirait
dans la cellule germinative d'une structure moléculaire telle que
tous les autres états postérieurs de structure moléculaire des stades consécutifs des substances nucléaires devraient en découler
nécessairement, dès que les conditions extérieures pour ce requises seraient réalisées. Mais c'est tout simplement l'idée du développement ontogénétique qu'a eue jusqu'ici tout embryologiste
qui n'est pas « évolutionniste » — avec addition de la notion du
transport de la cause primaire de développement d'un point inconnu à la substance nucléaire.

Mais une telle conception a contre elle, semble-t-il, les observations qu'on a faites sur la division nucléaire indirecte, car celles-
ci montrent que toute anse maternelle de la « plaque nucléaire »
partage sa substance dans le sens de la longueur, et que les fragments individuels visibles de l'anse sont divisés exactement en
deux moitiés égales. Toute plaque nucléaire est de la sorte également partagée, et les deux noyaux filles qui résultent d'une division
nucléaire ne peuvent en conséquence, semble-t-il, être différents,
ils doivent être absolument identiques. C'est ainsi du moins que
conclut Strasburger; il considère cette identité des deux noyaux
filles comme un fait fondamental auquel il n'y a plus à toucher
et auquel on doit conformer les essais d'explication. Mais comment pourra se produire la transformation progressive des substances nucléaires, qui cependant doit avoir lieu nécessairement,
si la substance nucléaire est vraiment le facteur déterminant dans
le développement? Strasburger cherche à se tirer d'affaire en disant que les inégalités des noyaux filles qu'il est bien obligé d'admettre résultent d'inégalités dans la nutrition, et qu'elles ne se
produisent qu'après la division du noyau et de la cellule. On objectera — comme Strasburger l'a fait lui-même ailleurs — que
le noyau est nourri par le corps cellulaire, que les corps cellulaires des deux noyaux filles identiques doivent différer dès l'ori-

gine pour pouvoir influencer de façon différente leur noyau cellulaire. Mais si c'est le noyau qui détermine l'essence de la
cellule, deux noyaux filles identiques, issus d'une cellule mère
par division ne peuvent avoir de corps cellulaire différent, ils
doivent avoir même corps cellulaire! Mais comme en fait les
corps cellulaires de deux cellules filles diffèrent souvent beaucoup par le volume, par l'apparence et par les degrés postérieurs de développement, il en résulte que dans de pareils cas la
division nucléaire doit être inégale. Le noyau doit jouir de la faculté de se diviser alors en substances nucléaires de qualité différente. Cela me paraît être une conclusion incontestable. Strasburger s'est exagéré ici la certitude de l'observation. Sans doute,
la division longitudinale des anses découverte par Flemming,
analysée plus en détail par Balbiani et par Pfitzner est un fait
d'une importance considérable, presque fondamental, auquel les
observations récentes de V. n Beneden sur la fécondation chez
l'*Ascaris* ont donné un sens plus clair et plus précis qu'au début.
Il prouve bien que le noyau se partage toujours en deux fragments égaux en volume, il prouve aussi qu'à chaque division nucléaire, chaque noyau fille reçoit autant de substance nucléaire du
père que de la mère, mais il ne prouve pas du tout, à mon sens
du moins, que la qualité du plasma nucléaire des parents doive
être toujours la même des deux côtés. A vrai dire, il semble bien
qu'il en soit ainsi, et si nous nous arrêtons à la figure de l'exemple le plus favorable pour cette étude qui soit encore connu,
c'est-à-dire la fécondation de l'*Ascaris,* telle que van Beneden
nous l'a présentée, les deux moitiés longitudinales d'une anse produisent une impression presque identique. (Voyez par exemple
entre autres, planche XIX *ter,* figures 1,4 et 5.) Seulement on ne
doit pas oublier que ce que nous voyons là n'est pas la structure
moléculaire du plasma nucléaire, mais simplement une expression très grossière de sa quantité par rapport à sa complexité. On
a besoin ici des lentilles les plus fortes et les meilleures pour
reconnaître la forme des granulations colorées d'une anse qui
se prépare à la segmentation, elles nous paraissent sphériques,
et plus tard, après la division, hémisphériques. Mais ces granulations, ces microsomas ne sont pas, d'après Strasburger, la
véritable substance nucléaire active, mais seulement des réserves
alimentaires pour la véritable substance nucléaire comprise entre
elles, non colorée, et par suite aussi, peu facile à voir. Quand bien
même elles représenteraient le véritable idioplasma, leur division
en deux moitiés de volume absolument égal ne nous donnerait

aucun renseignement sur l'égalité ou l'inégalité de la constitution de ces deux moitiés, elle nous renseignerait uniquement sur le rapport de leurs quantités. Nous ne pouvons avoir de notions sur la qualité de la structure moléculaire des deux moitiés que grâce à leur mode d'action sur le corps cellulaire, et celui-ci nous apprend précisément que le corps de deux cellules filles diffère souvent en volume et en qualité.

Le point est si important qu'il faut en donner encore quelques exemples. Les globules polaires dont on parlera plus loin plus en détail, qu'un si grand nombre d'œufs d'animaux expulsent à leur maturité, sont de vraies cellules, comme Buetschli l'a démontré le premier pour les Nématodes; il y a là un processus de division des cellules qui s'accompagne d'une division nucléaire ordinaire indirecte, le plus souvent de forme tout à fait typique[1]. On n'en peut douter après les observations de Fol et de Hertwig, et on s'en convaincra en jetant un regard sur les figures, malheureusement trop peu connues, données par Trinchese[1] relativement à ce processus chez les œufs de certaines linaces. Les œufs de l'*Amphorina caerulea,* par exemple, offrent à l'observation des conditions extraordinairement favorables non seulement parce qu'ils sont tout à fait transparents, mais parce que les gros noyaux de l'œuf se distinguent très bien par la couleur du plasma cellulaire vert. Dans ces œufs, deux globules polaires se forment l'un derrière l'autre, puis chacun d'eux se divise encore une fois, de sorte que quatre cellules polaires se trouvent au pôle de l'œuf. Pourquoi ces quatre cellules périssent-elles tandis que le noyau de l'œuf, restant dans le vitellus, se combine avec le noyau spermatique, et devient, grâce au corps de l'œuf, un embryon? Manifestement, parce que la nature de la cellule polaire est autre que celle de la cellule-œuf. Mais comme l'essence de la cellule est déterminée par la qualité du noyau, cette qualité doit différer dès le moment de la division nucléaire. La chose est prouvée par ce fait que des cellules spermatiques surnuméraires introduites dans l'œuf ne se conjuguent jamais avec les cellules polaires. On pourrait bien objecter, avec la théorie de Strasburger, que la différence de qualité des noyaux est provoquée ici par la quantité très différente du cytoplasma qui les enveloppe et les nourrit — mais d'une part la petitesse du corps

---

1. L'œuf de l'*Ascaris* forme une exception au type habituel, d'après les observations de Nussbaum et de van Beneden, mais ce dernier va bien trop loin quand il conclut de la forme brisée des fuseaux polaires qu'il s'agit là d'un fait tout à fait différent de la division nucléaire habituelle.

1. Trinchese : *I primi Momenti dell' Evoluzione nei Molluschi,* Rome, 1880.

cellulaire de la plupart des globules polaires doit cependant avoir une raison, et cette raison ne peut être que dans la nature du noyau; et d'un autre côté la masse du corps cellulaire qui entoure les globules polaires de l'Amphorina est non seulement aussi grosse, mais plutôt plus grosse que la sphère de plasma cellulaire vert qui enveloppe le noyau de l'œuf. La différence entre les globules polaires et la cellule-œuf ne peut donc résider que dans ce fait que le fuseau nucléaire donne au moment de sa division deux noyaux filles de qualité différente.

Pourquoi donc les sphères microsomatiques des anses nucléaires — à supposer qu'elles représentent l'idioplasma — ne pourraient-elles pas se diviser en moitiés égales pour la forme et la configuration, mais inégales en qualité? Nous voyons la même chose se produire chez plus d'une cellule-œuf; les deux premières sphères de segmentation de l'œuf du lombric sont tout à fait identiques en volume et en forme et, cependant, l'une donne naissance à l'endoderme, l'autre à l'ectoderme de l'embryon.

Je crois, pour cette raison, que nous ne pouvons pas échapper à l'hypothèse que dans la division nucléaire indirecte, il peut aussi bien se produire une division en deux moitiés de constitution différente qu'en deux moitiés de constitution identique, et que c'est de là que dépend l'égalité ou l'inégalité des cellules filles qui en résultent. Par suite, il doit se produire pendant l'ontogénie une transformation graduelle de la substance nucléaire qui découle nécessairement de sa propre nature, et les corps cellulaires, dans une évolution parallèle, modifieront aussi progressivement leur caractère primitif.

De quelle nature sont ces modifications de la substance nucléaire? On ne peut pas préciser en détail, mais on peut faire des conjectures générales. Si nous pouvons admettre avec Naegeli que la structure moléculaire de l'idioplasma germinatif ou, pour prendre notre expression, du « plasma germinatif », doit être d'autant plus complexe que l'organisme qui s'en développe est plus complexe, on acceptera la proposition suivante : la structure moléculaire de la substance nucléaire doit être d'autant plus simple que les formes qui en découlent diffèrent moins les unes des autres : par suite la substance nucléaire de la cellule de segmentation du lombric, qui contient en elle virtuellement la totalité de l'ectoderme, jouit d'une structure moléculaire plus compliquée que la substance nucléaire d'une cellule épidermique, par exemple, ou d'une cellule nerveuse. On admettra bien la chose si l'on se représente que toutes les particularités de l'ensemble de l'organisme doivent être contenues dans la structure moléculaire du plasma germinatif par une disposition particulière des groupes moléculaires (les micelles de Naegeli), et non seulement l'ensemble des caractères quantitatifs et qualitatifs de l'espèce, mais aussi toutes les variations individuelles en tant qu'elles sont héréditaires. La fossette du menton d'un grand nombre de familles humaines, la cause physique de toutes les habitudes héréditaires encore si obscures, les talents transmissibles et les autres facultés intellectuelles, tout cela doit être contenu dans l'intime quantité de plasma germinatif que renferme le noyau d'une cellule germinative — non pas à l'état de gemmules, mais à l'état de déviations dans la structure moléculaire; si la chose n'était pas possible, ces caractères ne pourraient pas se transmettre. Naegeli nous a montré dans son livre si plein d'idées suggestives qu'en fait dans un volume d'un millième de millimètre cube, on peut encore admettre un nombre énorme de micelles (400 millions), et que ces micelles peuvent être distribuées de la façon la plus variée et la plus compliquée. Il faut donc que le plasma germinatif, dans les cellules germinatives d'un individu déterminé d'une espèce, se distingue du plasma germinatif d'un autre individu par quelques différences insignifiantes de structure, tandis que le plasma germinatif de l'espèce doit se distinguer de son côté du plasma germinatif de toutes les autres espèces. Ces considérations permettent de conclure à une complexité extraordinaire de la structure moléculaire du plasma germinatif de tous les animaux supérieurs, et elles montrent clairement en même temps que cette complexité doit diminuer graduellement pendant l'ontogénie, à mesure que les propriétés qui ont encore à sortir d'une cellule, et qui ont pour expression moléculaire le plasma nucléaire diminuent en nombre. Je ne pense pas que le plasma des noyaux contienne des propriétés toutes formées qui se portent à droite et à gauche pendant le travail de constitution des organes, de telle sorte que leur nombre diminue dans un noyau particulier au fur et à mesure que le développement avance; je crois plutôt que la complexité de la structure moléculaire décroît dans la masse lorsque les possibilités de développement, qui s'expriment par la structure moléculaire du noyau, diminuent en nombre. Le plasma qui peut se modifier de cent façons différentes par les variétés de groupement de ses éléments doit contenir des espèces plus nombreuses et une distribution plus complexe de ses éléments que le plasma nucléaire qui n'a qu'à déterminer le caractère d'une seule espèce de cellule. On peut comparer le fait du développement du plasma nucléaire pendant l'ontogénie à une armée composée de plusieurs corps d'armée dont chacun à ses divisions propres, etc. L'ensemble de l'armée, c'est le plasma nucléaire de la cellule germinative; à la première division cellulaire (en cellules primitives de l'ectoderme et de l'endoderme, par exemple), les deux corps d'armée composés de même, mais contenant néanmoins des possibilités différentes de développement se séparent, aux segmentations suivantes, ce sont les divisions qui se détachent, aux suivantes, les brigades, les régiments, les bataillons, les compagnies, etc, et dans la masse, quand les corps de troupes se simplifient, leur cercle d'action, leur sphère d'activité diminue aussi. La comparaison, à vrai dire, pèche de deux côtés : en premier lieu, ce n'est pas la masse du plasma nucléaire, mais seulement sa complexité qui diminue, en second lieu la puissance d'une armée dépend toujours en première ligne de sa force numérique et non pas de la complexité de sa composition. On ne peut pas non plus imaginer que pour les divisions nucléaires inégales, il se produise simplement une division de la structure moléculaire, comme la séparation d'un régiment d'avec une brigade; au contraire, la structure moléculaire du noyau maternel se modifiera de telle sorte que l'une ou que les deux moitiés recevront une nouvelle structure.

Mon idée du mode d'action de l'idioplasma dans l'ontogénie se distingue doublement de celle de Nægeli : d'un côté, il n'admet de changement de l'idioplasma que dans ses « états de tension et de mouvement », et d'autre part, il se représente l'idioplasma comme composé de « propriétés » (*Anlagen*). Cette idée se lie manifestement d'une façon très étroite à sa notion de l'unité du réseau d'idioplasma à travers le corps tout entier; peut-être serait-il arrivé à une autre conception si les faits lui avaient montré qu'il ne faut chercher l'idioplasma que dans les noyaux. Voici le passage qui montre le mieux sa conception de l'ontogénie : « Dès que le développement ontogénétique commence, les groupes de micelles de l'idioplasma qui effectuent le premier stade de développement entrent en activité. La croissance active de ces séries occasionne bien une croissance passive des autres séries, et peut-être l'idioplasma augmente-t-il plusieurs fois de volume, mais les intensités d'accroissement sont inégales, et la conséquence est une tension croissante qui selon le nombre, la distribution, et l'énergie des séries actives fait nécessairement tôt ou tard de la continuation du processus une impossibilité. La croissance active et l'excitation passent dès lors, à la suite de la rupture de l'équilibre, dans le groupe le plus rapproché qui ressent le plus vivement l'action de la tension, et cet échange se répète jusqu'à ce que tous les groupes aient été parcourus, et que le développement ontogénétique soit revenu au stade du germe primitif avec le stade de la reproduction ».

Naegeli fait donc découler les différents stades de l'ontogénie de l'activité de parties déterminées de l'idioplasma; des « séries de micelles » déterminées de l'idioplasma représentent les « germes » (*Anlagen*) de certaines formations dans l'organisme, et un de ces germes une fois « excité, » il réalise la formation en question. Je vois dans cette notion une ressemblance avec la théorie de la Pangenèse de Darwin : les « germes », et les « groupes de germes », de Naegeli sont les « gemmules » de la Pangenèse, très affinés d'ailleurs, qui entrent en activité quand leur tour est venu, comme dit Darwin, ou quand ils subissent une excitation comme le dit Naegeli. Quand un « groupe de germes » a provoqué dans le groupe suivant par sa « croissance active » ou par « son excitation, » une croissance active égale ou une excitation égale, le premier groupe peut se reposer grâce à cette transmission, ou demeurer encore en activité plus ou moins longtemps à côté de son successeur. Son excitation peut même être de durée illimitée, comme dans le cas de la formation de bourgeons foliaires chez beaucoup de plantes.

On voit que toute la notion de Naegeli est intimement reliée avec la croyance en une continuité de l'idioplasma tout entier à travers l'organisme. Il n'y a tantôt que cette partie-ci, tantôt que cette partie-là de l'idioplasma qui puisse entrer en excitation, et réaliser les organes qui lui correspondent. Mais du moment où nous devons admettre que l'idioplasma contenu dans un organisme ne représente pas un tout à cohésion parfaite, mais se compose d'une infinité de plasmas nucléaires individuels, qui n'entrent en relation que par l'intermédiaire des corps cellulaires, il nous faut substituer aux germes idioplasmatiques, l'idée de « degrés de développement ontogénétique de l'idioplasma ». Les différentes variétés de plasma nucléaire, qui se produisent dans l'ontogénie, représentent dans une certaine mesure ces germes, parce qu'elles donnent aux corps cellulaires qu'elles régissent une constitution spécifique en raison de leur constitution moléculaire, et font de même pour la succession des noyaux et des cellules qui peuvent découler d'elles dans certaines circonstances déterminées.

C'est seulement dans ce sens que je pourrais admettre des « germes ». Autrement je ne puis me représenter que des propriétés déterminées, au sens de Naegeli, puissent être contenues dans l'idioplasma. On peut bien supposer que l'idioplasma du premier noyau de segmentation par exemple ne se distinguera pas beaucoup de l'idioplasma de la seconde phase ontogénétique, c'est-à-dire des deux noyaux de segmentation suivants. Peut-être quelques « groupes de micelles » ont-ils été seulement dérangés ou disposés de quelque autre manière. Mais ces « groupes de micelles » n'étaient pas les « germes » préexistants du deuxième stade. Ce deuxième degré ontogénétique de l'idioplasma se distingue du premier par une configuration de structure moléculaire un peu différente. Cette structure est à son tour le facteur, dans des conditions normales de développement, de changements qui déterminent les différentes structures moléculaires de l'idioplasma du troisième degré, et ainsi de suite. On objectera peut-être à ceci que l'idioplasma des différents degrés ontogénétiques doit présenter une structure moléculaire qui va se simplifiant toujours de plus en plus, on objectera peut-être que ceci n'est pas d'accord avec la loi fondamentale du développement. L'organisation des espèces, dira-t-on, a, dans le cours de la phylogénie gagné singulièrement en complexité générale, et si dans l'ontogénie on parcourt à nouveau les stades phylétiques, la structure de l'idioplasma devrait, semble-t-il, dans le cours de l'ontogénie, devenir toujours de plus en plus compliquée sans jamais se simplifier. Il faut cependant considérer que la complexité de la totalité de l'organisme n'est pas représentée dans la structure moléculaire de l'idioplasma d'un noyau cellulaire isolé, mais qu'il faudrait la chercher dans les idioplasmas de tous les noyaux cellulaires existant à la fois. La cellule germinative ou plutôt l'idioplasma du noyau germinatif doit d'ailleurs être d'autant plus compliqué que l'organisme qui en résultera sera plus compliqué ; mais les plasmas nucléaires particuliers de chaque degré ontogénétique peuvent être relativement beaucoup plus simples, sans que l'ensemble de l'idioplasma de l'organisme tout entier perde en complexité, précisément parce que c'est seulement l'addition de tous les plasmas nucléaires qui donne l'expression du degré de développement en question.

S'il faut donc admettre maintenant que la structure moléculaire du plasma nucléaire se simplifie toujours au cours de l'ontogénie, comme celle-ci a besoin de renfermer en elle des possibilités de développement toujours moins différentes, les cellules définitives des tissus — les cellules des muscles, des nerfs, des sens ou des glandes — doivent donc posséder une structure moléculaire relativement plus simple, en ce qui concerne leur plasma nucléaire, lorsqu'elles ne fournissent plus de nouvelles modifications de plasma nucléaire, et lorsque ces cellules, en se reproduisant, donnent seulement naissance à leurs semblables.

Nous voici donc ramenés encore à la question qui me paraît capitale : Comment se forment les cellules germinatives dans l'organisme; comment se peut-il que du plasma nucléaire des cellules somatiques qui a cependant perdu depuis longtemps, par la simplification continue de sa structure moléculaire, sa faculté de procréer le corps tout entier, le plasma nucléaire de la cellule germinative sorte de nouveau avec sa structure moléculaire à complexité infinie, contenant virtuellement toutes les qualités spécifiques et individuelles? Je l'avoue, cela me paraît inconcevable, je ne vois pas la force capable de transformer de nouveau en plasma germinatif général le plasma nucléaire simplifié des cellules somatiques, spécialisé dans une certaine mesure, de façon à produire une sorte unique de cellule — et c'est bien de cellules ce genre que se compose l'ensemble de l'organisme, déduction faite des cellules de reproduction.

D'autres ont avant moi senti la difficulté. J'ai déjà renvoyé plus haut à l'opinion de Nussbaum [1], qui part de cette idée que des cellules qui sont déjà différenciées pour une fonction spéciale ne peuvent plus bien se transformer en cellules sexuelles, et qui en déduit que les cellules sexuelles doivent se séparer des autres cellules « de très bonne heure, dans l'état embryonnaire » avant toute différenciation histologique. Valaoritis [2] a été conduit de même, en réfléchissant à l'impossibilité pour les cellules différenciées histologiquement de se transformer en cellules sexuelles, à l'hypothèse que les cellules sexuelles des vertébrés proviennent des leucocytes, parce qu'il les regarde comme étant des cellules aussi peu différenciées que possible. Les deux opinions ne sont pas soutenables, la première parce qu'en fait, les cellules sexuelles de toutes les plantes et de la plupart des animaux ne se distinguent pas dès l'origine des cellules somatiques, la seconde parce qu'elle est contredite par les faits, parce que les cellules sexuelles des vertébrés ne proviennent pas des leucocytes, mais de l'épithélium germinal. Mais quand même ce dernier fait ne serait pas certain, il faudrait encore soutenir pour des raisons purement théoriques qu'une transformation de n'importe quels globules du sang en cellules germinatives n'est pas possible, et cela parce que c'est

1. *Arch. für mikr. Anatomie*, t. **XVIII** et **XXIII**.
2. Valaoritis : *Die Genesis des Thier-Eies*, Leipzig, 1882.

une grande erreur de regarder ces globules comme non différenciés histologiquement, de supposer et que leur plasma nucléaire est pareil au plasma germinatif. Il n'y a pas, dans l'organisme, de cellules non différenciées, elles ont toutes un certain degré de différenciation, celle-ci pouvant être étroitement limitée, unilatérale, ou au contraire plus variée, et avant tout elles sont toutes sans exception très différentes de la cellule-œuf qui leur a donné naissance, elles sont toutes séparées d'elle par de nombreuses générations de cellules. Et cela veut dire simplement que l'idioplasma de ces cellules s'éloigne beaucoup dans sa constitution de celui de l'ovale, du plasma germinatif. Déjà les noyaux des deux premières sphères de segmentation ne peuvent pas contenir le même idioplasma que celui du premier noyau de segmentation, à plus forte raison la chose est-elle impossible pour l'une des cellules embryonnaires d'origine postérieure. La constitution de l'idioplasma doit nécessairement au cours du développement embryonnaire s'éloigner toujours de plus en plus de celle du noyau de segmentation, mais ce que contient ce noyau c'est le plasma germinatif, c'est-à-dire qu'il contient l'élément dont la croissance peut de nouveau donner naissance à un organisme tout entier. A vrai dire, bien des personnes semblent tenir pour naturel que toute cellule « embryonnaire » puisse procréer à nouveau, dans des conditions favorables, l'organisme tout entier; une réflexion plus attentive démontre cependant que la chose est impossible même pour les cellules embryonnaires les plus rapprochées encore de l'œuf, pour les deux premières sphères de segmentation. Il suffit de réfléchir que dans bien des cas l'ectoderme de l'animal provient de l'une de ces cellules, et l'endoderme de l'autre, pour abandonner une pareille supposition, et pour concéder que l'idioplasma des deux premières cellules embryonnaires doit déjà différer, et ne peut plus jouir de la faculté de procréer par lui seul l'organisme tout entier. Mais si les cellules les plus rapprochées encore de l'œuf ne peuvent pas faire ceci, comment une des cellules embryonnaires postérieures le pourrait-elle, ou l'une quelconque des cellules de l'animal complètement développé? On parle assez souvent, il est vrai, de cellules « de caractère embryonnaire », et Kœlliker[1] a donné il y a peu de temps une liste complète de ces cellules parmi lesquelles se trouvent les ostéoblastes, les cellules cartilagineuses, les cellules lymphatiques, les corpuscules de la lymphe et les cellules conjonctives : mais en admettant même que ces cellules mé-

____

1. Kœlliker : *Die Bedeutung der Zellkerne... Zeitsch. für wiss. Zool.*, t. XLII.

ritent vraiment cette qualification, en quoi cette liste sert-elle à expliquer la formation des cellules germinatives, puisque leur idioplasma doit différer beaucoup de celui d'une cellule germinative ?

C'est une illusion que de croire avoir compris quelque chose à la formation des cellules germinatives en renvoyant aux cellules de « caractère embryonnaire » qui doivent être contenues dans le corps de l'organisme parvenu à sa maturité. Je sais bien qu'il y a des cellules à différenciation histologique très fortement marquée, et d'autres chez lesquelles celle-ci est très peu accentuée ; mais la difficulté qu'il y a à faire sortir de ces cellules les cellules germinatives n'est pas moindre pour les dernières que pour les premières ; pour les unes comme pour les autres l'idioplasma est d'une autre constitution que celui de la cellule germinative, et tant qu'on n'aura pas prouvé que l'idioplasma « somatique » peut en général se retransformer en idioplasma germinatif, nous n'aurons pas le droit de faire découler d'une catégorie quelconque de ces cellules les cellules germinatives. Il en est de même pour les cellules « embryonnaires » proprement dites, c'est-à-dire pour les cellules de l'embryon, et, pour cette raison, il me semble maintenant que ces cas de séparation précoce des cellules sexuelles des cellules somatiques, que je faisais valoir à plusieurs reprises comme un argument pour la continuité du plasma germinatif, n'ont plus en eux-mêmes et par eux-mêmes une signification aussi décisive qu'à l'époque où nous n'avions pas de notion nette sur la localisation de l'idioplasma dans les noyaux. Dans la plupart de ces cas les cellules germinatives se séparent des autres cellules non dès le commencement de l'embryogenèse, mais seulement au cours de celle-ci. Il n'y a que les cellules polaires des Diptères qui fassent exception. Comme nous l'avons démontré, Robin [1] et moi [2], depuis longtemps déjà, ce sont là les premières cellules qui se forment en général dans l'œuf, et d'après les observations plus récentes de Metschnikoff [3] et de Balbiani [4], elles deviennent les glandes sexuelles de l'embryon. Nous avons donc affaire ici à une véritable continuité directe du plasma germinatif ; du noyau de l'ovule procèdent directement les noyaux des cellules polaires, et rien n'empêche plus d'admettre que ces dernières reçoivent, sans

1. *Compt. Rend.*, t. LIV, p. 150.
2. *Entwicklung der Dipteren*, Leipzig, 1864.
3. *Zeitschr. f. Wiss. Zool.*, t. XVI, p. 389 (1866).
4. *Comptes-Rendus*, 13 novembre 1882.

le modifier, l'idioplasma du noyau de segmentation, et, avec lui
les tendances héréditaires dont il est le véhicule. Mais dans tous
les autres cas, les cellules germinatives résultent de la division des
cellules embryonnaires ultérieures, et, comme celles-ci appartiennent à un degré ontogénétique plus avancé de l'idioplasma, on
ne peut conclure à une continuité du plasma germinatif que si
on admet avec moi qu'une petite partie du plasma germinatif demeure sans changement à la division du noyau de segmentation,
et se mêle à l'idioplasma de certaines séries de cellules, et que la
formation de cellules germinatives réelles se produit parce que
dans le cours de ces séries de cellules et de ces divisions de
cellules, il se forme à une époque des cellules dans lesquelles
le plasma germinatif arrive à triompher. Mais du moment où on
admet la chose, il est théoriquement tout à fait indifférent que
le plasma germinatif qui est réservé arrive à triompher dans
la troisième, dans la dixième, dans la centième, ou dans la mil-
lionième génération de cellules. C'est pourquoi ces cas de séparation précoce des cellules germinatives ne prouvent pas du tout
qu'on a affaire ici à un enchaînement direct entre la cellule germinative des parents et celle de l'enfant, car une cellule dont les
descendants deviennent en partie des cellules somatiques, en partie des cellules germinatives, ne peut pas jouir encore de la nature
d'une cellule germinative. Mais elle peut bien renfermer l'idioplasma germinatif, et transmettre ainsi la substance héréditaire
du germe des parents à celui de l'enfant.

Si l'on ne veut pas admettre la chose, il ne reste plus alors qu'à
attribuer à l'idioplasma des différentes phases ontogénétiques la
faculté de se retransformer en plasma germinatif, qui représente le
premier degré. Strasburger accepte cette manière de voir, il croit
que les noyaux cellulaires, ou plutôt leur idioplasma, se modifient
dans le cours de l'ontogénie et reviennent, à la fin de l'ontogénèse,
« au stade germinatif ». Mais le simple calcul des probabilités est
contre une pareille hypothèse. Admettons, par exemple, que l'idioplasma de la cellule germinative, que le plasma germinatif, soit
défini par 10 caractères différents, dont chacun peut être disposé
par rapport aux autres de deux façons différentes : la probabilité
de la production d'une combinaison déterminée sera égale
à $\left(\frac{1}{2}\right)^{10} = \frac{1}{1024}$, c'est-à-dire que la transformation rétrograde
d'un idioplasma somatique en plasma germinatif se fera une fois
sur 1024 : elle ne pourra donc pas devenir la règle. Il est bien
clair que pour la structure compliquée du plasma germinatif,
qui contient virtuellement toute l'individualité du père « avec

la fidélité d'un portrait », il ne suffit pas de 10 caractères, il en faut admettre une très grande quantité, et considérer les possibilités de dispositions de ceux-ci comme beaucoup plus fortes que 2; d'où la formule $\frac{1^n}{p}$, dans laquelle p représente les possibilités, n les caractères. Nous arrivons ainsi, et pour peu que p et n aient des valeurs plus élevées, à des probabilités si faibles qu'elles excluent absolument l'hypothèse d'une transformation rétrograde de l'idioplasma somatique en plasma germinatif.

On m'objectera que dans les cas de séparation précoce des cellules germinatives d'avec les cellules somatiques, cette transformation est beaucoup plus vraisemblable. Elle le serait en fait, et on ne pourrait rien dire contre la possibilité pour l'idioplasma de la troisième génération de cellules par exemple de revenir au plasma germinatif, bien que naturellement on n'ait pas du tout, par sa possibilité, prouvé la réalisation d'une telle éventualité. Mais où sont les cas nombreux dans lesquels les cellules sexuelles se séparent aussi tôt ? est-il si rare que les cellules sexuelles se séparent seulement au cours de la segmentation proprement dite de l'œuf? Chez les Daphnies (*Moina*) la séparation se produit au cinquième stade de la segmentation [1]; il est sans doute encore de très bonne heure, et pourtant l'idioplasma a déjà modifié six fois sa structure moléculaire. Chez la *Sagitta*[2] la séparation a lieu à l'époque de l'invagination de l'intestin, c'est-à-dire après la formation de plusieurs centaines de cellules embryonnaires, par conséquent après que le plasma germinatif a modifié sa structure moléculaire dix fois ou plus. Mais, dans la plupart des cas, la séparation ne se produit que beaucoup plus tard : chez les Hydraires elle se fait après des centaines ou des milliers de générations de cellules, comme chez les plantes supérieures où la production des cellules germinatives a lieu à la fin de l'ontogénie. La probabilité d'une transformation rétrograde, pour une espèce, de l'idioplasma somatique en plasma germinatif est donc infiniment petite.

Ces considérations ne s'appliquent, il est vrai, qu'à une transformation soudaine et rapide de l'idioplasma. Si l'on pouvait démontrer qu'il s'agit réellement, et non en apparence seulement, d'un développement cyclique, il n'y aurait rien à objecter contre la transformation. Minot[3] a prétendu récemment, il est vrai, que tout développement est cyclique, mais ceci n'est pas exact, car

---

1. Grobben : *Arbeiten d. Wien. Zool. Instituts,* t. II, p. 203.
2. Buetschli : *Zeitschr. f. Wiss. Zool.,* t. XXIII, p. 409.
3. *Science,* vol. IV, n° 90, 1884.

Naegeli a déjà montré, qu'il y a aussi des développements rectili
gnes, non cycliques, des développements qui ne reviennent point à
leur point de départ. Le déve'oppement phylétique de l'ensemble
du monde des organismes fournit un exemple des plus clairs
d'un développement de cette dernière catégorie. Car si ce développement n'est point encore proche de sa fin, on peut cependant
prévoir qu'il ne reviendra jamais sur ses pas de façon à retourner à
son point de départ à travers les phases déjà traversées. Personne
ne regardera comme possible que les phanérogames actuels par-
courent à nouveau les phases de leur développement phylétique
en sens inverse, et reviennent de cette façon à la forme d'algues unicellulaires ou de Monères, ou que les mammifères placentaires
reviendront à la phase de marsupiaux monotrèmes, de reptiles
voisins des mammifères, pour devenir ensuite des vers et enfin
des Monères. Mais pourquoi ce qui paraît impossible dans la phylogénie pourrait-il se produire dans l'ontogénie? Et, abstraction
faite de cette question de possiblités, où sont les preuves de sa réalisation? Si l'on pouvait montrer que le plasma nucléaire de ces
cellules somatiques qui, chez les Hydraires par exemple, se transforment en cellules germinatives, revient par de nombreux degrés
de développement au plasma nucléaire de la cellule germinative,
on aurait une preuve. Nous ne pouvons d'ailleurs reconnaître les
différences dans la structure de l'idioplasma que, tout au plus, d'a-
près ses modes d'action sur le corps cellulaire, mais non directement, car le corps cellulaire ne nous fournit aucune preuve de cette
régression. Si le développement en avant a nécessité tant de degrés
dans le processus de division, et la constitution tout entière de
l'embryon, etc., rien n'autorise à supposer que le développement
rétrograde puisse s'opérer. Pour les cellules de caractère embryonnaire qui se formeraient en cellules germinatives, les phases principales de leur ontogénie devraient être au moins traversées à
nouveau en sens rétrograde. Une transformation soudaine du
plasma nucléaire d'une cellule somatique en plasma nucléaire
germinatif serait à peine chose plus étonnante que la métamorphose d'un Infusoire suceur en Amibe. Mais on ne voit rien de
ces degrés de développement rétrograde; si nous pouvons conclure de l'apparence de toute la cellule à la structure de son
idioplasma nucléaire, le développement d'une cellule germinative
primitive part plutôt du moment de sa différenciation évidente
pour aller toujours en avant jusqu'à la production certaine de la
cellule sexuelle mâle ou femelle.

Je sais bien que Strasburger a dit qu'« à la dernière maturation des cellules, la substance des noyaux cellulaires revient toujours à l'état où elle se trouvait au commencement du développement ontogénétique, » mais ceci n'est pas une preuve, ce n'est qu'une hypothèse pour les besoins de la théorie. Je n'ignore pas non plus que Nussbaum et d'autres, pour la formation des spermatozoaires d'animaux supérieurs jusqu'à un certain stade de développement, croient à un développement rétrograde; mais à supposer que cette explication fût exacte, ce développement rétrograde ne pourrait conduire que jusqu'à la cellule germinative primitive, sans expliquer par suite comment l'idioplasma de cette cellule se transforme plus tard en plasma germinatif. Ce serait pourtant là la chose principale, si on ne veut pas supposer avec moi que le plasma germinatif qu'elle contient demeure sans changement. Toutes les tentatives pour rendre vraisemblable une transformation rétrograde du plasma nucléaire somatique en plasma germinatif échouent finalement devant ce qui se passe chez les Hydraires, chez lesquels, parmi les cellules « embryonnaires » innombrables du corps, il n'y en a que quelques-unes qui aient la faculté de devenir des cellules germinatives primitives, à l'exclusion des autres.

Je suis donc obligé de tenir pour erronée l'idée d'après laquelle le plasma nucléaire somatique pourrait se transformer de nouveau en plasma germinatif, l'idée du développement cyclique du plasma germinatif.

Cette idée a d'ailleurs été basée sur la phylogénie, par Naegeli. Le développement phylétique des organismes repose, dans sa conception, sur l'idée d'un changement continu de l'idioplasma se produisant avec une lenteur extrême, visible seulement par périodes, dans le sens d'une complexité de plus en plus grande. Le progrès d'une phase à l'autre est en général dû à ce fait que « la dernière modification ontogénique, qui est le facteur de la séparation des germes, s'opère à une phase plus élevée, une ou plusieurs générations cellulaires plus tard » qu'aux degrés moins avancés. — « La dernière propriété qui est le facteur de la séparation des germes demeure ici la même, et ce n'est qu'immédiatement avant elle que la série des développements se prolonge. » Je crois qu'ici Naegeli a été trop exclusivement influencé par les phénomènes des plantes qui naturellement s'imposaient à lui le plus puissamment. Chez les plantes en effet, chez les plantes supérieures en particulier, les cellules germinatives ne se constituent à vrai dire dans une certaine mesure qu'à la fin de l'ontogénie, mais chez les animaux, il n'en est pas de même dans un très grand

nombre de cas, et même dans la plupart des cas ; les cellules germinatives sont plutôt, comme on l'a dit plusieurs fois, séparées
des cellules somatiques dès le développement embryonnaire, parfois même tout au commencement du développement, et on voit
clairement que ceci a dû être le mode primitif, le plus ancien au
point de vue phylétique, de la formation des cellules germinatives. Dans la mesure du moins où nous embrassons aujourd'hui
les faits, l'établissement des cellules germinatives ne se produit
qu'après l'embryogenèse, quand il y a production de colonies
asexuelles avec ou sans alternance de générations, ou quand il y a
alternance de générations, sans production de ces colonies, mais
non toujours dans le dernier cas. Dans une colonie de polypes, les
cellules germinatives se forment seulement dans les générations
ultérieures et non chez le premier fondateur de la colonie qui s'est
développé hors d'un œuf. De même dans les colonies des Siphono-
phores, de même dans bien des cas de métamorphose prolongée
(chez les Échinodermes), les cellules germinatives semblent ne se
produire que tard, mais dans bien d'autres cas de métamorphose
(chez les Insectes), elles se produisent déjà pendant l'embryogenèse. Il est clair que la formation phylétique des colonies a dû suivre la formation des individu isolés, et que la formation des cellules germinatives dans ces dernières nous représente par suite le
mode le plus primitif de la formation des cellules germinatives.
Originellement, les cellules germinatives n'ont donc pas pris naissance à la fin de l'ontogénie, mais bien au commencement, en
même temps que les cellules que je leur oppose sous le nom de
cellules somatiques.

L'exactitude de cette assertion nous est confirmée par plusieurs
formes de plantes inférieures, ou par des organismes pourvus de
chlorophylle, et on a là, me semble-t-il, un exemple excellent de
l'origine phylétique des cellules germinatives, comme j'ai tenté
de la représenter dans mes travaux antérieurs.

L'origine phylétique des premières cellules germinatives coïncide manifestement avec celle des premiers organismes multicellulaires différenciés par la division du travail. Si l'on veut, pour
cette raison, approfondir les rapports génétiques des cellules germinatives et des cellules somatiques, on ne se bornera pas à considérer uniquement les organismes multicellulaires déjà perfectionnés et parvenus à un haut degré de différenciation, mais on
considérera aussi les formes simples à passages phylétiques.
Nous connaissons bien, à côté des êtres unicellulaires vivant isolément, des colonies d'êtres unicellulaires chez lesquelles chacune

des cellules qui les composent est égale à l'autre, morphologique-
ment et physiologiquement; chacune se nourrit, se meut, et cha-

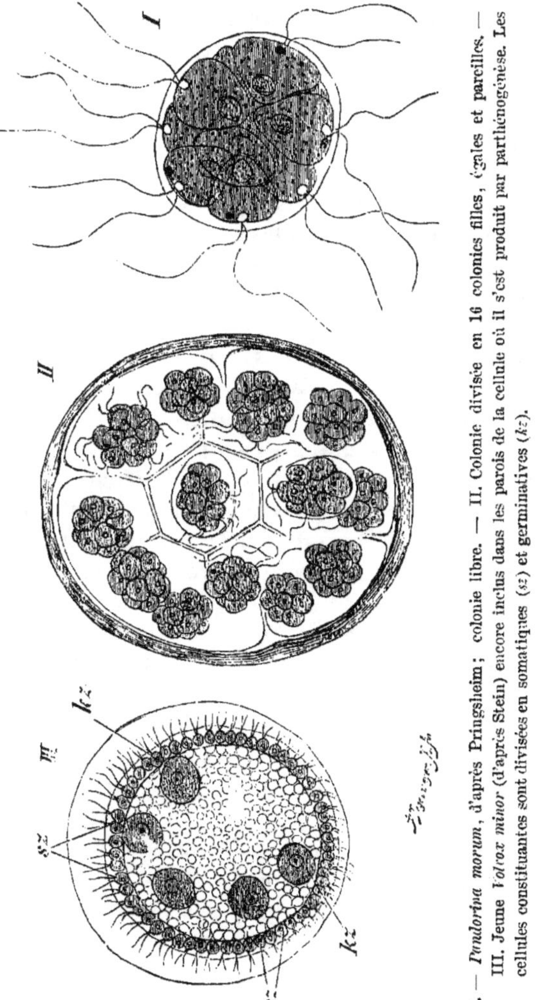

I. — *Pandorina morum*, d'après Pringsheim ; colonie libre. — II. Colonie divisée en 16 colonies filles, égales et pareilles. — III. Jeune *Volvox minor* (d'après Stein) encore inclus dans les parois de la cellule où il s'est produit par parthénogénèse. Les cellules constituantes sont divisées en somatiques (sz) et germinatives (kz).

cune peut, dans des conditions déterminées, se reproduire, c'est-à-
dire subir une division qui conduit à la formation d'une nouvelle
colonie. Une de ces Homoplastides (d'après Goette) est par exemple la ***Pandorina*** (Volvocinées), colonie sphérique de cellules à cils

vibratiles tout à fait égales, réunies par une masse gélatineuse incolore, chaque cellule ayant une vacuole pulsatile, de la chlorophylle, et une tache oculaire rouge. Ces colonies se reproduisent sexuellement et asexuellement de façon alternative, bien que, dans le premier cas, les cellules qui se conjuguent ne puissent encore se distinguer avec certitude, comme mâle et femelle. Mais dans les deux cas comme chaque cellule de la colonie se comporte exactement comme un organisme unicellulaire, chacune d'elles est encore cellule de reproduction. Il est maintenant très intéressant de voir que dans une espèce appartenant à la même famille, le passage de l'Homoplastide à l'Hétéroplastide est franchi, et que la séparation en cellules somatiques et en cellules sexuelles est réalisée. Chez les *Volvox* la colonie sphérique se compose de deux sortes de cellules : des cellules vibratiles, petites, se présentant par centaines, et des cellules germinatives, grandes, beaucoup moins nombreuses, non colorées. Les dernières seules peuvent provoquer la formation d'une nouvelle colonie de Volvox, cette formation se produisant d'ailleurs alternativement d'une manière asexuelle, ou après une fécondation régulière de grands œufs par des spermatozoaires très petits et mobiles. Ce dernier point, la différenciation sexuelle des cellules germinatives, est indifférent pour la question actuellement considérée, car il s'agit avant tout de savoir si ici, à la base des Hétéroplastides, les cellules germinatives, — qu'elles soient ou non sexuellement différenciées, — proviennent des cellules somatiques et *à la fin de l'ontogénie,* ou si la substance de la cellule germinative maternelle qui entre dans l'embryogénie se sépare *dès le début* en cellules somatiques et en cellules germinatives. Le premier cas serait favorable à l'idée de Naegeli, le dernier à la mienne. Kirchner[1] déclare d'une façon péremptoire que, dans la segmentation de l'œuf de *Volvox* fécondé, les cellules germinatives se différencient déjà pendant le développement embryonnaire, c'est-à-dire avant que les jeunes Hétéroplastides ne sortent de la membrane de l'œuf; nous ne pouvons donc pas nous représenter l'origine phylétique des premiers Hétéroplastides autrement que de la façon que j'ai déjà exposée, — avant d'avoir encore connaissance de cet exemple frappant. C'est-à-dire que le plasma germinatif (plasma nucléaire) d'un Homoplastide semblable à la *Pandorina* a dû, au cours de la phylogénie, modifier sa structure moléculaire de telle sorte que la colonie cellulaire qui sortait de lui ontogéniquement

---

1. Voir ce que dit Buetschli dans *Klassen und Ordnungen des Thierreichs,* t. I, p. 727.

par division était composée non plus comme jusque-là de cellules identiques, mais bien de deux sortes de cellules différentes, les unes, les cellules germinatives, demeurant seules identiques à la cellule germinative maternelle, les autres ayant renoncé à la faculté de procréer l'être tout entier, et reproduisant tout au plus des cellules identiques par division. Le cas du *Volvox* me paraît être une preuve certaine de ce fait que dans l'origine phylétique des Hétéroplastides les cellules somatiques n'ont pas été intercalées dans l'ontogénie, comme le pense Naegeli, entre la cellule germinative de la mère et la cellule germinative de l'enfant, mais qu'elles sont venues directement de la cellule germinative maternelle, qu'elles en étaient des fragments, absolument comme c'est le cas aujourd'hui même pour la *Pandorina*. La continuité du plasma germinatif, pour le commencement du moins du développement phylétique, se trouve donc par là établi. Plus tard, il est vrai, l'époque de la séparation des deux sortes de cellules a dû être reculée; nous en avons la preuve dans ce fait déjà souvent invoqué que dans la plupart des organismes supérieurs cette séparation se produit plus tard, souvent même très tard, à la fin de l'ontogénie tout entière. A ce point de vue, les cas bien établis de séparation plus précoce sont d'une grande valeur, parce qu'ils rapprochent les cas extrêmes. Il ne faut pas dire que les cellules germinatives des Hydraires ou des plantes supérieures existaient déjà dès l'embryogénie comme cellules indifférentes qu'on ne pouvait pas encore distinguer, et qui ne se différenciaient que plus tard. Le calcul le plus simple, ainsi que l'observation, démentent cette manière de voir : aucune des cellules relativement peu nombreuses de l'embryon ne peut être exclue de l'accroissement prodigieux par division qui doit se produire pour donner naissance au grand nombre des cellules filles qui forment une colonie de polypes. Le bourgeon sexuel d'une *Coryne* apparaît en un point du polype qui ne se distingue en aucune façon des points voisins; la paroi du corps étant partout composée d'une simple couche de cellules ectodermiques, et d'une couche unique de cellules endodermiques. Mais un accroissement rapide se produit dans une petite zone de cellules, il en résulte une prolifération de cellules, et parmi les jeunes cellules qui se sont ainsi formées quelques-unes se transforment en cellules germinatives qui auparavant n'existaient pas là à l'état de cellules isolées. Aussi n'est-il pas exact, au sens rigoureux du mot, d'affirmer, comme je l'ai fait jusqu'ici, que les cellules germinatives sont immortelles : elles renferment seulement la partie immortelle de l'organisme, le plasma germinatif, il n'y a que lui, l'idioplasma des cellules germinatives, qui soit immortel, et bien qu'il soit toujours, autant que nous le sachions, enveloppé dans un corps cellulaire, il ne régit pas toujours ce corps, et ne lui imprime pas toujours la marque de la cellule germinative. Au fond, ceci ne change rien à la notion des rapports de ces cellules, et on peut encore aujourd'hui même opposer aux cellules somatiques périssables les cellules germinatives comme la partie immortelle du corps des Métazoaires. Si l'essence et le caractère d'une cellule ont leur raison déterminante, non dans le corps cellulaire, mais dans la substance du noyau, l'immortalité des cellules germinatives est maintenue bien que la substance nucléaire seule passe sans interruption d'une génération à l'autre.

G. Jaeger [1] a le premier exprimé l'idée que le corps des organismes supérieurs est composé de deux sortes de cellules, « des cellules ontogéniques » et « des cellules phylogéniques, » que les dernières, les cellules de reproduction, sont non un produit des premières, des cellules somatiques, mais un produit direct de la cellule germinative des parents. Il admettait comme démontré que « la formation des éléments de la génération chez un animal commence déjà avec les premiers stades de sa vie embryonnaire », et il croyait avoir établi par là le rapport du protoplasma germinatif des parents avec celui de l'enfant. Comme je l'ai déjà rappelé dans l'introduction, Nussbaum a repris plus tard cette idée, sur la même base d'une continuité des cellules germinatives. Il admettait aussi que l'œuf segmenté se partage en cellules somatiques et en cellules reproductrices, et il appuyait cette manière de voir sur les quelques cas connus où la séparation des cellules sexuelles se produit de bonne heure, dès le premier temps de la formation embryonnaire. Il maintenait encore plus tard cette manière de voir, après que mes recherches sur les Méduses eurent démontré que les cellules sexuelles ne se séparent pas toujours des cellules somatiques dans la période embryonnaire, mais se séparent souvent beaucoup plus tard. D'ailleurs, les Hydraires ne sont pas seuls

1. Gustav Jaeger : *Lehrbuch der allgemeinen Zoologie*, Leipzig, 1878, deuxième partie. — C'est bien la faute de l'amour de la spéculation superficielle et sans frein de l'auteur si certaines de ses idées qui ont de la valeur ont passé inaperçues. En ce qui me concerne, du moins, l'idée que je viens de citer de lui ne m'est connue que depuis peu, et Nussbaum paraît être arrivé à la même conception d'une manière complètement indépendante de Jaeger. Il n'a pas d'ailleurs tenté de creuser l'idée; il passe de suite à des considérations absolument sans valeur, comme par exemple à l'idée que les groupes « ontogénique » et « phylogénique » sont l'un par rapport à l'autre en rapport concentrique! Pourquoi pas aussi bien en rapport triangulaire ou quadrangulaire?

à se comporter ainsi, et les plantes phanérogames leur ressemblent à cet égard et montrent qu'une continuité directe entre la cellule germinative de l'enfant et la cellule germinative des parents n'existe pas; et même les faits, et les cas cités par Jaeger et par Nussbaum de séparation précoce des cellules germinatives ne sont pas favorables à leur hypothèse. Il est très rare que les cellules germinatives proviennent directement aujourd'hui même de la cellule-œuf des parents (Diptères), mais bien qu'un petit nombre seulement de générations de cellules se détachent plus tard, l'enchaînement de la cellule germinative des parents avec celle de l'enfant se trouve interrompu, car une cellule embryonnaire dont des descendants sont en partie des cellules germinatives, et en partie des cellules somatiques, ne peut jouir de la nature d'une cellule germinative, son idioplasma ne peut être identique à celui de la cellule germinative des parents. Il me suffira de renvoyer sur ce point à ce qui a été dit plus haut sur les phases ontogénétiques de l'idioplasma. On ne peut rétablir ici l'enchaînement entre la substance germinative de « l'ancêtre » (Naegeli) et celle de l'enfant que si l'on admet un mélange de plasma germinatif non modifié avec le plasma nucléaire somatique. La pensée fondamentale de Jæger et de Nussbaum est, à mon sens, absolument exacte, c'est la même pensée qui m'a conduit aussi à l'idée d'une « continuité du plasma germinatif », c'est-à-dire à l'idée que l'hérédité ne peut se comprendre sans cette hypothèse, mais la façon dont ils comprennent la chose et formulent leur hypothèse ne correspond pas aux faits. On le voit bien à cette assertion de Nussbaum que « de la substance cellulaire de l'individu, il ne peut sortir aucune cellule sexuelle ». La chose se produit cependant, non seulement chez les Hydraires et les Phanérogames indubitablement, mais encore dans beaucoup d'autres cas. Assurément une cellule germinale ne peut sortir de quelque cellule « indifférente » de « caractère embryonnaire, » mais elle peut venir de cellules tout à fait déterminées et dans des circonstances qui nous permettent de conclure en toute sécurité qu'elles y sont destinées par avance, c'est-à-dire qu'elles renferment du plasma germinatif qui seul les rend capables de devenir des cellules germinatives.

De mes recherches sur les Hydraires, j'ai conclu que du plasma germinatif existe déjà dans certaines cellules somatiques sous forme de parcelles infiniment petites et insaisissables, pour être transmis plus tard, à travers des suites innombrables de cellules, jusqu'à ces individus les plus éloignés de l'axe dans lesquels se forment les produits sexuels. Cette conclusion repose avant tout sur ce fait que les cellules germinatives ne se produisent que sur des points absolument déterminés et localisés (*Keimstätten*) où il n'y a auparavant ni cellules germinatives, ni cellules protoblastiques se transformant plus tard en cellules germinatives. Les cellules protoblastiques se forment d'abord dans des points localisés, et elles proviennent de l'accroissement des cellules somatiques de l'ectoderme. Le point germinatif est nettement déterminé pour chaque espèce d'Hydraire, mais chez les espèces différentes, il diffère très souvent. On voit que cette différence de situation correspond à différents stades phylétiques d'un processus de déplacement qui tend à éloigner les points germinatifs de leur lieu d'origine, du manubrium de la Méduse, et à la déplacer vers le centre. Pour quelles raisons en est-il ainsi? il n'y a pas lieu de discuter la chose ici. On voit que ces déplacements phylétiques du point germinatif se réalisent aujourd'hui même par ce fait que les cellules protoblastiques s'acheminent d'elles-mêmes du lieu de leur origine vers le point où elles se différencient en cellules germinatives, et qu'aujourd'hui même dans toute ontogénie ces migrations se reproduisent invariablement. Pourquoi donc ces cellules protoblastiques voyagent-elles, quoique d'autres de ces jeunes cellules de caractère « indifférent », si nombreuses chez les Hydraires, soient en état de se différencier en cellules germinatives? Lors des petits déplacements du point germinatif, quand il s'agit seulement de le faire passer de la face extérieure de la lame de soutènement à la face intérieure, la chose se produit toujours par la migration des cellules protoblastiques à travers cette lame. Dans la phylogénie, le point germinatif a donc subi des déplacements importants, mais jamais ils ne sont brusques; ils sont toujours graduels, et ces déplacements sont répétés aujourd'hui même dans toute ontogénie par la migration des cellules protoblastiques de leur ancien point germinatif originel vers le point actuel. Aux nombreux détails précis sur ces déplacements phylétiques du point germinatif et sur les migrations ontogéniques des cellules protoblastiques que j'ai donnés dans mon travail sur les Hydraires, Hartlaub a récemment ajouté un exemple d'un intérêt particulier, parce qu'ici (chez l'*Obelia*) la direction du déplacement est le contraire de celle qui se voit dans les cas observés par moi, elle n'est pas centripète, elle est au contraire centrifuge,

Mais quelle conclusion faut-il tirer de ce fait que des déplacements du point germinatif ne peuvent résulter que du mode souvent très complexe de migration des cellules protoblastiques, sinon que c'était là le seul moyen possible d'atteindre à ce change-

ment, et qu'il n'y avait pas d'autres cellules en état de se charger
du rôle des cellules protoblastiques ? Et s'il n'y avait pas d'autres
cellules en état de se charger de leur rôle, n'est-ce pas parce qu'il
faut une qualité tout à fait déterminée de plasma nucléaire pour
former des cellules germinatives, ou en d'autres termes, du plasma
germinatif ? Je ne vois pas du tout comment on peut échapper à
la conclusion qu'il se produit ici aussi une continuité du plasma
germinatif, car voulût-on même tenir pour possible la transformation de l'idioplasma somatique en plasma germinatif, on n'expliquerait cependant pas par cette hypothèse pourquoi les déplacements du point germinatif devraient se produire si graduellement,
et avec une sollicitude constante et extrême pour la conservation
d'une connexion avec les cellules du point germinatif ancestral.
Le fait ne peut s'expliquer que par l'hypothèse que des générations
de cellules autres que celles qui aboutissent à la production des
cellules du point germinatif sont totalement incapables se transformer en cellules germinatives.

Strasburger m'a objecté, il est vrai, qu'une transmssion de plasma
germinatif par des routes déterminées, c'est-à-dire à travers des
suites déterminées de cellules somatiques, n'est pas possible parce
que l'idioplasma a son siège dans le noyau et non dans la cellule,
et parce qu'un noyau ne peut jamais, par la division « indirecte »
qu'il faut admettre ici, se diviser qu'en deux moitiés complètement
identiques. « Il faudrait croire, — dit Strasburger, — que des groupes moléculaires déterminés par la segmentation du nucléus demeurent sans changement dans la substance nucléaire en transformation, et sont répartis symétriquement à travers l'organisme tout
entier, mais on ne peut supposer que leur transmission ne prend
que des directions déterminées. »

Je ne puis regarder cette objection comme fondée, et cela résulte de ce qui a été dit plus haut sur l'identité admise par Strasburger des deux noyaux-filles formés par segmentation indirecte.
Je ne vois pas de raison pour que les deux moitiés du noyau-mère
doivent être toujours de même constitution, bien qu'elles soient
toujours de même volume et de même poids, mais je m'étonne que
Strasburger me concède la possibilité que le plasma germinatif, qui
d'après ma manière de voir est mélangé à l'idioplasma des cellules
somatiques, puisse demeurer sans changement lors de son passage
à travers le corps. Car si l'expérience confirme la manière de voir
de Strasburger d'après laquelle les modifications de la substance nucléaire pendant l'ontogénie sont réalisées par l'influence nutritive du
cytoplasma, l'ensemble de la substance nucléaire d'une cellule de-

vrait se modifier, et il ne pourrait en rester aucune partie sans changement. Mais si les transformations de la substance nucléaire, telles qu'elles doivent se produire dans la reconstruction du corps, résultent de causes purement intérieures, c'est-à-dire de la constitution du plasma nucléaire, il est à croire qu'une partie d'un noyau déterminé se modifie, mais que l'autre demeure sans changement. La chose peut se produire et se produit réellement, nous en avons la preuve, entre autres dans les cas invoqués plus haut de séparation tout à fait précoce des cellules germinatives d'avec l'œuf en voie de développement dans l'œuf des Diptères : les deux premiers noyaux qui se séparent par division du nucléus de segmentation de l'œuf formant les cellules sexuelles, cela prouve qu'ils reçoivent sans changement le plasma germinatif du nucléus de segmentation ; mais le reste de la masse du noyau de segmentation a dû se modifier dans son essence pendant ou avant la séparation de ces premiers noyaux, car autrement elle devrait plus tard former encore des globules polaires tout en donnant naissance à d'autres cellules, c'est-à-dire aux cellules somatiques. Bien que les corps cellulaires de ces cellules embryonnaires précoces ne nous offrent souvent aucune différence appréciable, il faut bien cependant que l'idioplasma de leurs noyaux soit différent, autrement d'où viendrait la différence de leur développement postérieur? Je tiens aussi non seulement pour possible, mais même pour vraisemblable le fait que les corps de ces cellules embryonnaires précoces, non seulement paraissent identiques, mais le sont aussi réellement, car bien que l'idioplasma du noyau détermine le caractère du cytoplasme, et bien que chaque différenciation de ce dernier dépende d'une constitution déterminée du plasma nucléaire, on n'a cependant jamais dit que réciproquement tout changement dans la constitution du plasma nucléaire dût impliquer un changement du cytoplasme. Il ne saurait y avoir de pluie sans nuages, mais tout nuage n'apporte pas la pluie ; la croissance n'est pas possible sans processus chimiques, mais tous degrés et toutes sortes de processus chimiques n'impliquent pas nécessairement la croissance. De même toute modification dans la structure moléculaire du plasma nucléaire ne doit pas nécessairement exercer d'influence transformatrice sur le plasma cellulaire, et on peut penser qu'une longue suite de modifications du plasma nucléaire peut se manifester seulement dans la nature et dans l'énergie de ses divisions successives, tandis que la substance cellulaire demeure encore tout à fait intacte autant que le permet sa constitution moléculaire et chimique. Cette manière de voir est d'accord avec le fait que dans la première période de la formation embryonnaire des animaux, le cytoplasme, ne présente pas de différences visibles ou du moins n'en présente que de très petites, bien qu'il y ait à cette règle des exceptions, surtout chez les animaux inférieurs. Cependant ces différences, par exemple celles que présente l'aspect des cellules ectodermiques et des cellules endodermiques, chez les Spongiaires et d'autres Cœlentérés, dépendent peut-être plus d'un mélange différent des éléments de nutrition que d'une forte différence dans le plasma cellulaire lui-même. Il est clair aussi que dans la construction de l'embryon, il s'agit d'abord d'un accroissement de la substance cellulaire, et plus tard d'une différenciation d'après le principe de la division du travail. De ce côté les faits parlent aussi contre Strasburger, quand il cherche la cause des modifications du plasma nucléaire non en lui-même, mais dans le corps cellulaire.

Je crois avoir ainsi montré qu'au point de vue théorique on n'a pour ainsi dire rien à objecter à l'idée qu'il y a mélange de plasma germinatif non modifié avec la substance nucléaire des cellules somatiques, ou à la transmission de ce plasma germinatif selon des voies déterminées. Mais on pourrait aussi penser *a priori* que tous les noyaux somatiques sont un peu mélangés de plasma germinatif non modifié. Chez les Hydraires, il est vrai, cette supposition est exclue par ce fait qu'il n'y a précisément que certaines cellules de certaines séries de cellules déterminées qui soient en état de se développer en cellules germinatives, mais on pourrait supposer qu'il existait des organismes qui étaient grandement intéressés à ce que chacune de leurs parties pût, grâce aux circonstances, s'accroître de nouveau jusqu'à former un tout et procréer des cellules sexuelles, et il aurait peut-être été possible, dans ce cas, de donner à tous les noyaux somatiques un minimum de plasma germinatif non modifié. C'est pourquoi je ne tiens pas non plus pour décisive l'autre objection faite par Strasburger à ma théorie, à savoir qu'il y a des plantes qu'on peut multiplier par des fragments de rhizome, des fragments de racine, ou même par des feuilles, et que les plantes ainsi créées finissent par fleurir, donner des fruits et en procréer de semblables. « Avec des feuilles de Bégonia coupées, placées sur du sable humide, il est facile d'élever des plantes nouvelles, et cependant dans le cours normal de l'ontogénie les molécules du plasma germinatif n'ont eu dans aucun cas à passer par la feuille ; elles devraient donc manquer dans le tissu de cet organe. Si donc on peut, au moyen d'une feuille, produire une plante donnant des fleurs et des fruits, cela démontre d'une façon irréfutable qu'il n'y a pas dans la plante de cellules particulières portant en elles la substance germinative. » Ce fait me semble démontrer seulement que, pour le Bégonia et pour les plantes analogues, le plasma germinatif est mélangé avec les cellules des feuilles, ou peut-être seulement avec certaines cellules d'entre elles, et que cette plante est adaptée à la multiplication par les feuilles. Pourquoi toutes les plantes ne peuvent-elles donc se multiplier de la sorte? Personne n'a encore vu un arbre sortir d'une feuille de tilleul ou de chêne, ou une plante d'une feuille de tulipe ou de liseron. On ne répondra pas que dans les cas qu'on vient d'invoquer, il s'agit de parties plus fortement spécialisées, devenues par suite incapables de produire de la substance germinative, car les cellules des feuilles de ces différentes plantes sont à peine différenciées au point de vue histologique. Si donc les unes peuvent reproduire la plante, et les autres non, il faut qu'il y ait quelque autre raison que le degré de leur différenciation histologique, et pour moi la raison est qu'il y a mélange avec quelques uns de leurs noyaux d'un peu de plasma germinatif non modifié.

Dans les excellentes leçons sur la physiologie des plantes de Sachs, je lis que « chez les mousses vraies presque chacune des cellules des racines, des feuilles, des axes, et, même du sporogone non encore mûr, peut devenir dans des circonstances favorables une plante complète et indépendante ». Puisque ces plantes procréent aussi plus tard des cellules germinatives, nous avons ici un cas qui nous oblige à supposer que toutes ou presque toutes les cellules d'une plante contiennent un peu de plasma germinatif.

La théorie de la continuité du plasma germinatif me paraît encore moins ébranlée par l'alternance des générations, qui n'enlève rien à sa vraisemblance. Si le plasma germinatif peut passer à certaines cellules somatiques de l'individu sorti de l'œuf, et être transmis selon certaines lignes, il peut passer aussi dans un deuxième, un troisième, un $n^{ième}$ individu né du premier par gemmation, et le groupe des Hydraires, sur lequel s'appuie surtout ma notion de la continuité du plasma germinatif, se reproduit précisément en grande partie par l'alternance des générations.

II. — SIGNIFICATION DES GLOBULES POLAIRES.

Depuis que nous savons que l'essence spécifique d'une cellule dépend de la structure moléculaire de son noyau, ma théorie trouve une nouvelle, — et, à mon avis, très forte — confirmation dans l'élimination, si longtemps demeurée énigmatique, des globules polaires.

Si la structure moléculaire spécifique d'un corps cellulaire est
déterminée et provoquée par la structure du plasma nucléaire,
toute sorte de cellule différenciée histologiquement doit avoir aussi
son plasma nucléaire spécifique. Mais la cellule-œuf de la plupart des animaux n'est pas du tout, — tant que dure sa croissance,
au moins, — une cellule indifférente, de type primitif; car son
corps cellulaire a précisément pendant cette époque de la croissance des fonctions tout à fait particulières et spécifiques à remplir,
des substances nutritives d'une nature chimique et d'une constitution physique déterminées à sécréter, des substances vitellines
à amasser et à déposer d'une certaine manière, pour que lors du
développement embryonnaire subséquent elles soient à la disposition de l'embryon. Il a le plus souvent aussi à former des membranes de l'œuf, et souvent d'autres parties d'une structure absolument spécifique à produire. La cellule-œuf est donc différenciée
histologiquement, et au cours de la croissance elle se comporte à
ce point de vue comme une cellule somatique : peut-être serait-elle
comparable à quelque cellule glandulaire, avec cette différence
qu'elle n'expulse pas au dehors tous ses produits, mais les dépose
dans le corps cellulaire lui-même. Pour cette fonction spécifique,
il faut un corps cellulaire spécifique, et l'existence de celui-ci,
de son côté, est soumise à la condition d'un nucléus cellulaire spécifique : la cellule-œuf en cours de croissance doit donc jouir d'un
plasma nucléaire d'une structure moléculaire spéciale, qui dirige
les fonctions sécrétoires invoquées plus haut. Si l'on qualifie
le plasma nucléaire de cellules histologiquement différenciées du
nom de « plasma nucléaire histogène », la cellule-œuf en cours
de croissance doit contenir du plasma nucléaire histogène et
même une modification de celui-ci déterminée spécifiquement. Ce
nucléoplasme ne peut pas être le même que celui qui plus tard
occasionne le développement embryonnaire. Ce développement ne
pourra être excité que par du vrai plasma germinatif de la complexité de composition infinie que j'ai cherché à expliquer plus
haut. Il doit donc y avoir dans la vésicule germinative de la cellule-œuf deux sortes de plasma nucléaire : le plasma germinatif et
le plasma histogène, et une sorte déterminée de plasma nucléaire histogène qu'on pourrait appeler ovogène. Ce plasma nucléaire ovogène doit l'emporter de beaucoup dans l'œuf encore
jeune, puisqu'il dirige, comme nous le voyons, la cellule au
cours de sa croissance; le plasma germinatif au contraire ne doit

d’abord figurer qu’en petite quantité, pour s’accroître ensuite notablement de volume au cours de la croissance de la cellule. Mais pour qu’il arrive à diriger le corps cellulaire, pour que, en d’autres termes, le développement embryonnaire commence, il faut que le plasma nucléaire ovogène, dont le volume est toujours supérieur, se sépare de la cellule. Cette séparation se produit par la même voie que la séparation des différentes substances nucléaires dans l’ontogénie de l’embryon : par la segmentation du nucléus et de la cellule. L’élimination des globules polaires n’est autre chose que l’expulsion du plasma nucléaire ovogène hors de la cellule-œuf. Je conclus que la masse du plasma nucléaire ovogène l’emporte jusqu’à la fin dans la vésicule germinative en raison du fait qu’une double segmentation de ce plasma et l’élimination de deux globules polaires sont de règle. Quoique l’œuf soit en même temps privé par là d’une petite partie du corps cellulaire, il faut considérer cette élimination comme une perte inévitable pour l’œuf, sans laquelle, dans les cas en question, l’élimination du plasma nucléaire ovogène ne pourrait justement pas se produire.

Voilà quelle est pour moi la signification des globules polaires. Je ne veux pas exposer ici *in extenso* les autres théories formulées à cet égard, parce qu’elles sont bien connues et qu’elles diffèrent de la mienne d’une façon si essentielle que la chose n’a pas besoin d’être expliquée plus en détail. Toutes sont d’accord pour déclarer que par là quelque chose est retiré à l’œuf qui serait nuisible à son développement embryonnaire : mais en quoi consiste cet obstacle qu’il faut écarter[1] ? C’est ici que les conjectures se donnent carrière. Les uns se représentent la vésicule germinative comme hermaphrodite (Minot[2], Van Beneden, Balfour) et pensent qu’avec les globules polaires l’élément mâle s’élimine pour rendre ainsi l’œuf fécondable. D’autres parlent d’un « rajeunissement » du noyau, d’autres encore croient qu’il y a nécessité d’une réduction de la masse de la substance nucléaire, pour qu’elle devienne égale à celle du noyau spermatique souvent très petit, et pour introduire ainsi les proportions nécessaires à la conjugaison nucléaire.

La première manière de voir me paraît déjà réfutée par ce fait

1. Buetschli interprétait déjà en 1877 « la formation des globules polaires comme l’élimination d’une partie du noyau de l’œuf, que cette élimination s’accomplisse de telle manière qu’une partie du noyau soit éliminée directement, ou qu’elle sorte de la cellule sous forme d’un bourgeonnement cellulaire. » *Entwicklungsgeschichtliche Beitræge*, dans la *Zeitsch. für Wiss. Zool.*, t. xxix, p. 237, note.

2. C. S. Minot : *Account*, etc. *Proceedings Boston Soc. Nat. Hist.*, vol. xix, p. 165 ; 1877.

démontré que la cellule-œuf transmet des qualités de mâle, alors que la cellule spermatique transmet des qualités de femelle; le plasma germinatif du noyau de l'œuf n'est donc pas femelle, celui du noyau spermatique n'est donc pas mâle, mais ils sont l'un et l'autre indifférents au point de vue sexuel. C'est Strasburger qui a formulé récemment cette deuxième idée en disant que la quantité de l'idioplasma contenu dans le noyau embryonnaire (vésicule germinative de l'œuf) « doit être réduite de moitié » pour qu'ensuite par la copulation avec le noyau spermatique, il se produise de nouveau un noyau entier. Tout en tenant pour absolument exacte l'idée fondamentale que la masse du noyau n'est pas moins importante pour son influence que sa qualité, je dois contester cependant que dans l'élimination des globules polaires, il s'agisse uniquement d'une diminution de volume. La masse de l'idioplasma contenu dans la vésicule germinative n'est pas, en fait, réduite de moitié, elle est réduite au quart, puisqu'il y a deux segmentations consécutives. Par la conjugaison avec le nucléus spermatique qu'il faut admettre comme étant aussi gros que le nucléus germinatif, il se fait un nucléus qui ne peut contenir que la moitié de l'idioplasma du nucléus germinatif originel, et il faudrait encore se demander : pourquoi cette élimination, pourquoi ce nucléus avait-il des dimensions doubles? Et si cette masse de la vésicule germinative était réellement composée de plasma germinatif, pourquoi l'œuf n'est-il pas entré plus tôt en segmentation? Si l'on considère la cellule spermatique comme l'élément vivifiant, comme l'étincelle qui provoque le développement embryonnaire, les choses s'expliquent, mais avec la théorie de Strasburger, qui adopte, avec moi, une opinion tout autre, il n'en est pas de même, et une autre interprétation est nécessaire. Mais dès qu'on admet qu'il y a dans la vésicule germinative deux sortes différentes de plasma nucléaire, l'énigme se résout tout simplement. Je citerai plus loin, à l'occasion de la parthénogenèse, un fait qui me semble en donner une preuve formelle. Admettons-le en attendant comme exact : il est clair que cette simple explication d'un phénomène d'ailleurs très obscur donnerait une confirmation sérieuse à la théorie de la continuité du plasma germinatif. Elle démontrerait avant tout, pour ainsi dire *ad oculos*, l'hypothèse qui en fait la base, c'est-à-dire la coexistence de deux plasmas nucléaires de qualité différente dans un seul et même noyau. Ma théorie dépend précisément de cette hypothèse, car si celle-ci n'était pas exacte, on ne pourrait admettre une continuité du plasma germinatif dans aucun cas isolé, pas même dans ces cas les plus simples des Diptères chez lesquels les premières cellules formées dans le développement embryonnaire sont les cellules germinatives. Car chez ces espèces même, l'œuf présente une empreinte histologique spécifique qui suppose un noyau différencié spécifiquement. Il faudrait donc admettre que le plasma germinatif des cellules germinatives nouvellement formées, pris sans changement par le nucléus de segmentation, se transforme aussitôt *in toto* en plasma nucléaire ovogène, pour se retransformer plus tard, quand l'œuf est mûr, en plasma germinatif. Autrement nous ne pourrions comprendre pourquoi il faut une élimination d'une partie de la substance nucléaire pour cette retransformation.

Mon hypothèse est en tout cas la plus simple, puisqu'il me suffit d'admettre une transformation unique d'une partie du plasma germinatif en plasma nucléaire ovogène, sans cette retransformation ultérieure invraisemblable en plasma germinatif. Le plasma nucléaire ovogène doit jouir de propriétés tout autres que celles du plasma germinatif. Avant tout il ne tend guère à la segmentation, et nous pouvons ainsi mieux comprendre le fait, par lui-même très surprenant, que les cellules-œufs ne se multiplient plus par segmentation une fois qu'elles ont reçu leur structure spécifique, c'est-à-dire dès qu'elles sont régies par le plasma nucléaire ovogène. La tendance à la segmentation nucléaire et par suite aussi à la segmentation cellulaire intervient seulement quand les proportions réciproques des deux sortes de plasmas nucléaires de la vésicule germinative se sont modifiées jusqu'à un degré déterminé. Cette modification coïncide avec la réalisation de la grosseur maxima du corps de la cellule-œuf. Strasburger, s'appuyant sur ses observations sur le *Spirogyra*, fait partir du corps cellulaire lui-même l'impulsion à la segmentation cellulaire, mais les centres d'attraction aux pôles des fuseaux nucléaires se forment bien évidemment sous l'influence du noyau même, fussent-ils même composés entièrement de cytoplasma. Ce point n'est cependant pas encore assuré, et on peut bien conjecturer que le « corpuscule polaire » des fuseaux (Fol) est dérivé du nucléus, quoiqu'il soit placé à l'extérieur de la membrane nucléaire[1]. Il y a ici plus d'un point incertain encore, et on devra se garder de conclusions générales jusqu'à ce qu'on ait réussi à dissiper l'obscurité qui enveloppe encore, actuellement, en dépit des efforts d'observateurs excel-

---

1. E. van Beneden et Boveri ont récemment, chacun de son côté, étudié avec soin ces corpuscules (centrosomes de Boveri). Ils montrent que la division nucléaire commence par ces corps, bien que le mode d'origine de ceux-ci ne soit pas encore très clair. — A. W. 1888.

lents, les phénomènes intimes de la segmentation nucléaire indirecte. Nous ne savons pas encore d'une façon certaine si c'est la chromatine ou l'achromatine du filament nucléaire qui est l'idioplasma proprement dit. Mais on peut toujours affirmer, dès maintenant, avant même que ces relations ne soient complétement éclaircies, que la cellule entre en segmentation sous l'influence de certaines conditions nucléaires, ces conditions pouvant d'ailleurs ne se manifester que lorsque la segmentation de la cellule a déjà commencé.

Je vais asseoir maintenant mon hypothèse de la signification de la formation des globules polaires sur les faits connus jusqu'à présent.

Si l'élimination des globules polaires représente l'élimination du plasma nucléaire ovogène une fois que la cellule-œuf a subi sa différenciation histologique spécifique, on doit s'attendre à trouver des globules polaires chez toutes les espèces, sauf celles, — s'il en existe, — chez qui la cellule-œuf a conservé une condition primitive non différenciée au point de vue histologique. Partout aussi où cette cellule, par ses dimensions particulières, la constitution de son corps cellulaire, l'adjonction de deutoplasma, la formation d'une enveloppe, revêt le caractère d'une cellule spécialisée, il faut qu'elle contienne aussi du nucléoplasme ovogène, et il faut que celui-ci soit éliminé si le plasma germinatif doit arriver à diriger l'œuf. Il doit donc être indifférent que la cellule-œuf soit destinée ou non à la fécondation.

Si nous examinons les Métazoaires à ce point de vue, on voit qu'on n'a pas encore trouvé les globules polaires chez les Spongiaires [1], ce qui ne prouverait pas d'ailleurs que ceux-ci manquent réellement chez eux. On ne les a pas encore cherchés sérieusement, et on aura peut-être de la peine à les découvrir parce que les cellules-œufs restent longtemps à l'état de liberté dans le tissu mésodermique dans lequel elles se promènent. On pourrait supposer que la formation des globules polaires se produit ici, comme partout ailleurs, lors de la maturité complète de l'œuf, c'est-à-dire à une époque où les œufs sont déjà enveloppés d'une couche épaisse de tissu spongieux. En tous cas les œufs des Spongiaires, au moins tels que nous les connaissons, possèdent un caractère spécifique, ayant un corps cellulaire très caractéristique, possédant souvent du deutoplasme, et le noyau caractéristique de tous les œufs d'animaux en voie de croissance, c'est-à-dire la vésicule germina-

---

1. L'existence de globules polaires chez les Spongiaires a été récemment démontrée par Fiedler : *Zool. Anzeiger*, 25 nov., 1887. — A. W. 1888.

tive, de telle sorte qu'on ne doit pas douter de la présence d'un plasma nucléaire spécifique, ovogène, qui doit, par la suite, être éliminé par la formation de globules polaires.

Chez les autres Cœlentérés, chez les Vers et chez les Échinodermes, comme chez les Mollusques, on a découvert des globules polaires, de même que chez certains Crustacés, comme la Balane (Hoek) et le *Cetochilus septentrionalis* (Grobben). Ce dernier cas paraît absolument exact, mais on a mis le premier en doute, comme celui de la *Moina*, Daphnie chez laquelle Grobben a trouvé sur l'œuf en voie de segmentation un corps qu'il a interprété comme étant un globule polaire. Chez les Insectes [1] on n'a pas encore découvert jusqu'à présent de globules polaires, et chez les Vertébrés, on n'en a découvert que dans quelques cas, comme chez le Pétromyzon (Kuppfer et Benecke). Il faut laisser à l'avenir le soin de décider si, chez les grandes groupes d'animaux chez lesquels on ne l'a pas encore découverte, l'élimination des globules polaires se produit ou non. On peut d'autant moins tirer de cette incertitude une objection contre ma théorie qu'on ne sait pas *a priori* si l'élimination du plasma nucléaire ovogène de l'œuf au cours de la phylogénie ne peut pas se produire aussi de quelque autre façon, moins perceptible. Le corps cellulaire des globules polaires est, chez bien des œufs, si petit qu'il s'est écoulé bien du temps avant qu'on ait pu se convaincre de la nature cellulaire de ces corps [2], et ceci pourrait bien signifier qu'il s'est produit dans ce cas un processus de réduction phylétique tendant à enlever à l'œuf le moins possible de sa substance. En tout cas, il est établi que dans tous les groupes de Métazoaires la vésicule germinative passe, à la maturité de l'œuf, par des transformations absolument analogues à celles qui conduisent, chez les œufs à globules polaires, à la formation de ces globules. Il se peut que la nature ait pris ici une route abrégée pour arriver au même but.

Mais ce qui constituerait une objection importante, ce serait l'absence chez les cellules germinatives d'un fait correspondant à l'élimination des globules polaires, car il est clair, à mon point de vue, qu'on doit s'attendre à en trouver un. La plupart des cellules spermatiques sont loin de posséder la forme habituelle aux cel-

---

1. Maintenant on les a observés chez plusieurs espèces, de sorte qu'il est assez certain qu'ils existent chez la plupart des insectes. Voy. la bibliographie dans : *Weitere Untersuchungen zum Zahlengesetz der Richtungskörper,* par Weismann et Ischikawa. *Zool. Jahrbücher,* III, 1888, p. 593. — A. W., 1888.

2. Dans son dernier travail, encore Van Beneden ne leur reconnaît que la valeur d'un nucléus, *loc. cit.*, p. 394.

lules « indifférentes », c'est-à-dire non encore différenciées, et
elles sont différenciées histologiquement à un très haut degré, et
doivent posséder une substance nucléaire spécifique comme les
cellules germinales vitellogènes. La plupart des cellules spermatiques sont donc dans ce sens des cellules somatiques, c'est-à-dire
des cellules de forme histologique spécifique, et cette forme spécifique n'a rien à faire avec leur qualité fécondante, avec leur
qualité de porter le plasma germinatif. Autant elle a d'importance
pour rendre possible la conjonction avec la cellule-œuf et la pénétration dans son intérieur, autant elle a peu de chose à faire
avec la faculté de la cellule spermatique de transmettre à la génération suivante les qualités de l'espèce et de l'individu. La substance nucléaire, dont la structure moléculaire détermine la cellule
à prendre l'aspect filiforme, ou étoilé (Crustacés), on recourbé
(certaines Daphnies), ou encore conique (Nématodes), ne peut pas
être la même qui par conjugaison avec la cellule-œuf renferme
dans sa structure moléculaire la tendance à constituer un nouveau
Métazoaire du genre de celui qui l'a produite. Il faut donc qu'il y
ait dans la cellule spermatique deux sortes différentes de nucléoplasme, ou du plasma germinatif et du plasma nucléaire spermogène.

Nous ne pouvons pas, il est vrai, dire à *priori* s'il ne serait pas
possible que l'influence exercée par le plasma nucléaire spermogène sur la cellule spermatique pût être supprimée d'une autre
manière que par son élimination de la cellule. On pourrait penser,
par exemple, que cette substance pourrait être éliminée du nucléus
et rester dans l'intérieur du corps cellulaire, hors d'état de nuire
de quelque façon que ce soit. Nous ne savons rien encore des conditions intimes de la segmentation nucléaire, et je n'ai fait qu'une
simple conjecture, provisoire, nullement basée sur les faits, quand
j'ai supposé plus haut que le plasma germinatif fait partie du noyau
de la cellule-œuf en cours de croissance, en moins grande quantité
que le nucléoplasma ovogène, et que j'ai admis que le plasma
germinatif s'accroît progressivement, et que lorsque la grosseur
maxima de l'œuf est atteinte, par suite de modifications de leurs
proportions dans la masse, le contraste entre les deux sortes différentes de plasma nucléaire augmente de telle sorte qu'ils se séparent, c'est-à-dire que la segmentation nucléaire se produit. Bien
que nous ne soyons pas en état de distinguer optiquement les différentes sortes de plasma nucléaire qui peuvent être réunies dans
un filament nucléaire, il est en tous cas tout simple et tout naturel
d'admettre que l'action de chaque sorte de plasma est en propor-

tion directe de sa masse. La tendance du plasma germinatif contenu dans la vésicule germinative peut ne pas se faire sentir tant qu'à côté de lui il y a un excédent de plasma ovogène. Il faut se représenter que les actions des deux sortes différentes de plasma donnent une résultante; la sorte de plasma la plus forte ne fera sentir son influence que lorsque son influence sur la cellule l'emportera sur celle de l'autre sorte, la première devant l'emporter d'autant plus par la masse qu'une partie en est neutralisée dans une certaine mesure par la sorte de plasma qui agit en sens contraire. On pourrait déduire de ceci pourquoi le plasma ovogène de la vésicule germinative l'emporte en volume d'une façon si notable sur le plasma germinatif. Car ces deux sortes de plasma nucléaire ont manifestement, au moins par un point de leur action, des tendances opposées. Le plasma germinatif tend à effectuer la division de la cellule en les deux premières sphères de segmentation, tandis que le plasma ovogène renferme la tendance à l'accroissement du corps cellulaire sans segmentation. Le plasma germinatif ne pourra donc faire sentir son influence, et ne pourra se débarrasser du plasma ovogène que lorsqu'il aura acquis un certain volume, et qu'il pourra l'emporter sur l'autre.

Appliquons ces notions aux cellules spermatiques, et tentons de démontrer que l'élimination d'une partie de la substance nucléaire, — le nucléoplasme spermogène correspondant au plasma ovogène, — se produit aussi. Autant qu'on en peut juger d'après les observations certaines faites jusqu'ici, il se présente bien des cas de ce genre, en fait, bien qu'ils aient une tout autre physionomie que dans la cellule-œuf, et qu'ils ne soient pas encore susceptibles d'une interprétation également sûre.

Les savants qui voient dans l'élimination des globules polaires de l'œuf l'élimination de l'élément mâle et le rétablissement d'une différenciation sexuelle ont déjà tenté de fournir la preuve demandée, car leur théorie exige aussi l'élimination d'une partie de la substance nucléaire pour la cellule germinative mâle en cours de maturation. Ainsi, d'après Van Beneden et Julin, les cellules qui chez l'*Ascaris* produisent les spermatogones (cellules-mères des cellules spermatiques), éliminent certains éléments de leur plaque nucléaire, fait qui n'a encore été vu jusqu'à présent chez aucun autre animal, et qui même dans le cas actuel n'a pas été observé, mais seulement déduit. D'ailleurs les cellules spermatiques ne possèdent pas encore, à l'époque de cette élimination, leur forme conique spécifique de spermatogones, et nous nous attendrions à ce que le plasma nucléaire spermogène ne s'éliminât que

quand son rôle est fini, c'est-à-dire quand la forme spécifique de
la cellule spermatique est atteinte. On pourrait plutôt supposer
que les phénomènes de ce genre doivent s'observer dans ces
noyaux des spermatoblastes (cellules-mères des cellules spermatiques) qui ne participent pas, comme on le sait depuis longtemps
déjà, à la formation des noyaux des cellules spermatiques,
mais demeurent pour la plus grande partie à la base de celles-ci
et périssent après leur maturation et séparation. L'influence de ces
noyaux sur la formation de la forme spécifique des cellules spermatiques ne paraîtrait pas absolument impossible ici puisque ces
noyaux se forment et se développent à l'intérieur de la cellule-
mère sous forme de filaments spermatiques disposés en faisceaux.

Pour beaucoup de groupes d'animaux, pour les Sélaciens, pour
la grenouille, pour beaucoup de Vers et de Mollusques, de même
que pour des Mammifères (Blomfield) on a déjà démontré qu'il y a
des parties des cellules-mères spermatiques qui périssent[1]. Seulement on a consacré plus d'attention jusqu'à présent à la partie du
corps cellulaire qui ne sert pas à la formation de la cellule spermatique qu'au noyau lui-même, et pour beaucoup de ces cas, on
ne possède pas encore la preuve qu'il périt partout une partie de
noyau. Il faut renouveler les recherches pour savoir si la disparition du noyau de la cellule-mère spermatique est un phénomène
général, et si, dans le cas où il ne se présente pas de cellules-mères,
une partie du noyau est neutralisée de quelque autre manière.
Peut-être devrait-on d'ailleurs croire que le noyau secondaire (paranucléus) des cellules spermatiques décrit pour la première fois
par La Valette Saint-Georges, et reconnu chez beaucoup d'animaux
des classes les plus différentes, est l'analogue d'un globule polaire.
En tous cas, on tient à présent ce « noyau secondaire » pour une
condensation du corps cellulaire. Mais si l'on considère que toute
la question jusqu'à présent était de savoir si c'est le noyau de la
cellule qui devient la tête du spermatozoaire ou si c'est ce noyau
secondaire, les observateurs qui tenaient pour la première hypo-

1. Je me refuse à dessein à les qualifier d'une façon plus précise, parce que la
complexité de la nomenclature qu'on a introduite dans la Spermatogenèse contribue peu à faciliter la compréhension des faits eux-mêmes. Pourquoi ne dit-on pas
simplement cellules Spermatiques, et Spermatoblastes, et pourquoi ne distingue-
t-on pas ces spermatoblastes, là où ils se présentent en plusieurs générations de
formes différentes, par le numéro d'ordre de leur génération? Autrement tous les
noms qu'on donne aux états particuliers de développement ne conviennent jamais
qu'à un groupe d'animaux déterminé, et on ne peut les appliquer que de force aux
autres groupes. D'où la confusion actuelle entre les Spermatoblastes, Spermatogones,
Spermatomères, Spermatocystes, Spermatocytes, Spermatogemmes, etc.

thèse ne pouvaient faire autrement que de déclarer le noyau secondaire un produit du corps cellulaire. Mais aujourd'hui, d'après les dernières recherches de Fol[1], de Roule[2], de Balbiani[3] et de Will[4] sur la formation de l'épithélium folliculaire de l'ovule dans différents groupes, il n'est pas invraisemblable que des parties de noyau puissent se détacher du noyau principal sans passer par le processus de la karyokinèse. Il se pourrait très bien, par suite, que le noyau secondaire fût une partie détachée du noyau principal, et non pas une substance cellulaire « condensée ». La manière dont il se comporte à l'égard des réactifs colorants plaide en faveur de cette façon de voir, et l'hypothèse d'après laquelle il dérive de la substance cellulaire ne repose pas sur l'observation directe. De nouvelles recherches permettront seules de décider si l'on peut considérer ce noyau secondaire comme du plasma nucléaire spermogène éliminé du nucléus. Il resterait encore d'ailleurs à expliquer pourquoi la substance nucléaire qui se trouve toujours dans le corps cellulaire cesse d'exercer sur lui une action déterminante.

Strasburger a cité récemment parmi les plantes un grand nombre de cas empruntés à différents groupes dans lesquels des faits analogues à l'élimination des globules polaires accompagnent la maturation de la cellule germinative aussi bien pour les cellules germinatives mâles que pour les cellules germinatives femelles. Il y a une analogie surprenante entre la maturation de l'œuf animal et ce qui se passe dans le grain de pollen des Phanérogames. Ainsi, chez le Mélèze la cellule spermatique mère proprement dite se divise trois fois consécutivement en partie très inégales, et les trois petites cellules qui ne tardent pas à s'atrophier complètement au point de devenir « végétatives » ne jouent plus de rôle physiologique après qu'elles sont séparées, absolument comme les globules polaires. De même « la cellule de canal » ventrale qui se sépare de la cellule germinative femelle des Mousses, Fougères et Conifères rappelle complètement, d'après Strasburger, les globules polaires des œufs des animaux. De plus les spermatozoïdes des Mousses et Cryptogames vasculaires éliminent une petite vésicule, avant d'exercer leurs fonctions. Au contraire, les « globules polaires » doivent manquer chez les Cycadées voisines des Conifères, et

---

1. Fol : *Sur l'origine des cellules du follicule et de l'ovule chez les Ascidies. Comptes rendus,* 28 mai 1883.

2. Roule : *La structure de l'ovaire et la formation des œufs chez les Phallusiadées. Comptes rendus,* 9 avril 1883.

3. Balbiani : *Sur l'origine des cellules du follicule... Zool. Anzeig,* nᵒˢ 155,156.

4. Will : *Ueber die Entstehung des Dotters..., Zool. Anzeig.* 1884, nᵒˢ 167, 168.

dans les œufs des Angiospermes, « on n'a reconnu jusqu'à présent aucun fait comparable à la formation des globules polaires ». Strasburger en conclut que la séparation de certaines parties des cellules germinatives n'est pas nécessaire partout à leur maturation, que par suite nous n'avons pas à voir dans les phénomènes en question un fait fondamental, comme la fécondation elle-même, qui s'opère partout sur la même base morphologique ; ce sont simplement des faits nécessaires aux cellules germinatives d'organismes déterminés, pour mettre « dans l'état physiologique nécessaire les noyaux cellulaires destinés à l'acte sexuel ».

Que l'élimination de la partie histogène de la substance nucléaire lors de la maturation des cellules germinatives soit un fait général chez les plantes parce qu'il est fondamental, c'est là une conjecture à laquelle je ne veux pas renoncer uniquement parce que ce fait n'a pas encore été clairement reconnu partout. Le « sac embryonnaire » des Angiospermes est composé de telle sorte qu'on peut bien penser avec Strasburger que « les processus qui précèdent la formation de l'œuf ont déjà un rapport avec le développement sexuel du noyau de l'œuf ». En outre, on pourrait supposer aussi qu'une cellule-œuf de plante est parfois si simple et si peu spécialisée au point de vue histologique, qu'elle n'a pas besoin de contenir du nucléoplasme histogène, spécifique, et qu'elle peut ne contenir plutôt dès son origine que du plasma germinatif. Sa maturation pourrait naturellement aussi ne pas se lier à une expulsion du plasma nucléaire somatique.

J'ai complètement laissé de côté jusqu'ici la discussion de la possibilité d'après laquelle la formation des globules polaires appelle peut-être une tout autre interprétation, une explication purement morphologique. Autrefois on pouvait bien ne voir dans ce fait qu'une réminiscence phylétique, un dernier reste, sans valeur physiologique, d'un processus autrefois des plus importants. Il faudra bien reconnaître aujourd'hui que pour les véritables globules polaires des œufs des animaux, il se produit un processus que sa valeur physiologique ne peut expliquer, je veux parler de la nouvelle division des globules polaires déjà séparés de l'œuf. Dans un grand nombre d'espèces les deux globules polaires éliminés de l'œuf donnent naissance à quatre globules en se divisant tous les deux, et ceux-ci possèdent souvent, — par exemple chez les Limaces observées par Trinchese, — une structure certainement cellulaire. Seulement, cette seconde division n'est pas partout la règle, et il est très invraisemblable qu'un fait qui se passe dans le premier stade de l'ontogénie, et même à proprement parler avant lui, qui soit par suite une réminiscence de stades phylétiques très anciens, ait pu se conserver jusqu'à nos jours s'il n'a pas une valeur physiologique de la plus haute portée. Si c'était un fait sans valeur physiologique, il aurait disparu depuis longtemps, nous pouvons le dire avec toute assurance, forts de nos connaissances sur la disparition progressive, d'ailleurs très lente mais cependant très certaine aussi, de parties et de processus devenus sans valeur dans le cours de la phylogénie. Nous devons par suite tenir sans aucun doute la formation des globules polaires pour un fait de la plus haute importance physiologique. Mais cela ne veut pas dire qu'il ne puisse y avoir quelque base morphologique, et je suis très éloigné de tenir pour mal fondées les tentatives faites pour le démontrer, comme Buetschli[1] en a récemment realisé. S'il pouvait se confirmer que nous devons voir dans l'élimination des globules polaires l'élimination du plasma nucléaire histogène de la cellule germinative, il y aurait là aussi une confirmation plus générale de l'idée, qui se lie étroitement à la théorie de la continuité du plasma germinatif, de l'impossibilité d'un retour de l'idioplasma spécialisé au plasma germinatif. Car la nature ne perd pas de substance organisée si celle-ci a encore quelque valeur; quand elle l'élimine, c'est que cette substance n'a tout au plus de valeur que comme aliment (par résorption), et n'en a plus comme substance vivante.

III. — NATURE ESSENTIELLE DE LA PARTHÉNOGENÈSE.

Comme on le sait, la formation des globules polaires a été rattachée à la sexualité des cellules germinales et utilisée pour l'explication de la parthénogenèse. Qu'il me soit permis d'exposer ici l'idée sur la nature de la parthénogenèse que m'ont inspirée les considérations qui précèdent.

Des différentes interprétations de la parthénogenèse qui ont surgi jusqu'à présent, l'hypothèse formulée par Minot et Balfour l'emporte par sa simplicité et par sa clarté. De fait, elle découle naturellement et pour ainsi dire d'elle-même si la supposition de ces savants d'après laquelle le globule polaire est la partie mâle d'une cellule-œuf hermaphrodite, est exacte. Un œuf qui a perdu sa moitié mâle ne peut se développer en embryon, il faut donc

1. Buetschli : *Gedanken ueber die morphologische Bedeutung der sog. Richtungskœrperchen. Biol. Centralblatt*, t. **VI**, p. 5; 1884.

qu'il reçoive de nouveau par la fécondation une nouvelle partie mâle. Réciproquement un œuf qui n'élimine pas sa moitié mâle pourra se développer sans fécondation, et on arrivera par cette voie tout simplement à la conclusion que la parthénogenèse est le résultat de la non-élimination des globules polaires. Balfour a dit expressément que « la fonction de l'œuf consistant à produire des corps polaires a été acquise par lui précisément pour empêcher la parthénogenèse ». (*Comparative Embryology*, p. 63.)

Je ne puis naturellement pas partager cette manière de voir, puisque pour moi l'élimination des globules polaires n'est que l'expulsion du plasma nucléaire ovogène qui était le facteur du développement histologique de la structure spécifique de la cellule-œuf. Je dois admettre que la maturation est exactement la même pour l'œuf parthénogénétique que pour l'œuf qui a besoin d'être fécondé, et que pour tous deux le plasma nucléaire ovogène doit être éliminé d'une façon ou de l'autre avant que le développement embryonnaire ne puisse commencer.

Malheureusement la preuve réelle de cette supposition n'est pas encore aussi complète qu'il serait à souhaiter; de plus nous ne savons toujours pas si dans les œufs parthénogénétiques, il y a ou non élimination de globules polaires, car nous n'avons aucun cas dans lequel la chose ait été constatée avec une certitude complète[1]. Cette absence, à vrai dire, n'est pas un argument pour les adversaires, car les espèces dont les œufs parthénogénétiques n'ont pas laissé reconnaître de globules polaires sont toutes celles dans les œufs (sexuels) desquelles on n'a pas vu non plus de globules polaires. Bien que ce point de l'élimination de globules polaires dans la parthénogenèse soit encore obscur, on doit cependant tenir pour certain que les phénomènes de la maturation des œufs d'animaux, — qu'ils soient d'ailleurs liés ou non à l'élimination de globules polaires, — sont les mêmes pour les œufs parthénogénétiques et pour les œufs exigeant la fécondation, d'une seule et même espèce. Cela résulte avant tout, à mon avis, des phénomènes de reproduction des abeilles, chez lesquelles le même œuf, ainsi qu'on le démontre, peut ou bien être fécondé, ou bien se développer parthénogénétiquement.

Si donc nous voyons que les œufs de plusieurs espèces jouissent de la faculté de se développer même sans fécondation, tandis que ceux des autres espèces ne le peuvent pas, il faut que la diffé-

1. La formation de globules polaires dans les œufs parthénogénétiques est maintenant établie : voir la note à la fin de cet Essai, et voir le mémoire *Sur le nombre des Globules Polaires,* qui fait suite à celui-ci.

rence entre les œufs des deux sortes réside dans autre chose que dans le genre de transformation de la vésicule germinative en noyau de segmentation. Mais il y a des faits qui établissent d'une façon décisive que cette différence doit résider dans des relations soumises à des oscillations, en plus ou en moins, en un mot qu'elle a sa base dans des différences de quantité et non pas de qualité. Toute une série d'insectes se reproduit exceptionnellement par la parthénogenèse, — beaucoup de papillons, par exemple, — mais jamais il n'arrive que tous les œufs pondus par une femelle qui ne s'est pas accouplée puissent se développer : une partie d'entre eux, le plus souvent une très petite partie, se développe seule, tandis que les autres périssent. Parmi ces derniers, il y en a aussi qui commencent leur développement embryonnaire sans pouvoir l'achever, et le point auquel ils s'arrêtent dans leur développement est variable. De même les œufs d'animaux supérieurs, comme on le sait, peuvent, bien que n'ayant pas été fécondés, traverser les premières phases de la segmentation. Leuckart[1] l'a montré pour l'œuf de grenouille, Œllacher[2] pour l'œuf de poule, et Hensen[3] pour l'œuf des mammifères.

Dans les cas de ce genre ce qui manque, ce n'est pas l'impulsion, l'excitation au développement, c'est la force de l'achever. Comme toute force se lie à la matière, j'en conclus qu'il y a ici trop peu de cette matière dont l'influence effectue la constitution de l'embryon par la transformation du plasma nutritif. Cette substance est le plasma germinatif du noyau de segmentation. J'ai admis plus haut que ce plasma germinatif se modifie de lui-même au cours de l'ontogénie parce qu'avec une nourriture suffisante fournie par le plasma cellulaire chaque état résulte nécessairement du précédent. Pour moi les choses se passent de la façon que voici : à chaque division cellulaire, pendant la production de l'embryon, il survient des modifications dans la constitution du plasma nucléaire, et elles sont les mêmes dans les deux moitiés du nucléus, ou bien elles sont de nature différente. Il se forme ainsi, par suite, — en faisant abstraction pour le moment de la petite quantité de plasma germinatif qui demeure non modifié, parce qu'il est réservé pour la formation des cellules germinatives, — une grande quantité de différents degrés de développement du plasma nu-

<hr>

1. R. Leuckart, dans l'article *Zeugung* du *Handb. der Physiologie* de R. Wagner, 1853, t. IV, p. 958.

2. Oellacher : *Die Veränderungen des unbefruchteten Keims des Hühnchen-eies. Zeitseh. f. wiss. Zool.*, t. XXII, p. 181.

3. Hensen : *Centralblatt,* 1869, nᵒ 26.

cléaire somatique qu'on pourrait désigner par 1, 2, 3, 4 jusqu'à n, et dont chacun contient des cellules d'autant plus différentes que le développement est plus avancé, que le degré atteint est plus élevé. Ainsi, par exemple, les deux premières sphères de segmentation représenteraient le premier degré du plasma nucléaire somatique, degré qui d'après sa structure moléculaire ne se distingue pas encore d'une façon notable du plasma nucléaire du noyau de segmentation; les quatre premières sphères de segmentation représenteraient le deuxième degré, les huit suivantes le troisième, etc. Il est clair que la structure moléculaire du plasma nucléaire doit, à chaque degré nouveau, s'éloigner davantage de celle du plasma germinatif, et qu'en même temps les cellules de chaque degré nouveau doivent s'écarter de plus en plus les unes des autres dans la structure moléculaire de leur plasma nucléaire. Au commencement du développement, chaque cellule devra jouir de son plasma nucléaire propre, car le cours ultérieur du développement est spécial à chaque cellule. Ce n'est que dans les phases ultérieures que des cellules équivalentes, ou presque telles, se forment en grand nombre, cellules dans lesquelles il nous faut aussi supposer l'existence d'un nucléoplasme équivalent.

Si nous pouvions supposer que pour l'achèvement de tout ce processus de la différenciation ontogénique du plasma germinatif il faut que le noyau de segmentation contienne une quantité déterminée de ce plasma germinatif, et, de plus, que cette quantité de plasma germinatif est soumise à des oscillations, nous comprenons pourquoi tel œuf n'entre en développement qu'après avoir été fécondé, pourquoi tel autre commence bien à se développer mais sans pouvoir aller jusqu'au bout, tandis qu'un troisième achève son développement. Nous comprenons aussi pourquoi l'un ne parcourt que les premières phases de la segmentation pour s'arrêter ensuite, pourquoi le second fait encore quelques pas de plus, et pourquoi le troisième se développe presque jusqu'à l'achèvement de l'embryon. Cela doit dépendre de la quantité de plasma germinatif que l'œuf avait à sa disposition au commencement du développement, le développement devant s'arrêter dès que le plasma nucléaire n'est plus en état de tirer de lui-même le degré suivant, de se prêter à la segmentation nucléaire suivante.

A un point de vue général cette théorie pourrait lever beaucoup de difficultés, parce qu'elle permettrait d'expliquer l'origine phylétique de la parthénogenèse, et de se faire une idée de la façon dont il faut comprendre la production particulière, souvent abrupte et en apparence arbitraire, de cette parthénogenèse. J'ai déjà fait

remarquer dans mes travaux sur les Daphnies que la parthénogenèse des Insectes et des Crustacés n'est pas, en tout cas, quelque chose de primordial, et transmis de tout temps par l'hérédité,
c'est une disposition acquise. Comment pourrait-elle autrement
être tantôt présente, tantôt absente chez des espèces et des genres
voisins, comment existerait-elle chez des femelles qui possèdent
bien l'ensemble des organes sexuels, mais à qui ne correspondent
point des mâles ? Je ne veux pas rappeler ici tous les arguments
que j'ai invoqués pour tenter de démontrer cette idée ; mais chez
les Daphnies, précisément, on peut conclure avec une grande certitude, parce que leurs ancêtres, les Phyllopodes et les Esthérides,
vivent encore aujourd'hui, et qu'ils ne jouissent pas de la parthénogenèse. D'une façon générale, chez les Daphnies toute l'origine phylétique de la parthénogenèse est bien plus claire que
partout ailleurs. La conclusion est plus positive pour les Daphnies
que pour tous les autres groupes, — à l'exception des Aphides,
— et il paraît certain que la parthénogenèse est une disposition
extraordinairement avantageuse pour certaines conditions d'existence d'une espèce, mais qui ne se produit qu'autant qu'elle est
utile ; en outre, il paraît certain que, chez ce groupe du moins,
la parthénogenèse a été possible pour chaque espèce, et a pu
se produire dès qu'elle a été utile. Ceci se comprendrait facilement
s'il suffit d'un excédent de plasma germinatif pour rendre capable
de développement un œuf qui n'a pas été fécondé.

Si nous recherchons maintenant les bases de cette hypothèse,
on pourra sans s'inquiéter davantage admettre comme exacte une
partie des suppositions d'après lesquelles il se produit des oscillations dans la quantité du plasma germinatif du noyau de segmentation, parce qu'il n'y a pas en général d'identité absolue pour
une partie quelconque d'individus différents. Aussi dès que ces
oscillations sont telles que la parthénogenèse se produit, celle-ci
peut, par la sélection, devenir la forme dominante de reproduction
de l'espèce, ou de certaines générations de l'espèce. Mais l'idée que
la masse du plasma germinatif contenu dans le nucléus de segmentation fait pencher la balance, est-elle exacte, ou présente-elle
simplement un certain degré de vraisemblance, ou n'est-elle pas
en contradiction avec les faits ?

Au premier abord cette supposition paraît se heurter à des difficultés. On objectera que le commencement et l'achèvement de
la formation embryonnaire ne peuvent pas dépendre de la masse
du plasma nucléaire dans le noyau de segmentation, puisque cette
masse peut s'accroître à chaque instant par croissance. Nous

voyons, comme on sait, la substance nucléaire se multiplier pendant la formation embyronnaire dans une proportion extraordinaire et avec une promptitude surprenante; un calcul approximatif m'a montré, par exemple, que dans l'œuf d'un Cynips la masse nucléaire au commencement de la formation du blastoderme, alors qu'il y a 26 noyaux, représente déjà sept fois la masse du noyau de segmentation. Comment supposer que la formation embryonnaire puisse être arrêtée par le manque de substance nucléaire, et s'il est possible que ce défaut de substance existe, comment le développement pourrait-il commencer du tout? On pourrait présenter les choses de la façon que voici : si d'une façon générale, il y a du plasma germinatif en quantité suffisante pour commencer la segmentation, il doit suffire aussi pour achever le développement, car il s'accroît d'une façon continue, et devrait par suite pouvoir demeurer toujours à la hauteur de sa tâche, comme au début quand il provoqua la première segmentation; si au contraire à chaque degré ontogénique la masse du plasma nucléaire suffit exactement pour provoquer la phase suivante, l'ensemble de l'ontogénie devrait nécessairement se terminer.

L'erreur de cette déduction consiste dans ce fait qu'elle suppose l'accroissement de la substance nucléaire illimité et non conditionné. En réalité, l'intensité de l'accroissement dépend plutôt — abstraction faite de la qualité du noyau et de l'alimentation, que nous mettrons sur un pied d'égalité — de la quantité de la substance nucléaire avec laquelle commencent accroissement et segmentation. Il doit y avoir un optimum de quantité au moment où l'accroissement nucléaire marche le plus vite et le plus facilement, et cet optimum coïncidera avec les dimensions normales du noyau de segmentation. Ces dimensions suffisent pour produire, à une époque déterminée et dans des conditions extérieures déterminées, la substance nucléaire nécessaire à la constitution de l'embryon, et à déterminer la longue série des divisions cellulaires. Le noyau de segmentation est-il plus petit, mais assez gros cependant pour entrer en division? les noyaux des deux premières cellules embryonnaires demeureront un peu plus en deçà de leur grosseur normale parce que l'accroissement du noyau de segmentation pendant et après la division sera moins rapide à cause de l'insuffisance de sa grosseur. Mais comme les noyaux ne connaissent point l'état de repos pendant la formation embryonnaire, et s'acheminent sans cesse vers une division nouvelle, ils doivent dans ce cas demeurer toujours plus en deçà de la grosseur normale à chaque stade successif; et leur accroissement doit toujours perdre de son intensité, à mesure qu'ils restent plus petits. Finalement, il doit survenir un moment où ces noyaux ne sont plus en état de se diviser, ou du moins ne peuvent plus obliger le corps cellulaire à se segmenter encore.

Le premier moment important pour le développement embryonnaire est la maturité de l'œuf, la transformation de la vésicule germinative en fuseau nucléaire, et l'élimination du plasma nucléaire ovogène par la séparation des globules polaires, ou par un phénomène analogue. La production de ce fait même doit avoir une cause, et j'ai cherché plus haut à montrer qu'elle peut résider dans les proportions quantitatives des deux sortes de nucléo-plasma alors existantes dans l'œuf. Il me paraît que la quantité de plasma germinatif, d'abord petite, s'accroît progressivement, et qu'elle tient finalement pied au plasma ovogène. Je ne veux pas développer davantage cette idée, les faits ne fournissent pas une base suffisante encore, mais, d'une façon générale, il se produit une opposition de forces pendant la division, et il semble que ce soit là la cause de la division nucléaire, et Roux [1] peut très bien être dans le vrai quand il rapporte cette opposition à des forces électriques. Quoi qu'il en soit, il y a un fait qui est hors de doute, c'est que le développement de cette opposition dépend d'états intérieurs du noyau lui-même, qui se développent pendant la croissance. Il ne peut dépendre uniquement de la masse du filament nucléaire que le noyau entre ou non en division, car autrement il ne pourrait se produire deux divisions immédiatement consécutives, comme cela a lieu précisément à l'élimination des deux globules polaires, et lors de la division subséquente de ces globules polaires après leur séparation. Des états intérieurs du noyaux doivent, à côté du facteur quantité, jouer un rôle essentiel. La quantité seule ne détermine pas nécessairement la segmentation nucléaire, car autrement la vésicule germinative se diviserait longtemps avant la maturation de l'œuf, puisqu'elle contient beaucoup plus de plasma nucléaire que le noyau de l'œuf par exemple, après élimination des deux globules polaires, noyau qui dans la plupart des cas est incapable de continuer à se diviser. Mais d'un autre côté la masse joue, elle aussi, un rôle essentiel dans la division : nous en avons la preuve dans la production instantanée du noyau de segmentation après la conjugaison des noyaux mâle et femelle. On peut comparer l'action de la fécondation à celle de l'étincelle qui tombe sur un tonneau de poudre : dans un cas la masse fait ex-

---

1. W. Roux : *Ueber die Bedeutung der Kerntheilungsfiguren*, Leipzig, 1883.

plosion, dans l'autre la segmentation commence. Beaucoup de naturalistes inclinent aujourd'hui même à rapporter la répulsion polaire qui se traduit par la segmentation nucléaire immédiatement après le moment de la fécondation, à l'antagonisme de la partie femelle et de la partie mâle. Toutefois il faut ne pas oublier que la répulsion polaire à chaque segmentation nucléaire, repose, d'après les importantes découvertes de Flemming et de Van Beneden, non pas sur l'antagonisme des anses mâles et femelles, mais sur l'antagonisme et la répulsion respective des deux moitiés de la même anse. Les anses paternelles et les anses maternelles demeurent toujours ensemble et se divisent ensemble à travers toute l'ontogénie.

Qu'est-ce donc qui détermine la production de la segmentation nucléaire immédiatement après la fécondation, et qu'est-ce qui fait que l'une ne va point sans l'autre dans la plupart des cas? Il n'y a qu'une explication possible; il faut supposer que la masse du noyau s'est subitement doublée par suite de la conjugaison. Ce n'est pas dans la différence entre le noyau du père et celui de la mère qu'on peut chercher une explication, quand même cette différence serait d'une nature tout à fait inconnue et mystérieuse, parce que précisément la répulsion polaire se développe non pas entre la moitié du noyau paternel et la moitié du noyau maternel, mais entre chacune des moitiés du même noyau. Nous sommes donc obligés de conclure que l'accroissement de la masse du noyau fournit une impulsion à la segmentation à laquelle il y avait déjà prédisposition. Je ne vois pas à cette supposition de difficultés théoriques, et c'est une hypothèse toute naturelle que celle d'après laquelle, à côté des conditions intérieures du noyau la proportion de la masse de celui-ci par rapport au corps cellulaire doit entrer en considération. On peut supposer, il est peut-être même problable, que le noyau entre en division dès que son idioplasme possède une certaine puissance, sans porter atteinte à la supposition émise plus haut, d'après laquelle certains états intérieurs de la substance nucléaire sont requis pour que la division puisse avoir lieu. Ces états peuvent se présenter sans que la division se produise, parce que la proportion exacte entre les masses nucléaire et cellulaire, ou bien entre les différentes sortes d'idioplasma du noyau, n'est pas encore réalisée. C'est ainsi que je m'imagine que cette proportion n'existe pas dans l'œuf qui a besoin de la fécondation après l'élimination de la substance nucléaire ovogène, c'est-à-dire des globules polaires. Le fait de cette élimination démontre justement que la masse du noyau suffisait auparavant pour déterminer la segmentation, mais qu'elle ne suffit plus à produire ce résultat.

Un exemple rendra mon idée plus claire. Chez l'*Ascaris megalo-cephala*, la substance nucléaire du pronucléus femelle forme deux anses, celle du pronucléus mâle en fait de même deux autres ; le noyau de segmentation contient donc quatre anses ainsi que les premières cellules de segmentation. Supposons maintenant que la première segmentation nucléaire dans le développement embryonnaire demande autant de substance nucléaire qu'il en faut pour la formation de quatre anses, il suit qu'un œuf qui ne peut tirer de son réticulum nucléaire que deux ou trois anses ne pourra se développer par la parthénogenèse ; il ne pourra même pas effectuer la première division. Admettons que quatre anses suffisent pour commencer la segmentation nucléaire, mais que pour l'achèvement de l'ensemble de l'ontogénie (d'une espèce déterminée) quatre anses de grosseur et de volume déterminés soient nécessaires : les œufs dont le nucelle possède tout juste la quantité de substance suffisante pour se partager en quatre segments pourront bien opérer la première division, peut-être encore aussi la seconde, la troisième, la vingtième, mais à un point quelconque de l'ontogénie la substance nucléaire deviendra insuffisante, et le développement s'arrêtera. Ce serait là ce qui se passe dans les œufs qui entrent bien en développement, sans fécondation, mais chez qui celui-ci s'arrête avant la fin. On pourrait comparer ce ralentissement de développement qui finit par aboutir à un arrêt complet à une sorte de train de chemin de fer qui doit atteindre une série de correspondances, et qui va trop lentement par suite de l'insuffisance de la machine. Il atteint encore, bien qu'avec quelque retard, la première correspondance, peut-être même la seconde ou la troisième, quoique avec un plus grand retard, mais finalement, — comme le retard augmente toujours, — il la manque. La substance nucléaire s'accroît sans interruption pendant le développement, mais la rapidité de son accroissement dépend de deux facteurs, de sa propre masse et de l'alimentation. L'alimentation dépend, pendant le développement de l'œuf, de la masse initiale du corps cellulaire ; cette masse ne peut pas être accrue, et si elle était trop petite dès le commencement, elle deviendra à chaque stade toujours plus insuffisante, puisque son accroissement est moindre que ce qu'il aurait dû être avec une masse initiale normale, et à chaque phase l'écart d'avec la masse normale il devra toujours s'accentuer comme le retard pour ce train de chemin de fer qui arrive sans cesse plus tard aux stations de correspondance, parce que sa machine, quand même elle est chauffée au maximum, ne peut fournir la vitesse normale.

On m'objectera que quatre anses pourraient ne pas être nécessaires à la segmentation du noyau chez l'*Ascaris*, puisqu'à l'élimination des globules polaires, il se produit une segmentation nucléaire d'où résulte l'apparition du pronucléus femelle avec deux anses seulement. Cela prouve simplement que quatre anses ne sont pas nécessaires pour toutes les segmentations, et cela ne renverse pas du tout la supposition d'après laquelle, pour la division du noyau de segmentation, cette masse déterminée dont les quatre anses représentent l'expression visible n'est pas indispensable. Il ne faut pas cependant perdre complètement de vue la substance cellulaire ; bien qu'elle ne soit pas le véhicule des tendances héréditaires, elle est cependant nécessaire pour chaque modification du noyau, et exerce certainement à un haut degré une action modificatrice. Ce n'est pas pour rien que dans tous les œufs d'animaux que nous connaissons la vésicule germinative monte à l'époque de la maturation à la surface de l'œuf et achève là sa transformation ; il est manifeste qu'elle y est soumise de la part du corps cellulaire à de tout autres influences qu'au centre de l'œuf, et une segmentation cellulaire aussi inégale que celle dont résulte l'élimination des globules polaires ne pourrait certainement pas se produire si le noyau demeurait au centre de l'œuf. Mais ceci n'empêche pas que la substance nucléaire de l'œuf après l'élimination des globules polaires pourrait être plus grosse, et former les quatre anses nécessaires. Des œufs chez lesquels la masse du noyau de l'œuf, — le plasma germinatif, — serait assez volumineuse pour la formation des quatre anses requises, pourraient atteindre leur grosseur normale comme s'ils avaient été formés par fécondation ; ce seraient des œufs qui pourraient et devraient se développer par voie parthénogénétique.

Naturellement nous ne prenons le chiffre 4, pour les anses, qu'à titre d'exemple ; nous ne savons pas encore pour le moment s'il y a partout exactement quatre anses dans le nucléus de segmentation [1]. Bien que les considérations qui précèdent reposent par leurs détails sur une hypothèse arbitraire, je dois tenir pour exacte l'idée fondamentale que c'est la masse du noyau qui, *ceteris paribus,* décide du développement de l'œuf, et c'est là une conclusion qui résulte de faits positifs. Il n'est pas impossible qu'on réussisse à démontrer directement l'exactitude de cette supposition. Si l'on réus-

---

1. Nous savons maintenant que le nombre des anses varie considérablement chez différentes espèces, même appartenant au même groupe (les Nématodes, par exemple). — A. W. 1888.

sit à découvrir pour une seule et même espèce le nombre des anses nucléaires du noyau de segmentation formé par fécondation, et celui des anses qui se forment lors de la parthénogenèse, on pourra conclure. On m'objectera peut-être la reproduction chez les abeilles. Chez elles le même œuf donne ici un individu femelle, là un mâle, selon qu'il a été fécondé ou non. L'œuf susceptible de fécondation peut, s'il ne reçoit pas de spermatozoaire, se développer parthénogénétiquement. Il est au pouvoir de la reine fécondée de produire des mâles ou des femelles, puisqu'elle pond l'œuf non fécondé, et que celui-ci n'est fertilisé que si elle le veut bien. Elle « sait à l'avance »[1] si l'œuf en se développant sera femelle ou mâle, et dépose les uns dans des cellules d'ouvrières et de reines, les autres dans des cellules de mâles. D'après les découvertes de Leuckart et de Siebold, tous les œufs sont en eux-mêmes susceptibles de se développer en mâles, et ne sont transformés en femelles que par la fécondation. La chose paraît incompatible avec ma théorie à l'égard de la cause de la parthénogenèse, car si le même œuf peut réellement, avec le même contenu, et surtout avec le même noyau de segmentation, se développer sexuellement ou parthénogénétiquement, il faut que l'aptitude au développement parthénogénétique ait sa raison ailleurs que dans la quantité du plasma germinatif. C'est là l'apparence, mais je crois que la réalité diffère. Je ne doute pas du tout que le même œuf ne puisse se développer indifféremment avec ou sans fécondation. Par l'étude attentive des nombreuses et excellentes recherches sur ce point, qui, sans parler des savants nommés plus haut, ont été conduites aussi d'une façon remarquable par Bessels[2], j'ai acquis la conviction de l'exactitude et de la solidité de cette proposition. Il faut reconnaître explicitement que le *même* œuf qui, non fécondé, se développe en abeille mâle, donne des ouvrières ou des reines quand il a été fécondé. Une des expériences en particulier de Bessels est très concluante à cet égard. Il a coupé les ailes à une jeune reine, la rendant par là impropre au vol nuptial, et a observé que tous les œufs qu'elle pondait donnaient des individus mâles. Il avait entrepris cette expérience dans un autre but, voulant démontrer que les œufs non fécondés donnent des abeilles mâles:

---

1. C'est ainsi que s'expriment les éleveurs d'abeilles, par exemple le méritant de Berlepsch; pour parler d'une façon plus précise, il faudrait dire naturellement que la vue d'une cellule de mâle excite l'abeille à pondre un œuf non fécondé, la vue d'une cellule d'ouvrière ou de reine à pondre un œuf fécondé.

2. E. Bessels: *Die Landois'sche Theorie widerlegt durch das Experiment. Zeitschr. f. wiss. Zool.* t. XVIII, p. 124, 1868.

mais comme de jeunes reines qui ont été fécondées ne pondent normalement que des œufs femelles, c'est-à-dire fécondés, l'expérience démontre en même temps la proposition précédente, car ces mêmes œufs mûrissant tout d'abord auraient été fécondés si la reine avait été fécondée. La supposition que la reine procrée à une certaine époque des œufs exigeant la fécondation, et à une autre des œufs parthénogénétiques, est complètement exclue par cette expérience : les œufs doivent être tous exactement de la même espèce, il n'y a pas de différence entre ceux qui sont fécondés et ceux qui ne le sont pas.

Résulte-t-il cependant de là que la masse du plasma germinatif ne peut pas être, dans le noyau de segmentation, le facteur qui détermine le commencement du développement embryonnaire? Je ne crois pas. On peut très bien imaginer que le noyau de l'œuf après s'être débarrassé du plasma nucléaire ovogène peut être complété en nucléus de segmentation de deux manières, ou bien par conjugaison avec un noyau spermatique; ou bien par simple croissance jusqu'au double de sa masse. Il y a si peu d'invraisemblance à cette dernière supposition qu'on est porté plutôt à demander pourquoi une telle croissance ne se produit pas chez tous les œufs non fécondés? Il n'y a qu'à répondre à cela que la nature recherche généralement la reproduction sexuelle, et qu'il n'était possible d'empêcher la parthénogenèse constante et universelle qu'en condamnant à la stérilité les œufs qui ne seraient pas fécondés. Ce résultat a été atteint grâce au fait que le noyau de l'œuf a perdu, après élimination du plasma nucléaire ovogène, la faculté de s'accroître.

Le cas de l'abeille prouve bien que la différence entre les œufs qui ont besoin de la fécondation et ceux qui peuvent s'en passer, se produit seulement après la maturation de l'œuf, et après l'élimination du plasma ovogène. L'accroissement du plasma germinatif ne peut pas s'être produit auparavant, car autrement le noyau de l'œuf inaugurerait toujours à lui seul le développement embryonnaire, et l'œuf serait généralement, selon toute vraisemblance, incapable de fécondation. Car la relation entre le noyau de l'œuf et le noyau spermatique repose évidemment sur ce fait que chacun d'eux est insuffisant, en soi, et a besoin d'être complété. Si cette opération avait été faite précédemment, ou bien le noyau de l'œuf n'exercerait plus d'attraction sur le noyau spermatique, ou bien, — comme dans les intéressantes expériences de Fol sur la fécondation par plusieurs spermatozoïdes, — il y aurait conjugaison, et elle aurait pour conséquence la malformation de l'embryon. Je crois avoir montré en son temps[1] que chez les Daphnies les œufs d'été non seulement se développent parthénogénétiquement, mais qu'ils ne sont jamais fécondés, et la raison en est peut-être dans ce fait qu'ils ne sont pas susceptibles de fécondation parce que leur noyau de segmentation est déjà formé. Chez les abeilles le noyau de l'œuf qui se forme aux dépens de la vésicule germinative lors de la maturation de l'œuf se conjuguera donc avec un noyau spermatique, ou bien, — s'il n'arrive à l'œuf aucun spermatozaire, — par ses propres forces il s'accroîtra jusqu'à doubler sa masse, atteignant ainsi les dimensions du noyau de segmentation. La sexualité mâle ou femelle de l'embryon est un fait qui n'entre pas ici en considération.

Il est clair qu'un tel accroissement du plasma germinatif dépend bien tout d'abord de l'alimentation du noyau, c'est-à-dire, et par conséquent, du corps cellulaire, mais il dépend en première ligne des états intérieurs du noyau lui-même, de son aptitude à s'accroître. Il faut admettre que cette faculté joue là le rôle principal, parce que partout dans la nature organisée la limite imposée à la croissance dépend d'états intérieurs du corps en croissance, et ne peut être reculée que dans une faible mesure par des différences dans l'alimentation. L'acquisition phylétique de la faculté de se développer par la parthénogenèse dépendra donc d'une modification dans la faculté de croissance possédée par le noyau de l'œuf.

La conception qui précède de la parthénogenèse se rapproche en général de la manière de voir de Strasburger, en ce sens qu'il attribue l'absence du développement parthénogénétique à la trop petite quantité de plasma nucléaire qui demeure dans l'œuf après l'élimination des globules polaires, mais elle s'en éloigne en ce sens qu'il ne voit la cause de cette production de la parthénogenèse que dans un accroissement du plasma nucléaire qui acquiert la grosseur normale du noyau de segmentation. Strasburger suppose que « des conditions d'alimentation particulièrement favorables contrebalancent le manque d'idioplasma nucléaire », tandis que l'alimentation me semble à moi ne jouer qu'un rôle secondaire, puisque, chez les abeilles, le même œuf peut se développer par la fécondation ou par la parthénogenèse, et que, par suite, les conditions d'alimentation du noyau sont les mêmes dans les deux cas. D'après Strasburger, il y a pour la parthénogenèse trois explications possibles. Tout d'abord, il se peut que l'idioplasma du noyau de l'œuf se complète grâce à une nourriture particulière-

---

1. *Daphniden*, 6ᵉ partie, p. 324.

ment favorable. Mais, il faut bien le dire, ceci nous oblige à nous demander pourquoi une partie de cet idioplasma devrait être éliminée, si elle redevient nécessaire immédiatement après? Ceci ne peut s'expliquer que par la supposition faite plus haut, que le plasma nucléaire éliminé est d'une autre constitution que celui qui se forme ensuite. A la vérité nous ne savons pas encore d'une façon certaine, si pour les œufs qui présentent la parthénogenèse, il y a un globule polaire d'éliminé, mais nous savons que l'œuf de l'abeille traverse les mêmes phénomènes de maturation, qu'il soit fécondé ou non. Dans la seconde hypothèse de Strasburger, « la moitié [ou, pour parler plus exactement, le quart] de l'idioplasma du noyau de l'œuf suffit dans certaines conditions favorables à mettre en train les processus de développement dans le cyto-idioplasma ». Ceci est à peine admissible. Quant à la troisième hypothèse d'après laquelle « le cyto-idioplasma nourri par son entourage augmente de volume et contraint le noyau de l'œuf à entrer en division », elle présuppose que le corps cellulaire donne l'impulsion pour la division nucléaire, ce qui n'est pas encore démontré. Les faits me semblent plutôt démontrer que le corps cellulaire n'a pour le noyau que la valeur d'un milieu nutritif, et les observations de Strasburger et de Fol me semblent plutôt confirmer cette manière de voir. Si des noyaux spermatiques surnuméraires pénètrent dans l'œuf, ceux-ci peuvent, sous l'influence nourrissante du corps cellulaire, devenir des centres d'attraction, et former un amphiaster, c'est-à-dire faire le premier pas vers la segmentation du noyau et de la cellule. Ils ne peuvent régir le corps cellulaire tout entier, et le forcer à se diviser, mais ils se font une certaine sphère d'influence après qu'ils ont acquis une certaine grandeur aux dépens du corps cellulaire. Strasburger a parfaitement raison de voir là une « parthénogenèse partielle »; mais il est à croire que tout noyau ovulaire passera par une parthénogenèse de ce genre, avec cette particularité que celle-ci ne pourra devenir une parthénogenèse totale dans tous les cas où, — comme dans les observations de Fol sur les noyaux spermatiques surnuméraires, — le noyau ne peut pas, avec la force d'assimilation qui lui est départie, atteindre les dimensions requises. Ce n'est pas la cellule qui oblige le noyau à se diviser, c'est au contraire le noyau qui contraint la cellule. Ce serait une erreur complète de croire que des œufs parthénogénétiques doivent avoir à leur disposition une plus grande quantité d'aliments pour pouvoir mieux nourrir le noyau. Les œufs parthénogénétiques de certaines Daphnies (*Bythotrephes, Polyphemus*) sont beaucoup plus

petits que les œufs d'hiver des mêmes espèces, à qui la fécondation est nécessaire. Aussi ce est une erreur de la part de Strasburger
de considérer comme établi avec certitude le fait que des conditions
favorables d'alimentation déterminent chez les Daphnies un développement parthénogénétique, tandis que des conditions défavorables provoquent la formation d'œufs ayant besoin de la
fécondation. Sans doute Carl Düsing (1884) a cherché, avec habileté
et pénétration, dans son remarquable *Regulirung des Geschlechts-
verhaeltnisses*, à prouver par mes essais et mes observations sur la
reproduction des Daphnies, que « selon l'intensité de l'alimentation
dans l'ovaire, ce sont des œufs d'hiver ou des œufs d'été qui se
forment, » mais je ne crois pas qu'il y ait réussi, et il est certain
que cette proposition a besoin de confirmation. J'ai bien observé
que chez les Daphnies (*Sida*) affamées parce qu'on ne peut leur
procurer la nourriture nécessaire en captivité, les œufs en maturation se désagrègent dans les ovaires et sont résorbés. Ces animaux
prolongent donc dans une certaine mesure leur propre existence
aux dépens de celle de leur descendance, mais on se tromperait
complètement si l'on voulait, avec Düsing, de l'analogie qui existe
entre ces follicules ovulaires qui disparaissent, et les groupes de
cellules germinatives qui se détruisent normalement à la formation des œufs d'hiver, conclure que des œufs d'hiver se seraient
formés à un degré d'inanition moindre. Düsing cite plus loin ma
remarque accessoire que la formation d'œufs d'hiver chez les
Daphnies s'est produite plus souvent dans des aquariums que
« j'avais négligé depuis longtemps d'examiner, et dans lesquels
une nombreuse descendance s'était amassée ». Il conclut, complètement à tort, à un manque de nourriture dans ces vases abandonnés, et si j'avais pu prévoir pareille conclusion, j'aurais pu facilement la prévenir en ajoutant que dans ces mêmes vases, il se
produisait un développement rapide d'algues différentes, de telle
sorte que la nourriture, loin d'y faire défaut, y était en surabondance. J'ai d'ailleurs fait depuis des expériences directes dans
lesquels je nourrissais aussi peu que possible les femelles vierges :
dans aucun cas, elles n'ont procédé à la reproduction sexuelle [1].

Il faut une certaine somme de parti pris pour ne pas voir que
la genèse des deux sortes d'œufs exclut précisément l'hypothèse
d'après laquelle les œufs sexuels seraient dus au manque ou à
la mauvaise qualité de l'alimentation. Les œufs d'hiver qui ont

---

1. J'ai l'intention de publier ailleurs ces expériences, avec d'autres observations.

besoin d'être fécondés sont toujours plus gros que les « œufs d'été » parthénogénétiques, ayant beaucoup plus que ceux-ci besoin de substances alimentaires. Chez la *Moina*, par exemple, il faut pour la formation d'un œuf d'hiver plus de 40 grosses cellules alimentaires, et pour celle d'un œuf d'été trois suffisent! Düsing connaît ces faits et il les cite. Comment la formation des œufs d'hiver pourrait-elle dépendre de la mauvaise qualité de l'alimentation, puisque l'époque de cette formation est précisément celle où les aliments abondent le plus? Chez toutes les *Moina*, lacustres, par exemple, la reproduction sexuelle apparaît vers l'automne, les œufs d'hiver sont ici de vrais œufs d'hiver destinés à conserver l'espèce pendant cette saison. Mais à aucune époque de l'année, il n'y a autant de nourriture pour les Daphnies qu'aux mois de septembre et d'octobre, et souvent même au cœur de novembre (dans l'Allemagne du Sud). A cette époque les eaux sont, pour de nombreuses espèces, remplies de produits de décomposition végétale et animale, et pour les *Polyphemidæ* rapaces pullulent toutes sortes de Crustacés, de Rotifères et d'Infusoires : comment la nourriture pourrait-elle donc manquer? Quiconque pêche à l'automne avec un filet fin dans nos eaux douces, est tout étonné de la prodigieuse abondance des animaux inférieurs, et on le serait bien davantage si l'on était en état de comparer cette richesse à la pauvreté de la population des mêmes localités au printemps. Mais au printemps et en été les Daphnies en question se reproduisent parthénogénétiquement. Je suis très éloigné de regarder mes expériences sur les Daphnies comme définitives et comme concluantes, et je l'ai déjà dit en les publiant; mais je crois cependant avoir établi par elles que des influences directes, atteignant l'individu isolé, qu'elles s'appellent alimentation, température ou autrement, ne décident pas du genre des œufs qui sont procréés, mais que cette nature des œufs dépend de l'influence indirecte des conditions d'existence, avant tout de la moyenne de la fréquence des événements nuisibles, anéantissant des colonies entières, tels que le froid de l'hiver ou la sécheresse de l'été. Je ne puis que renvoyer Düsing à mes objections formulées contre Herbert Spencer [1], qui, lui aussi, avait exposé ce point de vue que « la diminution d'aliments a pour conséquence la reproduction sexuelle. »

Sans doute une de mes observations paraît confirmer cette ma-

---

1. Weismann : *Daphniden*, *VII*e partie, p. 329; Herbert Spencer : *Principes de Biologie*.

nière de voir, mais c'est seulement à condition de la prendre d'une
façon tout à fait indépendante. Je veux parler de ce qui se passe
chez la *Moina*, du fait qu'en l'absence de mâles les femelles de
Moina qui portent dans leurs ovaires des œufs sexuels, et qui, plus
tard, en présence de mâles, n'auraient produit que des œufs ayant
besoin d'être fécondés, passent à la formation des œufs d'été par
parthénogenèse *si* les œufs d'hiver n'ont pas été pondus et ont été
résorbés dans l'ovaire. A première vue, c'est comme si l'augmentation des substances alimentaires résultant de la désagré-
gation du gros œuf d'hiver dans l'ovaire provoquait la production
d'œufs parthénogénétiques. Ce qui suit confirme encore cette apparence. Le passage à la parthénogenèse ne se produit que chez
une seule espèce de *Moina* (la *Moina rectirostris*), mais chez cette
espèce il est constant; chez les autres espèces que j'ai étudiées (la
Moina paradoxa), les œufs d'hiver une fois formés sont toujours pondus, et dans cette espèce les femelles ne peuvent jamais produire
d'œufs d'été. Cependant Düsing est dans l'erreur quand il prétend
expliquer cette persistance à former des œufs sexuels chez la dernière espèce par ce fait qu'il n'y a pas excès d'aliments comme
il s'en fût produit si l'œuf s'était détruit dans l'ovaire. Chez beaucoup d'autres Daphnies que j'ai étudiées, les femelles commencent souvent à former des œufs d'été parthénogénétiques après
avoir pondu une ou plusieurs fois des œufs d'hiver fécondés. C'est
ce qui se passe chez toutes les espèces de Daphnies que je connais,
et cela suffit à démontrer que l'excès anormal de nourriture dû à
la résorption d'œufs d'hiver parvenus à maturité n'est pas la cause
de la parthénogenèse qui se produit ensuite; cela démontre bien
aussi que l'état de nutrition de l'animal tout entier n'a rien à faire
avec le genre des œufs formés, car la nutrition est, entre temps,
demeurée la même, dans le cas qui précède, ou en tout cas n'est pas
devenue meilleure. C'est une erreur d'attribuer partout à des causes directes extérieures le mode de formation de l'œuf. Il faut naturellement que ce soient des causes directes qui font que tel
germe devient un œuf d'hiver, et tel autre un œuf d'été, mais ces
causes ne résident pas en dehors de l'animal, ni même dans l'é-
tat de nutrition de son ovaire, mais bien dans ces relations que
nous ne pouvons encore analyser plus en détail, et que nous qua-
lifierons provisoirement de constitution spécifique de l'espèce.
Chez les jeunes mâles des Daphnies les testicules ont absolument
l'apparence des ovaires des jeunes femelles; ils donnent cependant
des cellules spermatiques et non des œufs, nous en avons pour
garantie la forme, spéciale aux mâles, de la première antenne, et du

premier appendice thoracique, déjà reconnaissables chez le jeune
animal. Mais qui peut dire quelles causes directes déterminent
ici les cellules germinatives à devenir des cellules spermatiques et
non pas des cellules-œufs? Est-ce affaire d'alimentation? Est-ce
donc aussi affaire d'alimentation quand la troisième cellule germinative d'un groupe germinatif quadricellulaire des Daphnies
femelles devient toujours une cellule-œuf, tandis que les autres
se changent en cellules alimentaires pour nourrir l'œuf?

Ce sont là, je crois, des exemples montrant clairement que ce
n'est pas dans les influences extérieures, mais bien dans la constitution des parties en question qu'il faut chercher les causes qui
déterminent directement la direction prise par le développement
dans chaque cas.

Il en est absolument de même pour la qualité des œufs formés.
Il est inhérent à la constitution d'une espèce de *Moina* qu'un animal déterminé ne produise que des œufs d'hiver, ou des œufs
d'été, et dans une autre espèce de *Moina*, il peut y avoir passage à
la formation d'œufs d'été, mais seulement si les œufs d'hiver
demeurent non fécondés. Dans ce dernier cas, il me semble y avoir
une adaptation particulière de l'espèce à la possibilité d'un défaut
de mâles qui se produit parfois. Il est clair en tout cas qu'il y a
avantage, quand il n'y a pas fécondation, à ce que l'œuf sexuel
ne soit point perdu pour l'organisme, mais qu'il soit résorbé.
C'est là une disposition qui complète la production des œufs d'été
qui vient ensuite, mais sans être la cause de celle-ci.

Les choses ne sont pas toujours simples dans la nature, comme
le montre très clairement le petit groupe des Daphnies. Chez bien
des espèces, les femelles qui produisent les œufs d'hiver sont
des femelles purement sexuelles, qui ne se livrent jamais à la
parthénogenèse; chez d'autres, elles peuvent le faire, mais seulement lorsque les mâles manquent; chez d'autres encore la
parthénogenèse est la règle. Dans mes travaux sur les Daphnies
j'ai tenté de montrer comment la chose peut se lier aux différentes
conditions extérieures sous lesquelles vivent les différentes espèces, et aussi comment l'occurrence plus rapide ou plus lente
de la période sexuelle, et enfin l'ensemble du cycle alternant de
reproduction sexuelle et de reproduction parthénogénétique, dépendent de l'adaptation à certaines conditions extérieures d'existence.

Si j'avais à dire comment il faut se représenter, et où il faut chercher les causes directes qui font que tantôt ce sont des œufs d'été
dus à la parthénogenèse, tantôt des œufs d'hiver qui ont besoin

d'être fécondés, qui sont procréés, je pourrais le faire sans difficulté grâce à l'hypothèse exposée plus haut sur la composition de la vésicule germinative formée de plasma nucléaire ovogène et de plasma germinatif. Mais je voudrais ajouter quelque chose, et tenir compte des deux cas invoqués plus haut des cellules nutritives de l'œuf et des cellules spermatiques.

Voici pour moi la cause directe pour laquelle les cellules en apparence complètement identiques des testicules et des ovaires des jeunes Daphnies se développent ici en cellules spermatiques, là en cellules ovulaires : c'est que le plasma nucléaire des deux sortes de cellules germinatives contient bien du plasma germinatif qui demeure identique à lui-même (toute différence individuelle mise à part), mais renferme aussi des plasmas nucléaires différents au point de vue histogénique. Dans les cellules germinatives mâles c'est du plasma spermogène, dans les cellules germinatives femelles c'est du plasma ovogène. Il faut qu'il en soit ainsi, si notre conception fondamentale est exacte, à savoir que la nature spécifique du corps cellulaire est déterminée par celle de son noyau.

Les cellules germinatives femelles de l'ovaire des Daphnies qui, au début, ne se distinguent en aucune façon les unes des autres, se différencient cependant par ce fait que leur plasma nucléaire est un mélange de différentes sortes de plasma dans des proportions différentes. Les cellules germinatives destinées à former le vitellus d'hiver finement granulé, couleur de brique (*Moina rectirostris*) doivent posséder un plasma ovogène d'une structure moléculaire autre que les cellules qui ne doivent former que quelques grosses sphères adipeuses bleues comme dans les œufs d'été de la même espèce. Plus tard le rapport entre le plasma germinatif et le plasma ovogène pourra différer dans les deux sortes de cellules et nous aurions là une explication très simple du rôle, qui paraît autrement énigmatique, joué par les cellules nutritives, si l'on pouvait admettre que chez elles il n'y a pas du tout de plasma germinatif; on aurait ainsi la raison pour laquelle elles ne peuvent commencer leur développement embryonnaire et s'accroissent jusqu'à une certaine grosseur pour s'arrêter ensuite. Pourtant on peut expliquer par là pourquoi ces cellules se dissolvent lentement dans le liquide environnant. Mais puisque nous savons que les cellules ovulaires commencent aussi à se dissoudre dès que la Daphnie est mal nourrie, nous pouvons à peine nous empêcher d'attribuer de même à l'insuffisance de la nourriture la dissolution des cellules nutritives qui se produit dès

que la cellule ovulaire, en atteignant une grosseur déterminée,
exerce une force d'assimilation supérieure. On ne pouvait comprendre jusqu'ici pourquoi c'était toujours précisément la troisième du groupe des cellules germinatives qui présentait cette
supériorité et devenait cellule ovulaire. Si elle jouissait, au point
de vue de l'alimentation, d'une situation privilégiée, on pourrait
conjecturer qu'elle devance les trois autres cellules germinatives
dans le développement, et les empêche ainsi de s'accroître davantage. Seulement tout cela est peu vraisemblable, comme je l'ai
déjà fait ressortir plus haut, tout en finissant néanmoins, faute
d'une meilleure explication, par accepter cette supposition, à
simple titre d'interprétation provisoire des faits. Je n'avais pas encore la possibilité de placer dans leur propre substance la cause
de la différence ultérieure de ces quatre cellules absolument identiques en apparence. Mais nous pouvons admettre aujourd'hui
qu'avec la division d'une cellule germinative primitive en deux et
puis en quatre cellules germinatives, il s'accomplit une segmentation inégale du plasma nucléaire, de telle sorte qu'il n'y a qu'une
seule des quatre cellules qui contienne à la fois du plasma germinatif et du plasma nucléaire ovogène, les trois autres ne comprenant que du plasma ovogène. Cette supposition permet aussi
de comprendre qu'à l'occasion la deuxième cellule du groupe germinatif devienne aussi un œuf, possibilité que ma tentative d'explication antérieure ne parvenait pas à expliquer. Il n'y a pas
d'objections à faire, me semble-t-il, contre l'idée que de vraies
cellules ovulaires, que l'ovaire même tout entier avec ses cellules
germinatives, peuvent s'atrophier, et être résorbés, quand l'animal
a été quelque temps affamé; ce ne me semble pas plus une objection contre l'immortalité des êtres unicellulaires que le fait qu'un
Infusoire peut mourir de faim. La croissance d'un organisme n'est
pas seulement arrêtée par sa constitution intérieure, mais aussi
par le manque absolu d'alimentation; mais ce serait cependant un
véritable contresens que de vouloir expliquer les différences de
grosseur des différentes espèces animales par différents degrés
d'alimentation. Car de même qu'un moineau n'atteint jamais, avec
la meilleure alimentation possible, ni la grosseur ni la forme de
l'aigle, la cellule germinative qui est destinée à former un œuf
d'été n'atteindra jamais ni la grosseur, ni la forme, ni la couleur
de l'œuf d'hiver; ce sont des causes intérieures, constitutionnelles,
qui, pour l'un et pour l'autre, déterminent la marche de leur développement, et dans le dernier cas ce ne peut guère être autre
chose que la différence de la constitution du plasma nucléaire.

Toutes ces considérations reposent sur la supposition qu'il y a dans la substance de la vésicule germinative deux sortes d'idioplasma, le plasma germinatif et le plasma ovogène. Je n'en ai jusqu'à présent fourni aucune preuve, mais je crois qu'on en peut donner.

Il y a, comme on le sait, des œufs qui n'éliminent les globules polaires qu'après la pénétration du spermatozoïde dans l'œuf. Brooks[1] s'est déjà servi de ce fait comme objection à la théorie de Minot et de Balfour, en concluant avec beaucoup de justesse que si le globule polaire avait vraiment la valeur d'une cellule mâle, on ne pourrait concevoir pourquoi l'œuf ne pourrait pas se développer aussi sans fécondation puisqu'il posséderait toujours la moitié mâle du noyau nécessaire au développement. Mais de tels œufs, — comme ceux de l'huître par exemple, — ne se développent jamais sans être fécondés, et meurent quand la fécondation fait défaut. A cet argument, on pourrait tout au plus opposer une nouvelle hypothèse, ce dont je laisserai le soin aux défenseurs de cette théorie. Mais le fait en question me paraît aussi fournir en même temps la preuve de la présence de deux plasmas nucléaires différents dans la vésicule germinative. Si le plasma nucléaire des globules polaires était aussi du plasma germinatif, on ne pourrait comprendre pourquoi de tels œufs ne peuvent pas se développer parthénogénétiquement, puisqu'ils contenaient pour le moins, quand ils n'étaient pas fécondés, autant de plasma germinatif qu'ils en ont après la fécondation.

On ne pourrait faire à ceci quelque objection que si l'on regardait le plasma nucléaire de la cellule spermatique comme différent en qualité de celui de la cellule ovulaire. J'ai combattu précédemment cette manière de voir, et je voudrais y revenir encore. Il y a quelques années déjà, j'ai exprimé la conviction que « la valeur physiologique de la cellule spermatique et celle de la cellule ovulaire sont identiques, elles sont entre elles comme 1 est à 1 »[2]. Valaoritis[3] m'a objecté que si par valeur physiologique d'une cellule on entend la valeur de sa fonction, il suffit de renvoyer simplement aux fonctions respectives de l'œuf et du spermatozoïde pour montrer combien cette faculté peut varier de valeur suivant ses manifestations. « La cellule-œuf seule, en parcourant plus ou moins complètement les stades phylogénéti-

---

1. *The Law of Heredity,* Baltimore, 1883, p. 73.
2. *Zeitschr. f. Wiss. Zool,* t. XXXIII, p. 107, 1873.
3. Valaoritis, *op. cit.*, p. 6

ques de l'animal-mère prend la forme d'un être semblable à
celui-ci. Bien que dans la plupart des cas, il faille l'action des
spermatozoaires, pour dégager ces forces, les cas de parthénogenèse prouvent bien cependant que l'œuf peut parfaitement se passer de cette action. » Cette objection semblait absolument fondée
tant qu'on voyait encore dans la fécondation « la vivification » du
germe, ou, comme je l'ai déjà moi-même exprimé, dans la cellule
spermatique l'étincelle qui détermine l'explosion, et tant qu'on
voyait encore la substance germinative dans le corps cellulaire.
Aujourd'hui toute la valeur que nous pouvons attribuer au corps
de l'œuf, c'est de représenter le grenier d'approvisionnements
pour les deux noyaux qui doivent se conjuguer pour la fécondation.
Mais ces deux noyaux, — selon l'expression de Strasburger que
j'accepte complétement, — « le noyau spermatique, et le noyau
ovulaire ne sont pas différents l'un de l'autre en nature ». Ils ne
peuvent différer puisqu'ils sont composés tous les deux de plasma
germinatif de la même espèce, et il ne peut y avoir de différence
entre leur propre substance, en dehors des différences insignifiantes telles que celles qui existent entre individus ayant atteint
leur développement. C'est pour cela qu'il ne peut y avoir, en
fait, entre eux d'attraction particulière, et quand nous voyons la
cellule spermatique et la cellule ovulaire s'attirer entre elles,
comme la chose a été démontrée pour le règne végétal et pour le
règne animal, ce sont là des caractères secondaires qui n'ont
pas d'autre signification que de rapprocher les unes des autres les
cellules sexuelles par suite de dispositions qu'on peut comparer
au flagellum vibratile du spermatozoïde ou au micropyle de l'œuf;
ce ne sont pas des qualités fondamentales, basées sur la structure
moléculaire du plasma germinatif. Pour les plantes inférieures,
Pfeffer a démontré que des irritations chimiques déterminées partent de l'œuf et attirent le spermatozoïde, et chez les phanérogames ce sont, d'après Strasburger, les *synergides,* à la partie supérieure du sac embryonnaire, qui secrètent une substance jouissant
de la faculté de diriger la croissance du noyau pollinique vers le
sac embryonnaire. Tout ce qu'on a pu jusqu'à présent établir pour
les animaux, c'est que spermatozoïdes et œufs s'attirent réciproquement, les premiers rencontrent l'œuf, se frayent un passage à
travers son enveloppe, le plasma du corps de l'œuf vient au-de-
vant du spermatozoïde qui y fait son entrée (cônes d'exsudation,
décrits par Fol chez les Astéries), et présente parfois des mouvements convulsifs, comme il arrive pour l'œuf du Pétromyzon. Il
faut donc qu'il y ait ici une attraction réciproque. On devra peut-

être admettre de même une attraction entre les deux noyaux en conjugaison, parce qu'on a de la peine à comprendre comment le cytoplasma suffirait pour les conduire l'un à l'autre, comme le veut Strasburger. Il faudrait donc que, du cytoplasma spécifique de la cellule spermatique, une partie contribuât à envelopper le noyau après qu'il a déjà pénétré dans le corps de l'œuf. Mais en tout cas l'attraction supposée entre les noyaux en conjugaison n'est pas basée sur la structure moléculaire de leur plasma germinatif, mais sur quelque circonstance accessoire, car cette attraction est la même pour les deux noyaux. S'il était possible d'introduire artificiellement dans l'œuf de quelque espèce, immédiatement après la transformation de la vésicule germinative en noyau de l'œuf, le pronucléus femelle d'un autre œuf de la même espèce, les deux noyaux se conjugueraient exactement comme si le noyau spermatique fécondateur avait pénétré dans l'œuf. On aurait ainsi une preuve directe de l'identité effective du noyau de l'œuf et du noyau spermatique. Malheureusement l'expérience est difficilement réalisable à cause d'obstacles techniques; on peut y suppléer en partie par le fait établi par Berthold que chez certaines algues (*Ectocarpus* et *Scytosiphon*), il se produit non seulement une parthénogenèse femelle, mais aussi une parthénogenèse mâle, puisque parfois les cellules germinatives mâles peuvent aussi se développer toutes seules « en petites plantes très faibles d'ailleurs [1] ». La conjugaison peut être considérée de même comme une preuve de l'exactitude de cette manière de voir. On ne peut plus douter que la conjugaison soit la reproduction sexuelle des êtres unicellulaires. Chez ces êtres, comme chez un grand nombre d'algues, les deux cellules qui doivent se conjuguer sont presque toujours identiques par leur extérieur, et nous n'avons pas de raisons d'admettre qu'elles ne le sont pas aussi dans leur structure moléculaire, du moins dans les proportions où un individu peut être identique à un autre de la même espèce. Mais il y a aussi des formes où les cellules en conjugaison sont distinctement différenciées en cellules femelles et en cellules mâles, et ces formes

---

1. Je cite d'après Falkenberg dans le *Handbuch der Botanik* de Schenk, t. II, p. 219 : « Ce sont les seuls exemples connus jusqu'ici où des cellules sexuelles mâles qui n'ont pu effectuer le processus de fécondation se montrent capables de développement ultérieur. Ce n'est pas du reste par l'extérieur seul que se distinguent les deux sortes de cellules germinatives, elles diffèrent encore par ce fait que les cellules femelles se fixent et rentrent un de leurs deux flagellums, tandis que les cellules mâles continuent à errer. Mais ce degré de différenciation appelle déjà l'hypothèse d'une différence intérieure et moléculaire. »

sont rattachées aux premières par des transitions. C'est ainsi que se conjuguent, par exemple, les cellules de la *Pandorina,* un genre de Volvocinées, sans que nous soyons en état d'établir entre elles une différence déterminée, mais chez le *Volvox* il se forme de grosses cellules ovulaires et de petits zoospermes. Si nous devons admettre que la conjugaison de deux infusoires complètement égaux comporte la même conséquence physiologique que la réunion de deux cellules sexuelles d'animaux ou de plantes supérieures, nous ne pouvons échapper à l'hypothèse que la partie essentielle du processus est la même partout et, que, par suite, les différences qui, esquissées déjà peut-être chez la *Pandorina,* sont plus fortement accentuées chez le *Volvox* et chez tous les animaux et plantes supérieures, n'ont rien d'essentiel, mais sont d'une importance secondaire. A considérer le développement extraordinairement varié des deux sortes de cellules sexuelles d'après leur grosseur, leur forme, leurs enveloppes, leur mobilité, et finalement d'après leur nombre, on ne peut plus douter que nous ayons uniquement affaire ici à des dispositions destinées à assurer la rencontre des deux sortes de cellules qui se conjuguent, à des adaptations de l'espèce aux conditions déterminées dans lesquelles doit s'accomplir chez elle la fécondation.

NOTE.

Comme il est important, pour l'appréciation des vues exposées dans l'essai précédent, de savoir s'il y a ou non pour les œufs qui se développent par parthénogenèse élimination de globules polaires, j'ajouterai que j'ai réussi récemment à démontrer la formation d'un globule polaire de structure vraiment cellulaire chez les œufs d'été des Daphnies. Je donnerai ailleurs des détails sur ce point.

A. W.

22 Juin 1885.

V

LES

GLOBULES POLAIRES

ET L'HÉRÉDITÉ.

DU NOMBRE

DES

GLOBULES POLAIRES

ET DE LEUR SIGNIFICATION

AU

POINT DE VUE DE L'HÉRÉDITÉ.

PRÉFACE

Le présent mémoire fait suite à ceux qui précèdent et qui traitent de la « Durée de la Vie », de la « Signification de la Reproduction Sexuelle, » et de la « Continuité du Plasma Germinatif. » Cet essai a donc, dans une certaine mesure, pris naissance des précédents, puisqu'il est compris dans l'explication que j'ai donnée de la signification des globules polaires dans les œufs des animaux. Celle-ci repose, ainsi que j'ose le croire aujourd'hui avec plus de certitude encore, sur une bonne et solide base, c'est-à-dire sur l'idée que dans la cellule-œuf d'ordre histologique élevé deux substances nucléaires différentes agissent l'une après l'autre. Des recherches suivies m'ont cependant démontré que les explications données d'après cette idée ne sont qu'à moitié vraies, et qu'elles ne définissent pas la formation de la substance des globules polaires. J'espère que le présent essai élucidera ce point si essentiel en jetant une nouvelle clarté sur l'énigme de la reproduction sexuelle, ainsi que sur la parthénogenèse qui en dérive.

Il est certain qu'il ne peut être question ici que d'une tentative, d'une hypothèse, et non d'un résultat mathématique. Pour le présent, il est dans la destinée de chaque étude biologique que la clef qui doit servir à surprendre le secret de la vie n'est point encore trouvée, et que sa découverte se fera encore attendre quelque peu. Si, pour le moment, je ne puis offrir qu'une hypothèse, j'espère qu'elle ne sera du moins ni arbitraire ni de nature trop éphémère, mais qu'au contraire cette hypothèse est fondée sur le terrain solide des faits acquis.

A peine une hypothèse se présente-t-elle que déjà le cachet de la vérité s'y empreint profondément, comme si elle ne servait pas seulement à expliquer le fait pour lequel elle a été imaginée, mais servait aussi à expliquer d'autres faits plus distants. Ce semble être le cas pour mon hypothèse, puisque mon explication des globules polaires, ainsi que les conséquences qui en dérivent, tels que les faits de la reproduction, de l'hérédité, et même du mode de transformation, parmi lesquels, il est vrai, bien des lacunes existent encore, se coordonnent dans un système harmonieux et par conséquent satisfaisant. Les nouveaux faits sur lesquels s'appuient les vues développées ici ne sont présentés que brièvement, dans leurs points essentiels, mon but étant de les soumettre à l'esprit et non de les prouver. Je réserve ma démonstration pour un autre travail qui paraîtra sous peu, accompagné des figures nécessaires [1].

A. W.

Fribourg-en-Brisgau, le 30 mai 1887.

(1) Voir : *Berichten der Naturforschenden Gesellschaft zu Freiburg in Brisgau*, tom. III (1387) Cahier II : *Ueber die Bildung der Richtungskœrper bei thierischen Eiern*, par A. Weismann et C. Ischikawa.

TABLE DES MATIÈRES.

DU NOMBRE

DES

GLOBULES POLAIRES

ET DE LEUR SIGNIFICATION

AU

POINT DE VUE DE L'HÉRÉDITÉ.

I. — L'ŒUF PARTHÉNOGÉNÉTIQUE ET L'ŒUF SEXUEL.

Jusqu'ici, on a considéré comme n'ayant aucune importance le fait que tel œuf animal produit un, et tel autre deux globules polaires. Selon plusieurs observateurs, deux globules ont été observés dans différentes espèces animales, aussi bien parmi des espèces supérieures que parmi des espèces inférieures. Chez certaines espèces, on en a vu un seul, et dans d'autres espèces on en a vu trois, quatre, et cinq (chez le lapin, d'après Bischoff). Beaucoup d'observateurs ne mentionnent pas le nombre des globules polaires observés par eux, et se contentent simplement de parler de « globules polaires ». Comment aurait-on accordé une signification spéciale à ces globules tant qu'on ne voyait dans leur formation qu'un processus de signification secondaire, une excrétion de l'œuf, une purification de l'œuf, un rajeunissement du noyau, voire même un excrément de l'œuf, ou encore une simple réminiscence d'un ancien état de choses sans importance physiologique? Cette dernière supposition surtout semblait fondée sur de nombreuses preuves. Il y a une dizaine d'années, on ne pouvait encore voir dans la présence des globules polaires un fait commun à tous les œufs d'animaux, et en 1880, Balfour écrivait encore dans son excellente *Comparative Embryology* : « Il est très possible, pour ne pas dire vraisemblable, que la formation des globules polaires soit générale dans tout le règne animal, mais l'état actuel de nos connaissances ne nous autorise pas à affirmer le fait avec assurance. » — A la rigueur, nous n'y sommes pas encore autorisés aujourd'hui, car dans maints groupes d'animaux, tels que les reptiles et les oiseaux, les globules polaires n'ont pas encore été aperçus; cependant ils sont connus dans la plupart des grands groupes du règne animal, et nul doute qu'avec le perfectionnement de nos méthodes techniques on ne parvienne, dans un temps peu éloigné, à les découvrir là où on ne les a pas encore trouvés [1].

O. Hertwig [2], et Fol [3], ont démontré que l'élimination des globules polaires se rattache à une division de la substance du noyau de l'œuf. Hertwig et Bütschli [4] ont prouvé la nature cellulaire du globule expulsé de l'œuf, d'où l'idée que dans la formation des globules polaires il y a segmentation cellulaire, très inégale, il est vrai. Mais aussi à cette époque on n'avait pas d'importance particulière à attacher au nombre des globules, et lorsque Minot [5], Balfour [6] et van Beneden y virent une signification de haute portée physiologique, et virent dans la portion expulsée la partie mâle de la cellule jusque-là hermaphrodite de l'œuf, on n'y crut pas un instant.

On ne pouvait savoir dans quelles proportions les globules pou-

---

(1) L'exemple le plus récent de ce genre est fourni par le bel ouvrage de O. Schultze : *Uber die Reifung und Befruchtung des Amphibieneies. (Zeitsch. f. wiss. Zool.* XLV. 1887.)

On y voit la démonstration qu'aussi bien dans l'œuf de l'Axolotl que dans celui de la grenouille, il y a élimination de deux globules polaires, bien que tous les observateurs antérieurs, parmi lesquels se range O. Hertwig, ne les aient pas rencontrés, et que ce dernier, après une recherche spéciale et suivie, ait conclu par ces mots : « Le noyau se transforme ici d'une façon particulière. » (*Befrucht. des thier. Eies,* III. p. 81).

(2) O. Hertwig : *Beiträge zur Kenntniss der Bildung, Befruchtung und Theilung des thierischen Eies. — Morpholog. Jahrbuch*, I, II, III, 1875-77.

3. H. Fol : *Recherches sur la fécondation et le commencement de l'hénogénie chez divers animaux.* Genève, Bâle, Lyon, 1879.

4. Bütschli : *Entwicklungsgeschichtliche Beiträge. Zeitschr. f. wiss. Zool.* XXIX, 29, p. 237. 1877.

5. C. S. Minot : *Account*, etc. *Proceedings Boston Soc Nat. Hist.* Vol. XIX, p. 165. 1877.

6. F. M. Balfour. : *Comparative Embryology*

vaient renfermer les parties mâles et femelles, et on ne pouvait savoir *a priori* s'il fallait que cette partie mâle sortît de la cellule-œuf en une ou en plusieurs portions.

Ma conviction elle-même fut ébranlée après les recherches de Strasburger sur le mode de fécondation des plantes, et je pensai alors que la partie essentielle dans la fécondation est la substance nucléaire, que la manière de voir d'Hertwig était juste, et qu'en fait la fécondation consiste en une conjugaison de noyaux, et qu'il n'y avait pas de raison même pour voir dans des divisions subies par le noyau de l'œuf mûr un caractère ayant une importance essentielle.

Telle était la situation quand je cherchai pour la première fois à déterminer la signification de la formation des globules polaires. Je m'appuyai sur l'idée, — qui alors gagnait du terrain, — que l'idioplasma de Nägeli devait être cherché dans le noyau, et que le nucléoplasme doit par suite renfermer la substance qui détermine la forme et les fonctions de la cellule. D'où il suivait que le plasma germinatif qui détermine le cours du développement embryonnaire doit être le nucléoplasme même de la cellule-œuf. La conception du plasma germinatif a été mise en circulation par moi avant la publication de l'œuvre, si fertile en idées suggestives, de Nägeli [1], et mon plasma germinatif ne coïncide pas exactement avec son idioplasma. Le plasma germinatif est seulement une certaine sorte d'idioplasma, celle qui est renfermée dans la cellule germinative, et c'est le plus important de tous les idioplasmas, car ceux-ci ne sont que le premier à des phases ontogéniques variées. Je me suis efforcé de montrer que la structure moléculaire acquise par le plasma germinatif dans ces phases ontogéniques, en lesquelles il se développe, diffère de plus en plus de la structure originelle, et finit par atteindre un caractère très spécialisé à la fin du développement embryonnaire qui correspond à la production d'éléments histologiques spécialisés. Il ne me parut pas concevable que l'idioplasma spécialisé renfermé dans les noyaux des cellules des tissus pût se retransformer de façon à reprendre le caractère qu'il avait au début, à la première phase du développement tout entier, qu'il pût, en un mot, dépouiller son caractère spécialisé et reprendre son caractère généralisé de substance germinative. Je ne répéterai pas les raisons qui m'ont fait adopter cette opinion : elles me semblent encore maintenant concluantes. Mais

---

(1) *Mechanisch-physiologische Theorie der Abstammungslehre.* Münich et Leipzig, 1884.

supposons admise la théorie qui précède, et il en découle une conclusion intéressante à l'égard de la cellule germinale, ou du moins à l'égard de cellules germinales à caractère histologique spécifique comme la plupart des œufs animaux. Évidemment ce caractère spécifique présuppose l'existence d'un idioplasma ayant un degré considérable de spécialisation histologique, et qui doit être contenu dans le noyau de la cellule-œuf. Nous savons aussi que quand la croissance est achevée, après la formation du vitellus et des membranes, l'œuf renferme du plasma germinatif, puisqu'il est apte à se développer en embryon. Une seule et même cellule manifeste donc, pour ainsi dire, deux natures qui se montrent l'une après l'autre, et qui, d'après notre conception fondamentale, ne peuvent s'expliquer que par la présence de deux idioplasmas différents, qui régissent successivement la cellule-œuf, et déterminent son développement. Au début, le nucléoplasme préposé à la spécialisation histologique prend la direction suprême du développement de l'œuf et lui imprime son caractère spécial; puis le plasma germinatif prend la tête et détermine le développement de l'œuf en embryon. Si alors le nucléoplasme histogène ou ovogène peut dériver du plasma germinatif, mais ne peut se retransformer en ce dernier (car le spécialisé peut dériver du généralisé, mais non le généralisé du spécialisé), il nous faut conclure que le plasma germinatif qui est déjà présent dans la très jeune cellule-œuf commence par donner naissance à un nucléoplasme spécifique, histogène ou ovogène, qui régit l'œuf jusqu'au moment où il atteint sa maturité; qu'alors la place de ce nucléoplasme est prise par le reste du nucléoplasme non modifié (plasma germinatif) qui entre temps s'est accru; et qu'enfin ce nucléoplasme histogène est éliminé de l'œuf sous forme de globules polaires, élimination qui est devenue possible par la présence de la division nucléaire. La formation des globules polaires signifie donc, à mon avis, l'élimination de la partie ovogène du nucléus hors de la cellule-œuf mûre. Cette élimination était absolument nécessaire, car il est impossible que le nucléoplasme ovogène puisse se retransformer en plasma germinatif. Le premier ne peut donc être utilisé après la maturité de l'œuf : il doit même être hostile au développement embryonnaire qui va commencer, car il est impossible que l'œuf obéisse à deux forces différentes de la manière dont il obéissait à une seule d'entre elles. Je suis donc arrivé à la conclusion qu'il est nécessaire que l'influence de l'idioplasma ovogène soit supprimée pour que le développement embryonnaire puisse commencer. Il m'a paru que de cette manière on comprend mieux, non seulement les cas ordinaires de développement ovogène et embryonnaire, mais les cas plus rares où une seule et même espèce produit deux sortes d'œufs : des œufs d'hiver et des œufs d'été. Ces œufs ne diffèrent pas seulement par les dimensions : la structure des vitellus et des membranes est également différente, bien que les unes et les autres proviennent des mêmes animaux. Ce résultat présuppose que le noyau dans les deux œufs contient un plasma germinatif identique, tandis que la formation de vitellus et de membranes dissemblables suppose que le nucléoplasme est différent, étant donné surtout que les caractères histologiques des deux sortes d'œuf diffèrent grandement.

Le fait que des quantités égales sont séparées l'une de l'autre durant la segmentation nucléaire m'a amené à conclure que l'élimination du nucléoplasme ovogène ne peut avoir lieu que quand le plasma germinatif du noyau de la cellule-œuf a, par sa croissance, atteint un point où il peut résister victorieusement à la substance nucléaire ovogène. Mais nous ne connaissons pas la proportion qu'il est nécessaire d'avoir entre les quantités relatives des deux substances nucléaires différentes pour que la segmentation nucléaire puisse s'opérer : aussi ne pouvons-nous conclure avec assurance à la nécessité d'une division simple ou d'une division double de l'œuf. Il ne semble pas impossible que le nucléoplasme ovogène soit plus abondant que le plasma germinatif, et qu'il faille, pour son élimination totale, deux divisions nucléaires successives. Je dois avouer que cette supposition m'inquiétait quelque peu, mais puisqu'on ne savait rien qui pût nous permettre d'entrer plus avant dans l'étude du problème, je me satisfis pour un temps en songeant que j'avais une explication de la valeur physiologique des globules polaires : l'avenir devait montrer si l'explication était valide, et mieux encore, si elle était suffisante. Mais celle-ci n'a trouvé que peu de faveur aux yeux de quelques-unes de nos plus grandes autorités. Hensen [1] ne considère pas mes raisons pour distinguer le plasma germinatif du nucléoplasme histogène, comme concluantes, et on peut accorder qu'à l'époque cette objection était fondée.

O. Hertwig ne fait aucune mention de mon hypothèse dans son traité d'Embryologie [2], bien qu'il dise dans la préface : « Parmi les

(1) *Die Grundlagen der Vererbung. Zeitsch. f. wiss. Landwirthschaft*, Berlin, 1885, p. 749.

(2) O. Hertwig : *Traité d'Embryologie,* traduction Ch. Julin, Paris, Reinwald, 1891.

questions actuellement à l'étude, j'ai principalement considéré les opinions qui me paraissent être le plus complètement justifiées, mais je n'ai pas passé sous silence les opinions que je ne puis accepter. « Hertwig discute l'hypothèse de Minot, mais il lui préfère celle de Bütschli [1], bien que l'une n'exclue pas absolument l'autre, car la première est d'ordre purement physiologique, et la dernière est purement morphologique. Je veux insister spécialement sur le fait que mon hypothèse est simplement une conséquence logique de la conclusion d'après laquelle la substance nucléaire détermine la nature de la cellule. La manière dont la chose se fait est une tout autre question, et qu'il n'y a pas lieu de discuter ici. S'il est seulement certain que la nature de la cellule est déterminée de cette façon, il suit que la cellule ayant atteint un certain degré de spécialisation histologique doit contenir un nucléoplasma correspondant à la spécialisation. Mais l'œuf mûr renferme aussi du plasma germinatif, et il n'y a que deux manières d'expliquer les faits qui précèdent : ou bien le nucléoplasma ovogène peut se retransformer en plasma germinatif, ou cette retransformation est impossible. Maintenant, indépendemment des arguments que l'on pourrait invoquer en faveur de l'une ou l'autre de ces deux possibilités, le fait qu'un corps est certainement éliminé de l'œuf mûr me semble avoir de l'importance, et il est une circonstance plus importante encore, le fait que ce corps renferme du nucléoplasme de la cellule germinative.

On pourrait penser que le processus que j'imagine n'a point d'analogues, mais ce serait là une conclusion erronée, car durant tout développement embryonnaire, il y a de nombreuses divisions cellulaires dans lesquelles des nucléoplasmes inégaux sont séparés l'un de l'autre, et dans tous ces cas nous ne pouvons imaginer aucune méthode par laquelle le processus puisse s'opérer, à moins de supposer que les deux sortes de nucléoplasma étaient précédemment unies dans la cellule-mère, bien que leur différenciation se soit probablement opérée peu de temps seulement avant la division cellulaire. Peut-être les faits nouveaux qui vont être mentionnés, et les arguments qui en découlent, donneront-ils à mon hypothèse sur le nucléoplasme histogène des cellules germinales un aspect plus favorable au point de vue des autorités citées plus haut : en tous cas celle-ci a le mérite de m'avoir conduit à des recherches qui n'ont pas été sans fruit.

Si la formation des globules polaires équivaut réellement à l'é-

<hr>

(1) Buetschli : *Gedanken über die morphologische Bedeutung der sog. Richtungskörperchen.* (*Biol. Centralblatt*, t. VI, p. 5, 1884'.

limination du nucléoplasme hors de l'œuf mûr, ces globules doivent exister aussi dans les œufs parthénogénétiques, d'autant que ces derniers présentent une structure histologique spécifique identique à celle des œufs sexuels, des œufs à qui la fécondation est nécessaire. S'il existe des globules polaires dans les œufs à développement parthénogénétique, ce fait ne peut servir à démontrer la validité de ma façon de voir, mais il s'accorde avec elle, et est opposé à une hypothèse qui, si elle eût été confirmée, eût été mortelle pour la mienne. Minot, Balfour, et Van Beneden, en raison même de leurs théories, étaient obligés de supposer que les globules polaires font défaut aux œufs parthénogénétiques, et les faits qui étaient connus à l'époque étaient en faveur de cette supposition, car malgré de nombreuses tentatives nul n'avait encore réussi à démontrer que les œufs parthénogénétiques produisent des globules polaires.

Durant l'été de 1885, je réussis pour la première fois à constater la production d'un globule polaire unique dans l'œuf d'été parthénogénétique du *Polyphemus oculus* (*Daphnidæ*) [1]. De la sorte mon interprétation du processus en question fut confirmée, tandis qu'il me parut que l'interprétation des globules polaires proposée par Minot était réfutée, car si ces globules se forment dans les œufs parthénogénétiques d'une seule espèce tout comme dans les œufs exigeant la fécondation, il suit que l'expulsion des globules polaires ne peut équivaloir à l'élimination de l'élément mâle hors de l'œuf. Le désir de projeter quelque lumière sur la signification des globules polaires m'a seul poussé aux recherches que j'ai entreprises : j'espérais aussi, toutefois, acquérir quelques nouvelles connaissances à l'égard de la nature de la parthénogenèse.

Dans la troisième partie de mon essai sur la Continuité du plasma germinatif, j'ai essayé de rendre claire la nature de la parthénogenèse, et j'ai conclu que toute la différence entre un œuf parthénogénétique et un œuf sexuel doit consister dans les proportions de nucléoplasma que renferme l'œuf. Je supposai que le noyau de l'œuf parthénogénétique contient presque deux fois autant de plasma germinatif que l'œuf sexuel avant la fécondation, ou encore que la quantité de nucléoplasma qui subsiste dans l'œuf après l'élimination des globules polaires est la même dans les deux cas, mais que l'œuf parthénogénétique possède le pouvoir de doubler cette quantité par la croissance, et produit

____

(1) Cette observation fut publiée pour la première fois dans l'Essai sur la continuité du plasma germinatif. Voir, plus haut, cet Essai.

ainsi en lui-même et par lui-même autant de plasma germinatif qu'il en est contenu dans l'œuf sexuel après addition du noyau spermatique lors de la fécondation.

Ce n'était là qu'une hypothèse, et les considérations qui avaient conduit à cette hypothèse reposaient, en ce qui concerne les détails, sur des suppositions, mais l'idée fondamentale que c'est de la quantité du nucléus que dépend le fait que le développement embryonnaire se produit avec ou sans fécondation me parut même alors être correcte, et je crus y voir la conclusion découlant nécessairement des faits considérés. Il me parut même qu'il était possible d'en démontrer directement la justesse, et je fis remarquer que la comparaison des quantités des noyaux dans les œufs sexuels et les œufs parthénogénétiques, si elle était possible dans la même espèce, nous aiderait à régler la question.

Je m'efforçai donc de faire cette comparaison. Le résultat fut que je démontrai, ainsi qu'il a été déjà dit, l'existence de la formation des globules polaires dans les œufs parthénogénétiques. Mais dès mes premières études couronnées de succès sur une seule espèce, je découvris un autre fait qui, s'il était général et caractérisait tous les œufs parthénogénétiques, devait acquérir une importance considérable; je vis que la maturation de ces œufs s'accompagne de l'élimination d'un seul globule polaire, ou en d'autres termes, que la substance du pronucléus femelle se divise une fois seulement, et non deux fois comme cela a lieu dans les œufs sexuels de tant d'autres animaux. Si cette différence entre les œufs parthénogénétiques et les œufs sexuels est générale, alors la base de mon hypothèse est assurée. Le fait que l'œuf est susceptible de subir le développement embryonnaire dépend de la quantité de substance nucléaire. Cette quantité est dans l'œuf parthénogénétique le double de ce qu'elle est dans l'œuf sexuel. Mais je m'étais trompé à l'égard d'un détail, car la différence entre les quantités de la substance nucléaire n'est pas due à l'élimination de deux globules polaires, et à la réduction de la substance nucléaire au quart de sa quantité originelle, dans les deux œufs, tandis que l'œuf parthénogénétique double sa substance nucléaire par la croissance; elle est due à ce que la réduction de la substance nucléaire originellement présente est moindre dans un cas que dans l'autre. Dans l'œuf parthénogénétique la substance nucléaire se réduit seulement de moitié, par une division unique; dans l'œuf sexuel, elle se réduit des trois quarts par deux divisions successives. Il suit évidemment de ce fait, s'il est général, que la signification du premier globule polaire doit différer de la signification du second.

On ne peut voir que dans un seul de ces globules le véhicule par
lequel se fait l'élimination du nucléoplasme ovogène hors de l'œuf
mûr, et par le second se fait évidemment une réduction du plasma
germinatif à la moitié de sa quantité originelle. Ce point m'a paru
très important, car, ainsi que je l'ai prévu, il y a longtemps, et
comme je le montrerai plus loin, la théorie de l'hérédité nous
oblige à supposer que toute fécondation doit être précédée d'une
réduction des idioplasmes ancestraux qui sont dans le noyau de la
cellule germinative mère à la moitié de leur chiffre précédent.

Mais pour connaître la portée réelle des phénomènes, il fallait
savoir jusqu'à quel point ils étaient constants. Il y avait deux façons d'arriver à ce résultat, et de prouver que les œufs parthénogénétiques éliminent un globule polaire seulement tandis que
les œufs sexuels en éliminent deux. On pouvait chercher à suivre
les phénomènes de la maturation chez les deux sortes d'œufs
d'une espèce possédant les deux sortes de reproduction, et c'était
là le procédé le plus simple, s'il était possible de faire des observations de ce genre sur un nombre suffisant d'espèces. Mais il y
avait l'autre méthode, celle à laquelle seule on pouvait avoir recours s'il n'avait pas existé d'animaux possédant les deux procédés de multiplication, et cette méthode consiste à étudier les
phénomènes de la maturation chez un grand nombre d'œufs parthénogénétiques appartenant, si possible, à des groupes d'animaux
différents, et à comparer les résultats avec les faits déjà connus
concernant l'élimination des globules polaires hors des œufs
sexuels de tant d'espèces.

J'ai suivi les deux méthodes, et grâce à la dernière je suis arrivé
depuis quelque temps déjà à cette conclusion que la différence
mentionnée plus haut est réellement générale et sans exception.
Dans tous les œufs parthénogénétiques que j'ai étudiés avec le concours précieux de mon élève, M. Ischikawa, de Tokyo, le premier
globule polaire seul se forme. D'autre part, des recherches bibliographiques étendues m'ont convaincu qu'il n'y a pas un seul
exemple certain de l'élimination d'*un* globule polaire seulement,
dans le cas des œufs sexuels, et on connaît de très nombreux cas,
dans presque tous les groupes animaux, où il est certain qu'il y a
formation successive de deux globules polaires, l'un après l'autre.
Beaucoup d'observations anciennes ne peuvent être utilisées, car
il y est simplement dit qu'il existe deux globules polaires, sans
mentionner s'ils sont éliminés l'un après l'autre, ou s'ils résultent
de la division d'un premier globule après son élimination. Dans
les œufs parthénogénétiques, il se forme deux globules polaires

dans la plupart des cas, mais ils proviennent de la division ultérieure d'un globule unique. Mais cette division est sans importance
en ce qui concerne l'œuf même, et son interprétation n'a pas non
plus d'importance. La nature essentielle du processus se trouve
dans le fait que le noyau de la cellule-œuf ne se divise qu'une fois,
quand la parthénogenèse se produit, et qu'il se divise deux fois dans
le cas de l'œuf sexuel, et peu importe que la partie éliminée du
noyau du corps cellulaire s'atrophie de suite, ou ne s'atrophie
qu'après s'être divisée. Il y a donc lieu de distinguer les globules
polaires primaires et les globules secondaires. Si l'on admet cette
distinction, et si nous laissons de côté tous les cas douteux de la
bibliographie, il reste un si grand nombre d'observations bien
établies qu'il est absolument certain que l'œuf sexuel produit
deux globules polaires primaires, ni plus ni moins.

De là suit une conclusion qui me parait être très significative :
la différence entre les deux sortes d'œuf consiste en ce que chez les
œufs parthénogénétiques il se forme un seul globule polaire, alors
que chez l'œuf sexuel, il s'en forme deux. Quand je publiai en juillet 1886 un courte note [1] sur une partie des observations faites
sur les œufs parthénogénétiques, je m'en tins aux faits et ne for-
mulai point cette conclusion. J'agis ainsi parce que je ne voulais la
formuler qu'au jour où j'aurais fait assez d'observations sur le premier des deux phénomènes cités ci-dessus. J'avais espéré pouvoir
fournir toutes les preuves existantes avant d'entreprendre de publier les conséquences à longue portée qui résultent de la conclusion ci-dessus mentionnée, mais par malheur, les sujets d'étude
que j'avais choisis et avec lesquels j'espérais pouvoir rapidement
régler la question, se montrèrent moins satisfaisants que je ne
l'avais espéré. Des centaines de coupes à travers des œufs d'hiver de
Bythotrephes longimanus récemment pondus furent inutiles, elles
ne fournirent pas la preuve demandée, et bien que des recherches
sur d'autres espèces aient fourni de meilleurs résultats, les preuves ne sont pas encore absolument complètes.

Je n'aurais donc point rapporté ici la conclusion citée plus haut,
si un autre observateur n'avait fait allusion à cette idée, parlant
de mes observations et d'une découverte faite par lui. Dans un
récent mémoire du **Biologisches Centralblatt**, Blochmann relate le
résultat de ses observations sur la formation des globules polaires [2].

---

(1) *Richtungskörper bei Parthenogenetischen Eiern. Zool. Anzeiger*, 1886.
p. 570.

(2) *Ueber die Richtungs körper bei den Insekteneiern. Biol. Centr.* 15 avril 1886.

On sait que ce bon observateur avait montré précédemment que des globules polaires existent dans l'œuf des insectes, bien qu'on ne les eût point vus jusqu'ici ; ils existent chez des insectes de trois ordres différents, de telle sorte que nous pouvons « espérer trouver le même phénomène chez d'autres insectes ». Cette découverte est importante et m'a fait grand plaisir, naturellement, — car depuis longtemps je reconnais une importance physiologique considérable à la formation des globules polaires, et mon opinion serait erronée si le processus dont il s'agit manquait chez des groupes entiers d'animaux. Pour combler cette lacune dans nos connaissances, et pour fournir à mes vues théoriques une base assurée, j'avais indiqué comme sujet d'étude à un de mes élèves, M. le Dr Stuhlmann [1], la question de la maturation de l'œuf des insectes, et par une malechance singulière, comme tous ses devanciers, il est vrai, il n'a pu réussir à observer l'élimination attendue et guettée des globules polaires, bien qu'il eût pris de grandes peines pour y parvenir.

Peut-être les espèces choisies pour les recherches étaient-elles défavorables ; en tous cas il est certain que la segmentation du noyau de l'œuf a lieu chez tous les insectes, car Blochmann, dans sa dernière communication au sujet de cette question, démontre la formation de globules polaires chez les Aphides. Il a examiné des œufs d'hiver d'*Aphis aceris*, et s'est assuré qu'il s'y forme deux globules polaires l'un après l'autre. Chez les Aphides vivipares même, des coupes fines ont révélé l'existence d'un globule polaire, bien que Blochmann ait été « hors d'état d'en suivre le développement à travers toutes ses phases ». Il semble qu'ici le globule polaire dure un temps exceptionnellement long, et sa présence peut encore être démontrée après la formation du blastoderme, et même souvent « quand le développement est plus avancé encore ». Des observateurs expérimentés, dont les recherches sont récentes, comme Will et Witlaczil, n'ont pu découvrir de globule polaire dans les œufs parthénogénétiques des Aphides, et la preuve qu'a fournie Blochmann de leur existence me semble avoir une valeur particulière, parce que les œufs des Aphides sont à bien des égards extrêmement réduits, comme cela a lieu chez ceux chez qui le vitellus primitif et la membrane de l'œuf font totalement défaut, de sorte que si les globules polaires semblaient devoir manquer jamais, c'était bien dans ces œufs qu'ils devaient ne pas

(1) F. **Stuhlmann** : *Die Reifung des Arthropodeneies nach Beobachtungen an Inseckten, Spinnen, Myriapoden und Peripatus. Berichte der Naturforschenden Gesellschaft zu Freiburg i. Br.*, t. I. p. 101.

exister, ou tout au moins n'avoir aucune importance, ou une importance très médiocre.

Leur présence chez les Aphides confirme une fois de plus leur haute signification physiologique. Les observations de Blochmann ont un intérêt particulier pour la question principale dont il s'agit ici, parce que « dans les œufs parthénogénétiques des Aphides, un seul globule polaire » se présente, alors qu' « on en voit deux dans les œufs à fécondation normale » (sexuelle). Blochmann a raison de dire que « ce résultat concorde d'une façon frappante » avec ceux que j'ai obtenus « au sujet des œufs d'été de différentes Daphnies », et il fait remarquer qu' « il serait très intéressant de savoir s'il y a là-dessous une loi générale ». Je ne puis que répondre qu'il y a quelque loi, en effet. Et cette loi n'existe pas seulement pour les œufs parthénogénétiques des Daphnies, elle existe aussi, comme je l'ai découvert depuis, pour ceux des Ostracodes et des Rotifères [1], où il ne se forme qu'un seul globule polaire, alors que dans tous les œufs sexuels il s'en forme deux.

Avant d'avancer plus loin dans les conclusions qui découlent de ce fait, je veux éloigner de suite une difficulté qui semble être présentée par les œufs dont le développement est facultativement sexuel et parthénogénétique, et s'opère tantôt par un mode, tantôt par l'autre. Tel est le cas, en particulier, pour les œufs des abeilles. On pourrait objecter à ma théorie que le même œuf ne saurait être préparé à se développer de plus d'une seule manière; on pourrait objecter encore que l'œuf ou bien possède le pouvoir de subir deux divisions nucléaires avant la maturation, et dans ce cas a besoin de la maturation; ou bien est de nature telle qu'il ne peut subir qu'une seule division de ce genre et ne peut former qu'un seul globule polaire, et est, dans ce cas, capable de se déve-

---

(1) Dans les œufs d'été des Rotifères, nous avons, M. Ischikawa et moi, observé un globule polaire, et constaté aussi qu'il ne s'en forme qu'un. Tessin avait déjà remarqué le fuseau nucléaire, et Billet avait vu les globules polaires chez la *Philodina*, mais sans attacher d'importance à leur nombre. Ces derniers faits ne prouvaient pas absolument la formation de globules polaires dans les œufs parthénogénétiques, tant qu'on ne savait point d'une façon assurée si les œufs d'été des Rotifères peuvent se développer parthénogénétiquement ou s'ils ne peuvent se développer que de cette manière. Sachant que les œufs parthénogénétiques n'éliminent qu'un seul globule polaire, nous pourrons peut-être, maintenant, conclure que l'œuf d'été des Rotifères (*Lacinularia*) qui n'élimine qu'un seul globule polaire à dû être un œuf parthénogénétique. Mais nous avons réussi à démontrer directement la présence de la parthénogenèse chez les Rotifères, comme nous le décrirons ailleurs.

lopper parthénogénétiquement. Il est certain, comme je l'ai indiqué dans mon travail sur la parthénogenèse, que chez l'abeille l'œuf qui en d'autres circonstances eût été fécondé, peut se développer parthénogénétiquement.

Les expériences de Bessels [1] dans lesquelles de jeunes reines furent rendues impropres au vol et, par suite à la fécondation, ont montré que tous les œufs pondus par ces sortes de femelles donnent des mâles qu'on sait être le résultat du développement parthénogénétique. D'autre part les apiculteurs savent depuis longtemps que les jeunes abeilles fécondées normalement continuent longtemps à pondre des œufs qui donnent des femelles, c'est-à-dire qui ont été fertilisés. Les mêmes œufs, donc, ceux qui sont plus bas placés dans les oviductes, et qui se pondent les premiers, se développent parthénogénétiquement chez la femelle mutilée, mais sont fécondés chez la femelle normale. La question qui se pose est donc celle de savoir comment les œufs deviennent capables de s'adapter à l'expulsion de deux globules polaires quand ils doivent être fertilisés, et d'un seulement quand il n'y a pas fertilisation.

Peut-être le problème n'est-il pas aussi difficile à résoudre qu'il le paraît. Si nous pouvons admettre que dans les œufs susceptibles de deux sortes de développement, le second globule polaire n'est expulsé qu'après pénétration d'un spermatozoïde, il y a un début d'explication de la possibilité du développement parthénogénétique dans les cas où la fécondation ne se produit pas. Nous savons, par les recherches d'O. Hertwig et Fol, que dans les œufs de l'oursin les deux globules polaires sont même formés dans l'ovaire et se produisent indépendamment de la fécondation, mais dans ce cas et d'autres similaires, il n'y a jamais développement parthénogénétique de l'œuf. Toutefois, des observations relatives à d'autres animaux indiquent que c'est le premier globule polaire seul qui se forme avant pénétration du spermatozoïde : le second ne se forme pas. On comprendra aisément qu'il nous manque des observations absolument concluantes, car jusqu'ici, il n'y a pas eu de raison pour une distinction exacte entre le premier et le second globule polaire; mais chez beaucoup d'œufs, il semble certain que le second globule n'est expulsé qu'après pénétration du spermatozoïde. O. Schultze, le plus récent observateur des œufs de la grenouille, a vu le premier globule seul s'éliminer de l'œuf

____

(1) *Die Landois' sche Theorie widerlegt durch das Experiment. Zeitschr. f. wiss. Zool.*, t. XVIII, p. 124. 1868.

non fécondé : un second fuseau nucléaire se forma, mais le second globule ne fut expulsé qu'après l'imprégnation. La théorie qui s'offre d'elle-même, c'est que tandis que la formation du second globule polaire est purement un phénomène de maturation dans la plupart des œufs animaux, et est indépendant de la fécondation, la formation du second fuseau nucléaire est le résultat d'une excitation due à l'entrée d'un spermatozoïde chez les œufs de beaucoup d'autres animaux, chez ceux des Arthropodes en particulier. Si cette hypothèse se confirme, nous pourrons comprendre pourquoi la parthénogenèse se présente chez certaines classes d'animaux partout où les conditions de vie extérieures en rendent la production favorable, et pourquoi chez tant d'insectes la parthénogenèse existe à l'état sporadique, c'est-à-dire pour des œufs isolés (Lépidoptères). L'œuf est ou n'est pas propre au développement parthénogénétique selon de légères différences individuelles dans la facilité avec laquelle le second fuseau nucléaire se forme indépendamment de la fécondation. Mais dès que le second fuseau s'est formé, la parthénogenèse devient impossible. Le fuseau qui donne naissance au second globule polaire, et celui qui représente le début de la segmentation sont deux choses totalement distinctes, et bien qu'ils renferment la même somme et la même qualité de plasma germinatif, la transformation de l'un en l'autre est à peine concevable. C'est ce que je veux démontrer dans la partie suivante de cet essai.

II. — SIGNIFICATION DU SECOND GLOBULE POLAIRE.

J'ai déjà discuté l'importance physiologique du premier globule polaire, ou plutôt de la première division subie par le noyau de l'œuf, et j'ai expliqué celle-ci comme représentant l'élimination de la substance nucléaire ovogène devenue superflue et même nuisible après la maturation de l'œuf. Je ne sais réellement quelle autre signification on pourrait attribuer à ce processus, maintenant que nous savons que la première division du noyau a lieu dans les œufs parthénogénétiques aussi bien que dans les œufs sexuels. Il est donc nécessaire que dans les deux catégories d'œufs une partie du noyau soit éliminée qui était nécessaire à l'achèvement de la croissance, et qui devient ensuite superflue et en même temps nuisible. A cet égard les observations de Blochmann (*loc. cit.*, p. 110) sur les œufs de la *Musca vomitoria* me semblent avoir un grand intérêt. Ici les deux divisions successives du fuseau nucléaire naissant du noyau de l'œuf se produisent, mais il n'y a pas élimination de véritables globules polaires, et les deux noyaux qui leur correspondent (l'un d'eux se divise une fois) se trouvent placés à la surface de l'œuf, entourés d'une zone dépourvue de granulations vitellines, et ils disparaissent ultérieurement. Le point essentiel est évidemment l'élimination, hors de la cellule-œuf, de l'influence du nucléoplasme qui s'est séparé du noyau sous la forme de premier globule polaire, et cette condition est satisfaite des deux manières : ici, il y a élimination grâce à un processus de division cellulaire véritable comme c'est la règle dans les œufs de la plupart des animaux, et là il y a division et élimination d'une partie du noyau de l'œuf seul. L'existence de ce dernier mode d'élimination constitue certainement une preuve nouvelle de l'importance physiologique du processus, et ceci, joint au fait de la présence constante de globules polaires dans tous les œufs, parthénogénétiques ou sexuels, nous oblige à conclure que le processus doit posséder quelque signification définie.

Aucune des différentes tentatives d'explication des globules polaires en général n'est applicable au *premier* globule, en dehors de celle que j'ai proposée.

Mais le cas du premier globule n'est pas identique à celui du second globule, ou de la seconde division nucléaire. Pour ce second cas, on pourrait peut-être reprendre l'hypothèse de Minot, Balfour et Van Beneden, et considérer l'élimination de cette partie du noyau comme l'expulsion de la partie mâle de la cellule-œuf jusque-là hermaphrodite. Le second globule n'est expulsé que quand l'œuf a besoin de fécondation, et au premier abord il semble évident que l'œuf, pour se préparer à la fécondation, a besoin d'être réduit à l'état femelle. Pourtant, je ne crois pas que ce soit là le cas, et je pense que le processus a une signification entièrement différente et beaucoup plus profonde.

Comment pourrons-nous nous faire une idée quelconque de cet hermaphrodisme supposé de la cellule-œuf, et du processus par lequel elle arrive ensuite à n'être que femelle? Quels sont les caractères essentiels des états mâle et femelle? Nous savons qu'il existe des mâles et des femelles chez les animaux et les plantes : ils diffèrent essentiellement en ce qu'ils produisent des catégories différentes de cellules reproductrices; d'autres différences sont secondaires, et sont des adaptations de l'organisme à la fonction reproductrice, étant destinées ici à attirer le sexe opposé, là à assurer la rencontre des deux catégories de cellules reproductrices, plus loin, à permettre le développement de l'œuf fécondé, et parfois enfin, à diriger le développement de la progéniture jusqu'au moment où elle a atteint une certaine période de son évolution physiologique. Mais toutes ces différences, si grandes soient-elles, parfois, ne modifient pas la nature essentielle de l'organisme. Les globules du sang sont les mêmes chez l'homme et la femme; il en est de même pour leurs cellules musculaires et nerveuses, et les cellules sexuelles elles-mêmes, si différentes en dimension, apparences, et généralement aussi, en motilité, doivent contenir la même substance fondamentale, le même idioplasma. Autrement, la cellule sexuelle femelle ne pourrait pas transmettre les caractères mâles des ancêtres de la femelle aussi aisément que les caractères femelles, et la cellule sexuelle mâle transmettrait moins aisément les caractères femelles que les caractères mâles des ancêtres du mâle. La substance nucléaire ne doit pas être sexuellement différenciée.

J'ai déjà fait remarquer que les faits d'hérédité qui précèdent renferment la réfutation de la théorie de Minot, puisque la cellule-œuf transmet les caractères mâles aussi bien que les caractères femelles. Strasburger a formulé de son côté une objection similaire [1] qui me semble tout à fait concluante, car je ne vois pas qu'on la puisse écarter d'une manière quelconque. On pouvait échapper à la difficulté tant que nous ne savions pas que la partie essentielle du globule polaire est de la substance nucléaire qui doit être regardée comme de l'idioplasme, comme le véhicule de l'hérédité. On eût pu dire, par exemple, que la **partie mâle** enlevée à l'œuf consiste simplement en quelque chose d'immatériel, en une condition d'électricité négative ou positive par exemple, et que cette condition existe dans la substance du globule polaire de telle sorte que l'élimination de ce dernier équivaudrait simplement à l'élimination d'une condition inconnue. Je ne prétends point que les partisans de la théorie de Minot aient eu de vagues idées de cette sorte à l'égard de ce processus : il n'y a évidemment aucun parti à en tirer. On sait en effet, maintenant, que la substance nucléaire est éliminée avec le globule polaire, et ce fait a besoin d'une explication que ne peut fournir la théorie si nous sommes dans le vrai en supposant que la substance nucléaire éliminée n'est pas simplement le véhicule indifférent du principe inconnu de l'état mâle, mais la substance héréditaire. Je pense donc que l'hypothèse de Minot, de Balfour et de Van Beneden doit être

_____

(1) Strasburger : *Neue Untersuchungen uber den Befruchtungsvorgang bei den Phanerogamen als Grundlage einer Theorie der Zeugung.* Iéna, 1884.

abandonée totalement, bien qu'au moment où elle fut formulée, elle constituât une tentative ingénieuse.

J'interprète le second globule polaire comme opérant la réduction du plasma germinatif, une réduction de quantité, et surtout une réduction de complexité de constitution. Au moyen de la seconde division nucléaire, l'accumulation excessive de différentes sortes de tendances héréditaires ou de plasmas germinatifs est entravée, accumulation qui se produirait à coup sûr nécessairement grâce à la fécondation. Avec le noyau du second globule polaire, il s'élimine de l'œuf autant de différentes sortes d'idioplasma qu'il en sera plus tard introduit par le nucléus spermatique ; la seconde division du noyau de l'œuf sert donc à maintenir constant le nombre des différentes sortes d'idioplasma dont se compose le plasma germinatif au cours des générations.

Pour rendre ceci intelligible quelques explications sont nécessaires.

De toute la brillante série de recherches concernant le processus de la fécondation, commencées par Auerbach et Bütschli, continuées par Hertwig, Fol et Strasburger jusqu'à Van Beneden, et renfermant encore beaucoup de noms estimés ; de ces recherches, dis-je, et des considérations théoriques mises en avant par Pflüger, Nägeli et moi-même, il découle au moins un résultat certain, et ce résultat, c'est l'existence d'une substance héréditaire, d'un véhicule matériel des tendances héréditaires, et le fait que cette substance est contenue dans le noyau de la cellule germinative et dans cette partie du filament nucléaire qui, à certains moments, revêt la forme d'anses ou de baguettes courtes. Nous pouvons encore admettre que la fécondation consiste en ce fait qu'un nombre égal d'anses provenant des deux parents se juxtaposent, et le noyau de segmentation se forme de cette façon. Il importe peu, pour ce côté de la question, que les anses des deux parents fusionnent tôt ou tard, ou qu'elles demeurent séparées. La seule conclusion essentielle que demande notre hypothèse, c'est qu'il y ait égalité absolue ou approximative entre les quantités de substance héréditaire dérivées des deux parents. Si alors les cellules germinales de la progéniture contiennent les plasmas germinatifs réunis des deux parents, il suit que ces cellules ne peuvent contenir que moitié de la somme du plasma germinatif paternel contenu dans les cellules germinales du père, et moitié de la somme du plasma germinatif maternel contenue dans la cellule germinale de la mère. Ce principe est affirmé dans une expression familière aux éleveurs, à cette différence près qu'ils se servent du mot *sang* au lieu de l'expression *plasma germinatif*. Ils disent que moitié du *sang* de l'enfant vient du père, et moitié de la mère. Pareillement l'enfant a 1/4 du sang de chacun de ses quatre grands parents, et ainsi de suite.

Imaginons encore une fois que la reproduction sexuelle n'eût pas été introduite dans le règne animal, et que la reproduction asexuelle fût la seule à se présenter. En ce cas le plasma germinatif de la première génération d'une espèce qui acquiert la reproduction sexuelle doit être encore entièrement homogène; la substance héréditaire doit, chez chaque individu, consister en beaucoup d'éléments très petits, dont chacun est identique avec les autres, et dont chacun renferme en lui-même la tendance à transmettre dans certaines circonstances la totalité des caractères du parent au nouvel organisme, à l'enfant. Dans chacun des enfants d'une première génération ainsi constituée, les plasmas germinatifs des deux parents sont réunis, et chaque cellule germinale des individus de la seconde génération produite sexuellement contiendra deux sortes de plasma, l'un maternel, l'autre paternel. Mais si la quantité totale du plasma germinatif existant dans chaque cellule doit conserver certaines limites fixes, chacun des deux plasmas ancestraux, comme je puis maintenant les appeler, doit être représenté seulement par la moitié de la totalité des éléments simples renfermés dans les cellules germinales des parents.

Passons à la troisième génération. Ici deux plasmas germinatifs ancestraux nouveaux sont ajoutés, par suite de la fécondation, aux deux qui sont déjà présents, et les cellules germinales de cette génération doivent, par conséquent, renfermer quatre plasmas germinatifs ancestraux différents, chacun d'eux formant le quart du total. A chaque génération successive, le nombre des plasmas germinatifs ancestraux est doublé, et leur quantité est réduite de moitié. A la cinquième génération sexuelle, par exemple, chacun des seize plasmas germinatifs ancestraux ne constitue que le seizième de la quantité totale; à la sixième il y a 32 plasmas dont chacun constitue un trente-deuxième, et ainsi de suite. A la dixième génération, il y a 1024 plasmas germinatifs, et à la n^e il y en a 2 n. Et à la dixième chaque plasma ancestral ne représente que le 1024e de la totalité du plasma contenu dans une seule cellule germinale. Nous ne savons absolument rien de la durée que ce processus de division du plasma germinatif ancestral a pu occuper, mais eût-il duré jusqu'à sa limite extrême, telle, par exemple, que chaque plasma germinatif ne fût plus représenté que par une seule unité, un élément unique, un moment viendrait, enfin, où toute division ultérieure en moitiés deviendrait impossible, car l'essence même de l'idée d'unité, d'élément, implique que celui-ci ne peut se diviser sans perdre son essence, qui, dans ce cas, en fait la substance héréditaire.

Dans le diagramme de la figure I, je me suis efforcé de traduire ces conclusions en signes visibles. A la génération I, chacun des

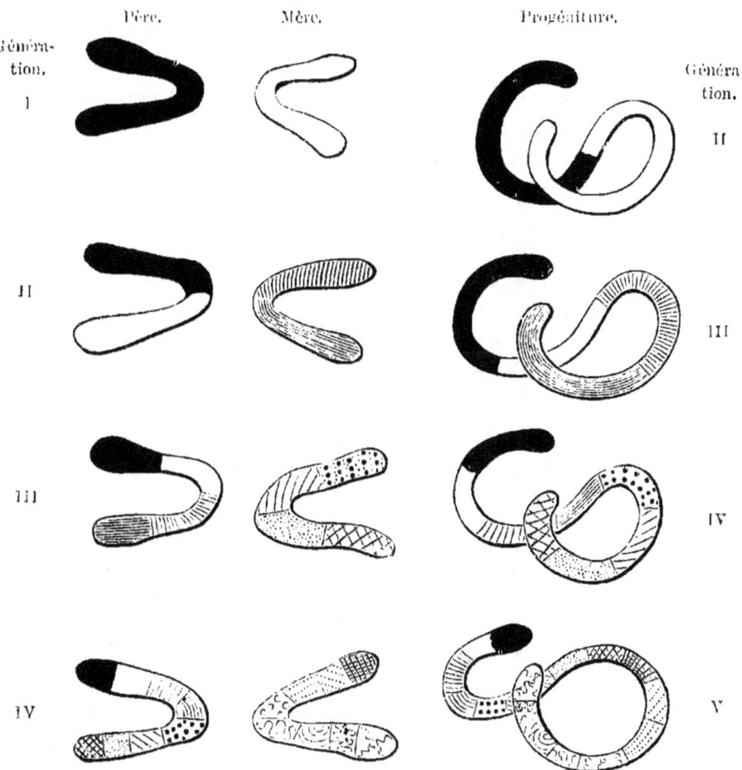

Fig. 1.   Voir l'explication dans le texte.

plasmas germinatifs maternel et paternel demeure entièrement homogène, et ne contient aucune combinaison de qualités héréditaires différentes; mais le plasma germinatif des enfants se compose par parties égales de deux sortes de plasma germinatif. A la seconde génération, ce dernier s'unit avec un autre qui dérive d'autres parents, et qui, lui aussi, est composé de deux plasmas germinatifs ancestraux, et la troisième génération résultante renferme maintenant quatre plasmas ancestraux différents dans ses cellules germinales, et ainsi de suite. Le diagramme ne suit le processus que jusqu'à la progéniture de la quatrième génération dont les cellules germinales renferment seize plasmas ancestraux différents. Si nous imaginons les unités ou les éléments du plasma comme ayant des dimensions telles qu'il n'en peut tenir que seize dans le filament nucléaire, les limites de la division sont atteintes à la cinquième génération, et toute division ultérieure des plasmas ancestraux en moitié de la quantité précédente devient impossible.

Si petits que l'on veuille supposer les éléments, il est certain que les limites de la division possible ont été depuis longtemps atteintes par toutes les espèces existantes, car nous pouvons sans danger admettre que nulle d'entre celles-ci n'a acquis le mode sexuel de reproduction depuis un petit nombre de générations seulement. Toutes les espèces existantes doivent donc contenir maintenant autant de sortes différentes de plasma germinatif ancestral qu'elles en peuvent renfermer, et la question qui se pose est celle de savoir comment la reproduction sexuelle peut continuer à s'effecter sans que la quantité du plasma germinatif contenue dans chaque cellule germinale devienne double à chaque nouvelle génération. A cette question, on ne peut faire qu'une seule réponse, et dire que la reproduction sexuelle s'accompagne d'une réduction dans le nombre des plasmas germinatifs ancestraux qui s'opère à chaque génération. Il semble certain que cette réduction doit exister : mais quand et comment s'opère-t-elle?

Étant donné que le plasma germinatif, d'après ma théorie, se trouve localisé dans le noyau, la réduction nécessaire ne peut s'opérer que par la division nucléaire, et, en dehors de toute observation qui a été déjà faite, nous pouvons affirmer sans crainte qu'il doit y avoir une forme de division nucléaire dans laquelle les plasmas germinatifs ancestraux contenus dans le noyau sont répartis entre les noyaux filles de telle façon que chacun d'entre eux ne reçoit que la moitié du nombre contenu dans le noyau originel. Après le travail très complet de Roux[1] sur la matière, il nous paraît certain que le mode complexe de la division nucléaire jusqu'ici connu sous le nom de karyokinèse doit être considéré non pas simplement comme le moyen permettant la division de la totalité de la substance nucléaire, mais comme le moyen permettant la division de la quantité et de la qualité de

---

1. Wilhelm Roux : *Ueber dei Bedeutung der Kerntheilungsfiguren*. Leipzig, 1884.

chacun de ses éléments isolés. Dans le plus grand nombre des cas,
le but de cette division est évidemment d'opérer une répartition
égale de la substance nucléaire entre les deux noyaux-filles,
de telle sorte que chacune des qualités différentes contenues dans
le noyau-mère soit transmise aux deux noyaux-filles. C'est là une
interprétation de la karyokinèse ordinaire moins incertaine qu'elle
ne le paraît à première vue. Il est vrai que nous ne pouvons voir
directement les plasmas germinatifs ancestraux, et nous ne savons
même pas quelles sont les parties du noyau qui doivent être regardées comme constituant le plasma germinatif ancestral, mais
s'il y a une signification quelconque dans le fait découvert par
Flemming que les anses équatoriales sont divisées dans le sens
longitudinal, ce fait doit avoir pour but de diviser et répartir les
différentes sortes des plus petits éléments du filament nucléaire
aussi également qu'il est possible. On s'est assuré que les deux
moitiés produites par la scission longitudinale de chaque anse ne
se fondent jamais dans le premier noyau-fille, mais se rendent dans
les deux noyaux différents. Le point essentiel ne peut donc pas
être la division du noyau en quantités absolument égales : c'est la
distribution des différentes qualités du filament nucléaire, sans
exception, dans les deux noyaux-filles. Mais ces qualités différentes
sont ce que j'ai nommé les plasmas germinatifs ancestraux, les
plasmas des différents ancêtres qui doivent être contenus en grand
nombre, mais aussi en quantités très petites, dans le filament nucléaire. Cette hypothèse du grand nombre n'est pas seulement
rendue nécessaire par les phénomènes de l'hérédité : elle l'est
aussi par la longueur relativement considérable du filament nucléaire ; en outre, elle implique que chacun d'eux n'existe qu'en
très petite quantité. Ces deux faits, la grandeur du nombre, et
l'exiguité de la quantité des plasmas germinatifs ancestraux, nous
permettent de conclure que ceux-ci sont disposés en série linéaire
le long des fines anses filiformes : du moins la scission longitudinale de celles-ci me paraît presque constituer la preuve de l'existence de cette disposition, car sans cette hypothèse le processus
me paraît n'avoir plus de signification.

Jusqu'à ces temps derniers, c'est là la seule sorte de karyokinèse
que l'on ait observée ; mais si la division nucléaire supposée d'où
résulte la réduction dans le nombre des plasmas germinatifs ancestraux possède quelque existence réelle, il doit exister une autre
sorte de karyokinèse dans laquelle les anses équatoriales primaires ne se fendent pas longitudinalement, mais se séparent sans
autre scission en deux groupes dont chacun forme un des deux

noyaux-filles. En ce cas, la réduction requise du nombre des plasmas ancestraux s'opérerait, car chaque noyau-fille recevrait seulement la moitié du nombre contenu dans le noyau-mère. Eh bien, cette seconde sorte de karyokinèse existe sans doute, et j'ai à l'appui mieux que l'idée qu'elle doit exister : je crois qu'elle a été observée, bien qu'elle n'ait pas été interprétée de cette façon. Je crois qu'elle a été observée par Van Beneden sur l'œuf de l'*Ascaris megalocephala* : cet anatomiste a vu que la division nucléaire qui conduit à la formation du globule polaire diffère de la karyokinèse ordinaire en ce que le plan de division est perpendiculaire à celui de cette dernière [1]. Carnoy a confirmé [2] cette observation dans ses grands traits, et il a, en outre, remarqué que sur les huit anses nucléaires qui se trouvent à l'équateur du fuseau, quatre disparaissent avec le premier globule polaire, et les quatre autres, avec le second. La première de ces deux divisions devrait être regardée comme une réduction, s'il est certain que chacune des huit anses nucléaires consiste en plasmas germinatifs ancestraux différents, mais cette hypothèse est inadmissible, bien qu'elle ne puisse être directement démontrée fausse, en raison de notre impossibilité de voir les plasmas ancestraux. Il convient néanmoins d'admettre que l'élimination des quatre premières anses n'implique pas une réduction du nombre des plasmas germinatifs ancestraux dans le noyau ; car, je l'ai déjà signalé, deux divisions successives du nombre des plasmas ancestraux en moitié sont inconcevables, et d'autre part, le premier globule polaire existe également dans les œufs parthénogénétiques chez qui cette division en moitié ne peut se produire. Mais le processus karyokinétique peut aisément être considéré comme correspondant à une élimination de nucléoplasme ovogène, car nous savons par les observations de Flemming et Carnoy que dans certaines circonstances aussi, des divisions ultérieures peuvent se produire, impliquant une augmentation du nombre des anses nucléaires de façon qu'elles atteignent un chiffre double. Ces divisions ultérieures se font naturellement dans les noyaux-filles. Ce fait prouve, je crois, qu'il y a des noyaux chez qui le même plasma germinatif ancestral se présente dans deux anses différentes, mais des anses de ce genre, identiques en ce qui concerne la composition de leurs plasmas ancestraux, peuvent très

<hr>

1. E. van Beneden : *Recherches sur la maturation de l'œuf, la fécondation, et la division cellulaire.* Gand, Leipzig, Paris, 1883.

2. J.-B. Carnoy : *La Cytodiérèse de l'œuf, la vésicule germinative et les globules polaires de l'Ascaris megalocephala.* Louvain, Gand, Lierre, 1886.

bien renfermer des phases ontogénétiques différentes de cette substance. C'est ce qui aura lieu dans le cas auquel il est fait allusion, si quatre anses du premier fuseau nucléaire doivent être
considérées comme du nucléoplasme ovogène, et les quatre autres
comme du plasma germinatif. Il est donc inutile de considérer
la première division du noyau de l'œuf comme une « division réductrice », on peut y voir « une division égale » (voir plus loin)
absolument analogue à celle qui, à mon avis, régit le développement de l'embryon. Cette conclusion serait directement corroborée
s'il était possible de montrer que les huit anses de la première
division sont nées par la scission longitudinale des quatre anses
primaires, car une scission longitudinale du filament nucléaire
permettrait la séparation des différents phases ontogénétiques du
plasma germinatif sans amener de réduction dans le nombre des
plasmas germinatifs ancestraux dans les noyaux-filles. J'ai essayé
déjà de démontrer que le développement ontogénétique de l'œuf
doit être relié à une transformation progressive du nucléoplasme
durant les divisions nucléaires successives, et cette transformation se fera très souvent, mais non toujours, de telle façon que
les différentes qualités du nucléoplasme sont séparées l'une de l'autre par la division nucléaire. Le nucléoplasme des noyaux-filles
sera identique si les deux cellules-filles contiennent virtuellement
des parties correspondantes de l'embryon, comme par exemple
le font les deux premières sphères de segmentation de l'œuf de la
grenouille, qui, d'après Roux [1] correspondent avec les moitiés droite
et gauche de l'animal futur, mais il faut que le nucléoplasme soit
inégal si les produits de sa division doivent se développer en différentes parties de l'embryon. Dans les deux cas, toutefois, avec
la karyokinèse, il y une scission longitudinale des filaments nucléaires, et de ce fait, nous pouvons conclure que tous les noyaux
de ce genre, qu'ils envoient aux mêmes transformations onéogéné-
tiques de leur nucléoplasme, ou à des transformations différentes,
sont identiques en ce qui concerne le plasma germinatif ancestral
qu'ils renferment. Durant tout le processus de segmentation, et
tout le développement de l'embryon, le nombre total des plasmas
germinatifs ancestraux primitivement contenus dans le plasma de
la cellule-œuf fécondée doit encore se trouver dans chacune des
cellules successives.

On ne peut donc élever aucune objection contre l'opinion

1. W. **Roux** : *Beiträge zur Entwicklungsmechanik des Embryo.* N° 3. *Breslauer ärztliche Zeitschrift*, 1885, p. 45.

d'après laquelle les quatre anses du premier globule polaire renferment le nucléoplasme ovogène, c'est-à-dire, un idioplasme qui
renferme le nombre total des plasmas germinatifs ancestraux, mais
à une phase ontogénétique élevée, et très spécialisée.

La formation du second globule polaire peut à juste titre être
considérée comme une division réductrice, comme une division
conduisant à l'expulsion de la moitié du nombre total des plasmas
germinatifs ancestraux, sous forme de deux anses nucléaires, car
il n'est aucune raison à invoquer à l'appui de l'hypothèse que
les quatre anses du second fuseau nucléaire sont faites de paires
identiques. En outre les faits de l'hérédité nous obligent à supposer que le plus grand nombre possible de plasmas germinatifs
ancestraux est accumulé dans le plasma germinatif de chaque
cellule germinative, et que, de la sorte, le petit nombre des anses
signifie non seulement un accroissement de quantité, mais une
augmentation de nombre des différents plasmas germinatifs
ancestraux présents dans chacune d'entre elles. Si cette conclusion
est juste, il devient certain que la seconde division du noyau de
l'œuf correspond à une réduction dans le sens qui vient d'être
défini.

Mais il est d'autres faits encore qui, s'ils sont exacts, doivent
aussi être considérés comme des « divisions réductrices ». Je veux
parler de tous les cas où la scission longitudinale des anses manque en totalité, ou bien ne se produit qu'après que les anses ont
abandonné l'équateur du fuseau et se sont retirées vers les pôles.
Dans les deux cas, la portée pour la question dont il s'agit demeure la même, car la moitié seulement du nombre des anses
primaires atteindrait chaque pôle dans l'un et l'autre cas. Si donc
les anses primaires ne sont pas faites de parties identiques, il suit
que les deux noyaux-filles ne peuvent contenir que la moitié du
nombre des plasmas germinatifs ancestraux qui étaient contenus
dans le noyau-mère. Que les anses se divisent en se retirant sur
les pôles, ou aux pôles même, cela ne fait pas de différence pour
le nombre des plasmas germinatifs ancestraux qu'elles renferment,
car ce nombre ne peut ni diminuer, ni augmenter. La quantité
seule de chacun d'eux peut être accrue de cette manière, et c'est
ainsi qu'il faut interpréter les observations faites par Carnoy[1] sur
les cellules-mères des spermatozoïdes chez différents Arthropodes.
Il convient d'admettre toutefois que ces divisions ne peuvent être
regardées comme des « divisions réductrices » si l'idée de Flem-

1. Carnoy : *La Cytodiérèse chez les Arthropodes.* Louvain, Gand, Lierre, 1885.

ming [1] est confirmée d'après laquelle on a, dans toutes ces observations, méconnu le fait que les anses équatoriales sont non pas primaires, mais secondaires, et qu'elles se sont produites par la scission longitudinale du filament nucléaire durant les phases précédentes de la division nucléaire. Mais pour trancher la question, il est besoin de nouvelles recherches. Bien que beaucoup d'excellents résultats aient été obtenus dans l'étude de la Karyokinèse, il reste beaucoup à faire pour compléter nos connaissances, et il n'y a rien d'étonnant à ceci quand nous nous rappelons les grandes difficultés d'observation dues principalement à l'exiguité des objets d'étude. Les publications les plus récentes de Flemming prouvent que nous sommes encore dans la période des recherches, et que des processus très intéressants et importants ont jusqu'ici échappé à notre attention. Une base solide, appuyée par des faits, ne s'acquiert que très lentement, et il y a encore beaucoup d'opinions contradictoires sur les détails de ce processus. Il me paraît donc tout à fait inutile, à mon point de vue, d'aborder l'étude critique de tous les faits qui nous sont connus au sujet des détails de la karyokinèse. Il me suffit d'avoir montré comment on peut se représenter que la réduction requise par ma théorie se fait pendant la division nucléaire, et, en même temps, d'avoir indiqué qu'il existe déjà des observations susceptibles d'être interprétées dans ce sens. Mais même, si je me trompe dans cette interprétation, la nécessité théorique d'une réduction dans le nombre des plasmas germinatifs ancestraux, réduction qui se répète à chaque génération, me semble si fermement établie que le processus par lequel elle s'opère *doit* certainement avoir lieu si les faits déjà acquis ne fournissent pas la preuve de son existence. Il doit y avoir deux sortes de karyokinèse, selon les effets physiologiques différents du processus. D'abord, une karyokinèse par laquelle tous les plasmas germinatifs ancestraux sont également répartis entre chacun des deux noyaux-filles après avoir été divisés en moitiés; puis une karyokinèse grâce à laquelle chaque noyau-fille reçoit la moitié seulement du nombre des plasmas germinatifs ancestraux possédés par le noyau-mère. La première peut être dénommée un processus de division égale, la seconde un processus de division réductrice. Naturellement ces deux processus qui diffèrent si grandement dans leurs effets doivent être caractérisés aussi par des différences dans leur morphologie, mais nous ne pouvons supposer que ces dernières sont nécessairement visibles. Pendant la division du

1. Flemming : *Neue Beiträge zur Kenntniss der Zelle. Arch. f. Mikr. Anat.*, t. **XXIX**, 1887.

premier et au second fuseaux nucléaires dans l'œuf de l'*Ascaris megalocephala* la karyokinèse suit en somme le même cours morphologique bien qu'il nous faille attribuer des significations morphologiques différentes aux deux processus de division : il peut en être de même dans d'autres cas. La division réductrice doit toujours s'accompagner d'une réduction des anses à la moitié de leur nombre originel, ou d'une division transversale de ces anses, si celle-ci a jamais lieu, bien que la réduction ne puisse s'opérer que dans les cas où les anses ne sont point composées de paires identiques. Et il ne sera pas toujours aisé de décider s'il en est ainsi. D'autre part la forme karyokinétique où il y a une scission longitudinale des anses *avant* la séparation pour la formation des noyaux-filles doit toujours, autant que je puis le voir, être considérée comme une division égale. Dans les figures ci-jointes, II et III, se trouvent des diagrammes expliquant ces deux formes de karyokinèse, mais il peut y avoir d'autres procédés par lesquels elles se produisent.

Dans A de la figure II, on voit un fuseau nucléaire ayant douze anses primaires à sa zone équatoriale. Les marques différentes sur les anses indiquent qu'elles se composent de plasmas germinatifs ancestraux différents, et ces anses sont marquées de façons différentes pour rendre le diagramme plus clair. En B, six des anses se sont portées vers chaque pôle : nous avons là une figure de la division réductrice. En III, nous avons le diagramme de la division égale. Les six anses de la zone équatoriale de A témoignent par leurs dessins différents, de leur composition différente : elles contiennent des plasmas germinatifs ancestraux différents. Elles se fendent longitudinalement selon la ligne longitudinale qui se voit sur chacune d'elles, et en B, les moitiés des anses se sont retirées aux deux pôles, de telle sorte qu'il n'y a pas seulement six anses à chaque pôle, mais aussi chacune des six combinaisons des plasmas germinatifs ancestraux. Quelques personnes pourraient être tentées de regarder la division nucléaire directe comme une division réductrice, mais je crois que ce serait là une manière de voir erronée. Il n'est que partiellement vrai que le filament nucléaire se divise directement en deux parties égales en quantité, et ce n'est que par accident qu'il peut y avoir égalité exacte des qualités, de sorte que nous ne pouvons pas parler d'une distribution parfaitement égale du plasma germinatif dans les deux noyaux-filles. Mais la division réductrice doit évidemment opérer une répartition parfaitement régulière et uniforme des plasmas germinatifs ancestraux, bien que ceci n'implique point que chaque plasma ancestral du noyau-mère devra être représenté dans chacun des deux noyaux-filles. Mais si sur huit anses nucléaires, par exemple, au plan équatorial, quatre vont constituer l'un des noyaux-filles, et les quatre autres, l'autre noyau-fille, chacun de ces derniers renfermera un

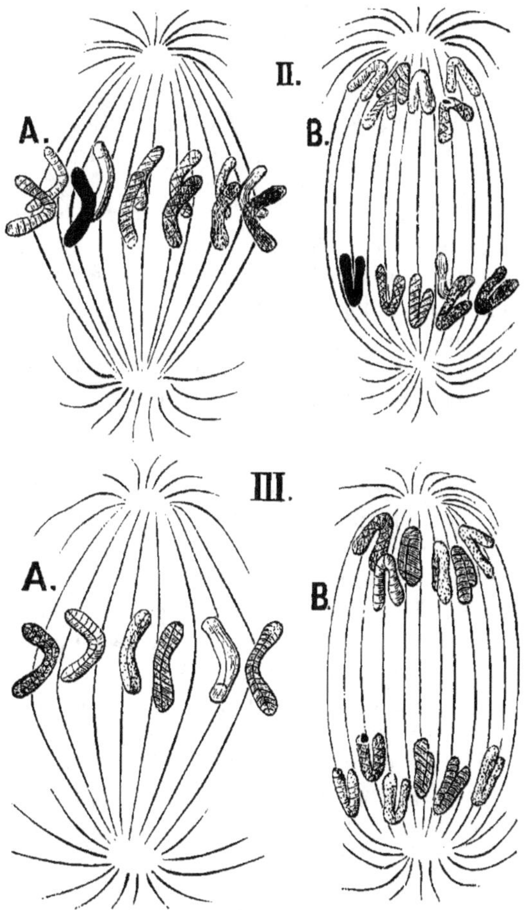

Fig. II et III. — Voir l'explication dans le texte.

nombre égal de plasmas germinatifs ancestraux, mais ces plasmas seront différents. C'est ici, en réalité, une partie de la base de la théorie, car la division réductrice doit déplacer exactement la moitié du nombre originel des plasmas germinatifs ancestraux, et il faut qu'exactement le même nombre soit remplacé plus tard par le nucléus spermatique. Ceci ne pourrait que difficilement s'opérer avec la précision nécessaire par la division nucléaire directe.

Je me demande maintenant si l'élimination du second globule polaire est en réalité, comme je l'ai déjà soutenu, une réduction dans le nombre des plasmas germinatifs ancestraux présents dans le noyau de l'œuf. Le point de vue lui-même est assez clair, et cette manière de voir fournirait une explication du sens du processus dont le besoin se fait encore beaucoup sentir; mais il sera bon auparavant de considérer les autres théories qui sont possibles.

On pourrait supposer que les cellules-œufs les plus jeunes, qui se multiplient par division, peuvent subir une « division réductrice » en surplus du processus ordinaire. Ceci, naturellement, ne se produirait qu'une seule fois, car si la chose se répétait, le nombre des idioplasmes ancestraux dans le noyau de la cellule germinative subirait un amoindrissement trop considérable pour pouvoir être plus tard compensé par l'augmentation due à la fécondation. De la sorte le nombre des plasmas germinatifs au contraire irait sans cesse en décroissant au cours des générations, et ce processus aurait pour conclusion finale la réduction complète à une seule sorte de plasma : il ne resterait que le plasma paternel ou maternel. Mais les faits de l'hérédité plaident contre cette manière de voir. Bien que cette division réductrice pût offrir des avantages en ce sens que rien ne serait perdu, les *deux* noyaux-filles pouvant devenir œuf au lieu d'un seul, — l'autre étant perdu comme globule polaire, — je ne pense pas qu'elle se présente réellement; on peut invoquer contre elle des raisons sérieuses.

Parmi celles-ci viennent en première ligne les faits de la parthénogenèse. Si le nombre des plasmas germinatifs ancestraux reçus des parents se réduisait de moitié dans l'ovaire du jeune animal, comment le développement parthénogénétique pourrait-il jamais avoir lieu. Sans doute nous ne pouvons, de prime abord, affirmer *a priori* l'impossibilité d'une division réductrice car, je l'ai déjà montré, l'aptitude à procréer parthénogénétiquement dépend de la quantité de plasma germinatif contenue dans l'œuf mûr; la quantité nécessaire pourrait être produite par développement d'une façon tout à fait indépendante du nombre des différentes sortes de plasmas germinatifs ancestraux qui le constituent. Les dimensions d'un tas de graines peuvent dépendre du nombre des graines et non du nombre des différentes espèces de graines. Mais, à un autre point de vue, cette hypothèse conduirait à une conclusion inconcevable. En premier lieu le nombre des plasmas ancestraux dans les cellules germinales serait réduit de moitié dans chaque génération nouvelle produite par voie parthénogénétique : après 10 générations, il ne resterait que $\frac{1}{1024}$ du nombre originel des plasmas germinatifs ancestraux.

On pourrait supposer que la division réductrice des jeunes cellules-œuf était perdue à l'époque où l'espèce adopta le mode de reproduction parthénogénétique ; mais cette manière de voir est inadmissible, parce qu'il y a certaines espèces chez qui les mêmes œufs peuvent se développer soit sexuellement, soit parthénogénétiquement, comme chez l'abeille. Il me semble que les cas de ce genre indiquent clairement que la réduction dans le nombre des plasmas germinatifs ancestraux doit s'opérer immédiatement avant le début du développement embryonnaire, ou, en d'autres termes, à l'époque de la maturation de l'œuf. C'est à cette époque seulement que le mode de développement, — sexuel ou parthénogénétique, — de l'œuf se dessine, et toute la différence consiste en ce que dans un cas, il est expulsé deux globules polaires, et que dans l'autre, il n'en est éliminé qu'un seul. Mais s'il nous faut admettre que la reproduction par fécondation implique nécessairement la réduction du nombre des plasmas germinatifs ancestraux à la moitié de ce qu'il était, la conclusion s'impose, d'après laquelle la deuxième division du noyau de l'œuf et l'élimination du second globule polaire représentent une réduction de ce genre, et la deuxième division est inégale dans le sens indiqué plus haut : une moitié des plasmas germinatifs ancestraux reste dans le noyau de l'œuf, le nombre originel étant ultérieurement rétabli par la conjugaison avec le noyau spermatique, alors que l'autre moitié est éliminée sous forme de globule polaire et périt.

Je puis ajouter que les observations, dans la mesure où elles ont porté sur des processus aussi difficiles à suivre, prouvent en fait que le nombre des anses est réduit de moitié. Il a déjà été dit que, d'après Carnoy, cette réduction se présente chez l'*Ascaris megalocephala*, et le même auteur décrit aussi le processus de formation des globules polaires dans un grand nombre d'autres Nématodes [1], et ses descriptions montrent que le processus se passe d'une façon telle que le nombre des plasmas germinatifs ancestraux doit être réduit de moitié. Parfois la moitié du nombre des anses primaires passe dans le noyau du globule polaire, tandis que l'autre moitié reste dans l'œuf. Dans d'autres cas, comme chez

---

1. Carnoy : *La Cytodiérèse de l'œuf ; la vésicule germinative et les globules polaires chez quelques Nématodes.* Louvain, Gand, Lierre, 1886.

l'*Ophiostomum mucronatum*, les baguettes nucléaires primaires se divisent transversalement, ce qui doit amener le même résultat. Il est vrai que ces observations demandent à être confirmées, et comme avec des sujets d'observation mal appropriés, les difficultés de l'observation sont très grandes, il a pu y avoir des erreurs commises, mais je ne crois pas qu'il y ait de raisons de douter de l'exactitude du point essentiel qui est le fait que le nombre des anses primaires est divisé en deux par la formation du globule polaire.

Mais même au cas où nous ne pourrions admettre le bien-fondé de cette conclusion, il demeure certain que la formation du second globule polaire réduit de moitié la quantité du noyau qui serait devenu le noyau de segmentation dans le développement parthénogénétique de l'œuf. C'est là une simple conclusion logique résultant des deux faits que voici ; du fait que les œufs parthénogénétiques n'éliminent qu'un seul globule polaire ; du fait qu'il y a des œufs, comme ceux de l'abeille, chez qui certainement, la moitié du nucléus qui est expulsée sous forme de deuxième globule polaire dans l'œuf à développement sexuel, demeure dans l'œuf quand celui-ci se développe parthénogénétiquement, et représente la moitié du noyau de segmentation. Mais ceci prouve que la moitié éliminée du noyau doit consister en plasma germinatif véritable, et de la sorte est fournie une base assurée à l'idée d'après laquelle la formation du noyau du deuxième globule polaire doit être considérée comme une division réductrice.

J'ai été convaincu, il y a longtemps, que la reproduction sexuelle doit être rattachée à une réduction de moitié dans le nombre des plasmas germinatifs ancestraux, et que cette réduction se répète à chaque génération. Quand, en 1885, je proposai ma théorie de la continuité du plasma germinatif, je m'étais depuis longtemps déjà demandé si la formation et l'élimination des globules polaires ne doivent point s'interpréter de cette manière. Mais les deux divisions du noyau de l'œuf me firent hésiter. Les deux divisions ne semblaient pas cadrer avec cette explication, parce que grâce à elles la quantité du nucléus se divise non en moitiés, mais en quarts. Mais une division du nombre des plasmas germinatifs ancestraux en quarts aurait, comme je l'ai montré plus haut, entraîné une décroissance continue conduisant à leur disparition complète, et cette conclusion n'est point acceptable, en raison des faits de l'hérédité. Pour cette raison, je fus conduit à m'élever, à l'époque, contre l'idée de Strasburger, d'après laquelle l'élimination des globules polaires signifie une réduction de moitié seu-

lement de la quantité de la substance nucléaire. Mon objection à
cette manière de voir était valide quand je déclarai que la quantité
de l'idioplasme contenue dans le noyau de l'œuf se réduit, en fait,
non de moitié, mais des trois quarts, puisqu'il se produit deux
divisions successives. Je puis ajouter que je m'étais aussi demandé
si les deux divisions successives ne pourraient pas avoir des significations parfaitement différentes, si l'une ne pouvait correspondre
à l'élimination du nucléoplasme ovogène, et l'autre à la réduction
du nombre des plasmas germinatifs ancestraux. Mais à cette époque, il n'y avait point de faits assurés venant à l'appui de l'idée
d'une pareille différence, et je ne voulus point émettre celle-ci,
même sous forme hypothétique, s'il n'y avait pas de base précise
sur laquelle l'étayer. Les côtés morphologiques de la formation
du premier et du second globules polaires sont si semblables qu'on
eût pu considérer mon hypothèse comme une simple jeu d'imagination. Hensen [1] rejeta pareillement la seconde partie de l'hypothèse d'après laquelle une réduction du nombre des éléments héréditaires de l'œuf doit s'opérer, et s'opère par l'élimination des
globules polaires, parce qu'il la crut incompatible avec le fait
récemment découvert de la formation de globules polaires par
les œufs parthénogénétiques. Il conclut de la façon suivante. « Si
ce fait frappant est confirmé, c'est la réfutation de l'hypothèse d'a-
près laquelle l'œuf doit être divisé en deux avant sa maturation,
et il ne reste que l'explication assez vague consistant à invoquer
un processus de purification qui précède le développement de
l'embryon. »

Néanmoins Hensen est le seul écrivain qui ait jusqu'ici tenu
compte de l'idée que la reproduction sexuelle détermine une « diminution des éléments héréditaires de l'œuf » se produisant régulièrement.

III. — APPLICATION DES CONSIDÉRATIONS PRÉCÉDENTES
AUX CELLULES GERMINATIVES MALES.

Si le résultat des considérations précédentes est correct, et si le
nombre des plasmas germinatifs ancestraux contenu dans le noyau
de la cellule-œuf destinée à la fécondation doit être réduit de moitié, il est certain qu'une réduction similaire doit s'opérer aussi à

---

1. Hensen : *Die Grundlagen der Vererbung nach dem gegenwärtigen Wissens-
kreis. Zeitsch. f. wiss. Landwirthschaft.* Berlin, 1885 p. 731.

une époque quelconque et par un procédé quelconque dans les plasmas germinatifs des cellules mâles. Cela doit être si nous avons raison en soutenant que les jeunes cellules germinatives d'un nouvel individu contiennent la même substance nucléaire, le même plasma germinatif, qui était contenu dans la cellule-œuf fécondée d'où l'individu s'est développé. Les jeunes cellules germinales de la progéniture doivent contenir cette substance si ma théorie de la continuité du plasma germinatif est fondée, car cette théorie suppose que, durant le développement d'un œuf fertilisé, la quantité totale de plasma germinatif ne passe pas à travers les différentes phases de développement ontogénique, mais qu'une petite partie demeure non modifiée et forme plus tard les cellules germinales du jeune organisme après avoir subi un accroissement de quantité. D'après cette hypothèse, donc, le plasma germinatif des parents doit se retrouver non modifié dans les cellules germinales des jeunes. Si cette théorie est fausse, si le plasma germinatif des cellules germinales se formait à neuveau dans l'organisme, peut-être par les gemmules de Darwin qui de tous côtes se déversent dans les cellules germinales, il serait impossible de comprendre pourquoi les dispositions n'ont pas été prises depuis longtemps pour que chaque cellule germinale reçoive seulement la moitié du nombre des gemmules ancestrales présentes dans le corps du parent. De la sorte l'élimination du second globule polaire, — à tenir mon interprétation pour juste, — est une preuve indirecte de la validité de la théorie de la continuité du plasma germinatif, opposée à la théorie de la Pangenèse. En outre, si une sorte de développement cyclique de l'idioplasma se produisait, comme le suppose Strasburger, et si son stade ontogénique final avait pour résultat la réapparition de la condition initiale du plasma germinatif, nous ne pourrions comprendre comment l'un quelconque des plasmas germinatifs ancestraux pourrait se perdre au cours d'un tel développement.

Que cette dernière vue soit correcte, ou que ce soit la théorie de la continuité du plasma germinatif, dans les deux cas les cellules germinales mâles du jeune animal doivent contenir le même plasma germinatif que celui qui existait dans l'œuf maternel fécondé, c'est-à-dire tous les plasmas germinatifs ancestraux du père et de la mère. Il faut donc qu'il y ait ici une réduction, sans quoi le nombre des plasmas germinatifs doublerait à chaque fécondation. La cellule-œuf fournirait $^1/_2$, mais la cellule spermatique $^2/_2$ de la quantité totale du plasma germinatif présent dans les cellules germinales des parents. Mais il n'y a pas de raison pour croire que la réduction du plasma germinatif dans la cellule spermatique doit se faire exactement de la même manière que dans la cellule-œuf, c'est-à-dire par l'élimination d'un globule polaire. Au contraire, les processus de la spermatogénèse sont si remarquablement différents de ceux de l'ovogénèse que nous pouvons nous attendre à voir la réduction s'opérer aussi d'une façon différente.

La cellule-œuf n'expulse point les plasmas germinatifs ancestraux superflus avant la fin de son développement, et elle le fait d'une manière qui entraîne la destruction de la portion éliminée. Ceci est certainement remarquable, car le plasma germinatif est une substance très importante, et bien qu'elle semble être gaspillée par la production de quantités énormes de cellules ovulaires et spermatiques, ce gaspillage n'est qu'apparent, et constitue en réalité le moyen qui rend l'espèce capable d'exister. Il est peut-être possible de prouver que dans ce cas aussi le gaspillage n'est qu'apparent, et cette preuve sera fournie si l'on peut montrer que le moyen par lequel la réduction est amenée dans les œufs est avantageux, et par conséquent aussi, *ceteris paribus*, nécessaire. Nous voyons que partout où s'étendent nos observations, l'utile est aussi ce qui est, à moins qu'il ne soit impossible à atteindre, ou ne puisse être atteint que par des processus nuisibles à l'espèce. Et si l'on demande pourquoi le plasma germinatif est gaspillé lors de la maturation des cellules-œufs, on y peut répondre de la façon suivante qui peut être considérée comme satisfaisante.

Supposons que la réduction nécessaire du plasma germinatif ne s'opère point par l'élimination du second globule polaire, mais ait lieu durant la première segmentation de la première cellule germinale primitive de l'embryon, de telle sorte que les deux premières cellules-œufs résultant de cette division ne contiennent que la moitié du nombre des plasmas germinatifs ancestraux venant du père et de la mère, et contenus dans la cellule-œuf fécondée. Dans ce cas le but principal, la réduction des plasmas germinatifs ancestraux, serait atteint au moyen d'une division unique, et toutes les divisions nucléaires suivantes, produisant la multiplication de ces deux premières cellules germinales, pourraient se faire par la forme ordinaire de division nucléaire, c'est-à-dire par la division égale. Mais peut-être la nature n'a-t-elle pas en vue seulement ce but principal, et ce processus présente-t-il en même temps d'autres avantages secondaires. Dans le cas que nous avons imaginé, les cellules-œufs de l'ovaire mûr ne contiendraient que deux combinaisons différentes de plasma germinatif, combinaisons que nous pouvons appeler A et B. Même s'il se formait des millions de cellules-œufs, chacune d'elles contiendrait ou bien A ou bien B, et par suite, — en ce qui concerne le pronucléus femelle, du moins, — il ne pourrait sortir de ces œufs que deux sortes d'individus que nous appellerons A' et B'. Tous les individus A' seraient aussi semblables entre eux que des jumeaux identiques, et il en serait de même pour les individus B'.

Si, au lieu de la première cellule germinale embryonnaire, c'était la centième qui se mettait ainsi à subir la division réductrice, il y aurait cent cellules à subir cette division en même temps, et de la sorte il se produirait deux cents combinaisons différentes du plasma germinatif ancestral, et on trouverait deux cents espèces différentes de cellules germinales dans l'ovaire mûr. Il se produirait un nombre encore plus grand de combinaisons différentes des tendances héréditaires si la division réductrice s'opérait plus tard encore, mais à coup sûr la diversité dans la composition du plasma germinatif doit être la plus grande quand la division réductrice se produit non durant la période pendant laquelle les cellules germinales subissent la multiplication, mais à la fin de tout le processus du développement ovarien, et d'une façon isolée pour chaque œuf adulte, mûr, prêt au développement embryonnaire. Dans ce cas il y aura autant de combinaisons différentes des plasmas germinatifs ancestraux, qu'il y a d'œufs, car, ainsi que je l'ai montré plus haut, il est à peine concevable qu'un corps aussi complexe que la nucléine de la cellule-œuf, composée d'unités différentes en quantité innombrable, puisse jamais se diviser deux fois exactement de la même manière. Tout œuf contiendra donc une combinaison quelque peu différente de tendances héréditaires, et ainsi les jeunes qui naissent des différentes cellules germinales de la même mère ne peuvent jamais être identiques. De la sorte l'occurrence tardive de la division réductrice permet à la progéniture de présenter la plus grande variabilité possible.

Si ma façon d'interpréter le second globule polaire est acceptée, il est évident que la production tardive de la division réductrice est prouvée. En même temps nous comprenons l'avantage fourni par l'ajournement de la réduction du plasma germinatif après la fin du développement ovarien de l'œuf, parce que de cette façon les jeunes présentent le plus grand nombre possible de variations individuelles.

Si je ne me trompe, cet argument fournit un nouvel appui à l'idée que j'ai émise déjà, d'après laquelle la fonction la plus importante de la reproduction sexuelle consiste à conserver et à provoquer sans cesse la variabilité individuelle, cette base de la transformation des espèces [1], mais si l'on demande si l'ajournement de la division réductrice après la fin du développement ovarien de l'œuf est incompatible avec la conservation de l'autre moitié du noyau qui se divise, je serai tenté de répondre qu'une division réductrice de l'œuf mûr, ayant pour résultat la production de deux œufs, a probablement été le précurseur phylétique de la condition présente. J'imagine que la division de la cellule-œuf mûre, — bien que maintenant si inégale, — était égale à une époque très reculée, mais que pour des raisons d'utilité, en rapport avec la spécialisation des œufs des animaux, elle est graduellement devenue toujours plus inégale. Il est maintenant à peine possible de donner en détail les différentes raisons d'utilité qui ont amené cette condition, mais on peut supposer que les dimensions énormes atteintes par beaucoup de cellules-œufs ont particulièrement contribué à produire le changement.

Une étude attentive de ce dernier point me semble nécessitée par la comparaison des cellules-œufs avec les cellules germinales mâles. De même que les cellules germinales femelles des animaux se distinguent par leurs volumineuses proportions, les cellules mâles se distinguent, elles, par leur petitesse. Dans la plupart des cas, il serait physiologiquement impossible à une grande cellule-œuf, riche en vitellus, d'atteindre le double de ses dimensions spécifiques pour subir la segmentation en deux moitiés égales, et cependant conserver ses dimensions caractéristiques. Même sans les difficultés additionnelles qu'impose la nécessité de cette division, tous les moyens sont employés pour donner à la cellule-œuf les plus grandes dimensions possibles. En outre la division réductrice du noyau ne peut se produire avant que l'œuf ait atteint ses dimensions définitives, parce que le nucléoplasme ovogène régit encore la cellule-œuf, et qu'il faut qu'il soit éliminé, pour que le plasma germinatif puisse régir le développement de celle-ci.

Mais le cas est entièrement différent pour les cellules spermatiques qui sont généralement très petites : ici, il est entièrement concevable qu'une division réductrice des noyaux peut avoir lieu par une division égale des cellules spermatiques se produisant vers la fin de la période de leur formation, c'est-à-dire, de telle façon que les deux produits de la division demeurent des cellules spermatiques, sans que l'un d'eux périsse comme les globules polaires. Mais l'autre possibilité mérite aussi d'être considérée, celle d'après

---

1. Voir l'Essai, qui suit, *Sur la Signification de la reproduction sexuelle dans la théorie de la sélection naturelle.*

laquelle la division réductrice peut se présenter à une phase plus précoce dans le développement des cellules germinales mâles. En tous cas les arguments invoqués plus haut qui prouveraient que le résultat serait un manque de variabilité chez les cellules-œufs, ne s'appliqueraient pas autant au cas des cellules germinales mâles. Il peut être très important pour les cellules-œufs que chacune d'elles ait son caractère individuel spécial, déterminé par une composition quelque peu différente de son plasma germinatif, étant donné surtout qu'il se développe fréquemment une considérable proportion des œufs, bien qu'ils ne se développent jamais tous. Mais la production des cellules spermatiques est chez la plupart des animaux si considérable qu'une très faible proportion seulement peut être utilisée pour la fécondation. Si donc, dix, ou cent spermatozoïdes par exemple contenaient du plasma germinatif de composition identique, de telle sorte qu'il pût en résulter, dix ou cent individus identiques si tous servaient à la fécondation, un arrangement de ce genre serait pratiquement sans inconvénients, car un seul spermatozoïde entre un nombre immense servirait à celle-ci. Étant données ces considérations, nous pourrions nous attendre à ce que la division réductrice du noyau spermatique se produisît non à la fin du développement de la cellule spermatique, mais à quelque période plus précoce. Il n'y a pas de raison nécessaire pour l'idée que cette division doit se produire à la fin du développement, et sans quelque cause la sélection naturelle ne peut agir. Il est naturellement concevable que les causes d'autres événements peuvent aussi impliquer l'occurrence de cette division à la fin du développement, mais nous ne savons rien pour le moment de causes de ce genre. Je n'incline point à voir cette cause dans l'influence du nucléoplasme histogène spécifique, c'est-à-dire spermatogène, parce que les proportions quantitatives sont différentes de celles qui se présentent dans la formation des cellules-œufs, et parce qu'il n'est pas impossible, ni inadmissible, que la petite quantité de plasma germinatif vrai qui doit être présente dans les noyaux des cellules spermatiques à chaque phase de leur formation, puisse subir une division réductrice avec le nucléoplasme spermatogène, même quand ce dernier est prépondérant.

Aussitôt que nous pourrons reconnaître avec certitude les formes de division nucléaire qui sont réductrices, la question sera réglée en ce qui concerne la spermatogenèse. On a déjà établi que différentes formes de la division nucléaire se présentent à des périodes variées de la spermatogenèse. Cela résulte de mes propres observations et aussi d'observations qui ont été faites par d'autres. Ainsi Van Beneden et Julin [1] ont annoncé en 1884 que les divisions nucléaires directes et karyokinétiques alternent entre elles dans la spermatogenèse de l'*Ascaris megalocephala*. Carnoy [2] dit nettement, de son côté, que les différentes générations cellulaires dans le même testicule peuvent assez souvent présenter des différences marquées en ce qui concerne la karyokinèse, si bien « que les choses peuvent aller au point qu'il y ait simultanément division directe et division indirecte ». Platner [3], dans son excellent travail sur la karyokinèse chez les lépidoptères, indique aussi que la karyokinèse des spermatocytes diffère essentiellement de celle des spermatogones. D'après sa description cette dernière forme peut très bien être interprétée comme une division réductrice, car il ne se forme pas de plaque équatoriale, et les baguettes, ou granules, — ce mot convient mieux au cas dont il s'agit — se maintiennent dès le début des deux côtés du plan équatorial et s'unissent finalement aux pôles opposés pour former les deux noyaux-filles.

En outre, si les observations de Carnoy sont correctes, la forme de karyokinèse que j'ai précédemment interprétée comme division réductrice se présente dans les cellules mères spermatiques, karyokinèse dans laquelle les baguettes de chromatine, ou bien ne se divisent pas longitudinalement, ou bien se divisent ainsi après qu'elles ont abandonné la plaque équatoriale, et se retirent vers les pôles. Carnoy n'attache pas une importance particulière à ces observations, car il n'y voit que des preuves du fait que la scission longitudinale des anses peut se produire à des époques variées chez les différentes espèces, ici à l'équateur même, là entre l'équateur et, les pôles, ailleurs aux pôles même. Nous ne pouvons, en nous appuyant sur les assertions de cet auteur, décider si cette forme de division nucléaire ne se produit que dans une seule génération cellulaire durant la spermatogenèse, comme elle le doit si elle représente réellement une division réductrice. Tant que ce point ne sera pas réglé, nous ne pouvons dire avec certitude si la forme de karyokinèse décrite doit être considérée comme la division réductrice que nous cherchons. Il faut de nouvelles recherches, basées sur ce point de vue, pour trancher la question. Il serait inutile de chercher d'autres appuis pour la théorie en entrant dans

---

1. E. van Beneden et Julin : *La Spermatogenèse chez l'Ascaride mégalocéphale.* Bruxelles, 1884.

2. Carnoy : *La Cytodiérèse chez les Arthropodes.*

3. Gustave Platner : *Die Karyokinese bei den Lepidopteren als Grundlage für eine Theorie der Zelltheilung. Internat. Monatschrift f. Anatomie und Histologie.*, t. III, 10ᵉ cahier. Leipzig, 1886.

des détails plus minutieux, et il ne servirait de rien d'examiner au point de vue de la critique, les nombreuses observations jusqu'ici recueillies au sujet de la spermatogenèse.

Je dirai seulement que parmi les différents noyaux et corps analogues qui chez des animaux variés ont été considérés par les différents observateurs comme les globules polaires des cellules spermatiques ou des cellules qui engendrent ces dernières, le paranucléus, ou noyau accessoire des spermatides, décrit par La Valette Saint-George [1], possède, à mon avis, le plus de titres pour être considéré comme l'homologue d'un globule polaire. Mais je suis tenté d'en faire l'homologue non du second, mais du premier globule polaire des cellules-œuf, et d'y voir la partie histogène du nucléoplasma qui a été éliminée ou rendue impuissante par des modifications internes. Il y a deux raisons qui me conduisent à cette conclusion : en premier lieu, comme je me suis efforcé de le montrer plus haut, il est probable que les plasmas germinatifs ancestraux ne sont point expulsés par élimination, mais bien par division cellulaire égale; et, d'autre part, ma théorie affirme que le nucléoplasme histogène ne peut être rendu impuissant avant la fin de la différenciation histologique.

Toute la question des détails des transformations subies par le noyau des cellules germinales est encore trop peu avancée pour qu'on puisse formuler une opinion mûrie. Des très nombreuses, minutieuses, et attentives observations qui ont été enregistrées jusqu'ici, nous ne pouvons conclure avec une certitude quelconque au sujet du mode et du lieu de la division réductrice du noyau, et nous ne pouvons dire quels sont les processus qui correspondent à l'élimination de la partie purement histogène du nucléoplasma hors du plasma germinatif. Mais peut-être n'est-il pas sans importance pour les recherches futures que j'aie cherché à appliquer aux cellules germinatives mâles les idées qui découlent de notre connaissance plus précise des parties correspondantes chez la femelle, ce qui indique les problèmes dont la solution est maintenant le plus désirable.

IV. — APPLICATION DES CONSIDÉRATIONS PRÉCÉDENTES AUX PLANTES.

Il nous reste à considérer brièvement les cas des plantes. Évi-

(1) La Valette Saint-George : *Ueber die Genese der Samenkörper. V. Die Spermatogenese bei den Saugethieren und dem Menschen. Archiv für Mikrosk. Anat.*, t. **XV**. 1878.

demment le processus de la division réductrice des noyaux germinatifs, s'il a lieu du tout, ne peut demeurer limité aux cellules
germinales des animaux. Il doit exister un processus correspondant
chez les plantes; car la reproduction sexuelle est essentiellement
la même dans les deux règnes, et si la fécondation doit être précédée de l'élimination de la moitié du nombre des plasmas germinatifs hors des œufs animaux, le même phénomène doit être nécessaire aussi chez les œufs végétaux.

Mais le processus se passe-t-il toujours sous la forme d'une élimination de globules polaires, ou bien se présente-t-il le plus souvent, ou, au moins fréquemment, sous la forme de division cellulaire égale? c'est là une autre question. Il est vrai que des globules
polaires se présentent chez beaucoup de plantes, comme nous le
savons principalement par les recherches de Strasburger (*loc. cit.*,
p. 92). Ces recherches ont montré que les cellules se séparent, par
division, des cellules germinales, et périssent. Mais je ne sais trop
si nous devons toujours considérer leur formation comme équiva-
lant à l'élimination de la moitié du nombre des plasmas germinatifs ancestraux plutôt que du nucléoplasme histogène de la cellule
germinale. Il me paraît qu'il doit y avoir du nucléoplasme histogène dans les cellules germinales hautement spécialisées des végétaux, surtout dans les cellules mâles, et aussi que ce nucléoplasma doit être éliminé durant la maturation de la cellule, si mon
idée du nucléoplasme histogène est admise. Il est très possible,
comme je l'ai déjà dit, qu'il puisse y avoir des cellules germinales
tout à fait indifférentes, c'est-à-dire des cellules entièrement dépourvues de structure histologique spécifique, et dans les cas analogues, il n'y aurait pas de nucléoplasme histogène, et durant la
maturation de cellules germinales de ce genre, il ne se formerait
point de globules polaires pour l'élimination de celui-ci. Cette manière de voir cadre avec le fait que les globules polaires manquent
chez beaucoup de plantes. En outre je suis loin de prétendre que
dans les cas où il existe des globules polaires, ceux-ci doivent
avoir la signification indiquée plus haut. Je désire seulement indiquer que la réduction supposée nécessaire pour le noyau des cellules
germinales des végétaux ne doit pas être cherchée nécessairement à
la fin de leur maturation, mais consiste peut-être plus fréquemment
en une division égale des cellules germinales durant quelque période de leur développement. Il ne me paraît point non plus impossible que quelques-uns de ces globules polaires aient une signification totalement différente, et accomplissent quelque fonction
spéciale accessoire dans la fécondation, comme le font les cellules

de canal ventrales des Cryptogames supérieurs et des Conifères. Comme nous savons que les deux globules polaires de l'œuf animal eux-mêmes ne sont pas identiques, bien qu'extérieurement ils se ressemblent fort, et naissent de la même manière, je suis encore plus enclin qu'auparavant à considérer les globules polaires très variés des plantes comme possédant des significations très différentes.

Mais je ne me sens pas le droit de critiquer en détail les résultats des recherches botaniques. Il me faut laisser la solution de la question aux botanistes, et je désire seulement dire ici nettement qu'une division réductrice des noyaux des cellules germinales doit se présenter chez les plantes tout comme chez les animaux.

V. — CONCLUSIONS A L'ÉGARD DE L'HÉRÉDITÉ.

Les idées développées dans les paragraphes précédents conduisent à des conclusions remarquables à l'égard de la théorie de l'hérédité, à des conclusions qui ne cadrent pas avec les idées jusqu'ici reçues. Car si tout œuf expulse la moitié du nombre des plasmas germinatifs ancestraux durant la maturation, les cellules germinales de la même mère ne peuvent contenir les mêmes tendances héréditaires, à moins de supposer que les plasmas germinatifs correspondants sont emmagasinés dans tous les œufs, ce qui n'est point soutenable. Si nous considérons en effet combien sont nombreux les plasmas germinatifs ancestraux qui doivent être contenus dans chaque nucléus, et, en outre, combien il est improbable qu'ils soient disposés exactement de la même manière dans toutes les cellules germinales, et finalement combien il est peu croyable que le filament nucléaire se divise toujours exactement au même point pour former des anses ou baguettes correspondantes, nous arrivons forcément à la conclusion qu'il est impossible pour la division réductrice du noyau de se faire de la même manière exactement dans toutes les cellules germinales d'un même ovaire, de telle sorte que ce soient toujours les mêmes plasmas germinatifs qui soient éliminés par les globules polaires.

Mais si tel groupe de plasmas germinatifs ancestraux est expulsé d'un œuf, et tel autre groupe d'un autre œuf, il suit qu'il ne peut exister deux œufs exactement pareils en ce qui concerne les tendances héréditaires qu'ils renferment; ils doivent tous différer entre eux. Dans beaucoup de cas les différences seront très légères, c'est-à-dire que les œufs contiendront des combinaisons de plasmas germinatifs ancestraux très similaires. Dans d'autres cas les différences seront très grandes, les combinaisons des plasmas germinatifs ancestraux dans les œufs étant très différentes. Je pourrais invoquer ici beaucoup d'autres considérations, mais ceci me conduirait trop loin de mon sujet, dans l'étude de théories nouvelles de l'hérédité. J'espère pouvoir plus tard donner plus de développement aux idées théoriques qui sont simplement indiquées dans le présent essai, et je désire seulement montrer que les conséquences qui découlent de ma théorie sur la seconde division du noyau de l'œuf, et la formation du second globule polaire, ne sont en aucune façon opposées aux faits de l'hérédité, et même qu'elles expliquent ceux-ci mieux que cela n'a été fait jusqu'ici.

Le fait que les enfants des mêmes parents ne sont jamais entièrement identiques ne pouvait jusqu'ici s'expliquer que par la vague idée que les tendances héréditaires du grand-père prédominent dans tel enfant, celles de la grand'mère dans tel autre, et celles de l'arrière-grand-père dans un troisième, et ainsi de suite. Mais nulle explication en dehors de celle-ci pour faire comprendre pourquoi les choses se passent ainsi. Il en est même qui cherchaient une explication dans les différentes influences de nutrition auxquelles l'œuf est certainement soumis dans l'ovaire durant la fin de son développement, selon sa position et son entourage immédiat. J'avais moi-même cherché dans ces influences une explication partielle [1], à une époque où je n'avais pas encore reconnu clairement combien faibles et impuissantes sont les influences de la nutrition, comparées aux tendances héréditaires. D'après ma théorie, les différences entre les enfants des mêmes parents se comprennent très simplement si l'on tient compte du fait que chaque cellule germinale maternelle, — je parlerai plus loin des cellules paternelles, — contient une combinaison particulière de plasmas germinatifs ancestraux, et de la sorte, aussi, une combinaison particulière de tendances héréditaires. Ces dernières, par leur coopération, produisent un résultat différent dans chaque cas, c'est-à-dire chez chaque enfant, résultat caractérisé par des particularités individuelles plus ou moins prononcées.

Mais la théorie qui explique les différences individuelles par l'inégalité des cellules germinales peut recevoir un haut degré de

---

(1) Weismann : *Studien zur Descendenz-Theorie*, II, p. 306, Leipzig, 1876. Une traduction anglaise, due à M. Meldola, a été publiée sous le titre de *Studies in the Theory of Descent*.

probabilité si on en appelle aux faits d'un ordre opposé, et si on
montre qu'il n'y a identité des jeunes que dans le cas où ils proviennent d'une même cellule-œuf. On sait bien que parfois quelques-uns des enfants des mêmes parents semblent être absolument
identiques, mais ces enfants sont sans exceptions des jumeaux, et
il y a toute raison de croire qu'ils viennent du même œuf. En d'autres termes les deux enfants sont tout à fait pareils parce qu'ils proviennent de la même cellule-œuf qui naturellement ne peut contenir qu'une seule et même combinaison de plasmas germinatifs ancestraux, et par conséquent, de tendances héréditaires. Les facteurs
qui, par leur coopération ont régi l'édification de l'organisme ont
été les mêmes, et les résultats, naturellement, ont été les mêmes.
Les jumeaux provenant d'un même œuf sont identiques; c'est là
une assertion qui, si elle n'est mathématiquement prouvée, peut
être considérée comme presque certaine. Mais il y a aussi des jumeaux qui ne présentent point ce haut degré de similitude, et ces
jumeaux sont même beaucoup plus communs que les autres. L'explication se trouve dans ce fait que les derniers doivent provenir
de deux cellules-œufs qui ont été fécondées en même temps. Dans
la plupart des cas, en fait, chacun des jumeaux est entouré de ses
propres membranes embryonnaires, et il est rare que les deux jumeaux soient renfermés dans les mêmes membranes. Sur un point
seulement, la preuve est incomplète, car on n'a pas encore montré
que les jumeaux identiques dérivent toujours d'un seul et même
œuf, car on ne peut prouver cette origine, accompagnée d'un haut
degré de similitude, que si toutes deux se présentent ensemble dans
une petite proportion de cas. Nous voyons donc que dans les conditions de nutrition qui sont aussi identiques que possible, *deux*
cellules-œufs fournissent des jumeaux dissemblables, alors qu'*une
seule* cellule-œuf fournit des jumeaux identiques, bien que nous ne
puissions encore affirmer que ce dernier résultat s'observe invariablement. On conçoit que l'excitation pour la production de deux
œufs aux dépens d'un seul puisse être fournie par la pénétration de
deux spermatozoïdes, mais ces derniers, comme cela a été montré
plus haut, pourraient difficilement renfermer les mêmes tendances
héréditaires, et de la sorte, deux jumeaux identiques ne se produiraient point. Il semble même qu'on ait observé quelques cas dans
lesquels il y avait des différences entre des jumeaux renfermés
dans les mêmes membranes embryonnaires, mais je crois néanmoins
qu'il n'est pas besoin de deux spermatozoïdes pour déterminer la
formation de jumeaux par un seul œuf. Nous savons, il est vrai, par
les recherches de Fol, que la fécondation multiple détermine le

commencement simultané de plusieurs embryons [1] dans l'œuf des astéries. Mais il ne se développe pas, de cette manière, plusieurs embryons, car le développement embryonnaire cesse bientôt, et l'œuf meurt.

Les observations récentes de Born [2] sur les œufs de la grenouille font qu'il est très probable qu'un développement double est déterminé par la pénétration de deux spermatozoïdes dans l'œuf, mais dans ce cas également il se produit non des jumeaux, mais des monstres. D'autre part on a montré que chez les oiseaux des jumeaux peuvent être produits par le même œuf, et il n'y a pas de raison pour croire que leur production est due à une fécondation multiple. Mais si l'on peut admettre que les jumeaux humains, quand ils sont identiques, sont dérivés d'un seul et même œuf, il me semble très improbable que la fécondation ait également été effectuée par une seule cellule spermatique. Nous ne pouvons comprendre comment un degré aussi élevé de similitude aurait pu se produire si deux cellules spermatiques avaient été employées, car nous sommes contraints de supposer que deux cellules de ce genre contiendraient très rarement des plasmas germinatifs identiques.

Il est extrêmement probable que le noyau de l'œuf se fond avec le noyau d'un seul spermatozoïde, mais le noyau de segmentation résultant se divise avec le corps cellulaire lui-même, sans qu'il se produise ces changements ontogénétiques dans le plasma germinatif qui se produisent normalement. Le nucléoplasme des deux cellules-filles demeure dans la condition de plasma germinatif, et sa transformation ontogénétique commence par la suite, transformation qui doit naturellement s'opérer de même dans les deux cellules et doit conduire à la production d'une progéniture identique. C'est là, du moins, une explication possible que nous pouvons conserver jusqu'à ce qu'elle ait été ou bien confirmée, ou bien réfutée par des observations nouvelles, et cette explication est en outre fortifiée par le processus bien connu du bourgeonnement chez les œufs des animaux inférieurs.

VI. — RÉSUMÉ.

Récapitulons brièvement les résultats de cet essai. — Le fait

(1) Fol : *Recherches sur la Fécondation et le commencement de l'Hénogénie*, Genève, Bâle, Lyon, 1879.

(2) Born : *Ueber Doppelbildungen beim Frosch und deren Entstehung. Breslauer Ærztl. Zeitschrift*, 1882.

fondamental sur lequel tout le reste repose, c'est le fait de l'expulsion de *deux* globules polaires, avant le développement embryonnaire, chez tous les œufs animaux exigeant la fécondation, tandis que chez les œufs parthénogénétiques, un seul globule est expulsé.

Ce fait réfute tout d'abord toute explication purement morphologique du processus. Si celui-ci était physiologiquement sans valeur, cette réminiscence phylétique des deux divisions successives du noyau de l'œuf aurait dû être également conservée par l'œuf parthénogénétique.

A mon avis, l'élimination du premier globule polaire implique l'ablation du nucléoplasme ovogène devenu superflu après la maturation complète de l'œuf. L'expulsion du second globule polaire ne peut signifier que l'ablation d'une partie du plasma germinatif lui-même, ablation par laquelle le nombre des plasmas germinatifs ancestraux est réduit de moitié. Cette réduction doit également avoir lieu dans les cellules germinales mâles, bien que nous ne soyons pas en mesure de la rattacher avec assurance à l'un quelconque des processus histologiques de spermatogenèse qui ont été observés jusqu'ici.

La Parthénogenèse se produit quand la totalité des plasmas germinatifs hérités des parents, est conservée dans le noyau de la cellule-œuf. Le développement par fécondation fait qu'il est nécessaire que la moitié du nombre de ces plasmas ancestraux soit expulsé de l'œuf, la quantité primitive étant rétablie grâce à l'adjonction du noyau spermatique à la moitié qui reste.

Dans les deux cas le début de l'embryogenèse dépend de la présence d'une certaine quantité de plasma germinatif, et dans les deux cas cette quantité est égale. Cette quantité est produite par l'addition du noyau spermatique à l'œuf qui a besoin de la fertilisation, et l'embryogenèse commence aussitôt après celle-ci. L'œuf parthénogénétique contient en lui-même la quantité du plasma germinatif nécessaire, et celui-ci entre en développement actif aussitôt que, par l'élimination du globule polaire unique, le nucléoplasme ovogène a été éliminé. La question que j'ai soulevée précédemment, celle de savoir quand l'œuf parthénogénétique devient susceptible de développement, peut maintenant recevoir une réponse précise; il le devient immédiatement après l'élimination du globule polaire.

Des faits et considérations qui précèdent, ressort l'importante conclusion que les cellules germinales de chaque individu ne contiennent pas les mêmes tendances héréditaires, mais sont toutes différentes, et qu'il n'en est point deux qui contiennent exactement les mêmes combinaisons de tendances héréditaires. C'est là la cause des différences bien connues existant entre les enfants des mêmes parents.

Mais la signification plus profonde de cet arrangement doit sans doute être cherchée dans la variabilité individuelle qui est ainsi continuellement entretenue, et est sans cesse contrainte à de nouvelles combinaisons. Ainsi la reproduction sexuelle doit s'expliquer comme étant un dispositif qui assure la production incessante de différences individuelles variées.

VI

LA SIGNIFICATION

DE

LA REPRODUCTION SEXUELLE

POUR

LA THÉORIE DE LA SÉLECTION NATURELLE.

LA SIGNIFICATION

DE LA

REPRODUCTION SEXUELLE

POUR

LA THÉORIE DE LA SÉLECTION NATURELLE.

AVANT-PROPOS

Une grande partie de cet essai a été présentée à la première séance générale du Congrès des Naturalistes Allemands de Strasbourg, le 18 septembre 1885, et se trouve imprimée dans les procès-verbaux du cinquante-huitième Congrès des Naturalistes.

J'ai conservé dans la présente édition la forme primitive de conférence, mais j'y ai fait plusieurs additions. Sans parler d'un grand nombre d'intercalations courtes ou plus importantes, j'ai ajouté à la fin six appendices destinés à approfondir des points particuliers en les exposant mieux que dans le texte, où j'ai dû souvent me contenter de simples indications. La chose me paraissait d'autant plus nécessaire que bien des notions et des idées sur lesquelles se base cet essai ne pouvaient pas être considérées, ayant été déjà précédemment exposées dans mes écrits, et devant être regardées comme familières à tout le monde. Il en est ainsi avant tout pour la notion des caractères « acquis » qu'on confond en général, semble-t-il, surtout dans le monde médical, avec la notion beaucoup plus compréhensive des caractères qui se montrent pour la première fois. On ne peut qualifier de qualités acquises, parmi ces qualités qui se montrent pour la première fois, que celles qui doivent leur origine à des influences extérieures, et non celles qui dépendent de l'action mystérieuse des différentes tendances héréditaires telles qu'elles se rencontrent dans le germe fécondé. Ces dernières qualités ne sont pas acquises, mais transmises, bien que les ancêtres n'en aient pas encore joui, et qu'ils aient seulement possédé dans une certaine mesure les éléments individuels dont elles se composent. Ce genre de caractères qui se montrent pour la première fois ne se laisse pas encore analyser exactement, et nous devons par suite nous contenter de constater leur apparition; les qualités acquises, au contraire, ont pour la théorie de l'hérédité une signification décisive, et par suite aussi pour le mécanisme de la transformation des espèces. Si l'on pense avec moi que ces caractères acquis ne se transmettent pas aux descendants, on se verra du même coup obligé d'accorder aux processus de sélection un champ beaucoup plus vaste encore dans la transformation des espèces, car l'influence de la modification exercée par des causes extérieures peut dans un très grand nombre de cas n'avoir aucune part à la transformation de l'espèce puisqu'elle reste limitée à l'individu. On se verra de même conduit à renoncer à la notion qu'on se faisait jusqu'ici de l'origine de la variabilité des individus, et à chercher une nouvelle cause à ce phénomène sans lequel les processus de sélection ne peuvent agir.

C'est la preuve de cette cause que j'ai tenté d'établir ici.

A. W.

Fribourg-en-Brisgau, 22 Novembre 1885.

TABLE DES MATIÈRES.

LA SIGNIFICATION

DE

LA REPRODUCTION SEXUELLE

POUR

LA THÉORIE DE LA SÉLECTION NATURELLE.

Durant le quart de siècle qui vient de s'écouler, depuis que la biologie s'est de nouveau tournée vers les problèmes généraux, les efforts réunis d'un grand nombre de savants ont du moins mis en lumière un point capital : la seule hypothèse possible au point de vue scientifique sur l'origine du monde organisé est l'hypothèse de la descendance, la notion d'un *développement* du monde organique. Non seulement un grand nombre de faits y gagnent un sens et une signification, non seulement tous les faits connus jusqu'ici doivent à cette hypothèse de se grouper en un ensemble harmonieux, mais elle a, même dans des domaines particuliers, rendu dès maintenant le plus grand service qu'on puisse attendre en général d'une théorie, elle a permis de pronostiquer des faits, non pas avec la certitude absolue du calcul, mais cependant avec un grand degré de vraisemblance. On a prédit que l'homme, qui à l'état d'adulte ne jouit, comme on le sait, que de 12 paires de côtes, doit en avoir 13 ou 14 paires à l'état embryonnaire ; on a prédit que, dans cette même très ancienne période de son existence, il doit avoir le reste peu apparent d'un petit osselet dans son carpe, l'os central, que ses ancêtres préhistoriques ont dû avoir à l'état adulte. On a pu pronostiquer les deux choses à peu près de la même façon qu'on a découvert en son temps la planète Neptune après qu'on eut prédit son existence d'après les perturbations dans l'orbite d'Uranus.

Que les espèces actuelles dérivent d'autres espèces éteintes aujourd'hui pour la plupart, qu'elles n'ont pas une origine indépendante, mais qu'elles procèdent d'autres espèces par développement, et qu'en général ce développement s'est accompli dans le sens du passage du simple au composé, voilà ce que nous pouvons affirmer avec la même assurance avec laquelle l'astronomie affirme que la terre tourne autour du soleil, car il est indifférent pour la valeur d'une conclusion qu'on l'ait trouvée par le calcul ou autrement.

Si je formule cette proposition avec tant d'assurance, ce n'est pas que je pense apprendre au lecteur quelque chose de nouveau, ce n'est pas non plus que je pense être obligé de lutter contre quelque opposition, c'est plutôt que je voudrais tout d'abord désigner le terrain solide sur lequel nous sommes avant d'envisager toutes les incertitudes qui se présentent dès qu'on passe, en poursuivant son étude, au « comment » de la chose, dès que de la proposition « le monde organisé est le résultat d'un développement », on arrive à la question « comment cela s'est-il fait? par quelles forces, par quels moyens, dans quelles circonstances? »

Alors ce n'est rien moins que certitude, car ici il y a des opinions contradictoires en présence, mais c'est aussi le domaine de la recherche approfondie, la terre inconnue dans laquelle il faut pénétrer.

A vrai dire, ce n'est pas une terre complètement inconnue, et, si je ne me trompe, l'évocateur moderne de l'hypothèse de la descendance si longtemps enfouie dans un profond sommeil, Charles Darwin, a déjà donné de ce domaine une esquisse qui peut très bien servir de base à une carte complète future, quoiqu'il y ait peut-être beaucoup à ajouter, et beaucoup aussi à retrancher. Pour moi, Darwin a montré, dans le principe de la sélection, la route qui nous permettra de pénétrer dans la terre inconnue.

Mais, parmi nous, tous ne sont pas de cet avis, et, il y a peu de temps, Charles Naegeli, un botaniste de grand mérite, a formulé avec énergie des doutes sur le principe de la sélection [1]. Pour lui, la coo-

---

1. Naegeli : *Mechanisch-physiologische Theorie der Abstammungslehre.* Munich et Leipzig, 1884.

pération des conditions extérieures de l'existence avec les forces connues des organismes, hérédité et variabilité, ne semble pas suffire pour expliquer la marche régulière dans le développement du monde organisé : pour lui le principe de la sélection est tout au plus un principe auxiliaire qui admet ou qui repousse ce qui existe, mais qui n'est pas en état de rien créer de neuf par lui-même. Il cherche uniquement à l'intérieur des organismes les causes des transformations, en leur attribuant une force qui implique des transformations périodiques des espèces. Il se représente le monde organisé comme créé à l'état de *tout* de la même façon que l'individu pris isolément.

De même que d'un grain de semence il sort une plante déterminée résultant de la constitution de ce grain de semence, et de même qu'il faut que de certaines conditions extérieures soient remplies, — chaleur, lumière, humidité, — pour que le développement se produise, sans qu'elles soient néanmoins déterminantes pour l'espèce et pour sa manière d'être, de même l'arbre tout entier du monde organique a dû se développer nécessairement peu à peu hors les premiers et plus infimes débuts de la vie terrestre, les influences extérieures étant sans action sur les dimensions et l'ensemble de la forme. C'est dans la substance vivante elle-même, c'est dans sa structure moléculaire, que doit résider la cause qui fait que de temps à autre, c'est-à-dire au cours de sa croissance séculaire, elle se modifie et se façonne en de nouvelles espèces.

Il est impossible de lire sans une sincère admiration et sans une véritable jouissance les développements dans lesquels Naegeli consacre dans une certaine mesure le résultat de sa vie laborieuse et brillante à la grosse question du développement du monde organisé. Mais quel que soit le plaisir qu'on prenne à cet édifice théorique, d'une conception fantaisiste comme une œuvre d'art, et d'une exécution ingénieuse, quel que soit le stimulant qu'on y puise, et quelque convaincu qu'on soit qu'il cache en lui le progrès, et qu'il forme le seuil au delà duquel nous parviendrons à une connaissance plus approfondie, on est cependant hors d'état de souscrire à sa conception fondamentale, et je crois que je ne serai pas le seul de mon avis, mais qu'il y en aura beaucoup d'autres, du moins dans le domaine de la zoologie.

Je n'ai pas l'intention de motiver aujourd'hui ma divergence d'opinion, mais l'objet propre de cet essai m'oblige à prendre du moins brièvement position à l'égard de Naegeli, et à expliquer pourquoi une force ou cause active de transformation partant de l'intérieur ne me paraît pas admissible, et pourquoi je suis obligé de m'en tenir à la théorie de la sélection.

La théorie d'une pareille transformation phylétique (voir l'*Appendice* n° **1**) a, selon moi, le plus grand défaut que puisse avoir une théorie en général : elle n'explique pas les phénomènes ! Non qu'elle ne soit pas actuellement en état de rendre intelligible tel ou tel phénomène secondaire, — mais elle laisse absolument inexpliquée une masse énorme des faits; elle ne donne pas d'explication de la finalité des organismes! C'est cependant le problème principal que le monde organique nous offre à résoudre! Que les espèces de temps en temps se transforment en de nouvelles espèces, une force intérieure de transformation suffirait à la rigueur pour l'expliquer, mais qu'elles se transforment précisément de la manière appropriée aux nouvelles conditions dans lesquelles elles auront à vivre, voilà ce qui demeure complètement incompréhensible. Faut-il donc admettre comme une explication l'affirmation de Naegeli disant que l'organisme jouit de la faculté de se transformer d'une manière appropriée à une excitation extérieure? (Voir *Appendice* n° **2**.) A peine faut-il en regard de cette lacune fondamentale prendre en considération le fait qu'il n'y a pas une preuve en faveur de la base de la théorie, en faveur de l'existence d'une cause intérieure de transformation.

Naegeli a su édifier d'une façon géniale son importante notion de l'idioplasma. C'est sûrement un résultat important, et qui durera, mais pas au point de vue particulier sous lequel l'a présenté son créateur. Cette explication particulière, cette représentation ingénieuse qui nous est donnée par la structure moléculaire la plus délicate de cet agent hypothétique de la vie, qu'est-ce d'autre qu'une simple hypothèse? Cet idioplasma ne pourrait-il pas être en réalité tout autre que le suppose Naegeli, et les conclusions tirées de cette structure présumée peuvent-elles prouver quelque chose? Si vraiment il devait résulter nécessairement de la structure de cet idioplasma qu'il doit se modifier dans le cours des temps, la chose ne peut avoir lieu que parce que Naegeli l'a réglée de la sorte à l'avance! Personne ne doutera qu'on puisse aussi concevoir une structure de l'idioplasma telle qu'un changement partant de l'intérieur pour aboutir à l'extérieur serait absolument impossible.

A supposer même qu'il fût possible théoriquement d'imaginer une substance telle que sa nature physique comporte en elle qu'elle se modifie d'une façon déterminée par simple croissance, nous ne serions autorisés à l'admettre, et à admettre par suite un principe nouveau, complètement inconnu, que s'il était démontré que les forces connues jusqu'ici ne nous suffisent pas pour expliquer les phénomènes.

Mais qui pourrait soutenir qu'on pourrait démontrer la chose? Sans doute on invoquerait bien de nouveau la régularité qui se produit en particulier dans le développement phylétique du règne végétal, la prépondérance et la grande persistance, chez les plantes, des caractères purement morphologiques. Mais, bien qu'il résulte sans aucun doute du groupement naturel du règne végétal et du règne animal que le monde organique dans son développement suit très souvent pendant des intervalles plus ou moins longs des directions déterminées de développement, faut-il donc admettre pour cela des forces intérieures inconnues qui déterminent cette direction?

J'ai tenté de montrer, il y a déjà bien des années [1], — et jadis contre Darwin, — que la constitution d'un organisme, que la nature physique de chaque espèce, doit agir sur sa faculté de se modifier pour la limiter. Une espèce déterminée ne peut pas se transformer en toute autre espèce venue, un coléoptère ne peut pas devenir un nouveau vertébré, ni une sauterelle ou un papillon, il ne peut devenir qu'une nouvelle espèce de coléoptère, et une espèce de coléoptère de la même famille et du même genre. Ce qui est nouveau ne peut se rattacher qu'à ce qui existait déjà, et c'est seulement en cela que consiste la nécessité pour certaines directions du développement phylétique d'être finies.

Je conçois très bien qu'il est plus naturel au botaniste qu'au zoologiste d'avoir recours à des agents intérieurs de développement; les rapports de la forme et de la fonction, l'appropriation de l'organisme aux conditions intérieures et extérieures de l'existence se produisent moins chez les plantes, et sautent moins aux yeux, souvent il faut, pour les découvrir, beaucoup d'observation et d'ingéniosité. On est par suite plus facilement tenté de s'imaginer tous les phénomènes comme dépendant de causes dominantes intérieures. Naegeli conçoit la chose tout autrement; pour lui, c'est chez les plantes que se montre la cause propre, intime, des transformations qui, chez les animaux, est plus voilée par les adaptations [2]. Mais est-ce vraiment un motif suffisant de concevoir ainsi les choses que de ne pouvoir encore reconnaître comme adaptations bien des caractères des plantes? Combien le nombre

---

1. *Ueber die Berechtigung der Darwin'schen Theorie*, Leipzig, 1868, p. 27.
2. *Op. cit.*, Avant-propos, p. VI.

des signes « morphologiques » présumés des plantes ne s'est-il pas
réduit dans ces vingt dernières années! Sous quel autre jour apparaissent aujourd'hui les formes et les couleurs des fleurs souvent
si particulières et si arbitraires, en apparence, depuis que l'ancienne
découverte de Sprengel a été mise en valeur par les recherches de
Darwin, et poursuivie d'une façon admirable par Hermann Muller!
De même le cours des nervures des feuilles, tenu jadis pour absolument sans importance, s'est révélé sous l'analyse pénétrante de
Julius Sachs comme un fait de la plus haute signification biologique. (Voir *Appendice* n° 3.) Et nous ne sommes pas encore au bout
des recherches, et on ne peut concevoir pourquoi nous ne pourrions pas arriver un jour à comprendre beaucoup de caractères,
encore incompréhensibles aujourd'hui, comme conditionnés par
leur fonction [1].

En tout cas le zoologiste ne saurait insister assez sur ce fait que
la forme et la fonction dépendent étroitement l'une de l'autre, et
jusque dans les plus petits détails, et que l'adaptation à des conditions déterminées d'existence se montre dans le corps de l'animal d'une façon absolument éclatante. Il n'y a là rien d'indifférent, rien qui pourrait être autrement; chaque organe, chaque
cellule et chaque partie de cellule est *condamnée* dans une certaine
mesure au rôle qu'elle doit prendre en regard du monde extérieur.

Certainement nous ne sommes pas en état, pour une espèce
quelconque, de faire la preuve de toutes ces adaptations, mais là
où nous réussissons à approfondir la signification d'une relation
de structure, elle se révèle toujours comme une adaptation, et quiconque a jamais essayé d'étudier avec quelques détails la structure d'une espèce, et de se rendre compte du rapport de ses parties
avec la fonction du tout, inclinera fort à dire avec moi : tout repose sur l'adaptation, il n'y a pas une seule partie du corps, fût-
elle la plus petite et la plus insignifiante, il n'y a pas une seule
partie, qui ne doive son origine à l'influence des conditions de
l'existence, soit chez l'espèce même en question, soit chez ses
ancêtres, il n'y a rien qui ne corresponde à ses conditions

---

1. Depuis le moment où ceci a été écrit, beaucoup d'autres particularités morphologiques des plantes ont été, avec raison, interprétées comme étant des adaptations. Voir par exemple les recherches de E. Stahl sur les moyens par lesquels les plantes se défendent des attaques des escargots et limaces (*Les moyens de
protection des végétaux contre les animaux*, d'après M. E. Stahl, par Henry
de Varigny. *Revue Scientifique*, 9 février 1889). — A. W. 1888.

d'existence, comme le lit de la rivière au cours d'eau qui coule dans son sein.

Ce sont des convictions, — je le concède, — ce ne sont pas des preuves absolues, car nous ne sommes pas en état jusqu'à présent de pénétrer assez dans le secret d'une espèce pour pouvoir démontrer la signification réelle de toutes ses parties, à tous les points de vue, et nous sommes encore beaucoup moins en état, pour chaque cas particulier, de remonter dans l'histoire des ancêtres, et de reconstituer l'origine de ces parties dont la présence chez les descendants dépend en première ligne de l'hérédité.

Mais nous avons déjà cependant un très remarquable commencement de preuve inductive, car le nombre des adaptations dont on peut faire la preuve est dès maintenant considérable, et s'accroit tous les jours.

Mais si l'organisme se compose uniquement en général d'adaptations reposant sur la constitution des ancêtres, on ne peut pas concevoir ce qui resterait bien encore à faire pour une force phylétique, quand même on se la représenterait sous la forme raffinée de l'idioplasma auto-modificateur de Naegeli.

Peut-être n'est-il pas inutile d'expliquer ma manière de voir par un exemple particulier. Je choisis un groupe d'animaux connus, les baleines. Ce sont des mammifères et des placentaires qui, selon toute vraisemblance, sont sortis, à l'époque secondaire, des mammifères terrestres, par adaptation à la vie aquatique. Tout ce qui est caractéristique pour les baleines, tout ce qui les distingue des autres mammifères, dépend de l'adaptation, de l'adaptation à la vie dans l'eau. Leurs bras sont transformés en nageoires rigides qui ne sont mobiles qu'à l'articulation scapulaire; sur leur dos et leur queue se développe une crête membraneuse analogue à la nageoire du dos et de la queue des poissons; leur oreille est sans muscle auriculaire et sans conduit auditif externe; les ondes sonores n'arrivent pas par le conduit auditif externe jusqu'à la cavité du tympan et de là jusqu'à l'oreille interne qui perçoit, à vrai dire, le son, mais elles parviennent directement à travers les os de la tête disposés spécialement pour cela jusqu'à la cavité du tympan, et de là par la fenêtre ronde jusqu'au labyrinthe du limaçon, disposition qu'on pourrait quaiifier d'audition aquatique par opposition à l'audition aérienne des autres mammifères. Le nez présente aussi des particularités; il ne s'ouvre pas en avant au-dessus de la bouche, mais en haut sur le front, de telle sorte que l'animal qui a besoin d'air peut respirer aussi dans une mer battue par la tempête dès qu'il émerge à la surface. L'ensemble du corps s'est al-

longé, est devenu fusiforme, semblable à celui d'un poisson, habile à
fendre rapidement l'élément liquide. Chez aucun autre mammifère,
à l'exception des Siréniens semblables aussi aux poissons, ne manquent les extrémités postérieures; les pattes, chez les baleines,
comme chez les Siréniens, sont devenues inutiles, et le développement puissant de la queue plate en forme de rame les a rendues
superflues, elles sont devenues rudimentaires et se cachent profondément dans la chair de l'animal, sous forme d'une rangée de
petits os et de muscles qui permettent encore de reconnaître la
structure primitive de la patte chez des espèces isolées. C'est de
même parce qu'il était superflu que le pelage appartenant aux
mammifères a disparu; les baleines n'en ont plus besoin, parce que
la couche épaisse de graisse qui se trouve sous leur peau leur fournit un vêtement plus chaud encore. De plus, elle était nécessaire
pour diminuer leur poids spécifique, et pour le rendre égal à celui
de l'eau de mer. Si nous regardons la structure de leur tête, nous
voyons aussi toute une série de particularités qui se lient directement ou indirectement à leur manière de vivre. Chez les baleines
franches, on est frappé d'une façon particulière par la grosseur prodigieuse de la face, par les énormes mâchoires qui entourent une
bouche monstrueuse. Cette formation si caractéristique serait-elle
donc une émanation de cette force intérieure, de ces transformations intérieures spontanées de l'idioplasma? Non, car il est facile
de voir qu'elle repose sur l'appropriation à un mode d'alimentation tout à fait particulier. Les baleines n'ont pas de dents, il n'y
a chez l'embryon que des germes de dents, réminiscence d'ancêtres dentés; mais du rebord de la cavité de la bouche descendent
verticalement de grandes lames de fanons, frangés à l'extrémité.
Ces baleines vivent de petits organismes, de la longueur d'un
pouce, qui nagent dans la mer en bandes innombrables. Pour pouvoir se nourrir de morceaux aussi petits, il est indispensable que
ces animaux puissent les saisir en quantité colossale, et c'est ce que
permet la bouche énorme qui peut en une fois recevoir de grandes
masses d'eau et les filtrer à travers ses fanons; l'eau s'écoule, mais
les petits animaux restent dans la bouche. Faut-il ajouter maintenant que les organes intérieurs, en tant que nous pouvons connaître exactement leur fonction, et dans la mesure où ils s'éloignent de la structure des autres mammifères, sont directement ou
indirectement modifiés par leur adaptation à la vie dans l'eau? Que
l'intérieur du nez et que sa largeur comportent des dispositions
très particulières qui permettent de respirer et d'avaler tout à la
fois; que les poumons sont d'une longueur extraordinaire, et qu'ils

donnent ainsi à la baleine la position horizontale dans l'eau sans qu'il y ait besoin d'effort musculaire ; que par suite de cette longueur des poumons le diaphragme est presque horizontal, que certaines dispositions des vaisseaux permettent à l'animal de demeurer longtemps sous l'eau?

Je répète ma question précédente pour ce cas particulier : si toutes les caractéristiques de ces animaux sont basées sur l'adaptation, que peut-il donc rester pour l'activité d'une force intérieure de développement? ou que reste-t-il de la baleine si l'on en retire les adaptations? Rien que le schéma général d'un mammifère, qu'on devait avoir déjà avant l'origine de la baleine, dans ses ancêtres, qui étaient des mammifères. Mais si ce qui fait de la baleine une baleine doit son origine à l'adaptation, la force intérieure de développement n'a par suite aucune part à la formation de ce groupe d'animaux.

Et cependant cette force doit être le facteur principal des transformations, et Naegeli dit expressément que les règnes animal et végétal seraient presque devenus ce qu'ils sont en fait quand même il n'y aurait pas sur la terre d'adaptation à de nouvelles relations, ni de concurrence dans la lutte pour la vie. (*Op. cit.*, p. 117, 286.)

Mais à supposer que ce ne soit pas seulement renoncer à une explication, mais que ce soit une explication même que de dire qu'un organisme dont toutes les particularités caractéristiques reposent sur l'adaptation a été appelé à la vie par une force intérieure de développement, il resterait toujours à expliquer comment il se fait que cet organisme calculé pour des conditions d'existence tout à fait déterminées, et qui ne pourrait pas vivre dans d'autres conditions, a fait son apparition à ce point, et à cette époque du développement de la terre, qui offrait les conditions d'existence requises. Comme je l'ai déjà dit, les partisans d'une force intérieure de développement sont obligés d'imaginer une hypothèse accessoire, une sorte d'harmonie préétablie qui implique que les modifications du monde organique marchent parallèlement avec les modifications de l'écorce terrestre et des conditions d'existence, de même que d'après Leibnitz le corps et l'esprit, quoique indépendants l'un de l'autre, marchent d'une façon absolument parallèle, comme deux chronomètres réglés de même. Cette hypothèse même ne suffirait pas, parce que non seulement le temps, mais aussi le lieu entre en considération, et parce qu'il ne servirait à rien à une baleine de faire son apparition sur de la terre ferme. Combien de cas innombrables ne connaissons-

nous pas dans lesquels une espèce est exclusivement appropriée
à un coin de terre absolument déterminé sans pouvoir réussir dans
aucun autre endroit! Qu'on pense seulement aux cas d'imitation
servile dans lesquels un insecte en copie un autre et se protège par
là, ou à la simulation préservatrice d'une écorce d'arbre déterminé, d'une feuille déterminée, ou à ces appropriations souvent
si merveilleuses à des parties tout à fait déterminées d'un hôte déterminé chez les animaux vivant à l'état parasitaire!

De telles espèces n'ont pu se former à une place autre que
celle dans laquelle seule elles peuvent vivre; elles ne peuvent devoir leur origine à une force intérieure de transformation! S'il
faut que des espèces particulières et qu'un ensemble de dispositions, comme celles de la baleine, se soient formées en dehors de
cette force, nous pouvons affirmer avec confiance qu'une telle
force n'existe pas, nous n'avons pas de motif, nous n'avons pas
le droit de l'admettre.

Il semblera donc que nous sommes autorisés, si nous poursuivons la tentative de Darwin, à renoncer à l'hypothèse de forces inconnues, et à faire dériver les transformations des organismes de
forces et de phénomènes connus. Je dis : poursuivre, parce que
je ne crois pas que nos connaissances dans cette direction s'arrêtent avec Darwin, parce qu'il me semble que depuis lui nous
sommes arrivés à des notions inconciliables avec les points prin-
cipaux de sa conception, qui par suite rendent nécessaire une modification de sa théorie.

La théorie de la sélection explique la formation de nouvelles
espèces par ce fait que, de temps en temps, il se produit des changements dans les conditions d'existence, qui imposent de nouvelles exigences à l'organisme s'il veut résister pour durer, et qu'à la
suite de cela, il intervient des processus de sélection qui font que,
parmi les variations présentes, celles-là seules persistent qui correspondent le plus aux conditions d'existence modifiées. Par la continuité du choix dans la même direction ces différences, au début
encore insignifiantes, s'accroissent, et deviennent des différences
spécifiques.

Je voudrais à ce propos insister plus fortement que ne l'a fait
Darwin sur ce fait que les modifications des conditions d'existence,
aussi bien que celles de l'organisme, doivent se faire à petits pas,
lentement, et, qu'à aucun moment de l'ensemble du phénomène
de transformation, l'espèce ne demeure insuffisamment appropriée
aux conditions d'existence. On ne peut concevoir une transformation soudaine, brusque, parce qu'elle rendrait impossible l'exis-

tence de l'espèce. Si l'ensemble de l'organisation d'un animal est basé sur l'appropriation, si le corps animal est, dans une certaine mesure, une combinaison extraordinairement compliquée d'anciennes et de nouvelles appropriations, ce serait un cas absolument merveilleux, si, lors d'un changement subit de nombreuses parties du corps, toutes ces parties se modifiaient précisément de façon à former de nouveau un tout qui cadre exactement avec les conditions extérieures modifiées. Ceux qui admettent une transformation brusque ne tiennent pas compte de ce fait que dans un organisme animal tout est exactement calculé pour permettre à l'espèce de vivre, que cela suffit exactement, mais qu'il n'y a rien de trop, et que la plus petite modification de l'organe le moins apparent peut suffire pour entraîner pour l'espèce l'impossibilité d'exister.

On m'objectera peut-être qu'il n'en est pas de même chez les plantes, comme le prouvent les différentes plantes d'Amérique qui se sont développées en Europe, ou les plantes d'Europe qui sont devenues indigènes en Australie. On pourrait invoquer de même ces plantes qui à l'époque glaciaire habitaient la plaine, mais qui plus tard ont émigré en partie sur les Alpes, en partie dans les régions septentrionales, et qui, malgré un séjour prolongé dans des conditions d'existence en apparence tout autres, sont néanmoins demeurées identiques à elles-mêmes. Il y a des exemples du même genre dans le règne animal. Le lapin débarqué, il y a 400 ans, par un matelot dans l'île africaine de Porto-Santo, s'y est fixé par des descendants innombrables; les grenouilles d'Europe introduites à Madère s'y sont multipliées au point de devenir une véritable calamité, et le moineau d'Europe réussit aussi bien aujourd'hui en Australie que chez nous. Mais ces faits prouvent-ils que l'appropriation aux conditions d'existence est une obligation moins étroite? qu'un organisme qui est approprié pour un habitat déterminé demeure capable de vivre dans d'autres conditions d'existence sans pourtant se modifier? A mon avis ces faits ne prouvent qu'une chose, c'est que les espèces en question ont trouvé dans ces pays étrangers les mêmes conditions d'existence que dans leur propre pays, ou tout au moins des conditions auxquelles leur organisme pouvait se soumettre sans se modifier. Toute différence d'habitat n'implique pas nécessairement pour toute espèce de plante ou d'animal un changement dans les conditions. Le lapin de Porto-Santo se nourrit certainement d'autres herbes que ses alliés sauvages d'Allemagne, mais cela ne signifie pas pour l'espèce un changement des conditions d'existence, car deux modes peuvent lui convenir également bien.

Retirez seulement au lapin sauvage tel qu'on le connaît en Europe une petite partie de sa sauvagerie ou de sa vue pénétrante ou de sa finesse d'oreille ou d'odorat, ou donnez-lui une autre couleur que sa couleur naturelle : aussitôt il ne pourra plus vivre en tant qu'espèce, et il sera exterminé par ses ennemis. La même conséquence se produirait très vraisemblablement si on était en état de provoquer une modification dans les organes intérieurs, dans le poumon, dans le foie, dans les organes de la circulation; l'animal pris individuellement ne deviendrait peut-être pas pour cela incapable de vivre, mais l'espèce ne manquerait pas de déchoir par quelque côté du maximum de son activité, et deviendrait par suite incapable de vivre en tant qu'espèce.

La transformation brusque des espèces me paraît, — au moins dans le domaine zoologique, — impossible au point de vue physiologique.

La transformation des espèces ne peut donc se produire qu'à petits pas, et doit dépendre de la totalisation de ces différences qui distinguent un individu des autres, c'est-à-dire des différences individuelles.

Il n'est pas douteux qu'il y ait partout de ces différences, et on comprend bien au premier regard qu'elles peuvent représenter les matériaux à l'aide desquels la sélection donne naissance à de nouvelles formes. La chose cependant n'est pas aussi simple qu'elle semblait encore il y a peu de temps si, du moins, il est exact, comme je le crois moi-même, que chez tous les animaux et toutes les plantes se reproduisant par de vrais germes, ceux-là seuls parmi ces caractères peuvent être transmis à la génération suivante qui étaient déjà virtuellement contenus dans le germe des parents.

Je me représente l'hérédité comme dépendant de ce fait que de la substance active du germe, du plasma germinatif, il y a toujours un minimum qui demeure non modifié, quand le germe se développe en organisme, et que ce reste de plasma germinatif sert à former la base des cellules germinatives du nouvel organisme [1]. Il y a donc par suite une continuité du plasma germinatif d'une génération à l'autre.

On peut se représenter le plasma germinatif comme un long rhizome traçant duquel s'élèvent de distance en distance de petites plantes isolées qui sont les individus des générations consécutives.

Il en résulte l'impossibilité de la transmission des caractères

1 Voir les Essais *Sur l'Hérédité* et sur la *Continuité du Plasma Germinatif.*

acquis, car si le plasma germinatif n'est pas produit à nouveau dans tout individu, mais dérive du précédent, sa constitution et, par suite, sa structure moléculaire, ne dépendent pas de l'individu dans lequel il se trouve par hasard, mais cet individu n'est dans une certaine mesure que le terrain nourricier aux dépens duquel le plasma germinatif s'accroît, et sa structure moléculaire est fixée dès le commencement.

Les tendances héréditaires dont le plasma germinatif est l'agent sont précisément attachées à cette structure moléculaire, et, par suite, il n'y a que des caractères héréditaires qui puissent être transmis d'une génération à l'autre, c'est-à-dire des caractères qui appartenaient dès le début à la structure du plasma germinatif, et non pas des caractères acquis au cours de la vie à la suite d'influences extérieures particulières.

On a jusqu'à présent, comme on sait, admis le contraire; on regardait comme tout naturel que des qualités acquises pussent aussi se transmettre, et on cherchait à expliquer par des théories variées, toujours très compliquées et très artificielles, comment des modifications provoquées dans le cours de la vie par des influences extérieures pouvaient se communiquer au germe et devenir ainsi transmissibles. Jusqu'à présent, on ne possède pas de faits qui démontrent réellement que des qualités acquises puissent être transmises, — la transmission de maladies provoquées d'une façon artificielle n'est pas concluante, — et tant que nous n'aurons pas de faits à invoquer, nous n'avons pas le droit de faire cette hypothèse, quand même nous ne pourrions pas démontrer sans elle les transformations des espèces.

C'était manifestement la notion obscure de cet état de choses qui a empêché jusqu'ici de toucher à l'axiome de la transmissibilité des caractères acquis; on croyait ne pas pouvoir s'en passer pour expliquer les transformations spécifiques, et non seulement ceux qui accordent beaucoup à l'action directe des influences extérieures, mais encore ceux qui rapportent la plus grande partie des faits aux processus de sélection.

Le premier principe de la théorie de la sélection est la variabilité individuelle; celle-ci fournit la matière de très petites différences dont l'accumulation doit, dans le cours des générations, donner de nouvelles formes. Mais que deviendront des caractères individuels transmissibles, si les modifications éprouvées par l'individu dans le cours de sa vie sous l'action d'influences extérieures ne sont pas transmissibles? Il faut pouvoir découvrir une autre source de différences individuelles héréditaires, autrement la théorie de la sélection s'effondrerait, en particulier dans le cas où l'absence effective de différences individuelles héréditaires serait établie. Ou bien, si l'on ne peut pas douter de l'existence de ces différences, cela montrerait qu'il doit y avoir quelque vice dans la théorie de la continuité du plasma germinatif que je viens d'esquisser, et dans la théorie converse de l'impossibilité de la transmission des qualités acquises. Je crois cependant qu'il est parfaitement possible de se représenter d'une autre façon l'origine des différences individuelles héréditaires, et c'est la tâche que je me suis donnée aujourd'hui.

On a pu jusqu'ici se représenter l'origine de la variabilité individuelle à peu près de la manière suivante. Des phénomènes de l'hérédité, il faut conclure que tout organisme jouit de la faculté de fournir des germes qui peuvent donner naissance, en théorie du moins, à des copies exactes de lui-même. Mais dans la réalité ceci ne sera jamais absolument exact, et cela parce que chaque organisme jouit en même temps de la qualité de réagir de façon différente contre les différentes influences extérieures qui le sollicitent, et sans lesquelles il ne pourrait ni se développer ni vivre d'une manière générale, en se modifiant d'une manière ou de l'autre. Une bonne alimentation le fait devenir fort et gros, une mauvaise nourriture le rend petit et faible, et ce qui est vrai de l'ensemble l'est aussi pour les parties isolées. Comme les enfants d'une seule et même mère sont atteints dès le début de leur existence par des influences hétérogènes et différentes en intensité, il faut nécessairement qu'ils deviennent inégaux dans la suite, bien qu'ils procèdent de germes absolument identiques, ayant de mêmes tendances héréditaires.

Nous aurions donc ainsi des différences individuelles. Mais dès que les caractères acquis ne sont pas transmissibles, toute cette déduction s'écroule, car tous les changements qui sont provoqués par la qualité plus ou moins bonne de l'alimentation de parties isolées ou de l'ensemble de l'organisme, y compris les résultats de l'exercice, de l'usage ou de l'absence d'usage de parties isolées, tous ces changements ne peuvent produire de différences héréditaires, ils ne peuvent être transmis à la génération suivante, ils sont pour ainsi dire des caractères passagers.

Les enfants des pianistes n'héritent pas du talent du pianiste : ils sont obligés d'apprendre avec autant de peine que le père, ils héritent seulement de ce que le père a déjà eu quand il était enfant, d'une souplesse de doigté, et du sens de la musique. Les enfants n'héritent pas non plus de la connaissance du langage, bien que non seulement leurs parents, mais encore une série presque

infinie d'ancêtres aient parlé la même langue. On a tout récemment
réuni des faits [1] qui montrent que les enfants d'hommes appartenant à des nations d'une civilisation avancée ne présentent, quand
ils grandissent à l'état sauvage, isolés des hommes, pas trace d'un
langage. La faculté de parler est donc une qualité acquise ou tran-
sitoire, mais non héréditaire ; elle ne se transmet pas, elle disparaît avec celui qui la possède.

Les expériences faites dans le domaine des végétaux concordent
aussi avec ces résultats, elles sont même particulièrement signi-
ficatives.

Quand Naegeli [2] transplanta dans le jardin botanique de Munich
des plantes des Alpes arrachées à leur sol naturel, un grand nombre d'espèces se modifièrent pour cette raison de façon si notable
qu'on avait de la peine à les reconnaître ; les petits *Hieracium* des
Alpes devinrent gros, fortement ramifiés et très florifères. Mais
transportait-on ces plantes, et même celles qui descendaient d'elles,
sur un maigre sol caillouteux, il ne restait rien de toutes les modifications ; elles revenaient de nouveau à la forme alpine primitive, et le retour à la forme primordiale était toujours complet,
même quand l'espèce avait été cultivée pendant plusieurs générations dans du bon terreau de jardin.

Des essais analogues donnant des résultats semblables ont été
tentés par Alexis Jordan, vingt ans après Naegeli, principalement
sur la *Draba verna* [3]. Ces essais sont d'autant plus concluants qu'à
leur origine ils ne comportaient pas du tout de préoccupation
théorique. L'auteur voulait voir par l'expérimentation si les nombreuses variétés de *Draba verna* qui poussent à l'état sauvage dans
différents habitats sont de simples variétés, ou représentent des
espèces. Comme il trouva qu'elles redevenaient toujours elles-
mêmes après qu'elles avaient été modifiées par la culture sur un
sol étranger, il admit la dernière hypothèse. Toutes ces expériences confirment donc cette idée que des influences extérieures peuvent bien, il est vrai, modifier l'individu, mais que ces modifications ne peuvent pas se transmettre aux germes, et ne sont pas
héréditaires.

Naegeli soutient à la vérité qu'il n'y a pas d'une manière géné-

1. Voy. Rauber : *Homo sapiens ferus oder die Zustaende der Verwilderten,*
Leipzig, 1885.

2. *Sitzungsberichte d. Baierischen Akad. d. Wissensch.* du 18 nov. 1865.
V. aussi : *Mechanisch-physiologische Theorie der Abstammungslehre,* p. 102.

3. Jordan : *Remarques sur le fait de l'existence en société des espèces vé-
gétales affines,* Lyon, 1873.

rale de différences individuelles innées chez les plantes; les différences que nous constatons, en fait, d'un hêtre ou d'un chêne à l'autre, ne sont que des modifications dues à l'habitat, et provoquées par l'hétérogénéité des influences locales. Cependant il va manifestement trop loin, quoiqu'on puisse concéder que les différences individuelles innées sont plus difficiles à distinguer des différences acquises chez les plantes que chez les animaux.

Chez les animaux, il est certain qu'il y a des caractères individuels innés et transmissibles. A ce point de vue l'homme est pour nous tout particulièrement important. Notre œil est exercé à saisir chez lui les plus petites différences, et surtout les traits du visage. Tout le monde sait que de certains traits se perpétuent à travers des suites entières de générations de certaines familles. Je rappellerai seulement le front large des Césars, le menton proéminent des Habsbourgs, le nez aquilin des Bourbons. Chez l'homme il y a donc certainement des caractères individuels héréditaires; on peut en dire autant avec la même certitude de tous nos animaux domestiques, et on ne peut pas concevoir pourquoi nous devrions douter de leur existence chez d'autres animaux et chez les plantes.

Mais maintenant une question se pose. Comment pouvons-nous expliquer leur présence si nous nous appuyons sur l'idée d'une continuité du plasma germinatif, et si nous sommes obligés de rejeter l'hypothèse d'une transmission des caractères acquis? Comment les individus d'une seule et même espèce peuvent-ils admettre des caractères hétérogènes de nature héréditaire, puisque tous les changements dus à des influences extérieures sont de nature passagère et disparaissent de nouveau avec l'individu? Pourquoi les individus ne se distinguent-ils pas seulement par ces différences fugitives, qui donnent naissance à ces caractères individuels héréditaires plus profonds s'ils ne peuvent pas être provoqués par les influences extérieures qui atteignent l'individu?

On se dira tout d'abord que des influences extérieures hétérogènes peuvent atteindre non seulement l'individu même, adulte ou en voie de développement, mais encore la cellule germinative d'où il se développera un jour. Il paraît admissible que de telles influences pourraient déterminer aussi de petites modifications hétérogènes dans la structure moléculaire du plasma germinatif. Comme le plasma germinatif, — dans notre hypothèse, — se transmet d'une génération à l'autre, de telles modifications devraient par suite être héréditaires.

Sans mettre complètement en doute la réalité de ces influences qui modifient directement les germes, je crois cependant qu'elles n'ont aucune part à la production de caractères *individuels* héréditaires.

Le plasma germinatif, ou, — si l'on préfère, — l'idioplasma de la cellule germinative est sans doute une substance extraordinairement compliquée dans sa structure intime, mais cependant une substance d'une force d'inertie prodigieuse, une substance qui se nourrit et qui s'accroît dans des proportions surprenantes, mais sans changer pour cela le moins du monde de complexité de structure moléculaire. Nous pouvons, avec Naegeli, l'affirmer en toute assurance, bien que nous ne puissions rien savoir directement de cette structure. Mais quand nous voyons que beaucoup d'espèces se sont reproduites sans se modifier, — je rappelle seulement les animaux sacrés des anciens Égyptiens dont les corps embaumés remontent parfois à 4000 ans, — cela nous montre que leur plasma germinatif jouit exactement encore aujourd'hui de la même structure moléculaire dont il a joui il y a 4000 ans. Comme il faut admettre d'autre part que la quantité de plasma germinatif qui est contenue dans une cellule germinative unique est très petite, et que de cette très petite quantité une très petite fraction peut seule demeurer sans changement, il faut par suite que déjà dans l'intérieur de chaque individu en particulier il se produise un accroissement énorme de cette petite fraction de plasma germinatif. Il y a bien dans chaque individu des milliers de cellules germinatives. C'est pourquoi ce n'est pas trop dire que l'accroissement du plasma germinatif chez l'ibis ou le crocodile d'Égypte a dû être infini durant ces 4000 ans. Mais chez les plantes et les animaux qui habitent en même temps les Alpes et les régions du Nord nous avons des exemples d'espèces qui sont demeurées sans changement pendant des périodes beaucoup plus longues, en particulier depuis l'époque glaciaire, chez lesquelles, par suite, l'accroissement du plasma germinatif a dû être encore beaucoup plus considérable.

Si, malgré tout, la structure moléculaire du plasma germinatif est demeurée la même, il faut que cette substance ne se modifie que difficilement, et il reste peu de chances pour que les petites différences fugitives dans l'alimentation, qui atteindront d'ailleurs aussi bien les cellules germinatives que toute autre partie de l'organisme, puissent déterminer une modification, même insignifiante, de sa structure moléculaire. Son accroissement se fera tantôt plus vite, tantôt moins vite, mais sa structure restera d'autant plus permanente que ces influences sont pour la plupart de nature changeante, et se font sentir tantôt dans au sens, tantôt dans un autre.

Les différences individuelles héréditaires doivent par suite avoir une autre origine.

Je crois qu'il faut la chercher dans la forme de reproduction par laquelle la plupart des organismes aujourd'hui vivants se multiplient, dans la reproduction sexuelle ou, — selon l'expression de Haeckel, — dans la reproduction amphigone.

Elle consiste, comme on sait, en la fusion de deux cellules germinatives opposées, ou peut-être seulement de leurs noyaux; ces cellules germinatives contiennent la substance germinative, le plasma germinatif, et celui-ci est, en raison de sa structure moléculaire spécifique, le véhicule des tendances héréditaires de l'organisme d'où provient la cellule germinative. Il y a donc mélange dans une certaine mesure, dans la reproduction *amphigone,* de deux tendances héréditaires. C'est dans ce mélange que je vois la cause des caractères individuels héréditaires, et le rétablissement de ces caractères est la fonction de la reproduction amphigone. Elle a à créer des différences individuelles au moyen desquelles la sélection crée de nouvelles espèces.

Cette manière de voir semble peut-être très surprenante et, au premier abord, des plus invraisemblables. On inclinerait plutôt à croire que le prolongement du mélange de deux différences préexistantes, tel qu'il résulte de l'amphigonie, doit aboutir, non pas à une augmentation de ces différences, mais bien à un affaiblissement et à un nivellement progressif de ces mêmes différences, et on a déjà exprimé l'idée que la reproduction sexuelle a pour résultat d'effacer promptement les déviations de caractère spécifique. En ce qui concerne les caractères spécifiques, cela peut être exact, parce que les déviations qu'ils peuvent subir se présentent si rarement qu'elles ne peuvent pas persister en regard de la grande quantité d'individus normaux. Mais il n'en est pas de même pour les petites différences individuelles, précisément parce que chaque individu les possède, chacun d'une manière différente. Pour que les différences pussent ici s'égaliser, il faudrait que l'espèce tout entière ne fût composée que de quelques individus. Mais le nombre des individus qui représentent une espèce est en général non seulement très considérable, mais encore presque incalculable. Un croisement de tous avec tous est impossible, et, par suite, il ne peut y avoir de nivellement des différences individuelles.

Pour expliquer l'action de la reproduction sexuelle, admettons que la reproduction soit unisexuelle, comme elle a lieu, en fait, dans la parthénogenèse; chaque individu procrée par suite des cellules germinatives dont chacune devient par elle-même un nouvel individu. Imaginons une espèce dont les individus sont complètement identiques : leurs descendants devront rester identiques pendant un nombre quelconque de générations, abstraction faite des différences passagères comme celles qui peuvent résulter de la différence de l'alimentation, etc., mais ne sont point transmissibles.

Les individus de cette espèce pourraient être par suite différents de fait, mais cependant virtuellement identiques, c'est-à-dire qu'ils pourraient différer pour l'application, mais qu'ils devraient être tous identiques par l'aptitude; les germes de tous ces individus devraient contenir exactement les mêmes tendances héréditaires, et s'il était possible de les laisser se développer sous des influences exactement identiques, ils devraient aussi donner naissance à des individus complètement identiques.

Modifions maintenant notre hypothèse, et admettons que les individus de l'espèce monogone, se reproduisant par suite sans croisement, se distinguent entre eux non seulement par des caractères passagers, mais aussi par des caractères héréditaires. Chaque individu procréerait alors des descendants qui jouiraient des mêmes différences héréditaires dont l'individu jouit lui-même; de chaque individu il sortirait donc des suites de générations dont tous les individus pris isolément seraient virtuellement identiques à leurs premiers ancêtres. Les différences individuelles se répéteraient toujours dans chaque génération, et si tous les descendants parvenaient aussi à se reproduire, on devrait avoir finalement autant de groupes d'individus virtuellement égaux qu'il y avait au commencement d'individus isolés.

Des cas analogues se présentent en réalité chez beaucoup de Cynipides, chez certains Crustacés inférieurs, en général chez beaucoup d'espèces chez lesquelles la reproduction sexuelle est complètement remplacée par la parthénogenèse, mais ils se distinguent tous par un point important dans notre cas hypothétique, par ce fait que chez ces espèces jamais tous les descendants n'arrivent au développement complet ni à la reproduction, qu'en général la plupart des descendants périssent avant d'y parvenir, et qu'il ne reste enfin qu'autant d'individus reproducteurs qu'il en est, dans la génération précédente, parvenu à l'âge reproducteur.

On se demande alors si une telle espèce peut subir l'influence des processus de sélection. Supposons qu'il s'agisse d'un insecte qui vit dans le feuillage vert, et qui, grâce à la couleur verte de son corps, n'a pas à craindre d'être découvert. Les différences individuelles héréditaires doivent consister dans des nuances différentes de vert. Supposons maintenant que cette espèce fût obligée dans le cours des temps, par la disparition de la plante qui l'avait nourrie jusque-là, de vivre sur une autre plante d'une couleur verte un peu différente : elle ne serait plus parfaitement appropriée à cet autre vert. Cette espèce devrait donc, — pour n'être pas décimée de plus en plus par ses ennemis, et pour s'opposer à une ruine lente mais sûre, — s'efforcer, au figuré, d'adapter plus exactement sa couleur au vert de la nouvelle plante nourricière.

Il est facile de voir que l'espèce est absolument hors d'état de ce faire. Ses variations héréditaires demeurent toujours les mêmes de génération en génération; par suite si la nuance requise de vert ne se trouvait pas dès le début chez un individu, elle ne pourrait pas se produire plus tard. Se trouvât-elle même chez des individus isolés, les individus colorés autrement s'éteindraient peu à peu, et il ne resterait que les individus de la couleur verte voulue. Ce ne serait pas une appropriation dans le sens de la théorie de la sélection; ce serait cependant un triage qui représenterait seulement le commencement du processus que nous qualifions de processus de sélection. Si ce commencement de processus ne pouvait pas faire plus que d'établir la prépondérance de caractères préexistants, il ne mériterait pas grande attention, car il ne pourrait jamais donner naissance à une nouvelle espèce. Jamais une espèce ne comprend, dès le début, des individus s'écartant autant les uns des autres que les individus de l'espèce la plus voisine de celle-ci s'éloignent d'elle, et il faudrait encore beaucoup moins songer à expliquer par ce principe l'origine de tout le monde organique. Il faudrait que la première espèce comprît déjà toutes les autres espèces à l'état de variétés. La sélection doit fournir infiniment plus si on lui donne la signification de principe de développement. Elle doit être en état de totaliser les petites différences données dans la direction du but poursuivi, et de créer ainsi de nouveaux caractères. Dans notre exemple particulier, elle devrait être en état de conserver les individus dont le vert se rapprocherait le plus du vert demandé, et de rapprocher leurs descendants de plus en plus de cet idéal.

Mais il ne peut être question de rien de pareil dans la reproduction asexuelle. En d'autres termes : les processus de sélection au sens propre du mot, c'est-à-dire ceux qui donnent de nouveaux caractères par la gradation progressive de ceux qui existaient déjà, ne sont pas possibles chez des espèces à reproduction asexuelle. Si l'on démontrait jamais qu'une espèce se reproduisant par simple parthénogenèse se transforme en une nouvelle espèce, on dé-

montrerait du même coup qu'il y a encore d'autres agents de
transformation que les processus de sélection, car la sélection ne
pourrait donner naissance à cette nouvelle espèce. S'il se produit
ici une sélection d'individus dans la lutte pour la vie, elle conduit à
la survivance d'un groupe d'individus, et à l'anéantissement de tous
les autres. Dans notre exemple particulier, il ne subsisterait que
le groupe d'individus dont l'ancêtre primordial aurait déjà possédé
la nuance exacte de vert voulue, mais du même coup tous les
caractères héréditaires individuels auraient de nouveau disparu,
puisque, dans notre hypothèse, ils manquaient dès le début dans
l'intérieur des groupes pris isolément. Nous arrivons ainsi à ce
résultat que la reproduction monogame n'est pas en état de déterminer une variabilité individuelle héréditaire, qu'elle peut très
bien au contraire aboutir à la supprimer complètement.

Les choses se passent tout autrement dans la reproduction
sexuelle. Dès qu'il y a ici un commencement de variété individuelle, l'égalité des individus ne peut jamais se rétablir, les différences doivent même s'accentuer au cours des générations, non
pas dans le sens d'une plus grande différenciation, mais dans celui de combinaisons toujours nouvelles des caractères individuels.

Si nous commençons avec l'hypothèse d'un nombre d'individus
qui se distinguent les uns des autres par quelques caractères individuels héréditaires, dans la génération suivante aucun individu ne pourra être égal à l'autre, ils devront être tous différents,
et non pas seulement en fait, mais aussi virtuellement. Pas un des
descendants ne pourra être identique à un seul des ancêtres,
puisque chacun d'eux réunit en lui-même les tendances héréditaires de deux ancêtres, ses parents, et que par suite son organisme
doit être dans une certaine mesure un compromis entre ces deux
tendances de développement. Dans la troisième génération, ce sont
les tendances héréditaires de deux individus de la deuxième géné-
·ration qui se rencontrent. Mais comme le plasma germinatif de
cette génération n'est plus un plasma simple, mais se compose
de deux sortes de plasma germinatif différant individuellement,
un individu de la troisième génération sera le résultat d'un compromis de quatre tendances héréditaires différentes. Dans la quatrième génération se rencontreront 8, dans la cinquième 16, dans
la sixième 32 tendances héréditaires différentes. Chacune de ces
tendances se fera plus ou moins sentir dans telle ou telle partie
de l'organisme en formation, et par suite dans la sixième génération, il apparaîtra déjà une foule de combinaisons les plus différentes des caractères individuels des ancêtres, combinaisons qui

ne s'étaient jamais produites auparavant, et qui ne se représenteront jamais plus.

Nous ne savons pas jusqu'à quelle génération les tendances spécifiques de l'hérédité peuvent encore se faire sentir; bien des faits semblent indiquer qu'elles peuvent se faire sentir assez loin, en tout cas au delà de la sixième génération. Si l'on songe à ce fait que déjà, dans la dixième génération, il y aurait dans un germe 1,024 plasmas germinatifs hétérogènes avec les tendances héréditaires qui leur sont inhérentes, il devient certain que dans la suite de la reproduction sexuelle on ne rencontrera jamais des combinaisons absolument identiques de caractères individuels, il doit toujours s'en produire de nouvelles.

Ce qui contribue surtout à ce résultat, c'est ce fait que les différents idioplasmas qui composent le plasma germinatif des cellules germinatives d'un individu déterminé présentent des intensités différentes aux différentes époques de l'existence de cet individu, ou, en d'autres termes, que l'intensité de ces plasmas individuels est en fonction du temps. Nous devons conclure de ce fait que les enfants des mêmes parents ne sont jamais identiques, que dans l'un ce sont les caractères du père, dans l'autre ceux de la mère, ou de la grand'mère, ou du bisaïeul, qui dominent.

Ces considérations nous amènent ainsi à cette conclusion que par le fait de la reproduction sexuelle dans un petit nombre de générations déjà il doit se produire une grande quantité d'individualités bien marquées, même dans le cas tacitement admis d'une première génération sans ancêtres et n'ayant que très peu de caractères individuels. Mais il en résulte des organismes qui ne se reproduisent jamais sexuellement sans ancêtres, ils ont des ancêtres, et si ces ancêtres ont déjà joui de la reproduction sexuelle, chaque génération d'une espèce se trouve par suite dans l'état que nous avons précédemment admis pour la dixième ou pour la onzième génération postérieure, c'est-à-dire que tout individu contient déjà en lui un maximum de tendances héréditaires, et une variété infinie de caractères individuels possibles.

Nous avons ainsi la variabilité individuelle héréditaire, telle que nous la connaissons par l'homme et par les animaux supérieurs, et telle qu'elle convient à la théorie de la transformation des espèces par la sélection. Avant d'aller plus loin, je dois essayer de répondre à une question toute naturelle. Dans mon exposé, je suis parti d'une première génération possédant déjà des caractères individuels. D'où viennent-ils? Sommes-nous obligés de les admettre simplement sans pouvoir remonter à leur origine?

Mais alors nous n'aurions pas résolu complètement le problème de la variabilité héréditaire. Nous avons bien montré que des différences héréditaires, une fois qu'elles se sont présentées, devaient, par le fait de la reproduction sexuelle, se développer jusqu'à présenter la variété que nous observons réellement, mais nous n'avons pas encore indiqué d'où viennent ces différences. Si les influences extérieures qui agissent sur les organismes eux-mêmes ne peuvent déterminer en eux que ces différences passagères, si d'un autre côté les influences extérieures qui ont prise sur la cellule germinative peuvent entraîner tout au plus une modification de sa structnre moléculaire, quelque longue que soit la durée de leur action, les origines possibles des différences héréditaires semblent se dérober à nous.

Je crois cependant que nous pouvons répondre à la question posée. L'origine de la variabilité individuelle héréditaire ne peut se trouver dans les organismes supérieurs, chez les Métazoaires et chez les Métaphytes, il faut la chercher dans les organismes inférieurs, chez les êtres unicellulaires. Chez eux, il n'y a pas de contraste entre les cellules somatiques et les cellules germinatives; ils se reproduisent par segmentation. Si le corps de ces êtres est, au cours de son existence, modifié par quelque influence extérieure, et acquiert quelque caractère individuel, ce caractère passera à ses descendants. Si, par exemple, une Monère, par ses luttes répétées contre les courants d'eau, acquérait un sarcode plus compacte, plus résistant, ou plus fort que celui de la plupart des autres individus de cette espèce, cette particularité se transmettrait directement à ses descendants, car ils ne sont pas autre chose que ses deux moitiés; toute modification survenant au cours de son existence, tout caractère individuel acquis de quelque façon que ce soit, devrait nécessairement se transmettre directement à sa progéniture. Quand le pianiste auquel j'ai déjà fait allusion a développé son doigté par l'exercice pour acquérir le plus haut degré d'agilité et de puissance, il s'agit d'un caractère absolument passager, d'une modification de nutrition locale, qui ne se transmet pas à ses enfants parce qu'elle n'est pas en état de provoquer quelque changement dans la structure moléculaire de ses cellules germinatives, et moins que tout autre le changement adéquat, c'est-à-dire celui qui devrait conduire au développement chez l'enfant des caractères acquis du père.

Chez les organismes unicellulaires inférieurs il y a plus encore. Ici parents et enfant sont encore dans un certain sens un seul et même être, l'enfant est un fragment de ses parents, et d'ordinaire la moitié. Si donc les individus d'espèces unicellulaires sont soumis à l'action de différentes influences extérieures, et si celles-ci peuvent agir sur eux au point de les modifier, l'apparition de différences individuelles héréditaires devient chez eux inévitable. Or les deux suppositions sont incontestables. L'observation directe montre aussi qu'il y a des cas de différences individuelles chez les êtres unicellulaires, différences de grosseur, de couleur, de forme, de nombre ou disposition des appendices. A vrai dire, on n'y a pas jusqu'à présent attaché beaucoup d'importance, et de plus nos meilleurs microscopes sont, en regard d'organismes aussi petits, des moyens d'observation bien grossiers encore, mais il n'est pas douteux cependant que les individus d'une même espèce ne sont pas tous absolument identiques.

Ainsi l'origine des différences individuelles héréditaires se trouverait en définitive dans les influences extérieures qui modifient directement l'organisme. Mais ce n'est pas à tout degré d'organisation, comme on inclinait à le croire jusqu'ici, que la variabilité héréditaire peut se produire de cette façon, c'est plutôt dans le degré d'organisation le plus inférieur, chez les êtres unicellulaires. Mais dès qu'elle s'est présentée chez les protozoaires, l'inégalité des individus a dû, à la formation des organismes supérieurs, se transmettre à ces organismes. En même temps la reproduction sexuelle amphigone s'est développée, et elle a accru et compliqué l'inégalité transmise pour la maintenir en des combinaisons toujours changeantes. Elle peut aussi accentuer cette inégalité, parce que dans le croisement continu des individus il doit nécessairement arriver plus d'une fois que des aptitudes égales se rencontrent dans la constitution d'une partie déterminée du corps. Si, par exemple, la même partie du corps est fortement développée chez les deux parents, elle tendra, d'après les observations des éleveurs, à se développer encore davantage chez les enfants, et réciproquement une partie faiblement développée s'affaiblira de plus en plus. La reproduction amphigone doit avoir par suite pour conséquence que tout caractère spécifique qui en général est soumis à des fluctuations individuelles se rencontrera chez beaucoup d'individus à un degré de développement plus accentué, chez beaucoup d'autres à un degré beaucoup plus faible, chez un plus grand nombre encore à un degré moyen. On a là les matériaux à l'aide desquels la sélection peut continuer, selon les besoins, à renforcer ou à affaiblir chaque caractère, en augmentant de génération en génération, par l'élimination des individus moins bien doués, les chances de croisements appropriés.

On accordera bien, théoriquement, que s'il y avait une espèce jouissant seulement d'un petit nombre de différences individuelles qui chez des individus différents porteraient sur des parties différentes, ce nombre de différences devrait s'accroître à chaque génération, et cela jusqu'à ce que toutes les parties du corps qui accusaient en général ces variations eussent reçu chez tous les individus leur empreinte particulière, individuelle.

La reproduction sexuelle doit avoir, de plus, une conséquence pour le moins aussi importante, c'est d'accroître les différences préexistantes, et de les combiner toujours à nouveau.

L'accroissement des différences préexistantes peut à peine se produire chez les espèces actuelles, parce que pour ces espèces il n'y aura plus de partie sans caractère individuel. La seconde conséquence, la production de combinaisons toujours nouvelles de caractères individuels par la reproduction sexuelle, est beaucoup plus importante. Nous devons nous représenter en effet, — comme Darwin l'a déjà dit, — que dans le processus de la sélection, il n'y a pas que des caractères isolés qui sont modifiés, mais qu'il y en a toujours plusieurs, peut-être même un très grand nombre, de changés à la fois. Quel que soit le degré d'affinité de deux espèces, il y a toujours entre elles plus que la différence d'un caractère isolé; même pour notre œil, qui ne se distingue pas par sa pénétration, il y a toujours plusieurs marques distinctives, souvent même un grand nombre, et si nous étions en état de comparer ces deux espèces avec une pénétration absolue, il est vraisemblable que nous trouverions tout différent chez deux espèces très rapprochées l'une de l'autre.

Si une grande partie de ces différences est basée sur la corrélation, une autre partie de ces mêmes différences doit reposer sur une modification primaire simultanée. Un grand papillon renommé des forêts des Indes orientales, le *Kallima paralecta*, ressemble, à l'état de repos, à une feuille fanée, au point de donner le change, non seulement par la couleur, mais encore par un dessin qui imite les côtes de la feuille. Ce dessin se compose de deux parties, dont l'une se trouve sur les élytres, et l'autre sur les ailes de la seconde paire. Il faut que le papillon au repos tienne ses ailes de telle sorte que les deux fragments du dessin s'harmonisent exactement, sans quoi le dessin ne servirait de rien au papillon. En fait, le papillon tient ses ailes comme il le faut, sans se rendre compte, naturellement, de ce qu'il fait. Il y a, par suite, dans son cerveau un mécanisme préexistant qui l'y contraint. Il est clair que ce mécanisme n'a pu se développer que lorsque cette position des ailes a pris de l'importance pour le papillon, c'est-à-dire quand la ressemblance avec la feuille était déjà en voie de production, et réciproquement cette ressemblance avec la feuille n'a pu se développer que lorsque le papillon a pris l'habitude de tenir ses ailes de cette façon spéciale. Les deux caractères ont dû par suite se développer simultanément et concurremment, le dessin en passant d'une analogie approximative à une ressemblance toujours plus exacte avec la feuille, la position des ailes en se précisant toujours de plus en plus dans un sens tout à fait déterminé. Il a dû par suite se produire ici simultanément une sélection de certains rapports délicats de structure du système nerveux, et une sélection dans la répartition des principes colorants sur l'aile, et il en est résulté par suite des individus qui présentaient les variations utiles dans les deux sens.

La reproduction sexuelle est manifestement en état de fournir de ces combinaisons de caractères demandées, puisqu'elle mélange continuellement les caractères les plus différents, et c'est là, selon moi, un de ses effets les plus importants.

D'une façon générale, la reproduction sexuelle n'a pas pour moi d'autre signification que de créer les matériaux de caractères individuels héréditaires permettant à la sélection de s'exercer. La reproduction sexuelle est si généralement répandue dans toutes les subdivisions des plantes et des animaux multicellulaires, la nature s'éloigne si rarement, on pourrait dire si involontairement de ce mode de reproduction, qu'il doit comporter nécessairement une signification tout à fait prépondérante. Mais si en fait ce sont des processus de sélection qui donnent naissance à de nouvelles espèces, le développement de l'ensemble du monde organisé repose sur ces processus, et le rôle que l'amphigonie a joué dans la nature en rendant possibles les processus de sélection dans les organismes multicellulaires est non seulement important, mais il est même un des plus importants qu'on puisse imaginer.

En disant que la signification de la reproduction sexuelle est de rendre possible la transformation des organismes supérieurs, je ne dis pas du tout que la reproduction sexuelle existe pour rendre possible la formation de l'espèce.

Son effet ne peut pas être en même temps sa cause; il faudrait d'abord qu'elle existât avant de pouvoir provoquer la variabilité héréditaire. Sa première apparition a donc dû avoir une autre cause. Laquelle? Nul ne peut aujourd'hui le dire avec certitude ou précision.

La solution de l'énigme est dans le prodrome de la reproduction sexuelle proprement dite, dans la conjugaison des êtres unicellulaires. La fusion de deux êtres unicellulaires en un seul, telle que nous la montre la forme la plus simple et toute primordiale de la conjugaison, doit avoir un effet direct et immédiat, très utile pour l'existence de l'espèce en question.

On a émis là-dessus bien des conjectures, et il n'est peut-être pas sans intérêt de les examiner d'un peu près. Des biologistes de la valeur de Victor Hensen [1] et d'Édouard van Beneden [2] ont cru devoir considérer la conjugaison, aussi bien que la reproduction sexuelle, comme un « rajeunissement de la vie ». Buetschli partage aussi cette opinion, au moins pour la conjugaison. Pour ces savants, les merveilleux phénomènes de la vie, dont les causes intimes sont toujours pour nous une énigme, ne peuvent pas par eux-mêmes continuer à durer d'une façon illimitée : après un temps plus ou moins long le mouvement s'arrête ; l'accroissement des organismes qui se reproduisent d'une façon purement asexuelle finit par s'arrêter, comme la vie de l'individu s'arrête finalement, ou, comme une roue entraînée dans un mouvement de rotation finit par s'arrêter par les frottements, et a besoin d'une nouvelle impulsion pour reprendre son mouvement. Pour que la reproduction persiste sans solution de continuité, il faut nécessairement un « rajeunissement » de la substance vivante, et ces savants le voient dans la reproduction sexuelle et dans la conjugaison, c'est-à-dire dans l'union de deux cellules, cellules germinatives ou organismes unicellulaires.

Édouard van Beneden s'exprime de la façon suivante : « Il semble que la faculté que possèdent les cellules de se multiplier par division soit limitée : il arrive un moment où elles ne sont plus capables de se diviser ultérieurement. à moins qu'elles ne subissent le phénomène du rajeunissement par le fait de la fécondation. Chez les animaux et les plantes, les seules cellules capables d'être rajeunies sont les œufs ; les seules capables de rajeunir sont les spermatocytes. Toutes les autres parties de l'individu sont vouées à la mort. La fécondation est la condition de la continuité de la vie. Par elle le générateur échappe à la mort. » (*Op. cit.*, p. 405.) Victor Hensen est partisan du principe suivant : « La fécondation normale éloigne la mort du germe et de ses produits. » La loi, admise jusqu'à la découverte de la parthénogenèse, de la

<hr>

1. Voir dans le *Handbuch der Physiologie*, de Hermann, partie II, *Physiologie der Zeugung*, par V. Hensen.

2. E. van Beneden : *Recherches sur la maturation de l'œuf, la fécondation, et la division cellulaire*, Gand et Leipzig, 1883.

nécessité pour l'œuf d'être fécondé, n'a plus de valeur, il est vrai, mais on est forcé de faire cette hypothèse, « qu'après un grand nombre de générations l'espèce la plus parthénogénétique aura cependant besoin d'être fécondée. » (*Op. cit.*, p. 236.) A regarder d'un peu près cette théorie, on voit qu'au fond elle n'est autre chose qu'une traduction de ce fait que la reproduction sexuelle a une durée en quelque sorte illimitée, — autant que nous pouvons en juger. De ce fait et de sa généralité on conclut que la reproduction asexuelle ne pourrait durer d'une façon illimitée, à supposer que pour une espèce animale elle devint le mode de reproduction général. Mais on ne peut fournir la preuve de cette dernière proposition, et on ne serait peut-être pas arrivé à la formuler, si on avait su expliquer d'une autre façon le caractère général de la reproduction sexuelle, si on avait su attribuer une autre signification à ce processus manifestement plein d'importance. Même abstraction faite de l'impossibilité d'être appuyée par une preuve, la théorie du rajeunissement me paraît encore peu satisfaisante. Toute la notion du « rajeunissement » a quelque chose de vague, de nuageux ; l'idée de la nécessité d'un rajeunissement de la vie, si ingénieuse qu'elle soit, ne se concilie que difficilement avec nos autres conceptions de la vie basées sur des forces purement physiques et mécaniques. Comment penser qu'un Infusoire qui, par la répétition de sa division, a fini par perdre la faculté de se reproduire, puisse recouvrer cette faculté par le fait de s'unir avec un autre individu devenu, lui aussi, incapable de continuer à se diviser, et par le fait de ne former avec lui qu'un seul individu? Deux fois zéro ne peuvent donner un, et quand même on admettrait que, dans chacun de ces animaux, il y a seulement la moitié d'une force de reproduction à l'état latent, le total de ces deux moitiés donnerait bien un entier, mais ce ne serait pas suffisant pour qu'on pût parler de « rajeunissement » ; ce serait tout simplement une addition, comme celle qui résulte d'un simple accroissement à la faveur d'autres circonstances, — abstraction faite, momentanément, du facteur le plus important à mes yeux dans la conjugaison, le mélange de deux tendances héréditaires. Si la notion du rajeunissement a quelque valeur, il faudrait que la conjugaison créât une force vivante n'existant pas auparavant dans les deux animaux isolés. Cette force devrait résulter d'énergies latentes qui se seraient amassées dans chacun des animaux isolés pendant la période de leur reproduction asexuelle, et ces forces devraient être de nature différente, et agir de telle sorte qu'au moment de la conjugaison elles se réuniraient pour former une force active de reproduction! Le phénomène serait en quelque sorte comparable au mouvement de deux fusées qui seraient projetées par une substance explosive renfermée en elles-mêmes, par de la nitroglycérine, de telle façon qu'elles devraient se rencontrer durant leur parcours.

La projection durerait jusqu'à ce que la totalité de la nitroglycérine fût complètement employée, le mouvement s'arrêterait alors si, dans l'intervalle, la provision de substance explosive ne s'était pas renouvelée. Si dans l'une des fusées il se produisait de l'acide nitrique et dans l'autre de la glycérine, et si par la rencontre de ces deux éléments il pouvait se reformer de la nitroglycérine se répartissant également entre les deux fusées, comme au commencement même du mouvement, ce mouvement se renouvellerait toujours avec la même rapidité et pourrait durer de toute éternité.

Théoriquement on peut concevoir la chose, mais en se plaçant au point de vue de la réalité, on se heurte à de sérieuses difficultés. Avant tout, comment est-il possible que la nitroglycérine, et par suite le pouvoir de reproduction, s'épuise par la continuation de la division, et cependant se reproduise au même moment dans le même corps et pendant le même temps? La perte de la faculté de se diviser résulte, en définitive, de la perte des facultés d'assimilation, de nutrition et d'accroissement, mais comment ce pouvoir pourrait-il s'affaiblir et finir par se perdre, et cependant se concentrer en même temps à nouveau dans l'un de ses éléments?

Je crois qu'il vaut mieux cependant, avant de se lancer dans des hypothèses aventureuses, se contenter simplement de cette idée que la faculté d'assimilation illimitée et par suite celle de la reproduction illimitée est un attribut de la matière vivante, que la forme de la reproduction, sexuelle ou asexuelle, n'a en elle-même aucune influence sur la durée de ce processus, que force et matière sont de même ici unies indissolublement, et que la force s'accroît continuellement avec la matière. Cela n'exclut d'ailleurs pas la possibilité de circonstances dans lesquelles cette association ne se produit plus.

Je ne pourrais adopter l'idée du « rajeunissement » que s'il était démontré qu'en fait il ne peut pas se produire d'accroissement par division d'une manière illimitée. Mais on ne peut pas plus le prouver qu'on ne peut prouver le contraire. Par suite, le domaine de la réalité est aussi incertain d'un côté que de l'autre. Mais l'hypothèse du rajeunissement a contre elle le fait de la parthénogenèse, car si d'une façon générale la fécondation a la signification d'un rajeunissement, et si elle dépend de l'union de forces et de tissus différents, il ne faut pas oublier que la même force de reproduction peut être formée par un seul des deux tissus (par l'œuf). Logiquement la chose devrait être aussi peu possible que la faculté pour l'acide nitrique ou pour la glycérine d'exercer individuellement l'action de la nitroglycérine! On se retranche, il est vrai, derrière la supposition que dans le cas de la parthénogénèse « une fécondation suffit pour plusieurs générations »; malheureusement, non seulement on ne peut faire la preuve de cette hypothèse, mais elle est de plus en contradiction avec le fait que le même œuf qui peut se développer parthénogénétiquement est également susceptible de fécondation. Si sa force de reproduction suffisait pour lui permettre de se développer, comment pourrait-il être aussi fécondé, et si elle était insuffisante, comment pourrait-il se développer? Et cependant un seul et même œuf d'abeille peut, fécondé ou non, donner naissance à un nouvel animal, et on ne peut pas échapper, par suite, à ce dilemme, en supposant encore, — sans d'ailleurs pouvoir le démontrer, — qu'il est besoin de moins de force reproductrice pour développer un mâle que pour développer une femelle.

D'ailleurs, si les œufs non fécondés de l'abeille donnent naissance à des mâles, et les œufs fécondés, à des femelles, c'est l'inverse qui a lieu pour d'autres espèces, et ailleurs le sexe ne dépend point de la fécondation. Si le seul fait de la parthénogenèse suffit, — à mon sens du moins, — pour réfuter la théorie du rajeunissement, il ne faut pas cependant oublier que, pour un grand nombre d'espèces, la reproduction parthénogénétique est aujourd'hui, — depuis quand? nous l'ignorons, — la seule forme de reproduction, sans que nous puissions constater le plus petit affaiblissement dans la fécondité des espèces en question.

De toutes ces considérations, il résulte que ni la signification actuelle ni la signification primitive de la conjugaison n'a pu être celle d'un « processus de rajeunissement » dans le sens indiqué plus haut, et on se demande quelle autre signification le processus a pu avoir à ses premiers débuts.

Rolph [1] a émis, il y a longtemps, l'idée que la conjugaison est une sorte de nutrition, que les deux êtres qui se conjuguent s'absorbent dans une certaine mesure. Cienkowsky [2] veut de même ne voir dans la conjugaison qu'une assimilation précipitée. Mais entre le

----

1. Rolph : *Biologische Probleme*, Leipzig, 1882.
2. Cienkowsky : *Arch. f. mikr. Anat.*, IX, p. 47, 1873.

phénomène de la conjugaison et celui de la nutrition, non seulement il y a une différence essentielle, mais il y aussi antithèse! Hensen[1] a objecté très justement à la théorie de Cienkowsky : « La conjugaison n'est pas en soi une nutrition accélérée parce que, si deux individus voulaient se nourrir ainsi, aucun des deux ne pourrait se nourrir de l'autre tant que l'un des deux n'aurait pas péri. » Pour qu'un animal serve de nourriture à un autre, il faut qu'il soit tué, liquéfié, et finalement assimilé, mais ici les deux protoplasmas se touchent et se fondent sans que l'un d'eux se dissolve. Ce sont deux idioplasmas, avec toutes les tendances héréditaires qu'ils contiennent, qui se réunissent. Mais bien qu'il n'y ait pas ici nutrition au sens propre du mot, puisqu'aucun des deux animaux ne reçoit par la conjugaison une plus grande quantité d'aliments, il faut bien que dans un certain sens la conséquence de la conjugaison soit analogue à celle qui résulterait de la nutrition et de l'accroissement : la masse du corps s'accroit, et avec elle l'ensemble des forces qui y sont liées, et on peut croire que ce moyen rend possibles des effets qui sans cela n'auraient pu se produire. C'est du moins dans cette direction qu'il faudra chercher si l'on veut pénétrer la signification primitive de la conjugaison, et arriver par là à son origine phylétique. Mais s'il faut donner dès maintenant une formule provisoire du premier effet, et de la signification de la conjugaison, je dirai que la conjugaison est primitivement un moyen d'augmenter les forces de l'organisme en vue de la multiplication qui se produit plus tard, quand, pour des causes extérieures (air, chaleur, manque de nourriture, etc.), l'animal pris individuellement ne peut pas atteindre le développement requis pour cette multiplication.

Cette manière de voir ne peut pas être considérée comme correspondant à l'idée de « rajeunissement », car le rajeunissement doit être nécessaire à la conservation de la reproduction, et devrait par suite se produire périodiquement d'une façon tout à fait indépendante des circonstances extérieures, tandis qu'à mes yeux la conjugaison ne s'est produite originairement que dans des conditions d'existence défavorables pour aider l'espèce à les traverser.

Quelle qu'ait pu être la signification primitive de la conjugaison, elle semble chez les protozoaires supérieurs être complètement reléguée au second plan. Le changement dans le cours du processus lui-même l'indique déjà. Cependant les infusoires supérieurs ne s'unissent pas régulièrement dans la conjugaison d'une

1. Hensen : *Physiologie der Zeugung*, p. 139.

façon durable et complète, comme le font des Protozoaires inférieurs[1].

Il me semble possible, et même vraisemblable, que chez eux le phénomène a déjà la pleine signification de la reproduction sexuelle, et doit être considéré comme une source de variabilité.

Que la chose soit possible ou non, il me semble tout au moins certain que, du moment où il y a eu des Métazoaires et des Métaphytes ayant reçu des êtres unicellulaires la reproduction sexuelle, cette reproduction n'a pas pu se perdre d'une façon définitive.

Nous savons que les caractères et les dispositions qui ont déjà figuré dans une suite d'ancêtres se transmettent plus tard avec une ténacité surprenante, même quand ils ne sont pas d'une utilité immédiate pour l'individu; les organes rudimentaires des animaux les plus différents et ceux de l'homme en particulier nous en fournissent un exemple frappant. Tout récemment encore un cas de ce genre nous a été révélé, par la preuve de l'existence d'un sixième doigt chez l'embryon humain[2], doigt qui depuis l'origine des Amphibiens ne se transmet plus qu'à l'état de rudiment[3].

En général, ce n'est que lentement que des organes superflus deviennent rudimentaires, et ce n'est qu'après un laps de temps des plus considérables qu'ils disparaissent complètement. Plus le caractère est ancien, plus son empreinte sur l'organisme est indélébile.

C'est là-dessus que repose ce qu'on a appelé plus haut la « constitution physique de l'espèce », c'est-à-dire l'ensemble des caractères héréditaires adaptés les uns aux autres, et combinés de façon à former un tout harmonique. C'est cette nature spécifique de l'organisme qui lui permet de réagir aux influences extérieures autrement que tout autre organisme, qui fait aussi qu'il ne peut pas se modifier de n'importe quelle façon, et veut qu'il y ait sans doute de très nombreuses possibilités de variation très déterminées.

C'est aussi ce qui fait qu'il est possible que certains caractères de la constitution d'une espèce disparaissent pour être remplacés par d'autres. On ne peut pas rencontrer de variétés de vertébrés sans

---

1. Dans la conjugaison dite gemmiforme des Vorticelles, des Trichodiniens, etc., il y a fusion.

2. Voyez : 1°, Bardeleben : *Zur Entwicklung der Fusswurzel. Sitzungsber. d. Ien., Gesellschaft*, Jahrg. 1885, 6 février; et *Verhandlungen d. Naturforscher-sammlung zu Strassburg,* 1885, p. 203; 2°, G. Baur : *Zur Morphologie des Carpus und Tarsus der Wirbelthiere. Zool. Anzeiger*, 1885, p. 326 et 486.

3. Chez les grenouilles il y a un sixième orteil aux pattes de derrière en forme de pouce rudimentaire. Voy. Born , *Morpholog. Jahrbuch,* tome I, 1876.

colonne vertébrale ou axe fixe, non parce que la colonne vertébrale est indispensable comme soutien du corps, mais plutôt parce
que ce caractère se transmet depuis un temps immémorial, et se
trouve par là fixé de telle sorte qu'il ne peut plus se produire de
variation considérable, menaçant l'existence de cette partie. L'i-
dée de l'origine de la variabilité héréditaire par la reproduction
amphigone explique nettement que les oscillations d'un organisme
soient dans une certaine mesure purement superficielles, et explique l'impassibilité de ses bases fondamentales qui ont été acquises depuis longtemps.

La reproduction sexuelle elle-même n'a pas cessé, après avoir
consisté dans la conjugaison pendant un nombre incalculable de
générations de Protozoaires, quand même l'effet physiologique qui
s'y liait primitivement a pu perdre de son importance, ou même
passer tout à fait au second plan. Elle pouvait d'autant moins cesser qu'elle seule pouvait conserver l'immense avantage de la faculté d'adaptation de l'espèce à de nouvelles conditions d'existence.
Ce qui était possible parmi les Protistes inférieurs, même sans amphigonie, la formation d'espèces nouvelles, ne devenait réalisable
que par elle chez les Métazoaires et chez les Métaphytes. Il n'y a-
vait que ce moyen pour permettre à des différences individuelles
héréditaires de se produire et de se conserver. L'amphigonie ne
pouvait donc pas disparaître, car toute espèce qu'elle conservait
devait être supérieure aux autres, et les évincer dans le cours des
temps, à moins qu'elles ne pussent s'accommoder des conditions
changeantes de l'existence, et s'adapter à de nouvelles relations.
Mais plus la reproduction sexuelle durait longtemps, plus elle
devait s'engager étroitement dans la constitution de l'espèce, plus
elle devait disparaître difficilement.

Elle a disparu cependant dans des cas particuliers, mais d'abord
seulement dans des générations déterminées. Ainsi chez les pucerons et chez un grand nombre de Crustacés inférieurs les générations parthénogénétiques alternent avec les générations sexuelles.
Mais on peut voir dans la plupart des cas que de cette disparition
partielle de l'amphigonie, il résultait un intérêt notable pour la
faculté d'existence de l'espèce; la parthénogenèse partielle pouvait, dans un temps donné, aboutir à une multiplication inégale du
nombre des individus, et ce nombre est pour les conditions particulières d'existence de ces espèces d'une importance décisive.
Une espèce de Crustacés qui vit dans des mares se desséchant facilement, et qui provient d'œufs desséchés dans la vase, ne peut
disposer le plus souvent que d'un temps très court pour assurer

l'existence de la génération suivante. Les quelques œufs qui ont échappé aux poursuites de nombreux ennemis éclosent aux premières gouttes de pluie; ils opèrent leur croissance en quelques jours, les individus naissent et se reproduisent de suite, et comme leurs descendants font de même, il en résulte en peu de temps une quantité incroyable d'individus qui, par la reproduction sexuelle, donnent naissance, à leur tour, à des œufs. Si plus tard la mare se dessèche, l'existence de la colonie est pourtant assurée, car à côté du nombre énorme d'animaux qui ont procréé des œufs sexuels, le nombre des œufs parthénogénétiques est aussi considérable, et, en dépit de toutes les perturbations, il en restera toujours assez pour donner naissance plus tard à une nouvelle génération. Ce n'est donc pas ici par hasard ou pour des causes intérieures que l'espèce a abandonné la reproduction sexuelle, mais bien pour des raisons d'utilité extérieure tout à fait déterminées.

Mais il y a aussi des cas individuels dans lesquels la reproduction sexuelle a complètement disparu, la parthénogenèse constituant la seule forme de reproduction. Dans le règne animal on voit ce mode prévaloir dans telles espèces dont les plus proches parents présentaient l'alternance citée plus haut de la parthénogenèse et de l'amphigonie, comme chez un grand nombre de *Cynips*, d'Aphides, et même de Crustacés d'eau douce et marine. On peut imaginer qu'elles sont issues de formes à reproduction alternante par la disparition des générations amphigones. Quelle est la raison de ce fait? Ceci n'est pas toujours facile à déterminer dans un cas particulier, mais en général il faut tenir compte ici des mêmes facteurs qui ont provoqué la première intervention de la parthénogenèse. Si une espèce de crustacés douée de l'hétérogénie esquissée plus haut était détruite par des ennemis à un plus haut degré qu'auparavant, il est évident que les menaces de destruction de l'espèce pourraient être écartées si la fécondité de celle-ci augmentait dans une proportion donnée.

La simple parthénogenèse pourrait conduire à ce résultat en doublant le nombre des individus sexuels.

Dans un certain sens ce serait le dernier moyen, le moyen extrême pour une espèce d'assurer son existence, moyen qu'elle aurait plus tard à payer cher. Car si ma théorie sur les causes de la variabilité individuelle héréditaire est exacte, il faut que toutes les espèces qui se reproduisent par pure parthénogenèse soient condamnées à disparaître, non pas qu'elles doivent disparaître dans les conditions d'existence qui prédominent momentanément, mais parce qu'elles sont incapables de s'adapter à de nouvelles conditions d'existence, de se transformer en espèces nouvelles. Elles ne peuvent plus passer par des processus de sélection, parce que la perte de la reproduction sexuelle leur enlève la possibilité de combiner et de graduer les caractères individuels héréditaires qui se présentent chez elles.

Les faits dont nous disposons confirment cette conclusion, car nous ne rencontrons nulle part des groupes entiers d'espèces ou de genres qui se reproduisent simplement par la parthénogenèse. Ce devrait être le cas, cependant, si la parthénogenèse avait jamais été pendant plusieurs générations d'espèces le mode unique de reproduction. Nous ne la trouvons jamais qu'à l'état sporadique, et seulement dans des relations telles qu'on en conclut que, pour l'espèce en question, elle est devenue prédominante, et n'a pas été transmise par une espèce antérieure. C'est ainsi que les choses se passent chez les animaux; pour les plantes, l'apogamie découverte par de Bary chez une variété unique d'une espèce de Fougères forme un cas absolument correspondant.

Il y a enfin un groupe de faits d'une tout autre nature qui, autant que nous pouvons en juger, s'accordent avec ma conception de la signification de la reproduction sexuelle, et peuvent être invoqués à l'appui. Je veux parler de la manière d'être des organes sans fonctions chez les espèces qui se reproduisent par la parthénogenèse.

En supposant que les caractères acquis ne se transmettent pas, — et cette supposition est à la base de la théorie développée dans ce mémoire, — des organes qui ne sont plus utilisés ne peuvent pas devenir directement rudimentaires, comme on se l'imaginait jusqu'ici. L'organe qui ne fonctionne pas perd bien de sa force et de son degré de développement chez l'individu qui n'en fait pas usage, mais cette dépréciation acquise de l'organe ne se transmet pas aux descendants. Il faut donc chercher d'un autre côté l'explication de ce fait réel que les parties et organes dont il n'est plus fait usage deviennent rudimentaires. Il faut partir de ce point de vue que la sélection ne se contente pas de créer des formes nouvelles, mais qu'elle les conserve. Pour qu'une partie du corps dans une espèce quelconque puisse se maintenir au maximum de son développement, il faut que tous les individus qui ont cette partie moins parfaite soient exclus de la reproduction, c'est-à-dire qu'il faut qu'ils succombent dans la lutte pour l'existence. Pour préciser, prenons un exemple. Pour une espèce d'oiseaux de proie, par exemple, chez laquelle l'acquisition de la nourriture dépend de l'acuité de la vue, tous les oiseaux qui ont la vue moins perçante[1] doivent être éliminés d'une façon continue parce qu'ils ne peuvent lutter avec l'oiseau qui jouit d'une vue développée pour trouver leur nourriture. Ils disparaissent avant d'avoir pu se reproduire, et sans transmettre leurs organes visuels de qualité inférieure. De cette façon l'oxyopie des oiseaux de proie se maintient à un degré aussi élevé que possible. Mais dès qu'un organe ne sert plus, ce triage incessant des individus doués des meilleurs organes s'arrête, et il se produit alors ce que j'appelle la panmixie. A ce moment, il n'y a pas que les individus d'élite, doués des meilleurs organes, qui arrivent à la reproduction : les moins bien doués y arrivent aussi. Il doit en résulter inévitablement un mélange de tous les degrés de qualité de l'organe, et par suite, dans le cours des temps, une dépréciation moyenne de l'organe en question. C'est ainsi qu'une espèce qui s'est retirée dans des cavernes obscures aura nécessairement peu à peu les yeux moins bons, puisqu'il n'y a pas de correction possible pour un seul des défauts dans la structure de cet organe qui résultent des variations individuelles, et que chacun d'eux, au contraire, peut se fixer et se transmettre. La chose doit d'autant plus se produire que tous les organes voisins qui ont tous une valeur pour la vie de l'animal gagnent en force ce que l'organe sans fonction perd en dimensions et en nutrition. Comme à chaque degré de régression, il se produit toujours de nouvelles fluctuations individuelles de l'organe, la déchéance de cet organe de sa hauteur primitive continuera très lentement, mais d'une façon tout à fait certaine, jusqu'à ce que le dernier reste en soit évanoui. L'incroyable lenteur de ce phénomène est attestée par des cas nombreux d'organes rudimentaires, aussi bien par le sixième doigt embryonnaire de l'homme, cité plus haut, que par les membres postérieurs de la baleine dissimulés sous la chair, ou par les bulbes dentaires embryonnaires du même animal. La prodigieuse lenteur de cette disparition progressive des organes sans fonctions me paraît s'accorder beaucoup mieux avec ma théorie qu'avec les précédentes, car l'effet de la perte d'usage d'un organe est déjà très considérable dans le cours d'une vie individuelle. Que cette perte d'usage se transmette directement aux descendants, même affaiblie, cet organe devra déjà dans cent générations, à plus forte raison dans mille générations, être réduit à un minimum. Combien de milliers de générations ont disparu depuis que les baleines ont

---

1. Je répète ici l'exemple que j'ai déjà choisi dans ma première tentative pour expliquer les effets de la panmixie. Voir l'Essai *Sur l'Hérédité*.

cessé de faire usage de leurs dents, et les ont remplacées par les fanons? Nous n'en savons pas le chiffre, mais toute la masse des terrains tertiaires s'est formée depuis cette époque aux dépens des couches plus anciennes; ils se sont déposés dans la mer, se sont exhaussés, et ont encore subi depuis cette époque une dénudation énorme.

Si l'on peut admettre l'exactitude de cette théorie des causes de la détérioration des organes non employés, il en résulte que des organes rudimentaires ne peuvent se présenter que chez des espèces à reproduction sexuelle, et non chez celles qui se reproduisent exclusivement par la parthénogenèse. Car la variabilité repose, d'après ma conception, sur la reproduction sexuelle, et la détérioration d'un organe dont on ne fait plus usage repose sur la variabilité de cet organe tout comme toute modification dans le sens de l'amélioration. Nous avons donc double raison de nous attendre à ce que des organes, dont il n'est plus fait usage, demeurent sans altération chez des espèces à reproduction asexuelle : en premier lieu parce que d'une façon générale, il ne peut y avoir qu'un très petit degré de variabilité, — il ne peut y avoir que le degré transmis à l'époque où cessa la reproduction sexuelle chez les ancêtres, — et en second lieu parce que les faibles variations même, qui se produisent, n'arrivent pas à se combiner, parce qu'il ne peut se produire de panmixie.

Les choses semblent se passer comme la théorie l'exige : chez les espèces qui se reproduisent par parthénogenèse, les organes superflus ne deviennent pas rudimentaires. Autant que mes expériences me permettent d'en juger, le réceptacle de la semence ne s'atrophie pas, bien que, dans la parthénogenèse, il demeure complètement inutile, et ne serve point. Je n'attache pas une grande importance à cette circonstance que les *Psychidæ* et *Solenobia,* papillons dont la reproduction parthénogénétique a été établie par Siebold et Leuckart, possèdent encore des organes sexuels femelles complets, parce que dans ces espèces il y a encore çà et là des colonies de mâles. Quoique la plupart des colonies soient purement femelles, la présence de mâles dans d'autres colonies démontre cependant que l'unisexualité des premières ne peut pas être encore de très ancienne date. Le processus de la transformation de l'espèce passant de la bisexualité à l'unisexualité femelle n'est pas encore arrivé ici à sa fin, il dure encore.

Il en est de même de plusieurs espèces de Cynips qui se reproduisent par la parthénogenèse. Ici encore on rencontre des individus mâles, et non pas seulement dans des colonies isolées, mais partout. Ainsi Adler [1] a compté pour le Cynips commun de la rose 7 mâles pour 664 femelles. Au contraire, chez quelques Ostracodes, les mâles paraissent faire complètement défaut : j'ai du moins tenté vainement depuis des années de les trouver n'importe où et dans n'importe quelle saison [2].

De ce genre sont la *Cypris vidua*, et la *Cypris reptans*. Bien que la transformation de l'espèce d'abord bisexuelle en espèce purement femelle paraisse être terminée [3], les femelles possèdent encore toutefois la grande poche à semence, pyriforme, avec son long canal, s'enroulant en plusieurs spirales, pourvu d'un épais tissu glandulaire. La chose est d'autant plus surprenante que chez les Ostracodes cet organe est précisément très compliqué, et qu'il serait facile, par suite, de constater des modifications régressives de cet organe. De même chez les Schizoneures (*Chermes*) la poche à semence ne s'est pas atrophiée chez les femelles, quoiqu'ici les mâles paraissent faire complètement défaut, ou qu'ils aient échappé du moins à l'ensemble des investigations de plusieurs observateurs attentifs. Les choses se passent tout autrement, au contraire, pour les espèces à reproduction alternante. Les femelles d'été des pucerons ont perdu la poche séminale, mais la reproduction sexuelle n'a pas cessé chez ces insectes : elle alterne régulièrement avec la parthénogenèse.

Sans doute, il n'y a rien d'absolu dans cette preuve de l'exactitude de ma conception de la reproduction sexuelle, ce n'est plutôt qu'une preuve de vraisemblance. On ne peut pas encore, pour le moment, en tirer davantage, nous ne sommes pas encore assez riches en faits, on pourra en découvrir encore beaucoup maintenant qu'on a posé la question. Il s'agit ici de phénomènes compliqués à la connaissance desquels nous ne pouvons arriver en une fois, mais seulement atteindre progressivement.

J'espère, cependant, avoir montré que la théorie de la sélection n'est pas du tout incompatible avec l'idée de la « continuité du

---

1. Adler : *Zeitsch. f. wiss. Zool.*, t. XXXV, 1881.

2. V. mon Mémoire : *Parthenogenese bei den Ostracoden,* dans le *Zool. Anzeiger*, 1880, p. 82. Des cas négatifs de ce genre n'ont d'ailleurs pas grande valeur, naturellement. Mais ici c'est autre chose, parce que la présence de mâles dans une colonie d'Ostracodes est très facile à établir indirectement. Dès qu'il y a des mâles dans une colonie, on trouve le réceptacle à semence de toutes les femelles parvenues à maturité rempli de semence, et réciproquement, on peut être absolument certain qu'il n'y a pas de mâles dans une colonie du moment où on n'a pas trouvé de semence dans la poche à semence des femelles parvenues à maturité.

3. Nous ne pouvons pas avoir là-dessus une certitude complète, parce qu'il peut y avoir encore des mâles dans les colonies autres que celles qui ont été examinées.

plasma germinatif » et de plus que, — si l'on admet l'exactitude de cette idée, — la reproduction sexuelle apparaît sous un tout autre jour, prend un sens, et devient dans une certaine mesure intelligible.

Le temps n'est plus où l'on croyait faire avancer la science par la simple accumulation des faits. Nous savons qu'il ne s'agit pas d'entasser le plus possible de faits quelconques, d'en dresser dans une certaine mesure un catalogue, mais qu'il s'agit de déterminer des faits dont le rapprochement nous met en état de pénétrer plus avant dans la connaissance de quelque phénomène naturel. Mais pour savoir quelles bases nouvelles leur donner, il est indispensable que nous possédions ces faits tout d'abord, pour les ordonner, les grouper, et les rattacher à une conception d'ensemble basée sur une théorie. C'est ce que j'ai tenté de faire ici.

Mais ne s'agit-il pas peut-être ici de phénomènes beaucoup trop compliqués pour que nous puissions les attaquer dès maintenant? Ne devrions-nous pas attendre tranquillement que les phénomènes plus simples fussent décomposés en leurs éléments? La peine et le travail que nous consacrons à des questions comme celles de l'hérédité ou de la transformation des espèces ne sont-ils pas inutiles et dépensés en pure perte? On entend d'ailleurs formuler souvent cette idée; mais elle dépend, à mon avis, d'une erreur dans la méthode de l'étude des sciences naturelles suivie jusqu'à ce jour, et qui doit être fondée sur nos rapports avec la nature.

On compare fréquemment la science à un édifice qu'on bâtit de la façon la plus solide en plaçant pierre sur pierre, fait sur fait, et en l'élevant ainsi progressivement à une hauteur, et à une perfection, de plus en plus grandes. La comparaison est juste jusqu'à un certain point, mais elle oublie cependant que cet édifice ne repose nulle part sur le sol, que, pour le moment du moins, il est complètement suspendu dans le vide. Car aucune science en particulier, pas même la physique, n'a commencé à s'édifier par en bas, elles ont plutôt commencé toutes plus ou moins par en haut pour descendre ensuite en bas; la physique n'a même pas encore atteint le sol lui-même, puisqu'elle est précisément des plus incertaines sur l'essence de la matière et de la force. Pour aucun groupe de phénomènes nous ne pouvons commencer par rechercher les causes dernières, précisément parce que nous ne pouvons pas les connaître; nous ne pouvons pas commencer par ce qui est simple pour aboutir à ce qui est compliqué, nous ne pouvons pas procéder par synthèse et par déduction en reprenant des phénomènes par en bas, nous devons procéder par analyse et par induction en allant de haut en bas, du moins en général.

Ce principe est incontesté, mais on l'oublie souvent comme le montre l'objection précédente. Si l'on ne devait s'attaquer aux phénomènes compliqués qu'après une connaissance aussi complète que possible de phénomènes plus simples, il faudrait que nous fussions tous sans exception physiciens et chimistes, et nous ne pourrions passer à l'étude de la nature vivante qu'après être devenus complètement maitres de la physique et de la chimie. Il ne pourrait pas y avoir aujourd'hui même de médecine scientifique, puisque la physiologie pathologique ne pourrait pas être abordée avant que la physiologie normale ne fût établie. Et cependant que de choses la physiologie normale ne doit-elle pas à la physiologie pathologique! exemple qui montre bien qu'il n'est pas seulement permis, mais qu'il est aussi avantageux d'embrasser simultanément les différents cercles de phénomènes.

Que deviendrait, si nous devions aller partout du simple au composé, la théorie de la descendance, dont l'influence a développé nos connaissances dans le domaine de la biologie d'une façon incommensurable?

Mais sous cette prétention souvent exprimée de défendre d'étudier aujourd'hui des phénomènes compliqués comme l'hérédité, se cache encore une autre obscurité : un fait est incertain parce que les causes en sont compliquées, pour nous encore invisibles. Il est aussi certain que l'œuf d'un aigle donne naissance à un autre aigle, ou que les qualités du père et de la mère se transmettent à l'enfant, qu'il est certain qu'on voit tomber une pierre dès qu'on ne la soutient pas. De ce fait que les parts d'hérédité du père et de la mère sont complètement ou presque égales ne peut-on pas tirer une conclusion des plus certaines et des plus précises à l'égard de la quantité de substance agissante dans les deux sortes de cellules germinatives? ou bien est-il inutile de tirer de pareilles conclusions? n'est-ce pas plutôt le seul moyen qui nous permette d'approfondir peu à peu les phénomènes?

Non! La science de la nature vivante n'a pas à attendre que la physique et la chimie soient arrivées au bout de leur développement, et l'étude des faits de l'hérédité n'a pas à attendre que la physiologie de la cellule soit définitive. Je comparerais plutôt la science dans son ensemble à un mine qui a pour but de mettre à jour un gisement très allongé et très ramifié. On attaquera la mine non seulement par un point, mais par plusieurs à la fois. De certains points on arrive vite aux veines métalliques profondes, par d'autres points on ne peut atteindre que les filons les plus superficiels, mais de tous les points on met à jour quelque étendue de ce tout si compliqué. Plus les points d'attaque sont nombreux, plus la connaissance à laquelle on arrive du tout sera complète, et on parvient partout à une connaissance appréciable pour peu qu'on travaille avec précaution et avec persévérance.

Mais il faut ici de la précaution, ou, pour en finir avec notre image précédente, il faut que la pensée relie les faits entre eux. Les faits isolés, indépendants, ont aussi peu de valeur que les théories sans base solide. Il n'y a pas d'étude de la nature sans hypothèse et sans théorie. Elles sont la sonde avec laquelle nous interrogeons la profondeur de l'océan des phénomènes incompris, pour pouvoir déterminer dans la suite la marche de notre bâtiment d'exploration. Elles ne nous donnent pas de science absolue, mais elles nous donnent du moins le degré de connaissance qui est possible pour le moment. Poursuivre ses recherches sans être guidé par une théorie, c'est continuer à marcher dans un brouillard épais, au petit bonheur, sans route, et sans boussole. On arrive aussi de cette manière, mais tantôt dans un désert rocailleux de faits inintelligibles, tantôt dans un réseau bien ordonné de chemins reliés entre eux, conduisant clairement à un but, par le fait du hasard qui, dans la plupart des cas, se prononce contre nous.

C'est dans ce sens que l'on peut accepter comme guide ou comme boussole l'idée que je viens d'exposer. Dût-elle être destinée, elle aussi, à être remplacée plus tard par une meilleure théorie, pour peu qu'elle soit en état de faire faire un pas à l'observation, elle aura atteint son but.

APPENDICES

I. — OBJECTIONS CONTRE LES CAUSES INTERNES SUPPOSÉES
DE LA TRANSFORMATION [1].

Si la conception (de Naegeli) d'une cause de transformation résidant dans les organismes eux-mêmes a été qualifiée par moi de
force de transformation phylétique, je n'ai pas voulu dire qu'il faut
mettre cette force sur le compte de ces principes mystérieux que
d'autres regardent comme « l'inconnu » qui, sous ce nom ou sous
quelque autre nom, serait chargé de la direction des transformations. « L'idioplasma » de Naegeli dont les modifications passent
de l'intérieur à l'extérieur est au contraire un principe de science
naturelle, c'est-à-dire agissant mécaniquement; au point de vue
théorique, on peut sans aucun doute se le représenter, on se demande seulement s'il a une existence réelle. D'après Naegeli, la
« substance organique qui s'accroît », c'est-à-dire l'idioplasma, représente non seulement un « perpétuel devenir », en ce sens que la
substance reçoit sans cesse de l'extérieur force et tissus nécessaires
pour une croissance ininterrompue, mais elle est aussi sous l'action de causes intérieures un *perpetuum variabile* (p. 118). Mais la
question est précisément de savoir si c'est la structure même de
l'idioplasma qui l'oblige à se modifier progressivement dans le
cours de sa croissance, ou si ce ne sont pas plutôt les conditions
extérieures qui obligent l'idioplasma avec ses oscillations à petites
amplitudes, par la totalisation de ces petites différences, à se modifier dans un sens déterminé. J'ai déjà montré plus haut que
l'hypothèse de Naegeli ne nous avance en rien parce que la principale énigme que la nature organique nous donne à résoudre,

1. Appendice à la page 306.

l'adaptation, demeure insoluble. Cette théorie n'explique donc pas les phénomènes; on peut même montrer, je crois, qu'elle est en contradiction avec les faits.

Si l'idioplasma jouissait réellement de la faculté que lui attribue Naegeli de se modifier spontanément, s'il devait par le fait même de sa croissance se modifier progressivement, et donner ainsi naissance à de nouvelles espèces, il faudrait donc s'attendre à ce que la durée de la vie des espèces, des genres, des familles, etc., fût presque la même, au moins pour les formes de structure égale. Le temps dont l'idioplasma a besoin pour se modifier de telle sorte que la transformation aboutisse à une espèce nouvelle devrait être le même à même degré d'organisation, ou, ce qui est la même chose, à égale complexité de la structure moléculaire de l'idioplasma. La théorie de Naegeli me semble avoir fatalement pour conséquence le fait que le moment de la modification réside seulement dans cette structure moléculaire même. S'il ne faut rien de plus pour modifier l'idioplasma qu'un certain degré d'accroissement de cet idioplasma, — c'est-à-dire, par suite, un temps déterminé pendant lequel l'espèce se reproduit avec une intensité déterminée, — la modification devra donc se produire pour tout idioplasma quand il aura atteint ce degré d'accroissement, ou après l'expiration de ce moment. En d'autres termes : la durée de la vie d'une espèce, depuis son apparition due à la transformation d'une espèce plus ancienne, jusqu'à sa propre transformation en une espèce nouvelle, doit être la même pour des espèces du même degré d'organisation. Mais les faits ne répondent pas du tout à cette conclusion tirée du principe de Naegeli. La durée de la vie des espèces est très variable. Un grand nombre naissent et meurent au cours d'une seule formation géologique, d'autres persistent pendant plusieurs formations, d'autres sont même limitées à des zones particulières d'une formation. On ne peut pas d'ailleurs déterminer exactement le degré d'organisation d'une espèce : les différences pourraient par suite dépendre d'inégalités dans le degré d'organisation, elles pourraient reposer aussi sur ce fait qu'il y aurait des espèces qui, d'une façon générale, ne sont plus susceptibles de transformation, et qui, sans continuer à se développer, pourraient encore continuer à vivre pendant des périodes incommensurables dans des conditions extérieures favorables; mais ce serait une hypothèse plus large que la première, qui serait même en opposition directe avec cette première hypothèse fondant nécessairement sur la structure moléculaire la possibilité de modifications de l'idioplasma par la seule croissance. Naegeli dit aussi lui-même : « Par des causes intérieures la substance des descendants des êtres primitifs, — ce qu'on appelle par suite l'idioplasma, — se modifie constamment, même quand la suite des générations a atteint une durée infinie » (p. 118); il n'y a donc pas d'arrêt dans le processus de modification de l'idioplasma, pas plus pour l'espèce en particulier que pour le monde organique pris dans son ensemble.

On pourrait aussi se retrancher derrière les lacunes de nos connaissances géologiques, seulement le nombre des données certaines est déjà trop considérable, et il est établi que le Nautile qui commence au Silurien a persisté jusqu'à nos jours à travers les trois périodes géologiques, tandis que tous ses parents du Silurien (l'*Orthoceras*, le *Gomphoceras*, les Goniatites, etc.) sont éteints déjà depuis deux périodes géologiques.

Une dialectique hardie et habile peut toujours opposer bien des objections à tous les arguments de ce genre; comme preuve, en soi, et par elle-même, déjà suffisante contre la possibilité de la modification spontanée de l'idioplasma de Naegeli, je ne veux pas invoquer les faits géologiques; ils ne sont pas assez complets pour cela. On pourrait bien, dans le cas du Nautile par exemple, objecter seulement que, pour les Céphalopodes, nous ne pouvons pas remonter au delà du Silurien, qu'il est par suite possible que les parents siluriens du Nautile eussent déjà vécu aussi longtemps à l'époque présilurienne que le Nautile dans la période postsilurienne. En tous cas, on devra bien concéder, pour le moins, que les faits de la géologie ne fournissent pas d'argument à l'hypothèse de Naegeli, car il n'y a pas trace d'un changement régulier des formes.

II. — EXPLICATION DES ADAPTATIONS PAR NAEGELI[1].

Pour expliquer les adaptations, Naegeli admet que des influences extérieures peuvent avoir pour conséquence de petites modifications durables. Si des influences de ce genre « agissent d'une façon continue dans le même sens pendant un assez long temps, l'altération peut, — dans l'idioplasma, — s'élever à un degré remarquable, c'est-à-dire à un degré qui se révèle par des signes extérieurs visibles » (p. 137). Seulement il n'en résulte pas encore d'adaptation consistant en ce que le changement qui survient correspond

1. Appendice à la p. 306.

au but à atteindre. Naegeli fait alors valoir que des excitations
extérieures opèrent souvent leur excitation principale précisément
à la place excitée et sous une forme telle que l'organisme se prépare
déjà à se défendre. Il se produit un afflux de sucs vers la place qui
a été atteinte par l'excitation, et il se produit alors ces formations
nouvelles destinées à rétablir l'intégrité de l'organisme et à remplacer en tout cas, dans la mesure du possible, les parties perdues. C'est ainsi que le tissu sain commence à se développer
autour de la partie blessée du tissu d'une plante vivante en fermant
et en protégeant la blessure avec une membrane de liège impéné-
trable. Sans doute il y a de même, pour l'organisme animal, de
nombreuses réactions de ce genre appropriées à leur but. De même
les blessures de notre propre corps provoquent un développement
du tissu voisin qui se termine par la cicatrisation de la blessure,
et chez les salamandres la patte coupée ou la queue amputée
pousse à nouveau. La réponse appropriée à l'irritation va si loin
que la rainette vert clair, qui vit sur une feuille vert clair, devient
d'un brun sombre si on la porte dans l'obscurité. Elle s'adapte à la
couleur de son milieu et se protège par là contre ses ennemis.
Seulement la question est de savoir si la faculté des organismes
de répondre d'une manière opportune à certaines excitations
est une qualité primitive originelle des organismes en question.
La faculté de modifier la couleur de la peau dans le sens du milieu
est peu répandue, et, chez la rainette par exemple, elle repose sur
un mécanisme réflexe très compliqué, sur ce que certaines
cellules colorantes de la peau [1] se relient aux nerfs qui partent du
cerveau de l'animal et là par l'intermédiaire de cellules nerveuses
se rattachent aux centres nerveux de l'organe de la vue, de telle
sorte qu'une grande lumière frappant la rétine de l'œil exerce sur
elle une excitation qui se transmet par les nerfs cutanés aux cellules pigmentaires de la peau, provoque ces cellules à se contracter,
et donne ainsi à la peau la couleur vert clair. L'excitation lumineuse vient-elle à cesser? les cellules pigmentaires se dilatent à
nouveau et entraînent par là une coloration sombre pour la peau.
Il n'y a pas ici de réaction directe des chromatophores de la peau
en réponse à cette excitation lumineuse, on en a la preuve dans l'expérience de Lister [2] : des rainettes rendues aveugles ne réagissent
plus à la lumière. Il est clair que nous avons affaire ici à une qua-

---

1. Cf. **Brücke** : *Farbenwechsel des Chameleon.* Wien. Sitzber. 1851 ; et Leydig :
Die in Deutschland lebenden Saurier, 1872.
2. *Philosoph. Transact.* vol. 148, p. 627-644.

lité secondaire, acquise, de l'organisme en question, mais il faudrait encore démontrer que la totalité des réactions adaptives des organismes citées par Naegeli sont des qualités acquises, sont des adaptations et non des qualités primitives, originelles, de la substance vivante.

Sans doute il y a aussi des réactions des organismes qui ne sont pas basées sur l'adaptation, mais aussi elles ne sont pas toujours opportunes. Parmi ses exemples de réactions opportunes contre des excitations extérieures Naegeli cite en particulier la formation de galles chez les végétaux. C'est à peine cependant si l'on peut soutenir que les galles sont de quelque utilité pour les végétaux : au contraire, elles leur sont parfois très nuisibles. Elles ne sont utiles que pour l'insecte qui se développe sous la protection de la galle qui le nourrit. Les récentes et excellentes recherches d'Adler [1] à Schleswig, et de Beyerinck [2] à Delft, ont démontré que ce n'est pas, comme on le croyait auparavant, la piqûre du Cynips au moment de la ponte qui provoque le développement de la galle, mais exclusivement la larve qui sort de l'œuf. La présence de ce petit corps étranger qui se remue excite les tissus de la plante d'une façon tout à fait déterminée et avantageuse pour la larve, mais non pour la plante. Ce qui serait avantageux pour elle, ce serait de tuer le corps étranger vivant, de l'emprisonner dans une couche de bois sans nourriture, de l'empoisonner avec une sécrétion caustique, ou simplement de l'étouffer par la multiplication des cellules. Mais rien de tout cela ne se produit! Les cellules se multiplient (le « Blastème » de Beyerinck) et s'accumulent autour de l'embryon encore enfermé dans l'enveloppe de l'œuf, mais ne se dirigent pas sur lui : lui-même demeure libre, et il se forme ainsi une cavité qui l'enveloppe étroitement, la chambre larvaire. Ce n'est pas ici le lieu d'expliquer comment nous pouvons nous représenter que la plante soit contrainte de prendre une forme qui lui est pour le moins indifférente, qui souvent aussi lui est directement nuisible, qui sert aux intérêts de son ennemi en s'adaptant très exactement à ses besoins. Mais il est bien clair qu'on n'a pas affaire ici à un cas de réaction de protection spontanée contre l'excitation, que par suite la réaction de

1. Adler : *Beitraege zur Naturgeschichte der Cynipiden. Deutsche entomol. Zeitschr.* XXI, 1877, p. 209; aussi du même : *Ueber den Generationswechsel der Eichen-Gallwespen. (Zeitschrift f. wiss. Zool.,* tome XXXV, p. 151), 1880.

2. Beyerinck : *Beobachtungen über die ersten Entwicklungsphasen einiger Cynipidengallen (Verhandl. d. Amsterd. Akad. d. Wiss.,* 1883, t. XXII).

l'organisme contre les excitations extérieures n'est pas toujours favorable à cet organisme.

Si l'on pouvait regarder réellement les réactions opportunes des organismes aux excitations, comme des caractères primitifs, et non comme des caractères acquis de l'organisme, cela ne suffirait pas encore pour expliquer les cas d'adaptation réelle. Naegeli cherche à expliquer quelques cas spéciaux, choisis par lui, avec le principe de « l'action directe ». Il considère l'épaisse toison des mammifères des climats froids, la robe d'hiver des animaux de la zone tempérée comme une réaction directe de « l'organe cutané » contre « l'action du froid », les « cornes, griffes, défenses des animaux, comme le résultat de l'excitation produite à l'attaque ou à la défense sur certaines parties de la surface du corps » (p. 144). C'est l'explication que donnait déjà Lamarck au commencement de ce siècle. Elle paraît encore admissible dans une certaine mesure, puisque en fait l'apparition par exemple d'une toison épaisse chez les mammifères de climat tempéré coïncide avec la saison des froids. Seulement la question est de savoir si la faculté de la peau de ces animaux de laisser pousser une plus grande quantité de poils à l'arrivée des froids n'est pas elle-même une qualité secondaire acquise, comme le verdissement de la rainette par l'excitation d'une grande lumière.

Ici d'ailleurs il ne s'agit que de la production plus abondante de parties existant antérieurement; mais comment a-t-il pu se faire que les feuilles des fleurs, avec leurs formes si précises et souvent si compliquées, se soient développées aux dépens des étamines par ce fait que les insectes à la recherche de pollen et de sucs de fleurs provoquaient constamment par des chatouillements et de petites piqûres une excitation qui déterminait une « augmentation de croissance » ? Comment peut-on, d'une façon générale, expliquer par une simple « augmentation de croissance » l'origine d'une formation dans laquelle chaque partie a sa signification déterminée, et doit jouer son rôle déterminé pour attirer les insectes, dans le phénomène de la fécondation croisée qu'ils opèrent? Il en est de même non seulement pour les caractères multiples de la forme, mais aussi pour ceux de la couleur. Pourquoi les attouchements des insectes ont-ils rendu blanches les fleurs nocturnes? pourquoi ont-ils bigarré les fleurs diurnes? pourquoi y a-t-il si souvent un point coloré ou brillant à l'ouverture qui conduit au miel de la fleur caché au fond du nectaire?

Au surplus, il y a tout un groupe d'adaptations de couleurs et de formes des plus surprenantes pour lesquelles il ne peut être question d'une excitation ayant pu agir sur l'organe en question. Faudrait-il donc que la chenille verte, que la punaise verte, que la sauterelle verte fussent exposées en se posant sur du vert à une excitation cutanée produisant dans la peau du pigment vert? Faut-il que l'insecte semblable à un rameau desséché fût soumis, par le séjour sur des rameaux de ce genre, ou par leur simple vue, à une excitation capable de transformer son corps? Et si l'on songe en outre aux cas d'imitation proprement dite, comment une espèce de papillons peut-elle, par le fait de voler de droite et de gauche en communauté avec une autre espèce, exercer sur celle-ci une excitation telle qu'elle lui devient analogue par la forme et par la couleur? Dans un grand nombre de cas d'imitation, modèle et copie ne vivent pas toujours dans les mêmes endroits! Ainsi pour les papillons, les mouches, et les coléoptères qui miment les guêpes redoutées.

L'explication des adaptations est le point faible de la théorie de Naegeli. Il est même surprenant qu'un esprit de cette pénétration ne s'en soit pas aperçu. On a presque l'impression qu'il ne veut pas comprendre la théorie de la sélection quand on le voit s'exprimer de la manière suivante sur l'adaptation réciproque des trompes des papillons et des fleurs à corolle tubulaire (p. 130) : « Au nombre des adaptations les plus remarquables et les plus communes que nous observions dans la forme des fleurs figurent les corolles tubuleuses faites pour les longues trompes des insectes qui vont chercher le miel au fond des tubes étroits et longs, et qui facilitent par là la fécondation croisée des plantes. Les deux dispositions ont atteint progressivement leur développement actuel, les fleurs à longs tubes procédant des fleurs sans tubes et des fleurs à petits tubes, les longues trompes des courtes trompes. Les deux se sont développés sans doute concurremment, de telle sorte que la longueur des deux organes a été toujours la même. »

A cela rien à objecter, mais voici la suite : « Comment un tel processus de développement pourrait-il s'expliquer par la théorie de la sélection, puisqu'à chacun de ses stades il y a eu adaptation complète? Le tube de la fleur et la trompe de l'insecte ont atteint, par exemple, la longueur de cinq ou de dix centimètres : si le tube de la fleur devenait plus long chez quelques plantes, le changement devenait préjudiciable, parce que les insectes ne trouvaient plus leur compte à visiter ces plantes, et allaient visiter les fleurs à petits tubes, et les longs tubes devaient, d'après la théorie de la sélection, disparaître à nouveau. D'un autre côté, chez quelques insectes les trompes s'allongeaient : l'inutilité de cette modification a dû se faire bientôt sentir, et, d'après la même théorie, elle a dû être mise de côté comme luxe inutile. Mais la transformation simultanée des deux organes devient, d'après la théorie de la sélection, un cas digne de celui de « Münchhausen qui se tire lui-même par sa perruque hors du bourbier ».

Mais, d'après la théorie de la sélection, ce cas se présente tout autrement. Les fleurs et les trompes des papillons ne rivalisent pas en quelque sorte entre elles pour parvenir à la plus grande longueur des organes correspondants, elles ne se développent pas respectivement, seulement la fleur a allongé primitivement sa corolle et le papillon ne fait que la suivre. Le rapport n'est pas celui de poursuivant à poursuivi, lorsque chacun lutte de vitesse, et que la vitesse des deux dans le cours des générations s'élève au maximum. Ils ne se comportent pas non plus entre eux comme un oiseau insectivore avec une espèce de papillon qu'il poursuit particulièrement, cas dans lequel deux qualités tout à fait différentes peuvent atteindre leur maximum de développement, chez le papillon l'analogie avec les feuilles fanées qui couvrent le sol, entre lesquelles il se réfugie quand il est poursuivi, chez l'oiseau l'oxyopie. Tant que l'oxyopie de l'oiseau est susceptible de développement, il suffira à l'un de ces papillons, pour être plus favorisé que ses voisins, de ressembler à la feuille un peu plus que les autres individus de la même espèce, car il sera en état d'échapper à ceux de ces oiseaux qui ont la vue plus perçante, tandis que réciproquement l'oiseau qui a la vue plus perçante a plus de chance d'attraper aussi des papillons mieux protégés. C'est la seule manière de pouvoir nous expliquer ces ressemblances extraordinaires, poussées si loin, avec des feuilles et avec d'autres parties des plantes, qui se présentent souvent chez les insectes. En tout temps, les deux parties ont été complètement appropriées, c'est-à-dire qu'elles ont été aussi bien protégées, ou aussi bien nourries qu'il le fallait pour ne pas perdre en individus, pour ne pas disparaître en tant qu'espèce [1]. Cela n'empêche pas du tout qu'elles aient pu augmenter leurs qualités de protection ou de perspicacité, elles devaient plutôt inévitablement les développer lentement aussi longtemps que des deux côtés il y avait possibilité physique. Tant qu'il se présentait des oiseaux à vue plus perçante que les autres, il y avait avantage, parmi les papillons, pour ceux chez lesquels les côtes des feuilles ressortaient sur leurs ailes d'une façon plus

---

1. J'admets, pour simplifier, que le poursuivant n'a que cette seule proie, et que le poursuivi n'a que ce seul ennemi.

nette que chez leurs semblables; mais du moment où le maximum d'oxyopie possible fut réellement atteint, du moment où, par suite, tous les papillons ressemblèrent à la feuille d'une façon si complète que les oiseaux à la vue la plus perçante ne pouvaient, au repos, les distinguer d'une feuille, la continuation de l'accroissement de la ressemblance avec les feuilles dut cesser, car du même coup cessait aussi l'avantage d'un tel accroissement.

Cette gradation respective des adaptations me semble avoir été un des facteurs les plus importants de l'ensemble du processus de transformation, elle a dû se continuer pendant de longues périodes phylogénétiques, s'être produite et se produire encore chez les groupes d'animaux les plus différents, pour les parties et les caractères les plus différents.

Chez les grands papillons souvent cités des forêts de l'Inde et de l'Afrique, qu'on appelle *Kallima paralecta*, *inachis* et *albofasciata*, le dessin de la feuille, pour la forme et pour la couleur, est si bien fait pour donner le change que des personnes non prévenues s'imaginent, même à très petite distance, voir une feuille. L'analogie cependant n'est pas complète; je n'ai pu trouver, du moins parmi les 16 échantillons que j'ai examinés, dans les collections d'Amsterdam et de Leyde, de ces prétendues feuilles, une seule qui offrît plus de deux nervures latérales d'un côté de la nervure médiane, et plus de trois nervures latérales de l'autre côté, tandis qu'il aurait dû y avoir de chaque côté 6 ou 7 nervures latérales. Mais les 2 ou 3 suffisent si bien pour donner le change qu'on doit seulement s'étonner de la possibilité d'une imitation relative aussi exacte, de la possibilité pour les oiseaux d'arriver à une oxyopie assez grande pour reconnaître au cours d'un vol rapide ces lignes analogues à des nervures ou, plus exactement, du moins, remarquer dans un type à nervure unique la moins grande analogie avec une feuille. Il se peut d'ailleurs très bien que le processus de gradation soit encore en cours dans le cas du *Kallima;* j'ai du moins constaté dans le dessin de la feuille des différences assez fortes.

Pour l'accroissement de la longueur des corolles tubuleuses et des trompes des papillons, l'excitation ne réside ni dans la fleur ni dans le papillon, mais bien dans les autres visiteurs de la fleur qui lui volent son miel sans, en revanche, opérer la fécondation croisée. En peu de mots : des fleurs ouvertes à miel superficiel, telles qu'on doit admettre qu'étaient les plus anciennes, sont sorties peu à peu les fleurs à miel profondément caché. L'ensemble du processus prit vraisemblablement naissance dans la fleur, parce que la situation plus profonde du miel avait l'avantage de le protéger contre la pluie (Hermann Müller) et d'amasser une plus grande quantité de miel, et par là d'augmenter le nombre des visites des insectes et de déterminer celles-ci d'une manière générale. Dès que cela eut lieu, le processus de sélection des parties de la bouche des insectes commença aussi, une partie des insectes prolongeant leur trompe de la longueur correspondant à la profondeur où se trouvait le miel. Ce processus était fait pour durer, car dès que les insectes qui visitent les fleurs se furent divisés en insectes à trompe courte et insectes à trompe longue, il devait se produire chez toutes ces espèces de fleurs un accroissement du tube des fleurs pour lesquelles la visite assurée de quelques espèces d'insectes était plus avantageuse, c'est-à-dire pour lesquelles le croisement était facilité d'une façon plus certaine que par la visite incertaine de nombreuses espèces différentes. C'est là qu'est la cause de la continuation de l'accroissement, et il est manifeste que la fécondation d'une espèce de fleur est d'autant plus sûrement facilitée par un insecte que ce même insecte visite moins d'espèces de fleurs, et qu'il est mieux adapté aux caractères de ces espèces de fleurs par la grosseur, la forme, la pilosité, la manière de pénétrer dans la fleur, etc. Les insectes qui vont butiner sur toutes les fleurs possibles dissiperont souvent le pollen sans profit par le fait d'aller le porter à une espèce de plante toute différente ; les insectes, au contraire, qui n'ont d'accès qu'à un petit nombre de fleurs sont obligés de visiter beaucoup de fleurs de la même espèce, et, par suite, portent le plus souvent le pollen au bon endroit.

La corolle tubuleuse et la trompe des papillons qui fécondent ont dû par suite se développer aussi longtemps qu'il y a eu encore avantage pour la fleur à exclure d'autres visiteurs moins réguliers, et avantage pour le papillon à s'assurer l'unique jouissance de la fleur. La lutte n'a donc pas lieu ici entre la fleur et le papillon qui la féconde, mais entre eux deux d'une part et les autres visiteurs de la fleur qu'il s'agit d'exclure. Pour plus de détails sur les avantages de l'exclusion d'autres visiteurs pour la fleur, et de l'unique jouissance de la fleur pour le papillon, et sur les adaptations exactes et variées entre la fleur et l'insecte, sur les avantages et les inconvénients du fait de cacher le miel, etc., il faut se reporter à Hermann Müller [1] qui a étudié ces relations dans le plus grand détail, et les a mises en lumière d'excellente façon.

---

1. Hermann Müller : *Die Befruchtung der Blumen durch Insekten und die gegenseitigen Anpassungen beider,* Leipzig, 1873, p. 434 et suivantes. Voir aussi ses nombreux travaux postérieurs sur le même sujet.

III. — ADAPTATIONS CHEZ LES PLANTES [1].

Tout le monde sait que Christian Conrad Sprengel fut le premier qui reconnut que les formes et les couleurs des fleurs ne sont point des effets du hasard, des « jeux de la nature » ou de simples plaisirs des yeux pour l'homme, mais qu'elles ont pour effet d'attirer les insectes comme agents de croisement. On sait aussi que cette découverte, qui remonte déjà à la fin du siècle dernier, tomba dans l'oubli après avoir fait sensation, et que c'est la reprise du problème par Darwin qui l'a de nouveau mise en lumière.

Sprengel avait, dans son livre publié à Berlin en 1793, *Das entdeckte Geheimniss der Natur im Bau und der Befruchtung der Blumen,* démontré pour plusieurs centaines de fleurs que les particularités de structure et de coloration des fleurs ont pour but d'attirer les insectes, et de faire féconder la fleur par l'insecte. Mais son successeur dans ce domaine montra aussi la signification de ce croisement opéré par les insectes, en montrant que, sinon dans tous les cas, au moins dans un grand nombre, le but de la nature est d'éviter la fécondation directe, et que le croisement donne naissance à des descendants plus forts et plus nombreux que la fécondation directe (voir Darwin : *Fécondation des Orchidées par les Insectes,* 1877). Depuis lors différents naturalistes ont continué à expliquer ces rapports, Kerner, Delpino, Hildebrand, et Hermann Müller en particulier qui a déterminé d'une part pour la flore indigène, par l'observation directe, les espèces d'insectes qui, pour une espèce de fleur déterminée, sont les agents de croisement, et qui a comparé la structure des fleurs à celle des insectes, et a tenté de découvrir leurs rapports. Il a réussi de la sorte dans beaucoup de cas à pénétrer jusqu'à un certain degré dans le phénomène de la formation de la fleur, et à démontrer que des insectes déterminés sont les « éleveurs inconscients » de certaines formes de fleurs. Il distingua non seulement les fleurs fétides généralement peu voyantes dues aux diptères aimant les tissus à odeur désagréable et en décomposition, et les fleurs qui sont dues aux papillons; mais il distingue aussi celles qui ont été développées par les libellules, les abeilles et d'autres insectes.

Il croit même pouvoir démontrer dans certains cas particuliers (*Viola calcarata*) qu'une fleur qui doit sa forme primitive aux visi-

1. Appendice à la page 308.

les des abeilles a pu se transformer plus tard en fleur adaptée à la
fécondation par les papillons après avoir émigré dans une région alpestre où les lépidoptères sont beaucoup plus nombreux
que les abeilles.

Bien que, d'après la nature des choses, il subsiste bien des côtés
hypothétiques dans les explications qu'il donne des parties individuelles de la fleur, la majorité d'entre elles est cependant exacte,
et il est certainement d'un grand intérêt de voir jusque dans quelles particularités, jusque dans quels détails, les rapports de structure et de coloration des fleurs se montrent de nature adaptative [1].

Sur le réseau des nervures des feuilles, et sur sa signification
pour la fonction de la feuille, Sachs a donné des explications très
claires (*Vorlesungen über Pflanzen-Physiologie*, Leipzig, 1882, p. 58
seq.). Il montre que la nervation de la feuille est précisément
dans chaque cas particulier ce qu'elle doit être pour remplir complètement son but. Elle a d'abord pour tâche de pourvoir à l'ab-
duction et à l'adduction des matières nutritives, elle doit maintenir tendues les minces couches de cellules chlorophylliennes
assimilatrices, et les exposer à la lumière le plus qu'il est possible; enfin elle est destinée à protéger la feuille contre les déchi-
rures. Il montre d'une façon très convaincante que ces trois principes expliquent toute la diversité de la nervation de la feuille. Ici
encore, par conséquent, là où l'on ne croyait voir auparavant qu'un
chaos troublant de formes acidentelles, qu'un simple jeu de la
nature avec des formes, le principe de l'adaptation est souverain.

IV. — DE LA PRÉTENDUE TRANSMISSION DES MODIFICATIONS ACQUISES [2].

En disant plus haut : « La transmission de maladies provoquées artificiellement ne prouve rien, » je faisais allusion aux
seules expériences qu'à ma connaissance on pût citer jusqu'à
présent pour la transmissibilité des qualités acquises, aux expériences de Brown-Séquard sur les cobayes. On sait qu'il a déterminé une épilepsie artificielle chez des cobayes en sectionnant
certaines parties de leur système nerveux central ou même péri-

1. Voyez Hermann Müller : *Die Befruchtung der Blumen durch Insekten
und die gegenseitigen Anpassungen beider*, Leipzig, 1873, et plusieurs mémoires du même dans le *Kosmos*, et dans d'autres recueils.

2. Appendice à la page 315.

phérique. Les descendants de ces animaux atteints d'une épilepsie
acquise héritaient parfois de la maladie de leurs parents.

Ces expériences ont été reprises plus tard par Obersteiner, à
Vienne, et ont été décrites d'une façon très précise et complètement impartiale. Du fait lui-même on ne peut douter ; on peut admettre comme réellement établi que des petits d'animaux devenus
épileptiques d'une façon artificielle ont été pris d'épilepsie à la
suite de la maladie de leurs parents, mais, à mon avis, on n'a pas
le droit d'en conclure que des caractères acquis sont susVERTICALcepti-
bles de transmission, parce que l'épilepsie n'est pas un caractère
morphologique, mais une maladie. Il ne pourrait être question
de la transmission d'un caractère morphologique, dans le cas qui
nous occupe, que si une lésion des nerfs amenait une modification
morphologique déterminée qui causât en même temps l'épilepsie,
qui se montrerait de même chez les petits, et provoquerait aussi
chez eux les phénomènes pathologiques de l'épilepsie. Mais non
seulement il n'est pas démontré que les choses se passent ainsi,
mais encore le fait est des plus invraisemblables. On a seulement
démontré que beaucoup des petits de ces parents rendus ainsi épileptiques d'une façon artificielle demeurent petits, débiles, chétifs,
dans le marasme, et disparaissent souvent bientôt, que d'autres
accusent des phénomènes de paralysie dans différentes parties du
corps, à l'une des extrémités postérieures, ou aux deux, ou même
aux extrémités antérieures, d'autres des paralysies trophiques de la
cornée qui amènent une inflammation et une suppuration de cette
partie de l'œil. Dans ces cas très rares les petits montrent aussi,
à côté de ces phénomènes parétiques, un penchant à tomber, lors de
certaines irritations cutanées, en spasmes toniques et cloniques,
liés à une perte de la connaissance, qui représentent l'attaque d'é-
pilepsie. Sur trente-deux petits de parents épileptiques, il n'y en
eut que deux qui présentèrent ces symptômes, et comme ils
étaient très faibles, ils moururent bientôt tous deux.

Ces expériences, d'ailleurs, sont du plus haut intérêt, mais on ne
peut pas dire cependant que dans ce cas une modification morphologique déterminée, artificiellement provoquée chez les parents, s'est transmise aux enfants. Ce n'est pas la solution de continuité dans le tronc nerveux qui a été coupé, ou l'absence d'un
fragment de cerveau dont on a fait l'ablation, qui se transmet. Ce
qui se transmet plutôt, ce sont les symptômes d'une maladie, et
on se demande tout d'abord sur quoi repose l'apparition de cette
maladie chez le descendant. Le symptôme de l'épilepsie lui-
même ne se transmet pas toujours, on ne le voit que dans un

très petit nombre de cas; il n'est pas pur d'ailleurs, il est mélangé à d'autres symptômes morbides. Ou bien les petits sont tout à fait sains, — 13 cas sur 30, — ou bien ils sont atteints des troubles fonctionnels susnommés du système nerveux, de paralysies motrices et trophiques qui n'appartiennent pas du tout à l'épilepsie.

Pour exprimer exactement l'état des choses, on ne peut pas dire que l'épilepsie se transmet aux descendants, mais plutôt que des animaux rendus épileptiques d'une façon artificielle transmettent à une partie de leurs descendants la prédisposition à différentes maladies nerveuses, aux paralysies motrices, à un degré moindre, aux paralysies sensorielles, mais expressément aux paralysies trophiques; dans des cas plus rares, et dans ceux dans lesquels les phénomènes de paralysie ont atteint un haut degré, l'épilepsie se transmet intégralement.

Si l'on songe qu'on connaît déjà un nombre considérable de maladies dépendant de la présence dans le corps d'un microbe pathogène, qui peuvent être transmises par cet agent (le microbe) d'un organisme à l'autre, ne serait-on pas autorisé, par les simples faits qu'on vient de citer, à penser à un bacille encore inconnu ayant son terrain d'alimentation dans la substance nerveuse, plutôt qu'à une modification morphologique dans la structure histologique ou moléculaire d'un partie déterminée du cerveau? En tout cas la transmission d'une modification de structure de ce genre à la cellule germinative se comprendrait plus difficilement que la transmission du bacille par son introduction dans la cellule spermatique ou la cellule-œuf ancestrale. En faveur de la possibilité du premier cas on ne possède pas encore un seul fait; le second cas est devenu vraisemblable pour la syphilis, la variole, et récemment aussi pour la tuberculose, bien qu'on n'ait encore vu le bacille ni dans l'œuf ni dans la cellule spermatique; la chose a été démontrée pour la maladie de la muscardine du ver à soie. En tout cas on comprend ainsi pourquoi les petits contractent différentes formes de maladies nerveuses, ce qui demeure inintelligible si l'on veut admettre qu'il se produit dans le cas qui nous occupe une transmission réelle, c'est-à-dire la transmission d'un caractère morphologique, d'une modification de structure pathologique de quelque centre nerveux.

La façon dont l'épilepsie artificielle se manifeste après l'opération plaide aussi en faveur de la nature infectieuse de la maladie dans ces cas. L'épilepsie n'est pas seulement consécutive à une lésion déterminée du système nerveux, elle l'est aussi aux plus différentes. Brown-Séquard la produisait en opérant l'ablation d'un

morceau de la substance grise du cerveau, plus tard en faisant une
section dans l'épaisseur de la moelle épinière, ou seulement dans
l'une des moitiés latérales, ou seulement encore dans les cordons
postérieurs ou dans les cordons antérieurs, ou même en faisant
une simple piqûre dans la moelle épinière. C'est dans la région
comprise entre la 8e vertèbre dorsale et la 2e vertèbre lombaire
que les lésions de la moelle épinière semblaient être le plus effica-
ces, mais le résultat était parfois le même après la lésion de toute
autre région. Plus tard l'épilepsie se produisit après la section du
nerf sciatique, du nerf poplité interne, des racines postérieures
des nerfs de la jambe.

Dans tous ces cas la maladie se développe au bout de quelques jours ou semaines, et s'il se passe six ou huit semaines après
l'opération sans qu'il se produise une attaque, on peut être sûr,
d'après Brown-Séquard, que l'opération n'a pas réussi. Obersteiner
a toujours « vu quelques jours après la section d'un nerf sciatique apparaître les premiers symptômes d'un état maladif »;
dans une certaine partie de la tête et du cou, du côté opéré,
la sensibilité diminue. Pince-t-on l'animal dans la région appelée
zone épileptogène? il se replie du côté de la blessure, et il se
gratte violemment avec la patte de derrière du même côté; attend-
on quelques jours, plusieurs semaines? en pinçant dans cette
région ces grattements sont suivis d'une attaque complète d'épilepsie.

La modification causée par la section du tronc nerveux n'est
donc pas évidemment la cause directe de l'épilepsie, elle est seulement la préparation à un processus pathologique qui se conduit par
un mouvement centripète des nerfs vers quelque centre situé, semble-t-il, dans le pont de Varole et dans la moelle allongée, d'après
d'autres dans l'écorce cérébrale. D'après la manière de voir de Nothnagel, il doit se produire dans ce centre certaines modifications,
d'essence complètement inconnue, peut-être histologiques, peut-
être aussi simplement moléculaires, qui déterminent une modification fonctionnelle, à savoir un accroissement d'irritabilité des
centres nerveux gris qui s'y trouvent.

Nothnagel lui-même tient pour « possible, même pour vraisemblable », que, dans les cas où l'épilepsie est consécutive à une
section de nerfs, une névrite ascendante est la cause des modifications des centres. D'après ce que nous savons aujourd'hui des bactéries et des processus pathologiques qu'elles provoquent, la conjecture exposée plus haut d'après laquelle il s'agit dans ces cas
d'une maladie infectieuse trouverait bien dans cette névrite ascen-

dante admise par Nothnagel une confirmation importante. Mais si l'on ajoute que les descendants de ces animaux rendus épileptiques d'une manière artificielle peuvent eux-mêmes devenir épileptiques, mais que, dans la plupart des cas, ils ne deviennent en général que névropathes, tantôt dans une partie, tantôt dans une autre, tantôt sous une forme plutôt localisée, tantôt sous une forme absolument générale (marasme à la suite de troubles nerveux trophiques), je ne sais vraiment pas comment on pourrait s'expliquer ces faits autrement que par l'hypothèse que dans ces cas d'épilepsie traumatique, — si je puis m'exprimer ainsi, — il s'agit d'une maladie infectieuse provoquée par des microbes, dont le milieu nourricier est la substance nerveuse, et dont la transmission héréditaire est due à leur pénétration dans la cellule spermatique ou dans le spermatozoaire.

Obersteiner a trouvé que les petits étaient plus souvent malades dans le cas d'épilepsie de la mère que dans le cas d'épilepsie du père. La cellule ovulaire l'emporte des milliers de fois en volume sur la cellule spermatique, et, par suite, elle est plus souvent infectée par des microbes, et peut en contenir un plus grand nombre.

Il va de soi que ceci ne veut pas dire que toute épilepsie doive dépendre de l'infection ou de la présence de microbes dans le système nerveux. Westphal a provoqué l'épilepsie en donnant un ou plusieurs coups vigoureux sur la tête des cobayes, et dans ce cas l'attaque d'épilepsie se produisait sur-le-champ et se répétait plus tard d'elle-même. De microbes, il ne peut donc être question ici ; l'ébranlement a dû déterminer plutôt dans ce cas les mêmes modifications morphologiques et fonctionnelles dans les centres du pont de Varole et de la moelle allongée que celles qui résultent dans d'autres cas de la pénétration des microbes. Nothnagel dit expressément dans le même ordre d'idées : « Il n'est pas vraisemblable qu'il y ait comme raison d'être en général de l'épilepsie une modification histologique uniforme, périodique ; ce sont plutôt des altérations anatomiques hétérogènes qui peuvent provoquer le complexus des symptômes qui forment l'épilepsie, du moment où ces altérations portent toujours sur les parties du pont de Varole et de la moelle allongée, qui sont équivalentes au point de vue anatomique et aussi au point de vue physiologique » (p. 269). De même qu'un nerf sensitif, à des irritations différentes, pression, inflammation, infection malarique, répond toujours par la même réaction, c'est-à-dire par la douleur, de même ces centres nerveux pourraient être amenés par des excitations différentes à ces crises spasmodiques avec leurs effets consécutifs que nous appelons épilepsie. Ces excitations seraient, dans les cas de Westphal, un fort ébranlement mécanique, dans ceux de Brown-Séquard, la pénétration de microbes.

Que cette manière de voir soit exacte ou non, on ne peut se représenter comment il est possible qu'une modification morphologique, acquise, qui n'est pas de nature anatomique, pas plus qu'histologique vraisemblablement, qui est simplement de nature moléculaire, se transmette aux cellules germinatives de l'individu de manière à déterminer chez lui une modification dans la structure moléculaire la plus intime du plasma germinatif, modification telle qu'elle a pour conséquence, quand cette cellule germinative est fécondée et qu'elle s'apprête à devenir un nouvel animal, d'aboutir à la même structure moléculaire épileptogène de ces éléments nerveux, dans le noyau gris du pont de Varole et de la moelle allongée, que celle qui avait été acquise par les parents! Comment cela se peut-il? Qu'est-ce qui doit être introduit dans la cellule-œuf ou dans la cellule spermatique pour que cette cellule passe par la modification en question?

Les gemmules de Darwin peut-être? mais chacune d'elles représente une cellule, et nous n'avons à affaire ici qu'à des molécules ou à des groupes de molécules; il faudrait donc admettre pour chaque groupe de molécules une gemmule particulière, et supposer, par suite, le nombre déjà infini des gemmules augmenté de quelques milliards! A supposer même que la théorie de la Pangenèse soit exacte, admettons qu'il circule réellement des gemmules dans le corps, et parmi elles des gemmules des éléments cérébraux frappés de maladie, admettons qu'une partie de ces éléments arrive dans les cellules germinatives de l'animal, à quelles étranges notions n'arriverait-on pas en suivant logiquement jusqu'au bout cette idée! Quelle quantité prodigieuse de gemmules supposer dans un seul spermatozoïde, si toute molécule ou tout groupe de molécules (micelle) du corps tout entier ayant à une période quelconque de l'ontogénie pris part à la formation de ce corps doit être représentée dans la cellule germinative par une gemmule! Ce serait cependant là la conséquence inévitable de l'hypothèse que des états moléculaires acquis de groupes cellulaires déterminés pourraient se transmettre.

La chose ne pourrait devenir intelligible, théoriquement, qu'au moyen d'une théorie d'« évolution »[1] — et la pangenèse de Darwin

<hr>

1. On sait généralement que les physiologistes anciens croyaient à ce qu'on appelait la théorie « d'évolution », ou à la théorie de la « préformation ». Cette théo-

n'est pas autre chose, — c'est-à-dire par l'hypothèse que les parties individuelles et les états de développement du corps sont déjà contenus en germe comme des parcelles particulières de matière, comme des germes sortis des parties et des états particuliers des parties quand leur tour serait venu de se développer.

Je ne veux que démontrer brièvement dans quelles contradictions inévitables pareille théorie pourrait nous engager. Une seule et même partie du corps devrait être représentée dans la cellule-œuf ou dans la cellule spermatique par une pluralité de petits germes correspondant à ses différents degrés de développement. Car si chaque partie du corps produit des gemmules capables de reproduire cette partie, exactement telle qu'elle est actuellement, il faut qu'il y ait des gemmules particulières pour chaque degré de développement, comme l'accepte logiquement Darwin dans son « hypothèse provisoire » de la Pangenèse. Mais l'ontogénie de chacune des parties forme un tout continu, et ne se compose pas de degrés séparés : c'est par nous qu'est introduite cette notion de degrés dans la marche continue de l'ontogénie.

Ici, comme partout, nous créons dans la nature des divisions artificielles, pour pouvoir embrasser ainsi l'ensemble, et pour nous fixer des points de repère au milieu de la marche ininterrompue des formes. De même que nous distinguons des espèces dans le cours de la phylogénie, tandis qu'il n'y a que des transformations progressives sans ligne de démarcation bien précise, de même nous parlons de stades dans l'ontogénie alors qu'il est impossible de dire où un degré de développement cesse pour faire place au suivant. Regarder ces « degrés » isolés comme représentés par des groupes particuliers de gemmules me semble être une conception puérile analogue à celle qui fait conserver à Madrid le crâne de saint Laurent enfant, et à Rome le crâne du même saint devenu adulte.

Mais à quelles notions n'est-on pas nécessairement entraîné

rie suppose que le germe contient, dans des dimensions infinitésimales, la totalité de l'animal pleinement développé. **Toutes les parties de l'adulte sont préformées dans le germe, et le développement consiste simplement dans la croissance de ces parties et leur arrangement plus parfait. Cette théorie a été généralement acceptée jusqu'au milieu du siècle dernier, époque à laquelle Gaspard-Frédéric Wolff fit connaître la théorie de l'épigenèse qui depuis lors a été prépondérante. Cette théorie suppose qu'aucune partie spéciale du germe n'est une préformation des parties déterminées de l'animal pleinement développé, et admet que ces dernières naissent par une série de modifications qui se produisent dans le germe et leur donnent graduellement naissance. Plus récemment la théorie de la préformation a été reprise, sous une forme moins grossière, par les théories de Naegeli et de Darwin.**

quand on admet la transmission des caractères acquis? Il n'y a
cependant que la préformation qui permette de tenter une explication; il n'y faut pas songer avec la théorie de l'épigénèse. D'après
cette théorie, le germe ne contient pas de gemmules préexistantes,
mais il est dans son ensemble constitué de telle sorte, d'après sa
composition chimique et moléculaire, que dans des conditions
déterminées, il sort de ce germe un deuxième état déterminé, — je
veux dire, par exemple, les deux premières cellules de segmentation; — celles-ci à leur tour sont constituées de telle sorte qu'il ne
peut résulter d'elles qu'un troisième état tout à fait déterminé, —
les quatre premières cellules de segmentation, — et ces cellules
sont celles d'une espèce tout à fait déterminée et d'un individu
tout à fait déterminé. Du troisième état sort le quatrième, et ainsi
de suite, et il en résulte finalement un embryon compliqué, et
plus tard encore un animal adulte, mûr pour la reproduction. Aucune des parties qui le composent ne figurait dans l'œuf dont il s'est
développé, sous forme de germe particulier, de fragment de matière, même infinitésimal : la masse principale de la matière dont
l'animal se compose s'est ajoutée à l'œuf pendant sa croissance. Si,
par suite, il se présente dans quelque organe de l'animal parvenu à maturité une particularité transmise, c'est une conséquence
des états de développement précédents, et si nous étions en état
de pénétrer dans la structure moléculaire de tous ces états qui
procèdent les uns des autres en remontant jusqu'à la cellule-œuf,
nous trouverions dans cette cellule quelque différence infinitési-
male dans la structure moléculaire qui la distinguerait des autres
cellules-œuf de la même espèce, et qui est la raison pour laquelle,
à un degré bien postérieur de développement, cette particularité
se présente. C'est seulement ainsi que nous pourrions nous
représenter la cause des différences individuelles, et, par suite,
aussi, celle des tendances pathologiques héréditaires. C'est ainsi
qu'on comprendrait l'épilepsie héréditaire, à supposer qu'elle ne
dépende pas de la présence de microbes, comme cela est vraisemblable pour l'épilepsie acquise.

On se demande comment on peut se représenter qu'une épilepsie traumatique, par conséquent acquise, puisse se communiquer aux cellules germinatives. Évidemment la chose est impossible, si l'on se base sur la théorie du développement épigénétique. Car de quelle manière la cellule germinative pourrait-
elle être atteinte par un changement moléculaire survenant dans
le pont de Varole et dans la moelle allongée, ou, si l'on préfère, par
une modification histologique? Admettons même pour un instant

que des influences nerveuses trophiques puissent en partant du
cerveau exercer une influence sur les cellules germinatives, que
cette influence puisse non seulement faire varier les conditions de
nutrition, mais modifier aussi le plasma germinatif dans sa structure moléculaire généralement inébranlable, comment se représenter que cette modification se produise précisément dans le
sens nécessaire pour donner à l'idioplasma la structure moléculaire du premier degré ontogénétique d'un idioplasma d'épileptique? Comment le dernier degré ontogénétique des cellules ganglionnaires des épileptiques (qui ont leur siège dans le pont de Varole
des épileptiques) pourrait-il imprimer à l'idioplasma des cellules
germinatives du même animal cette modification de sa structure
moléculaire qui en fait un plasma germinatif d'épileptique? Ce
ne peut être par quelque addition, — l'épigenèse n'admet pas
l'existence de « prédispositions sous la forme de parcelles matérielles préexistantes, — mais bien par ce fait que l'ensemble de l'idioplasma germinatif est légèrement modifié dans sa structure moléculaire. Naegeli a pleinement raison de soutenir que l'agent de
transmission des propriétés héréditaires ne peut être que le protoplasma solide, et non pas le protoplasma liquide, c'est-à-dire
celui qui commence à se dissoudre. Les faits prouvent d'une façon irréfutable que la part de substance matérielle que le père
abandonne pour constituer l'enfant est chez presque tous les animaux moindre, à des degrés inégaux, que celle de la mère; chez
les mammifères, elle ne représente peut-être que la « cent-billio-
nième » partie de la part de la mère, et malgré cela l'influence
héréditaire est aussi grande du côté du père que du côté de la
mère. Dans notre cas, — au point de vue de l'épigenèse, — une molécule cérébrale de l'animal épileptique ne peut parvenir aux cellules germinatives sous une autre forme que la forme soluble; il ne
peut par suite se produire pour elles d'augmentation directe de
l'idioplasma, abstraction faite de ce fait que dans les cellules ou
fibres cérébrales modifiées par l'épilepsie, c'est le dernier stade de
l'épilepsie qui doit figurer, tandis que dans les cellules germinatives, c'est au contraire le premier, et que par suite un accroissement
de ce genre ne serait d'aucune utilité. On peut dire avec assurance
que dans l'hypothèse de l'épigenèse, il n'y a de possible, en fait
d'influence sur les cellules germinatives, qu'une simple action sur
leur nutrition. On peut concevoir qu'une action sur la nutrition
puisse être provoquée par des modifications dans l'influence tro-
phique du système nerveux sur les organes sexuels, mais de simples différences dans la nutrition ne suffisent pas pour modifier

la structure de l'idioplasma, au moins dans le sens déterminé où il devrait l'être ici.

On ne peut donc expliquer l'hérédité de l'épilepsie artificiellement produite ni en prenant pour base la théorie du développement épigénétique, ni au moyen de la théorie de la préformation; on ne peut la comprendre qu'en admettant que (dans ces cas tout au moins) l'épilepsie dépend de la présence de germes pathogènes vivants, de microbes. Jusqu'ici l'hérédité de maladies produites artificiellement, même de l'épilepsie, était le seul fait certain qu'on pût citer en faveur de l'hérédité de caractères acquis. Je crois avoir montré que cet argument est trompeur, non que le fait de la transmission de la maladie ne soit certain, mais parce que cette transmission ne peut dépendre de l'hérédité, mais doit avoir pour cause une infection du germe.

D'une façon générale, depuis que j'ai mis en doute l'hérédité de caractères acquis, je n'ai pas rencontré un seul cas capable d'ébranler ma manière de voir, et j'en ai rencontré plusieurs dans lesquels il y avait bien transmission, comme dans celui de l'épilepsie artificielle, mais sans qu'il s'agit d'un caractère véritablement acquis. Ainsi Frédéric Muller m'a communiqué récemment un cas qu'il considérait lui-même comme un cas « à peine discutable d'hérédité de caractères acquis ». L'observation est si intéressante à plusieurs points de vue que je veux la rapporter ici. Je copie une partie de sa lettre : « Parmi les métis de deux espèces d'*Abutilon* chez lesquelles je n'ai jamais vu, ni avant ni après, de fleurs hexamères, il y avait une plante qui portait quelques fleurs de ce type. Les fleurs de cette plante demeurant stériles avec le propre pollen de celles-ci, il me fallait, pour obtenir de la graine d'une de ces fleurs hexamères, la féconder avec le pollen d'une autre plante qui n'avait que des fleurs pentaphylles. Sur la plante ainsi obtenue, fille de la mère hexamère et du père pentamère, j'ai examiné pendant trois semaines toutes les fleurs : il y en eut 143 de pentamères, 103 d'hexamères et 13 d'heptamères. Pendant le même temps, j'examinai les fleurs d'une autre plante issue des deux mêmes parents, mais de fleurs pentamères, il y avait 454 fleurs pentamères, et 6 hexamères, c'est-à-dire 1,3 % seulement d'hexamères. »

Sans doute, il faut bien accorder que la grande quantité des fleurs hexamères anormales chez la première des deux plantes-filles doit dépendre de l'hérédité. Seulement ce caractère d'hexamérie n'est pas acquis, c'est simplement une qualité d'apparition récente, elle n'est pas la réaction de l'organisme végétal à des irritations venant de l'extérieur, car elle se montra chez des plantes qui se trouvaient dans les mêmes conditions extérieures que les autres Abutilons à fleurs normales pentamères. Il faut donc que cette qualité soit due à des tendances présentes dans la plante elle-même, soit comme modification spontanée de son idioplasma, soit par la rencontre dans cette plante de plasmas germinatifs ancestraux dont la combinaison devait conduire dans l'organisme-fille à des caractères nouveaux, en apparence ou en réalité. Nous savons bien que le plasma germinatif de tout individu n'est pas quelque chose de simple, que c'est au contraire quelque chose de très compliqué; il se compose d'une quantité de plasmas germinatifs ancestraux qui y sont représentés dans des proportions très différentes. Bien que nous ne connaissions rien directement des phénomènes d'accroissement du plasma germinatif, ni des degrés ontogénétiques d'idioplasma qui en résultent, nous savons cependant, d'après les observations faites sur l'homme, que les caractères ancestraux se présentent chez les enfants dans des combinaisons très différentes, et à des degrés très différents. On peut s'expliquer le fait en admettant que, par la réunion des plasmas germinatifs des parents dans la fécondation, les différents idioplasmas ancestraux qui y sont contenus se rencontrent et s'unissent de façon différente, et arrivent ainsi à des degrés différents d'accroissement. Tels idioplasmas ancestraux identiques arriveront, en se rencontrant, à produire une double action, tels idioplasmas opposés se neutraliseront, et, entre ces deux extrêmes, il y aura place pour un grand nombre de degrés intermédiaires. Ces combinaisons se produiront d'ailleurs non seulement au moment même de la fécondation, mais encore pendant toute l'ontogénie, à chacun de ses degrés, car chacun de ses degrés possède un idioplasma composé d'idioplasmas ancestraux.

Nous ne sommes pas encore assez avancés pour pouvoir démontrer en détail comment de ces combinaisons d'idioplasmas hétérogènes il peut résulter des caractères réellement nouveaux, mais cette notion appliquée à la variation de bourgeons, par exemple, me paraît être de beaucoup la plus naturelle. Il y a aussi un cas dans lequel on peut voir jusqu'à un certain point comment un caractère nouveau peut se former de cette manière. Il y a des canaris qui ont une aigrette sur la tête, mais si on en accouple deux, leurs descendants deviennent le plus souvent chauves au lieu d'avoir des aigrettes d'une beauté particulière. La formation de l'aigrette dépend de ce qu'à cette place les plumes sont plus rares, et qu'une ligne de la peau de la tête est complètement dépourvue de

plumes. Cette maigreur des deux plumages des parents vient-elle
à se combiner, il en résulte une calvitie, caractère qui, dans la
série des ancêtres des canaris actuels a dû à peine se présenter
jamais.

Quelle est la raison pour laquelle il se forme un pétale de plus
que d'habitude dans une fleur? Nous ne le savons pas, pas plus
que nous ne pouvons pénétrer les raisons pour lesquelles parmi
les étoiles de mer les unes ont cinq et les autres six bras; nous ne
pouvons pas pénétrer en détail dans les mystères de l'action réciproque des deux plasmas germinatifs des parents avec leur infinité
d'idioplasmas ancestraux du premier au deuxième, et au $n^{\text{ème}}$ degré; mais nous pouvons cependant dire avec assurance que ces déviations sont le résultat de cette lutte compliquée des idioplasmas
dans l'organisme en voie de formation, et non le résultat d'influences extérieures. Quand on parle de caractères acquis, en se
plaçant au point de vue de la transformation des espèces, on vise
seulement ces modifications qui ne partent pas de l'intérieur pour
aboutir à l'extérieur, mais qui sont une réaction de l'organisme
contre des influences extérieures, et avant tout une suite de l'accroissement ou de la diminution d'usage d'une partie ou d'un organe. Car il s'agit de savoir si la modification des conditions de
l'existence peut, en contraignant l'animal à des habitudes nouvelles transformer déjà directement l'organisme, ou, si les effets d'un
accroissement ou d'une diminution dans l'usage d'un organe demeurent limités à l'individu en particulier, et si une transformation
de l'espèce n'est pas possible par leur fait.

Le cas observé par Fréderic Müller est encore intéressant à un
autre point de vue. Il semble en effet contraire à ma conception de
l'hérédité, et contraire à la continuité du plasma germinatif. Si
une fleur isolée peut transmettre à ses descendants des modifications spéciales que n'ont pas connues ses ascendants, on est près
de conclure que dans ce cas ce n'est pas le plasma germinatif des
parents qui parvient dans les cellules germinatives de la fleur en
question pour y former les cellules germinatives femelles, mais
que c'est un nouveau plasma germinatif qui a pris naissance dans
la fleur. Car les qualités nouvelles procèdent bien de cette fleur et
non de ses parents. On peut cependant concevoir la chose autrement. Un *Abutilon* portant plusieurs centaines de fleurs n'est pas
une simple individualité, mais une colonie de plusieurs individualités dont chacune s'est formée par germination du premier
individu qui s'est développé hors de la graine.

Je n'ai pas encore tenu compte de la germination dans mes

développements théoriques, mais il est clair qu'à mon point de vue, je dois l'expliquer en admettant que dans des individus qui bourgeonnent il y a non seulement de l'idioplasma non modifié du premier degré ontogénétique (plasma germinatif), mais aussi de l'idioplasma modifié de manière à correspondre à la structure modifiée des rejetons arhizes, — les bourgeons, — nés sur le tronc ou sur les rameaux. La modification ne sera que de peu d'importance, peut-être même tout à fait insignifiante, car il se peut que les différences entre les bourgeons secondaires et la plante primaire puissent dépendre pour la plus grande part des conditions modifiées sous lesquelles ils se développent, non pas librement dans la terre, mais dans le tissu végétal. On peut s'imaginer qu'un tel idioplasma, quand il se développe en un bourgeon floral, donne naissance à la fois à ce bourgeon et aux cellules germinatives qui se développent en lui. C'est une façon de préparer l'interprétation de l'observation de Fritz Müller, car si tout le rejeton procède justement de l'idioplasma spécifique dont une partie forme aussi les cellules germinatives, on comprend pourquoi ces cellules germinatives renferment les mêmes tendances héréditaires que celles qui se sont exprimées chez la fleur en question. La possibilité de variations dans une pousse isolée repose sur les déplacements, analysés plus haut, qui surviennent dans la composition de l'idioplasma au cours de la croissance, dans le rapport des proportions où sont représentés les différents idioplasmas ancestraux.

L'observation de Fritz Müller confirme bien cette manière de voir. Si c'était en effet la fleur même qui transmet individuellement au plasma de ses cellules germinatives son caractère d'hexamérie, on ne comprendrait pas pourquoi dans la contre-épreuve, dans le croisement de fleurs pentamères, on voit apparaître quelques rares fleurs hexamères. On ne peut l'expliquer qu'en admettant que le plasma germinatif contenu dans la plante-mère s'est, pendant sa croissance, et pendant sa diffusion à travers tous les rameaux et tous les rejetons de la tige, plié à une combinaison telle qu'elle devait, partout où elle prédominait, conduire à la formation de fleurs hexamères. Je ne rechercherai pas ici s'il faut regarder cette combinaison comme une sorte de retour en arrière, ou si elle représente quelque chose de nouveau. Il importe peu, mais les fleurs hexamères de la contre-épreuve prouvent, à mon avis, que la combinaison voulue du plasma germinatif était répandue dans la plante-mère, et se trouvait aussi d'ailleurs dans des rejetons qui ne produisirent pas de fleurs hexamères.

V. — DE L'ORIGINE DE LA PARTHÉNOGENÈSE [1].

La transformation de l'hétérogénie en parthénogenèse pure ne résulte pas uniquement des simples motifs invoqués plus haut : différentes circonstances y contribuent encore. Il peut se produire une parthénogenèse pure dans le degré intermédiaire de l'hétérogénie. Ainsi, par exemple, la parthénogenèse pure et exclusive au moyen de laquelle le gros branchiopode phyllopode (l'*Apus*) se multiplie dans la plupart de ses habitats n'est pas le résultat de la perte d'anciens organes sexuels : c'est plutôt simplement le résultat de la disparition des mâles, et de l'acquisition simultanée par les femelles de la faculté de procréer des œufs n'ayant pas besoin d'être fécondés. Nous voyons que, dans ce cas, il y a encore, çà et là, des colonies où figurent aussi des mâles, souvent même en quantité importante, mais nous aurions deviné ceci au fait que l'*Apus* ne produit qu'une seule forme d'œufs, c'est-à-dire des œufs de durée, à coque dure. Partout où la parthénogenèse a tout d'abord alterné avec la reproduction sexuelle, les œufs de durée sont procréés par la génération sexuelle, tandis que la parthénogenèse donne naissance à des œufs à coque mince dont l'embryon éclôt aussitôt. C'est ce qui fait que la parthénogenèse conduit à un accroissement très rapide de la colonie. Chez l'Apus cet accroissement du nombre des individus est atteint tout autrement, par ce fait que tous deviennent femelles, commencent de très bonne heure à produire des œufs, et continuent ainsi jusqu'à la mort dans une fécondité croissante. Il se forme ainsi sur le sol de la mare habitée par la colonie une quantité d'œufs si prodigieuse qu'après le dessèchement il reste encore, dès que l'eau vient remplir la mare, une quantité d'œufs assez grande pour donner naissance à une colonie nouvelle.

Cette forme de reproduction parthénogénétique convient particulièrement dans les cas où l'espèce habite des mares à la merci des pluies, qui peuvent disparaître à chaque instant.

Dans ce cas, le temps pendant lequel peut vivre la colonie est souvent si court qu'il ne suffirait pas pour permettre à plusieurs générations de procéder les unes des autres par des œufs d'été à développement rapide.

Avant que les générations parthénogénétiques ne fussent achevées, elles seraient toutes condamnées à périr par le brusque des-

____
1. Appendice à la page 336.

séchement de la mare, et la colonie périrait du même coup, car la génération sexuelle n'avait encore pas fait son apparition, et, par suite, il n'y avait pas encore d'œufs de durée.

On pourrait penser que des Crustacés tels que les Daphnies qui se développent par ce mode de reproduction ne pourraient pas se conserver en général dans des mares éphémères de ce genre. Mais la nature a trouvé ici encore un procédé d'adaptation. Comme je l'ai montré précédemment [1], ces espèces de Daphnies qui habitent de petites mares sont si bien adaptées qu'elles se multiplient tout d'abord par parthénogenèse, puis par voie sexuelle, et par des œufs d'hiver, mais il n'y a que la première génération éclose des œufs d'hiver qui soit uniquement composée de femelles parthénogénétiques; la seconde de ces générations contient déjà un grand nombre d'animaux sexuels, à tel point qu'avec le prompt développement des animaux, peu de jours après la fondation de la colonie, c'est-à-dire l'éclosion de la première génération, il y a déjà des œufs de durée de formés et de pondus, et que la durée de la colonie est par suite assurée.

Chez les Daphnies l'hétérogénie peut aussi se changer en parthénogenèse pure, par la perte des organes sexuels. Chez quelques espèces de *Bosmina* et de *Chydorus* le fait semble s'être produit, quoique peut-être uniquement dans des colonies dont la durée est assurée pendant toute l'année, c'est-à-dire chez celles qui habitent la mer, et chez les habitants des conduites d'eau et des fontaines qui ne gèlent pas. Mais chez certains insectes la parthénogenèse pure a commencé pour quelques espèces (le *Chermes abietis*) d'une façon analogue, c'est-à-dire par l'absence des mâles à la deuxième génération.

Dans aucun de ces cas on ne voit clairement de raisons d'utilité qu'on pourrait regarder comme les causes de la parthénogenèse. Il semble bien des fois qu'il y règne l'arbitraire le plus complet, en particulier pour la parthénogenèse de certains Crustacés (les Ostracodes). Dans cette classe une espèce ne se reproduit que par parthénogenèse, une autre uniquement par la voie sexuelle, une troisième fait alterner les deux modes de reproduction. Et cependant ces espèces sont très voisines les unes des autres, elles vivent souvent les unes avec les autres dans les mêmes localités, et de la même manière, en apparence. Mais il ne faut pas oublier que nous ne pouvons pénétrer qu'à grand'peine, et dans une faible mesure,

---

1. Weismann : *Naturgeschichte der Daphnoiden. Zeitschrift f. wiss Zool.*, XIII, 1879.

dans les détails de la vie de ces animaux, et que là où notre regard voit identité absolue des relations vitales, il peut cependant y avoir des différences profondes dans l'alimentation, dans les habitudes, dans les ennemis, et dans les moyens de leur résister, dans les moyens d'attaque, différences qui donnent à deux espèces vivant dans le même milieu une base d'existence toute différente. Non seulement ce cas est possible, mais il s'impose le plus souvent, autrement les espèces ne différeraient pas entre elles.

La possibilité de la différence dans le mode de reproduction, malgré des habitudes d'existence absolument identiques, comme il arrive pour différentes colonies d'une seule et même espèce, repose ou sur ce fait que les colonies vivent dans des conditions extérieures différentes, comme dans le cas cité plus loin de la *Bosmina* et du *Chydorus*, ou sur cet autre fait que le passage de la reproduction sexuelle à la parthénogenèse ne s'effectue pas dans toutes les colonies de l'espèce avec la même facilité et la même rapidité. Tant qu'il y a des mâles dans une colonie d'*Apus,* la reproduction sexuelle ne peut disparaître complètement. Bien que nous ne puissions pas apprécier avec sûreté les causes qui déterminent le sexe, on a cependant le droit d'affirmer qu'elles peuvent être différentes dans deux colonies très éloignées l'une de l'autre. Mais dès que la parthénogenèse devient un avantage pour l'espèce, et donne plus de garantie à son existence que la reproduction sexuelle, il y aura non seulement avantage pour les colonies qui engendrent moins de mâles, mais dans l'intérieur même des colonies bisexuelles il doit y avoir aussi avantage pour les femelles dont les œufs sont susceptibles de développement sans accouplement antérieur. Avec la diminution du nombre des mâles, les autres femelles ne sont plus sûres de participer à la fécondation et de pondre des œufs susceptibles de développement. En d'autres termes : dès que, dans ces circonstances, il se présente des femelles dont les œufs sont par eux-mêmes et par eux seuls susceptibles de développement, le développement général doit tendre à écarter la reproduction sexuelle. Il semble que dans le groupe des Arthropodes, tout au moins, la faculté de produire des œufs parthénogénétiques est très répandue.

VI. — THÉORIE DE L'HÉRÉDITÉ DE W. K. BROOKS [1].

La seule théorie de la reproduction sexuelle qui s'accorde au moins sur un point avec la mienne a été exposée, il y a deux ans,

1. Appendice à la page 324.

par W. K. Brooks, de Baltimore [1]. L'accord consiste dans ce fait que Brooks regarde aussi la reproduction sexuelle comme le moyen dont se sert la nature pour créer des variétés d'espèces. A dire vrai, la façon dont il se représente la formation de cette variabilité est très éloignée de ma manière de voir, et nous nous séparons de même dans la conception générale. Tandis que je fais de la continuité du plasma germinatif la base de ma théorie de l'hérédité, et que, par suite, je vois la possibilité d'une variabilité héréditaire permanente uniquement dans ce fait que les influences extérieures ne modifient pas directement le plasma germinatif, ou que les plasmas germinatifs, différant individuellement, de deux individus, se mêlent l'un à l'autre à chaque accouplement, et se transforment en combinaisons les plus variées, Brooks s'appuie au contraire sur la transmissibilité de modifications acquises, et sur l'idée que j'ai qualifiée plus haut d'idée du développement appliqué au plasma germinatif.

Sa théorie de l'hérédité est une modification de la Pangenèse de Darwin. Brooks admet, comme Darwin, que toute cellule somatique des organismes supérieurs expulse des gemmules très petites, non pas toujours et dans toutes les circonstances, mais seulement quand la cellule se trouve dans des conditions nouvelles, inusitées. Tant que les rapports habituels auxquels elle est adaptée persistent, la cellule fonctionne selon sa manière spécifique en tant que partie du corps, mais dès que sa fonction est troublée, et que ses conditions d'existence deviennent défavorables, « *it throws of small particles which are the germs or gemmules of this particular cell,* » elle émet de petites parcelles qui sont les germes ou gemmules de cette cellule particulière. Ces gemmules peuvent parvenir dans toutes les parties de l'organisme, elles peuvent pénétrer dans un ovule ou dans un bourgeon, mais la cellule germinative mâle a une force d'attraction particulière pour les rassembler en elle-même et pour les accaparer.

D'après Brooks la variabilité résulte de ce qu'à la fécondation chaque gemmule de la cellule spermatique s'unit à cette partie de l'œuf « qui est destinée dans le cours du développement à devenir la cellule correspondant à celle dont la gemmule procède ».

Si cette cellule se développe dans le descendant, elle doit, étant hybride, tendre à varier. Un ovule se conduira absolument de même, et les cellules en question conserveront leur variabilité

1. Voyez W. K. Brooks : *The Law of Heredity, a Study of the Cause of Variation and the Origin of living Organisms,* Baltimore, 1883.

jusqu'à ce qu'une modification favorable se produise. Dès que la chose aura lieu, la production des gemmules s'arrêtera, car du moment que l'organisme favorisé par la sélection tient ses qualités d'un œuf, et que cet œuf transmet ses qualités à l'œuf de la génération suivante, le caractère en question deviendra un caractère fixe spécifique, et sera dès lors transmis comme tel de génération en génération.

Brooks s'imagine concilier ainsi Darwin et Lamarck en laissant d'un côté les influences extérieures modifier le corps ou l'une de ses parties, mais en faisant de l'autre déterminer par la sélection la nature de la variété victorieuse. Il y a là d'ailleurs une différence avec la théorie de Darwin, qui n'est cependant pas de nature fondamentale. Darwin permet de même à des influences extérieures de modifier l'organisme, et il admet que des modifications acquises, c'est-à-dire provoquées par des influences extérieures, se communiquent au germe, et peuvent se transmettre. Mais, d'après lui, chaque partie de l'organisme abandonne constamment des gemmules qui peuvent s'assembler dans les cellules germinatives de l'animal; d'après Brooks, ces gemmules ne viennent que des parties qui se trouvent dans des conditions désavantageuses, ou dont la fonction est troublée (p. 82). L'ingénieux auteur cherche ainsi à diminuer le nombre incroyable de gemmules qui, d'après la théorie de Darwin, doivent se réunir dans les cellules germinatives, et à montrer en même temps que ce sont précisément les parties qui ne sont plus bien appropriées aux conditions de l'existence qui doivent varier.

Je crains seulement que Brooks ne confonde ici deux choses différentes, qui doivent nécessairement être traitées séparément si on tient à conclure correctement, à savoir l'adaptation d'une partie du corps au corps tout entier, et l'adaptation de cette même partie aux relations extérieures. Le premier cas peut se produire sans le second, et si le second fait défaut, le premier n'en résulte pas le moins du monde comme conséquence. Comment doivent varier les parties qui sont mal adaptées, il est vrai, aux conditions extérieures de l'existence, mais qui sont d'autre part en harmonie complète avec les autres parties du corps? S'il faut que les conditions d'existence des cellules en question deviennent « défavorables » pour qu'il puisse y avoir émission des gemmules qui produisent la variation, la chose ne se produirait manifestement pas dans un cas de ce genre. Supposons que les piquants d'un hérisson ne soient pas assez longs ou assez pointus pour fournir à l'animal une protection suffisante : où serait la raison pour l'émission des gemm..es et la variation des piquants? car la matrice des piquants se trouve bien dans des conditions parfaitement normales et favorables, que les dards soient plus longs ou plus courts. Ces conditions ne sont pas modifieés si, par suite de la brièveté des piquants, il périt plus de hérissons qu'il n'est bon pour l'espèce.

Prenons une chenille de couleur brune, pour laquelle il vaudrait beaucoup mieux devenir de couleur verte : comment une condition défavorable de ses cellules dermiques pourrait-elle résulter de ce fait que par suite de sa couleur les ennemis naturels des chenilles en détruisent un bien plus grand nombre que si elles étaient vertes? Il en est de même de toutes les adaptations. L'harmonie entre les parties de l'organisme est la première condition de la faculté d'existence de l'individu; si elle n'existe pas, l'individu est malade, et par cela qu'une partie ou un caractère n'est pas suffisamment approprié aux conditions extérieures d'existence, cette harmonie ne peut plus exister, c'est-à-dire que la régularité de la nutrition, et le fonctionnement de quelque partie de quelque cellule, ou groupe de cellules, sont troublés. Darwin fait abandonner constamment des gemmules à toutes les cellules du corps; mais cela n'a pas plus de valeur qu'une assertion non démontrée et même invraisemblable.

Ce qui distingue le plus cette conception de Brooks de la théorie de la Pangenèse de Darwin, c'est que Brooks attribue aux deux sortes de cellules germinatives un rôle différent, en les chargeant ou en les remplissant à des degrés différents de gemmules, la cellule-œuf en ayant beaucoup moins que la cellule spermatique. Pour l'un, la cellule-œuf est le principe conservateur qui préside à l'hérédité des vrais caractères de la race ou des caractères de l'espèce, tandis que l'autre fait de la cellule spermatique l'élément de progrès qui détermine les variations.

La transformation des espèces doit, par suite, se produire pour la plus grande part par ce fait que des parties qui ont varié après avoir été placées dans des conditions défavorables par une influence extérieure, abandonnent des gemmules, les envoient aux cellules germinatives, et par ce fait que ces cellules germinatives continuent à reproduire cette variation par la fécondation. Un accroissement de variation se produit par ce fait que les gemmules amenées à l'œuf par la cellule germinative mâle peuvent s'unir ou se conjuguer dans l'œuf avec des parcelles qui ne leur sont pas exactement équivalentes, mais ont seulement une grande affinité avec elles. Brooks appelle ceci « l'hybridation », et comme les hybrides sont plus variables que les espèces pures, les cellules hybrides doivent être aussi plus variables que d'autres.

L'auteur a tenté d'élaborer avec beaucoup de pénétration dans le détail sa théorie, et d'appuyer autant que possible ses hypothèses sur des faits. On ne peut pas nier d'ailleurs qu'il y a des faits isolés semblant indiquer que la cellule germinative mâle semble jouer dans la formation du nouvel organisme un rôle différent de celui de la cellule femelle.

Ainsi le résultat du croisement entre les races chevaline et asine diffère, comme on sait, suivant la race du père. Étalon et ânesse engendrent le bardot qui a plus d'analogie avec le cheval ; âne et jument engendrent le mulet, très semblable à l'âne [1]. Je laisse de côté le fait que beaucoup de naturalistes, comme Darwin, Flourens, et Bechstein sont d'avis que l'influence de l'âne est en général la plus forte, mais qu'elle l'est moins dans le sexe féminin, et je veux admettre avec Brooks que, dans les deux cas, l'influence du père est plus grande que celle de la mère.

S'il en était de même pour tous les croisements entre différentes espèces, et, d'une façon générale, pour toutes les fécondations normales à l'intérieur de la même espèce, il faudrait alors conclure à une différence, au moins d'intensité, dans l'influence de la cellule germinative mâle et de la cellule germinative femelle sur le produit commun. Mais les choses ne se passent pas du tout de la sorte. Chez les chevaux eux-mêmes le contraire peut avoir lieu. « Certaines juments de course ont transmis toujours leurs propres caractères, tandis que d'autres ont laissé prédominer ceux de l'étalon. »

Chez l'homme les caractères de la mère l'emportent aussi souvent que ceux du père, et bien que dans certaines familles la

---

(1) Ce semble être là l'opinion générale (voir la citation de Huxley dans l'*Heredity* de Brooks), mais je doute qu'il y ait une différence aussi constante entre les bardots et les mulets. En outre, je ne puis admettre que la mule rappelle toujours plus l'âne que le cheval. J'ai vu beaucoup de mules qui ressemblaient beaucoup plus au cheval. Je crois qu'il est pour le moment impossible de décider s'il y a une différence constante entre mules et bardots, parce que ces derniers sont rares et que les mules sont très variables. J'ai essayé de trancher la question l'an dernier par une étude attentive des mules d'Italie, mais je n'ai pu rencontrer un seul bardot. Ces hybrides sont rarement recherchés car on les croit très obstinés et méchants de caractère. J'ai vu de ces bardots vrais à l'Institut agricole de M. Kühn, à Halle. Les bardots ne répondaient en rien à l'idée courante ; ils étaient très traitables et doux. Ils ressemblaient plus à des chevaux qu'à des ânes, bien qu'ils rappelassent ces derniers par leurs dimensions. Dans ce cas, il était certain que les parents étaient étalon et ânesse.   A. W. — 1889.

plupart des enfants procèdent du père, dans d'autres de la mère, il n'y a, pour ainsi dire, pas de famille nombreuse dans laquelle tous les enfants procèdent plus particulièrement du même des deux auteurs. Si nous voulons attribuer, sans en rechercher pour le moment la cause intime, la prépondérance de l'un des auteurs à un plus grand degré de « force d'hérédité », nous conclurons simplement des faits que cette « force d'hérédité » n'est que rarement ou n'est jamais exactement la même dans les deux cellules germinatives qui se conjuguent, que dans l'intérieur de la même espèce, c'est tantôt la cellule mâle, tantôt la cellule femelle qui l'emporte, que le rapport de ces deux cellules change quand elles émanent de deux mêmes individus. Autrement, comment les enfants des mêmes parents manifesteraient-ils toujours de façon différente le mélange des tendances héréditaires des deux parents? Il faut donc que les cellules-œufs de la même mère qui mûrissent successivement, ainsi que les cellules spermatiques du même père, diffèrent par le degré de leur force d'hérédité. C'est à peine si nous pouvons nous étonner que la force d'hérédité relative des cellules germinatives d'espèces différentes soit différente, bien que nous ne voyions pas encore pourquoi il en est ainsi.

Il ne serait pas d'ailleurs très difficile de rendre tout ceci intelligible par des principes physiologiques. La quantité d'idioplasma contenue dans une cellule germinative est très petite; elle doit, pendant le développement de l'organisme, continuer à s'accroître par assimilation. Si la faculté d'assimilation chez le plasma germinatif, et chez les idioplasmas, qui en résultent, des différents degrés ontogénétiques, ne devait pas être toujours égale pour la cellule germinative mâle et pour la cellule germinative femelle, il s'ensuivrait un accroissement plus rapide de l'idioplasma paternel ou de l'idioplasma maternel, et, par suite, une prépondérance des tendances héréditaires paternelles ou maternelles. Il n'y a jamais deux cellules de la même espèce qui soient complètement identiques; elles présenteront toujours au point de vue de la faculté d'assimilation de petites différences entre elles. Ce qui explique la différence dans la « force d'hérédité » des cellules-œufs qui se sont formés dans le même ovaire, ce qui explique plus facilement encore la différence dans la force d'hérédité de cellules germinatives qui se sont formées dans les ovaires ou dans les testicules d'individus différents de la même espèce, plus facilement encore finalement la différence dans la force d'hérédité des cellules germinatives d'espèces différentes.

Cette « force d'hérédité » est naturellement toujours quelque chose de relatif, comme il est facile de le voir par les croisements d'espèces et de races différentes. Ainsi, dans le croisement du pigeon paon avec la tourterelle à collier, ce sont les caractères du premier qui l'emportent; dans le croisement du pigeon paon avec le pigeon grosse-gorge, ce sont au contraire les caractères du second [1].

Les faits fournis par le croisement d'hybrides avec un des parents de l'espèce pure, et par le degré de variabilité qui en résulte pour les descendants me paraissent encore moins suffisants pour la confirmation de la manière de voir de Brooks. Tous me semblent susceptibles d'une autre interprétation que celle qu'il leur donne. Quand, plus loin, Brooks invoque encore pour sa théorie les différences sexuelles secondaires, son interprétation des faits me semble aussi très discutable. De ce que chez un grand nombre d'espèces animales les mâles sont plus variables ou s'éloignent plus fortement du type primitif que les femelles, on n'a pas le droit de conclure que ce sont eux qui engendrent la variabilité. Sans doute, chez beaucoup d'espèces, c'est le sexe mâle qui, dans le processus de transformation, a pris les devant, et le sexe femelle a suivi, mais il n'est pas difficile d'en trouver de meilleures explications que l'hypothèse « *that something within the animal compels the male to lead and the female to follow in the evolution of new breeds* ». Brooks a dégagé avec beaucoup de pénétration quelques cas qu'on ne peut interpréter avec pleine assurance en se plaçant au point de vue de la sélection sexuelle de Darwin. Mais est-ce une raison pour regarder le principe comme insuffisant, et pour avoir recours à une théorie de l'hérédité aussi compliquée qu'invraisemblable? Toute la conception de la transmission de « gemmules » passant des parties du corps modifiées dans les cellules germinatives repose déjà sur la supposition, non démontrée, que des caractères acquis peuvent être transmis. Mais l'idée que la cellule germinative mâle joue dans la formation de l'embryon un rôle différent de celui de la cellule germinative femelle ne me paraît pas soutenable, parce qu'elle est en contradiction avec la simple observation que, pour la race humaine, les enfants peuvent tenir autant du père que de la mère.

1. Darwin : *Variations des Animaux et des Plantes sous l'action de la Domestication*, t. II.

VII

LA RÉGRESSION

DANS LA NATURE

LA RÉGRESSION

DANS LA NATURE[1]

Quand on parle du développement du monde animal et du monde végétal, on pense le plus souvent à un développement dirigé de bas en haut, et se poursuivant sans interruption. Telle n'est pas la réalité; la régression y joue au contraire un rôle très important, et, à bien considérer les phénomènes de retour en arrière, ils nous permettent, presque encore plus que ceux de la marche en avant, de pénétrer les causes qui déterminent les transformations dans la nature vivante. C'est pourquoi ils sont d'un haut intérêt.

Qu'il me soit permis de commencer de suite par un exemple déterminé, et de rapprocher ainsi le lecteur des phénomènes et des questions dont il s'agit ici. Il y a, comme chacun sait, des oiseaux qui ne peuvent voler, et parmi eux aussi des êtres qui n'ont pas d'ailes proprement dites. A cette catégorie appartient l'Aptéryx de la Nouvelle-Zélande, le Kiwi, comme l'appellent les indigènes. A ne considérer que superficiellement l'animal, on a déjà le sentiment que quelque chose d'essentiel manque en lui; il donne l'impression d'un homme sans bras, car les ailes lui manquent. A la place où elles devraient être on ne voit rien qui représente des ailes; le plumage, semblable à du crin, descend lisse et poli le long du corps, on ne voit pas de trace de membre antérieur. Pourquoi cet oiseau n'a-t-il pas d'ailes ?

1. Conférence à l'*Akademische Gesellschaft* de Fribourg-en-Brisgau en 1886.

Il n'y a pas bien longtemps on aurait cru répondre à cette question en invoquant les habitudes de l'animal. Le Kiwi vit dans les bois, mais non sur les arbres, il vit sur le sol où, durant le jour, il se cache dans des trous, allant la nuit prudemment et peureusement chercher sa nourriture qui consiste en vers et en insectes. Il n'a donc pas besoin de voler pour trouver sa nourriture, et il n'a pas non plus d'ennemis à craindre parmi les animaux indigènes qui vivent sur le sol, puisque la Nouvelle-Zélande ne connaît, en fait de mammifères, que deux sortes de chauve-souris. On aurait donc autrefois répondu : le Kiwi a été créé sans ailes parce qu'il n'a pas besoin de voler. Aujourd'hui que nous ne pouvons plus accepter l'idée d'une création au sens ancien, au sens enfantin, aujourd'hui que nous savons que les animaux et les plantes de toutes les périodes géologiques ne sont pas sortis brusquement du néant, mais qu'ils se sont développés hors d'espèces plus anciennes, une réponse de ce genre n'est plus satisfaisante. L'idée d'une création soudaine ne peut plus se concilier avec nos connaissances actuelles ; le principe de tout être ne peut pas avoir créé par le mot « *Sois!* » L'état des choses telles qu'elles sont aujourd'hui, ce sont plutôt les forces unies à la matière qui, en agissant l'une sur l'autre, l'ont fait naître comme par enchantement : ainsi a dû apparaître tout ce monde aux révolutions éternelles, aussi bien le système solaire qui apparaît et qui s'évanouit, que les espèces d'animaux ou de plantes terrestres qui se forment et qui disparaissent. Pour nous, le Kiwi n'est pas sorti du néant, il s'est développé hors d'autres espèces animales qui ont vécu avant lui, et même hors d'autres espèces d'oiseaux. Mais les oiseaux se sont eux-mêmes développés hors de reptiles. Ceux-ci jouissant non seulement de pattes de derrière, mais aussi de pattes de devant, les oiseaux ont dû avoir aussi dès l'origine des pattes de devant qui, chez eux, se sont transformées en ailes. Les ancêtres de l'Aptéryx ont dû, par suite, avoir des ailes, et on se demande pourquoi l'Aptéryx les a perdues.

Qu'il les a réellement perdues, que ses ancêtres en ont eu, nous le savons d'une façon tout à fait précise, car aujourd'hui même il porte de petits moignons d'aile cachés sous ses plumes. Bien qu'il ne puisse s'en servir, ces petits moignons nous présentent encore d'une façon très claire toutes les parties essentielles de l'aile des oiseaux, ils ont même quelques plumes courtes et courbées qui, par la force de leur tige, rappellent de véritables pennes.

La première raison pour laquelle les ailes du Kiwi sont devenues si complétement rudimentaires, il faut évidemment la voir dans ce fait qu'avec sa structure et sa vie actuelles elles lui seraient inutiles. C'est dans ce sens qu'on aurait le droit de dire, comme plus haut, que l'oiseau n'a pas d'ailes parce qu'il n'a pas besoin de voler. En fait, il est, par sa structure, complètement fait pour la vie terrestre. Ses pattes et ses pieds courts mais vigoureux lui servent pour fouiller le sol, pour creuser des trous sous les racines des grands arbres, et lui permettent en même temps de se sauver avec la rapidité et la légèreté d'un rat quand il est poursuivi par l'homme ou par l'un des oiseaux de proie peu nombreux de l'île. Son bec allongé, à l'odorat délicat, le réduit presque exclusivement à la nourriture qu'il peut trouver dans la terre, principalement aux vers. Il pique de son bec le sol des forêts mou et humide, à la façon des bécasses, et en retire les vers avec une grande sûreté et une grande habileté.

Par suite, à l'époque où la race se formait, elle était déjà attachée au sol, et n'avait pas de raison de l'abandonner; le corps s'est donc adapté, lui aussi, à ces conditions d'existence, les ailes se sont atrophiées. Si la chose avait dû commencer seulement de nos jours, elle ne se serait peut-être pas continuée, car par le fait de l'immigration de l'Européen avec ses armes à feu et les animaux ses compagnons, le chat et le chien, les conditions d'existence du Kiwi ont été notablement modifiées. Des ailes seraient aujourd'hui d'une grande utilité pour l'oiseau sans défense. Mais les ailes sont perdues à tout jamais, et dans peu de temps le Kiwi sera aussi complètement exterminé que les autruches géantes, les Moas qui peuplaient la Nouvelle-Zélande de mémoire d'homme, et dont nous contemplons aujourd'hui dans les collections les squelettes hauts de plus de douze pieds.

Par le fait de s'adapter de plus en plus à la vie sur le sol des forêts, les ancêtres du Kiwi qui avaient des ailes arrivèrent de plus en plus à n'avoir pas besoin de leurs ailes, et nous ne nous tromperons pas en admettant que ce délaissement de plus en plus complet des ailes, la répétition pendant de longues suites de générations de cette perte de l'habitude du vol, ont exercé un contre-coup sur l'organe même du vol, ont rendu l'aile de plus en plus petite, et ont fini par en faire cet appendice peu apparent que nous rencontrons aujourd'hui chez le Kiwi.

Nous pouvons aussi comprendre pourquoi l'atrophie a atteint un plus haut degré chez le Kiwi que chez l'autruche : l'autruche se sert encore de ses ailes, sinon pour voler, du moins pour accroître la rapidité de sa course à travers les plaines et les déserts de l'Afrique. Pour le Kiwi, au contraire, ces courses rapides à travers de vastes espaces lui sont interdites par l'épaisseur des taillis dans lesquels il vit. Des ailes courtes, mais garnies de belles grosses plumes comme celles de l'autruche n'auraient été pour lui qu'une gêne pour s'échapper à travers les halliers et les broussailles; en tout cas, elles ne lui auraient été d'aucune utilité. C'est pourquoi ses ailes se sont presque complètement atrophiées et ont complètement disparu de la surface extérieure de l'oiseau.

Les autruches ne sont pas d'ailleurs les seuls oiseaux dont les ailes ont, dans une certaine mesure, subi une régression; nous trouvons de même parmi les oiseaux aquatiques des espèces isolées qui sont devenues trop lourdes et trop pesantes pour pouvoir s'élever dans l'air, et chez ces espèces, comme chez le Pingouin par exemple, les ailes sont aussi tout à fait hors de service en tant qu'organes du vol. Quoiqu'elles ne servent plus pour voler, elles servent cependant pour ramer dans l'eau, et, par suite, ne sont pas complètement atrophiées comme chez le Kiwi, elles n'ont fait que devenir beaucoup plus petites que chez les oiseaux qui volent et ressemblent à une nageoire par leur recouvrement épais des plumes courtes, squammiformes.

Ces quelques exemples suffisent pour montrer que l'opportunité dans la nature vivante ne se révèle pas seulement par ce fait que des parties nouvellement créées sont formées de façon utile, c'est-à-dire de manière à pouvoir faire dans les meilleures conditions ce qu'elles doivent accomplir, mais aussi par ce fait que réciproquement tout ce qui est superflu est éliminé, que toute partie est mise de côté dès que l'animal ne s'en sert plus.

Il est notoire que cette suppression ne se produit pas brusquement, et, dans une certaine mesure, d'une manière arbitraire, elle se fait, au contraire, progressivement et régulièrement, si bien que très souvent nous pouvons observer les degrés intermédiaires entre l'organe complètement développé et son absence complète.

De telles régressions de parties autrefois importantes ne se produisent pas seulement d'une façon occasionnelle dans la nature, elles sont extrêmement fréquentes; il n'y a pas d'animaux supérieurs chez lesquels on ne les rencontre, et chez beaucoup d'entre eux on les rencontre en grande quantité. Il faut bien qu'il en soit ainsi, si les animaux supérieurs d'aujourd'hui sont issus d'animaux antérieurs inférieurs, puisque ceux-ci vivaient dans des conditions tout à fait différentes, jouissaient souvent, par suite, d'autres parties et d'autres organes qui, dans le cours des temps, ou se sont transformés, ou se sont atrophiés, et ont complètement disparu. Si la nature n'était pas en état de supprimer les organes superflus, la plus grande partie des transformations spécifiques n'aurait pas pu se produire en général, car les parties anciennes de l'animal devenues superflues auraient fait obstacle aux autres parties en activité, et auraient entravé leur développement, et certes si toutes les parties dont jouissaient les ancêtres avaient dû se conserver, il en serait résulté finalement un animal monstrueux incapable de vivre. La régression de parties devenues superflues est donc une condition de progrès.

Après avoir trouvé la cause directe de la disparition d'une partie dans le cours du développement spécifique dans ce fait que cette partie est devenue hors d'usage, nous nous demanderons maintenant comment il peut donc se faire qu'une partie qui jusque-là était indispensable à la vie tombe en désuétude. Ce ne peut être évidemment que le résultat du changement des conditions dans lesquelles vit l'animal.

Si un oiseau qui jusque-là cherchait sa nourriture dans les buissons et sur les arbres découvre sur le sol de la forêt une nourriture si abondante que la vie lui devient plus facile qu'auparavant, il s'habituera de plus en plus à la vie sur le sol, et volera de moins en moins sur les buissons et sur les arbres. Cela suffira pour le placer dans des conditions d'existence tout autres que celles dans lesquelles il vivait auparavant; il n'aura plus besoin de voler, il commencera par suite par voler moins qu'autrefois, et finira, au cours des générations ultérieures, par ne plus voler du tout. Il n'est pas besoin pour cela d'un changement ni dans la forêt où il vit, ni dans le climat, ni dans le monde animal qui l'entoure, il suffit qu'il ait pris lui-même une habitude nouvelle.

Il en est de même des animaux qui abandonnent leur habitat primitif. Ils peuvent tomber ainsi dans des conditions d'existence essentiellement différentes, capables de rendre superflu un organe qui jusqu'alors avait été indispensable à la vie. Si, par exemple, une espèce animale vivant à la lumière émigre dans des endroits sombres, complètement privés de lumière, elle ne peut plus se servir de ses yeux, et nous trouvons comme conséquence générale que de telles espèces ont plus ou moins complètement perdu leurs organes visuels.

C'est, par exemple, le cas des animaux des cavernes. Dans les grottes de la Carniole vivent en grande quantité la salamandre aveugle, le Protée, des cloportes aveugles, des crevettes aveugles, des insectes et des mollusques aveugles; dans la caverne du Mammouth du Kentucky on trouve à côté d'autres animaux dépourvus de la vision un poisson aveugle et une écrevisse aveugle. Il n'y a pas, à vrai dire, besoin de démontrer que ces espèces dérivent d'ancêtres voyant clair, puisqu'on sait que les grottes en question n'ont pas existé de toute éternité, que par suite le monde animal qui y vit a dû quitter la lumière pour y pénétrer; de plus, pour beaucoup d'entre elles on peut faire la preuve directe, car elles possèdent encore des traces des yeux. Ainsi chez les Cécilies et chez le poisson aveugle de la grotte du Kentucky il y a sous la peau un petit œil incomplet, ne pouvant plus servir à la vision, et chez l'écrevisse aveugle les yeux mêmes ont bien complètement disparu, mais non les pédoncules sur lesquels ils reposaient autrefois.

Les cavernes ne sont d'ailleurs pas les seuls habitats des animaux privés de lumière; dans les sources profondes, et surtout au fond de la mer et des lacs, règne une obscurité complète.

Nous devons au professeur Forel, de Morges, les premières données sur la profondeur à laquelle la lumière pénètre dans l'eau. Il plongea des plaques photographiques pendant la nuit à une profondeur déterminée et là, fixées à un flotteur, il les exposa une ou plusieurs fois vingt-quatre heures à l'action de la lumière qui descendait jusqu'à elles. Forel trouva de la sorte que, même dans les eaux cristallines du lac de Genève, la lumière ne pénètre pas en hiver, à l'époque où l'eau est le plus pure, à une profondeur de 100 mètres, et en été elle ne pénètre pas à une profondeur de 50 mètres.

De nouvelles expériences de Fol et de Sarasin, faites avec les appareils les plus perfectionnés et des plaques photographiques encore plus sensibles, reculèrent la limite de la profondeur jusqu'à laquelle la lumière pénètre dans le lac de Genève, à 170 mètres. A cette profondeur, par des jours clairs, les eaux du lac jouissent d'une lumière semblable à celle que nous sommes habitués à voir dans une nuit étoilée sans lune.

Au-dessous de 170 mètres règne une obscurité complète, et nous trouvons là, jusqu'à la plus grande profondeur de nos lacs, quelques animaux aveugles, par exemple un Isopode aveugle et une crevette. Pour la mer, la limite de la profondeur à laquelle pénètre la lumière est de 400 mètres, l'eau y étant moins troublée; comme la mer, ainsi que nous le savons maintenant, est habitée par des animaux jusqu'à la profondeur de 4,000 mètres, il y a un habitat immense complètement obscur, dont on a tiré un grand nombre d'animaux de toute sorte, poissons, crustacés, mollusques et vers aveugles, dont les proches parents de la zone marine éclairée ont des yeux.

De même les animaux qui vivent dans des galeries qu'ils creusent dans le sol ont le plus souvent les yeux atrophiés, ou n'en ont pas du tout. Ainsi les vers de terre n'ont pas d'yeux, tandis que leurs alliés dans la zone superficielle de la mer ont le plus souvent des yeux, parfois même des yeux d'une structure étonnamment compliquée. La taupe commune a encore des yeux, très petits d'ailleurs et enfouis sous l'épaisseur des poils, mais il y a en Afrique des taupes qui n'ont pas d'yeux du tout, et qui, par suite, sont complètement aveugles.

On pourrait citer encore bien des exemples montrant tous que des animaux qui n'ont pas l'occasion de voir perdent leurs yeux. Mais ce qui est vrai des yeux est vrai de tous les organes; l'expérience nous apprend que tout organe qui n'est pas utilisé s'atrophie, et finit par disparaître.

Nous en avons aussi d'intéressants exemples dans les autres organes des sens, bien que les cas où ceux-ci deviennent complètement hors d'usage soient plus rares. Ainsi les Cécilies, Amphibiens des tropiques à la forme de ver ou d'ophidien, qui vivent dans la terre, ont perdu non seulement les yeux, mais aussi le sens de l'ouïe. Ils n'ont ni membrane du tympan, ni cavité du tympan, et malgré la présence de la capsule auditive cachée dans l'intérieur du crâne, il y a atrophie du nerf auditif qui devrait aboutir à cette capsule, et la pourvoir des éléments de sensibilité. Ces animaux n'entendent donc rien du tout. Il faut qu'il ait été pour eux, vivant comme ils le font à l'intérieur de la terre, inutile d'entendre, autrement l'organe ne se serait pas atrophié. Comme compensation à la perte de l'ouïe et de la vue, ils ont l'organe de l'odorat extraordinairement développé; ce sont eux qui de tous les vertébrés ont le nez le plus fin. Nous connaissons aussi des exemples de l'atrophie de l'organe de l'odorat résultant de la désuétude. Ainsi les baleines et les dauphins ont plus ou moins complètement perdu l'organe de l'odorat qui est si développé chez les autres mammifères; dans l'eau cet organe est sans utilité.

Le processus de régression n'aboutit pas toujours à la disparition complète de l'organe. Pour les organes des sens cela a généralement lieu, parce que ces organes ne sont pas susceptibles d'être transformés pour quelque autre usage, mais il n'est pas rare que l'organe en régression puisse être utilisé pour l'animal d'une manière différente de la manière primitive, et alors il s'arrête à un certain degré intermédiaire de régression, comme par exemple l'aile de l'autruche, ou bien il se modifie d'une certaine manière et se transforme, c'est-à-dire qu'il devient utilisable pour sa nouvelle fonction, comme l'aile du pingouin transformée en nageoire.

Aucun exemple ne peut mieux montrer que celui des parasites de quelle façon ces processus de régression résultant de la désuétude pénètrent profondément dans l'histoire du développement des espèces.

Dans un très grand nombre de groupes animaux il y a des genres isolés ou des familles entières, et même des ordres tout entiers, qui vivent aux dépens d'autres animaux, de leur sang ou de leurs sucs, sans cependant les tuer à la manière des carnassiers. Ce sont les parasites. Beaucoup d'entre eux ne rendent visite que temporairement, quand ils ont faim, à leur hôte involontaire, et l'abandonnent de nouveau quand ils se sont rassasiés; d'autres, au contraire, ont leur demeure fixe sur lui ou en lui, et ne l'abandonnent qu'à leur mort. Les parasites sont particulièrement nombreux dans la grande classe des Vers, mais on les rencontre presque aussi fréquemment dans une autre classe d'animaux encore plus importante, dans celle des Crustacés. La plupart des Crustacés sont des habitants de l'eau qui y nagent librement, surtout des habitants de la mer, et se nourrissent en partie de plantes, en partie d'animaux vivants ou morts, mais dans presque tous les ordres de Crustacés il y a aussi des parasites qui nous montrent avec une clarté lumineuse les effets de la désuétude résultant du parasitisme.

Il suffit dans n'importe quelle ville maritime d'Europe d'aller au marché au poisson, et d'examiner d'un peu près les plus gros poissons : il n'est pas rare de trouver solidement cramponnés sur leur peau des animaux articulés de la longueur d'un pouce qui ont une certaine analogie avec des cloportes ordinaires. Ce sont des Crustacés parasites qui se nourrissent du sang des poissons. Ce ne sont pas des parasites complètement sédentaires; ils abandonnent leur hôte de temps en temps pour aller en visiter un autre.

Ces animaux montrent clairement les effets du parasitisme. Toutes leurs pattes sont courtes, puisqu'elles ne servent plus pour nager, mais bien plutôt pour se cramponner, et les organes des sens sont dans une certaine mesure atrophiés, puisqu'un parasite n'en a que très peu besoin. Un Crustacé qui vit d'autres animaux a besoin de pouvoir reconnaître sa proie de loin, et il a besoin pour cela de bons yeux et de sens bien organisés comme en ont les Crustacés avec leurs antennes; un parasite, au contraire, une fois qu'il s'est fixé sur son hôte, ne l'abandonne pas aussi facilement, et quand il le fait, il a bientôt trouvé un autre hôte, car les poissons vivent le plus souvent en bandes. Aussi trouvons-nous chez

ces Aselles parasitaires des yeux et des tentacules très petits et
peu visibles. Ceci n'est que le premier degré de la régression,
qui s'accentue d'autant plus que le parasite est plus sédentaire.
Au même ordre de Crustacés (les Isopodes) appartient aussi la famille des Entoniscidés, dont les espèces vivent en parasites dans
l'intérieur d'autres Crustacés, en particulier des crabes. Ils ne
changent pas d'hôte, ils ne changent même pas de place à l'intérieur de leur hôte, et restent fixés pendant toute leur vie à la place
qu'ils ont une fois choisie. Enfoncés dans le foie de leur hôte, ils
sucent les sucs de l'animal, grossissent d'une façon prodigieuse,
produisent des milliers et des milliers d'œufs, et finissent par
mourir. Il est clair qu'avec un tel genre de vie bien des parties
qui étaient nécessaires chez leurs ancêtres pour la vie libre dans
la mer ne sont plus dès lors utilisées, et seront condamnées par
suite à une régression. En fait, cette régression s'est tellement accentuée chez eux, et la structure entière de l'animal a été par là
si bien modifiée qu'il est difficile de reconnaître en général le
Crustacé dans un de ces Entoniscidés. La segmentation si caractéristique du corps en anneaux ou en segments a complètement disparu, et à la place de la dure carapace une peau mince et tendre
s'est formée. Le corps s'est allongé comme chez un ver, il est
pourvu d'appendices particuliers frangés pour la protection des
œufs, et il est décoloré comme chez tous les animaux vivant à
l'obscurité. Toutes ces modifications se conçoivent facilement. La
segmentation du corps chez les Crustacés en facilite la mobilité,
la dureté du squelette de la peau est nécessaire à l'action des muscles. Les yeux et les antennes manquent complètement; l'animal
vit dans l'obscurité, et n'a plus rien à chercher après qu'il s'est
rassasié. De même l'ensemble des parties de la bouche, les branchies, si bien formées chez les autres Isopodes, ont disparu sans
laisser de trace, comme l'ensemble des pattes qui, chez les autres
Isopodes, sont au nombre de sept paires thoraciques et de six paires abdominales. Les organes internes ne sont pas moins réduits,
à la seule exception des ovaires qui prennent un développement
énorme, si bien qu'on pourrait presque croire que l'animal n'est
plus qu'un gros sac d'œufs.

On peut se demander d'où nous savons que cet être bizarre, en
forme de ver, est un Crustacé, et même un Isopode. On peut
répondre que nous connaissons beaucoup d'autres Isopodes parasites chez lesquels la régression ne va pas aussi loin que chez cet
Isopode, et qui forment une série intermédiaire entre lui et les
espèces normales; mais la dérivation de l'Isopode parasitaire de

l'Isopode vivant à l'état de liberté est démontrée d'une façon encore plus sûre et plus précise par ce fait que les jeunes de ces parasites sont encore des Isopodes complets avec des yeux et des antennes, avec un corps articulé, avec des branchies, et un grand nombre de paires de pattes; en un mot, ils sont formés dans toutes leurs parties essentielles comme des Isopodes vivant à l'état de liberté.

Ces petits des parasites vivent aussi à l'état de liberté. Il le faut bien pour que leur espèce ne périsse pas; comment, en effet, la mère d'un Isopode pourrait-elle passer de l'hôte primitif à un nouvel hôte, puisqu'elle ne possède pas d'organes de mouvement? Et l'espèce doit cependant exploiter toujours de nouveaux animaux, puisque les animaux âgés meurent avec le temps. Par suite, les petits des Isopodes parasitaires abandonnent la mère sous leur forme d'Isopode normal, se frayent un passage pour sortir de leur hôte, le crabe, et nagent librement dans la mer jusqu'à ce qu'ils aient trouvé un autre crabe dans lequel ils s'introduisent pour traverser toute une série de régressions qui les transforment en cette forme de ver bizarre, que nous avons appris à connaître. La régression qui va si loin ne s'est pas faite d'un seul coup, elle s'est effectuée dans le cours de plusieurs générations et de plusieurs espèces. Les premiers Isopodes parasites vivaient sans doute, à la façon des Isopodes nouveaux d'aujourd'hui, sur la peau de leurs hôtes, à l'extérieur, puis il y en eut qui s'établirent dans l'intérieur des cavités du corps, dans la cavité respiratoire, dans la cavité intestinale. Pour ceux-ci la transformation rétrograde de leur corps aura déjà été plus forte, et elle sera toujours allée d'autant plus en augmentant que les parasites étaient plus en état de pénétrer dans l'intérieur même des organes. L'Isopode parasitaire n'est pas le cas le plus extrême de régression qui se présente chez des Crustacés parasites. Il y a des crabes qui perdent non seulement les pattes, les antennes et les yeux aussi bien que l'articulation du corps, mais même la tête tout entière, même l'estomac, l'intestin et l'ouverture buccale, et chez lesquels la nourriture est reçue par des bizarres canaux rhizomorphes, qui aspirent le sang de l'animal, si bien qu'il peut servir directement à la nourriture du parasite sans digestion. Mais l'exemple qui précède suffit pour reconnaître quel puissant effet de transformation l'absence d'usage de certaines parties peut avoir sur l'ensemble de l'organisme d'une espèce.

Si nous avons acquis ainsi la notion que l'absence d'usage d'une partie est toujours accompagnée de la disparition progressive de cette partie, se produisant au cours d'un très grand nombre de générations, nous sommes tout près de conjecturer que cette disparition pourrait bien être la conséquence directe de l'absence d'usage, que l'atrophie de l'organe en question pourrait bien résulter directement de ce que cet organe n'est plus en activité. C'est ainsi que jusqu'ici on a conçu la chose, et au premier abord cette idée paraît aussi très admissible et même des plus vraisemblables.

C'est cependant un fait généralement connu, bien que trop peu étudié d'une façon exacte, que des parties qui servent souvent deviennent fortes et vigoureuses, tandis que celles qui servent rarement ou pas du tout s'atrophient, s'affaiblissent et diminuent. Nous pouvons par une gymnastique active rendre les muscles de nos bras sensiblement plus forts et plus gros qu'ils n'étaient auparavant, et réciproquement nos bras perdent leur force antérieure s'ils ne sont jamais soumis à l'exercice.

Les gymnastes des cirques nous montrent on ne peut mieux à quelle plénitude et à quelle force surprenante peut être portée la musculature de l'homme par l'exercice, et réciproquement bien des professions qui sont liées à l'obligation de rester toujours assis, et à l'absence de mouvements violents, font reconnaître très clairement l'influence débilitante de la désuétude. L'expérience parle encore d'une façon plus précise : après la section du nerf musculaire le muscle correspondant dégénère, parce qu'il ne peut plus être appelé à une activité régulière, et les glandes dégénèrent de même quand on les met hors d'activité par la section de leurs nerfs. On peut dire en général qu'un organe se fortifie par son activité normale, mais qu'il s'affaiblit par une inactivité continue. Comment la chose peut-elle se faire ? Ce n'est pas ici le moment de l'exposer, d'ailleurs elle n'est pas encore complètement établie ; il suffit de savoir qu'il en est ainsi.

Si nous pouvons admettre comme un fait certain que l'absence d'usage d'un organe expose déjà cet organe à l'atrophie dans le cours de la vie individuelle, quoi de plus naturel que d'expliquer la disparition progressive des parties non utilisées d'une espèce, se produisant dans le cours des générations, par la simple hypothèse que l'influence atrophiante de l'absence d'usage se transmet d'une génération à l'autre, s'accroît de cette manière, et finit par écarter complètement la partie en question ? Tout en étant très faible dans le cours de chaque vie individuelle, l'influence de l'absence d'usage devrait s'accumuler dans le cours des générations, l'organe devrait déchoir de plus en plus de son niveau primitif, devenir de plus en plus faible et de plus en plus petit, jusqu'à ce qu'à la fin il ne restât plus rien de lui. Si claire que semble cette explication, elle ne peut cependant pas être exacte, car il y a des faits nombreux qui ne peuvent se concilier avec elle. Elle suppose déjà quelque chose qui a été souvent affirmé, mais qui n'a pas encore été démontré : la transmission des caractères acquis.

Nous savons bien que l'ensemble des qualités physiques et intellectuelles peut passer des parents aux enfants, la couleur des yeux et des cheveux, la forme et la dimension des ongles, ces particularités physiques et intellectuelles très petites, indéfinissables, qui sont la condition, comme chacun sait, de l'analogie des traits du visage, de l'allure générale, de la marche, de l'écriture, du tempérament doux et conciliant, ou du tempérament violent et emporté. Mais toutes ces qualités, les ancêtres les possédaient déjà en raison de leurs propriétés germinatives, qu'elles se soient d'ailleurs développées plus tôt ou plus tard, et qu'elles figurent chez eux avec des différences d'intensité ou de combinaison. Mais quant aux qualités que l'ancêtre a « acquises » dans le cours de son existence sous l'action d'influences extérieures, il ne peut les transmettre. La perte d'un doigt ne se transmet pas aux descendants; les milliers de facultés qui sont acquises par l'exercice de parties isolées ou de l'ensemble du corps ne sont des acquisitions que pour la personne proprement dite; il ne s'en transmet rien aux descendants. On n'a jamais entendu dire qu'un enfant ait pu lire tout seul, bien que son père et sa mère se soient exercés à lire pendant toute leur vie. Jamais nos enfants n'ont pu parler tout seuls, et ici ce ne sont pas seulement les parents, mais encore une longue série d'ancêtres qui ont exercé et perfectionné leur cerveau et leurs organes de la parole. Il faut considérer maintenant comme un fait solidement établi que des enfants de peuples civilisés qui grandissent à l'état sauvage, et tout à fait en dehors du commerce des hommes, perdent toute trace de langage. Je n'ai pas besoin pour cela de me référer uniquement à ce récit peu authentique d'après lequel un roi de Perse fit procéder à l'expérience cruelle de faire élever ensemble vingt enfants nouveau-nés sans permettre jamais à la parole humaine d'arriver jusqu'à eux. Aucun de ces enfants n'a jamais dû proférer quelque chose qui ressemblât à un mot : tous, au contraire, ont dû imiter avec virtuosité le cri de la chèvre avec laquelle ils vivaient en commun. La même observation nous est fournie par tous les cas authentiques dans lesquels on trouva dans des forêts, à l'état tout à fait sauvage, des êtres humains adolescents ou adultes, comme ceux qu'au siècle

dernier on trouva à plusieurs reprises en Allemagne, en France,
en Angleterre et en Russie. Presque tous ces êtres ont dû proférer
des sons analogues à ceux des animaux sauvages avec lesquels
ils vivaient, mais pas un n'a dû garder une trace même de la
parole humaine.

Si l'on se représente très vivement la force prodigieuse et continue de l'exercice que nous consacrons au langage pendant toute
notre vie, soit que nous parlions effectivement, soit que notre
pensée se poursuive intérieurement, et si l'on considère encore
qu'en dépit de cet exercice ininterrompu qui depuis des siècles
agit sur tous les cerveaux humains et sur tous les organes de la
parole, l'art de la parole n'est pas devenu le moins du monde héréditaire, on inclinera bien à douter très fortement qu'au sens
vrai du terme des caractères acquis puissent jamais être transmis. Cette conclusion s'accorde aussi parfaitement avec les vues
théoriques sur le principe du processus d'hérédité, avec celles du
moins qui me semblent les seules soutenables.

Mais si les résultats de l'exercice d'un organe ne se transmettent
pas, ceux de l'absence d'exercice, de l'absence d'usage, doivent de
même rester limités à l'individu. S'il en est ainsi, une gradation
dans la régression d'un organe ne peut plus se produire de la sorte
au cours des générations, et nous devons par suite tenir pour erronée l'explication donnée plus haut de l'atrophie progressive
d'un organe par l'absence d'usage. Il nous faut donc chercher une
autre et une meilleure explication, et nous la trouvons, — si je ne
me trompe, — en considérant l'action de la sélection naturelle.

Je vais expliquer de suite ce que je veux dire par là. On comprend, comme on sait, depuis Charles Darwin et Alfred Wallace,
sous le nom de sélection naturelle ce processus de sélection que la
nature exerce d'elle-même sans le secours de l'homme, parce qu'il
naît toujours beaucoup plus d'individus qu'il n'en peut vivre, et
que, parmi eux, il n'y a que les meilleurs qui subsistent. Mais les
meilleurs, ici, ce sont ceux qui jouissent de la meilleure organisation, ceux qui, — comme nous le disons, — sont le mieux « adaptés » à leurs conditions d'existence. Comme ces meilleurs sont les
seuls qui subsistent et les seuls qui se multiplient dans le cours
d'un grand nombre de générations, ils sont aussi les seuls à
transmettre leurs qualités à leurs descendants, et les qualités inférieures des individus moins bien pourvus disparaissent. La génération qui suit sera donc composée, en bloc, d'individus mieux organisés que ceux de la génération qui précède, et l'amélioration des
qualités avantageuses doit se poursuivre de géné ration en généra-

tion jusqu'à ce qu'elle ait atteint la plus grande somme de perfection réalisable en général. Ces idées n'ont plus rien de neuf pour la plupart des lecteurs, elles ont été si souvent exposées dans les livres et les revues les plus différentes qu'il me suffit de les avoir rappelées à chacun de ceux-ci par ce qui précède.

Ce qui est vrai de l'animal pris en bloc est également vrai de chacune des parties de l'animal prises individuellement, car c'est de l'excellence des parties prises individuellement que dépend l'ensemble de la force de l'animal. Chaque partie peut donc être portée par cette sélection continuelle à la plus haute perfection possible. C'est de cette manière, et c'est seulement de cette manière, que nous pouvons comprendre comment tout, même les plus petits détails dans les animaux, et dans les plantes, est si merveilleusement approprié à son but, et que nous pouvons faire dériver le développement du monde organisé uniquement des forces connues de la nature.

Si cette manière de voir est exacte, si l'excellence des êtres vivants dans toutes leurs parties dépend réellement de la sélection naturelle, cette utilité doit être conservée par le même moyen que celui qui lui a permis de se produire, et elle doit disparaître de nouveau dès que ce moyen disparaît. Ces conclusions nous donnent l'explication de la raison pour laquelle des parties qui sont devenues superflues, qui ne servent plus, doivent nécessairement perdre de leur développement, et s'atrophier peu à peu.

Un exemple précis rendra la chose tout à fait claire. Représentons-nous un triton, tel qu'on en peut trouver chez nous à chaque printemps dans les mares, et considérons ses yeux. Ils ne sont pas très grands, mais ils sont cependant déjà très développés, tout à fait analogues à nos propres yeux, et jouent un rôle très important dans la vie de l'animal, parce qu'il en est presque réduit à ses yeux pour découvrir sa nourriture. Tout ce qui remue, il le voit de suite, et le happe; s'il n'avait pas ses yeux, il serait inéluctablement condamné à mourir de faim. Ces yeux sont des organes extraordinairement compliqués et fins qui n'ont pu d'ailleurs atteindre que très lentement, c'est-à-dire au cours de périodes géologiques entières, le degré d'organisation dont ils jouissent chez le triton de nos jours. Nous ne connaissons pas, il est vrai, cette série d'ancêtres, mais nous connaissons dans d'autres groupes d'animaux une grande quantité de degrés dans le développement de l'œil, et nous pouvons nous faire, par suite, une image de la façon dont l'amélioration progressive des yeux, tout d'abord encore simples et incomplets, a pu s'effectuer. Le passage lent mais continu d'un degré de qualité de l'œil au degré immédiatement supérieur s'est réalisé, d'après notre idée, par ce fait qu'à chaque époque les yeux des animaux n'étaient pas tous exactement identiques, qu'ils n'étaient pas non plus également bons et perçants, mais qu'il y avait toujours des yeux meilleurs et des yeux moins bons existant concurremment, et que, parmi les individus de chaque génération, ceux-là seuls survivaient en moyenne qui avaient de meilleurs yeux. Grâce à ce processus de sélection naturelle, la qualité des yeux a dû non seulement s'accroître progressivement, mais elle a dû se maintenir de même au plus haut degré qu'elle aura une fois atteint. Faisons immigrer maintenant cette espèce de triton dans une grotte sombre aux eaux souterraines. L'immigration ne se produira que lentement, parce que les animaux doivent commencer par s'adapter aux nouvelles conditions d'existence, mais, dans le cours des générations, ils apprendront à reconnaître, même dans l'obscurité complète, sans le secours de leurs yeux, les animaux qui peuvent les nourrir, et à les saisir. La chose leur sera rendue possible par le développement plus prononcé de leurs autres organes des sens, et en particulier de leurs organes du toucher et de l'odorat. Il en résultera, par suite, après une série de générations, à l'entrée de la grotte, une race de tritons qui est tout à fait en état de trouver sa nourriture sans se servir de ses yeux, et cette race pourra dès lors pénétrer plus profondément dans la grotte, et passer toute sa vie dans l'obscurité la plus complète. C'est ainsi qu'il a pu se faire que non seulement les entrées des grottes, mais qu'un système de grottes souterraines de plusieurs milles de long, comprenant des ruisseaux, des rivières et des lacs, comme il y en a à Karst, près de Trieste, soit habité par des animaux.

Mais dès que cet immigrant des cavernes a acquis la faculté de se trouver une nourriture suffisante sans se servir de ses yeux, il faut que commence un processus de régression des yeux, car dès que les yeux ne sont plus nécessaires à l'existence des animaux, ils ne sont plus soumis à l'influence de la sélection, et il importe peu que les yeux soient un peu meilleurs ou un peu moins bons. Dès lors, il n'y aura plus de sélection entre les individus pourvus de meilleurs yeux, et ceux qui sont pourvus d'organes moins bons, mais ils auront autant de chances les uns et les autres pour durer et pour se reproduire. Il surviendra par suite un croisement des individus aux meilleurs yeux avec les individus aux moins bons yeux, et le résultat ne peut être qu'une altération générale des yeux. La chose peut être favorisée par cette circonstance que des yeux plus petits et atrophiés peuvent même devenir alors un avantage, en ce sens que d'autres organes désormais plus importants pour l'animal, comme les organes du toucher et de l'odorat, peuvent, grâce à cela, se développer plus puissamment. D'ailleurs même sans cela, dès que la sélection naturelle ne maintient plus l'œil à son plus haut degré d'organisation, cet œil est condamné nécessairement à déchoir, lentement, très lentement même, surtout au commencement du processus, mais d'une façon irrésistible.

De cette façon s'expliquent simplement tous les cas de régression, quels que soient les organes ou les espèces qu'ils atteignent. L'essai d'explication donné plus haut ne peut en faire autant, il est enfermé dans des limites très précises en dehors desquelles il y a une foule de cas pour lesquels il est sans valeur. Cet essai d'explication ne suffirait même pas, si nous pouvions admettre que des qualités acquises, comme les cas d'atrophie résultant de l'absence d'usage, peuvent se transmettre.

Il est clair tout d'abord qu'un organe ne peut être atrophié par l'absence d'usage que si l'usage lui-même repose sur une activité réelle de cet organe, et peut par suite exercer une influence sur lui.

Dans la vision, il se produit des modifications chimiques dans la rétine de l'œil, peut-être aussi dans le nerf optique, qui cessent si l'œil n'est jamais rencontré par la lumière. Dans le vol, il y a une assimilation d'énergie dans les muscles moteurs des ailes qui cesse aussitôt que l'oiseau ne vole plus. Ici, par suite, il peut et il doit même en fait se produire une influence régressive sur certaines parties de l'œil, ou sur les muscles, quand il y a absence d'usage.

Mais comment l'étamine d'une fleur pourrait-elle être influencée par le fait que le pollen qu'elle produit arrive ou n'arrive pas au stigmate d'une autre fleur? Nous savons cependant que des fleurs androgynes sont revenues parfois à la séparation originelle des sexes, et de telle façon que, dans une fleur, ce sont les étamines, dans les autres, ce sont les styles qui sont atrophiés.

Faut-il expliquer simplement ce cas par un retard dans la sélection? la sélection active y joue-t-elle un rôle? C'est une autre question. Continuons à examiner le cas. Quand, dans le cours du développement de l'espèce, l'anthère elle-même s'est atrophiée, et a disparu complètement, ses pédoncules subsistent encore, et possèdent souvent une longueur et des dimensions considérables. Ces pédoncules s'atrophient aussi graduellement, mais très graduellement, et nous les trouvons chez certaines espèces encore assez

longs, chez d'autres déjà tout courts, chez d'autres encore complètement disparus, et n'émergeant qu'accidentellement dans une
fleur isolée pour rappeler sa constitution primitive régulière. Le
pédoncule de l'étamine ne sert plus, mais comment cette absence
d'usage agirait-elle sur lui directement et le réduirait-elle à l'atrophie? Sa structure est restée la même, les sucs circulent en lui
comme auparavant, et aussi bien pour lui que pour les pétales
voisins ou pour le style. A notre point de vue la chose s'explique
facilement, car le simple pédoncule de l'étamine est complètement
sans importance pour la durée de l'espèce de la fleur en question;
la sélection naturelle cesse par suite d'agir sur lui, et il s'atrophie graduellement.

Certains cas empruntés au règne animal sont encore plus clairs
et plus lumineux.

Pourquoi la plupart de nos animaux domestiques ont-ils perdu
leur couleur originelle? Évidemment par la raison que, sous la
protection de l'homme, cette couleur n'a pas d'importance, ou n'en
a que très peu, tandis que dans la vie libre, à l'état sauvage, elle
est le plus souvent absolument indispensable à leur conservation.

Les choses se passent d'une façon absolument analogue dans la
disparition des poils qui s'est produite chez quelques mammifères
chez qui la possession de ces poils ne peut plus avoir d'importance.
Baleines et Dauphins ont une peau nue, complètement glabre,
bien qu'ils dérivent sans aucun doute d'ancêtres poilus, et qu'aujourd'hui encore on puisse, en cherchant au microscope, reconnaître des rudiments de poils dans la peau. Cette disparition des poils
ne peut pas évidemment être une conséquence directe de l'absence
d'usage, car il est absolument indifférent pour la prospérité des
poils que la chaleur qu'ils fournissent soit, ou non, nécessaire et
utile à l'animal. Mais la chose s'explique indirectement, car dès
que le développement d'une énorme couche de graisse sous la
peau de la baleine eut donné à la baleine un conservateur de chaleur, supérieur à tout ce qu'on peut imaginer, les poils devinrent
superflus; la sélection naturelle ne s'en inquiéta plus, et le processus de régression prit naissance. Si quelqu'un demandait si
ce n'est pas peut-être l'influence directe de l'eau qui a provoqué
la disparition des poils, il n'a qu'à se rappeler les phoques, dont
toutes les petites espèces possèdent une épaisse toison, tandis que
les grosses espèces, comme le morse, n'ont sur la peau que des
soies clairsemées, parce qu'il s'est développé chez eux, comme
chez les baleines, une couche de graisse bien suffisante à elle seule
pour tenir chaud ce corps puissant.

Un exemple tout différent nous est fourni par les animaux qui cachent une partie de leur corps dans des coquilles. Ainsi les Pagures enferment leur abdomen dans des coquilles, les larves des Phryganes qui vivent dans l'eau se font des étuis dans lesquels elles cachent leur abdomen allongé à articulations nombreuses, et de même pour les chenilles de certains petits papillons du groupe des Psychidés. Chez tous ces animaux, nous trouvons que la peau des parties du corps qui sont protégées par la coquille est molle et blanchâtre, c'est-à-dire sans couleur particulière, tandis que les parties du corps qui font saillie hors de la coquille jouissent de la dure carapace commune aux animaux articulés, et de couleurs variées, le plus souvent des plus vives. On peut bien dans un certain sens, et un peu improprement, dire que la carapace des mollusques et des insectes a pour « fonction » de protéger les parties molles intérieures de l'animal contre les menaces de l'extérieur; mais, au vrai sens du terme, ce n'est pas une fonction, parce qu'il n'y a pas d'activité qui s'y relie; la seule action de la carapace repose simplement sur sa présence complètement passive. Que cette carapace protège l'animal contre les piqûres ou les morsures, ou que ces menaces n'arrivent pas du tout jusqu'à elle; cela est complètement indifférent pour la carapace elle-même et pour sa prospérité; la carapace n'y perd et n'y gagne rien, et c'est tout au plus si elle est affectée par un très grand nombre de piqûres ou de morsures. L'animal ne peut pas être amené directement à la régression par le fait d'être, grâce à la coquille, complètement à l'abri de telles atteintes. Si donc la carapace dans les trois cas cités disparaît si exactement quand le corps est couvert par la coquille protectrice, la chose ne peut s'expliquer que par ce fait que pour les parties du corps protégées par une coquille la carapace a perdu son utilité et sa signification, et que par suite la sélection naturelle n'a plus à s'occuper de sa conservation.

Les cas les plus frappants nous sont offerts par les insectes qui vivent en colonies, surtout par les fourmis. Chez elles, mâles et femelles ont des ailes, et se servent de leurs ailes pour s'élever dans l'air à certaine époque de l'année, en grandes bandes. Qui ne les a déjà rencontrées en été et en automne, sur le sommet d'une montagne, ou sur le haut d'une tour, remplissant l'air en partie, et couvrant en partie le mur et le parapet de la tour, la maison et les vêtements des personnes? Mais mâles et femelles ne forment que la plus petite partie de la population d'une colonie de fourmis, la masse principale se compose des ouvrières, des fourmis communes, complètement aptères. Celles-ci ont donc perdu leurs ailes au cours de la formation de l'espèce, et à la suite de l'absence d'usage, car il est pour elles indifférent de pouvoir s'élever dans l'air ; elles seraient même exposées dans l'air à de plus grands dangers que sur le sol, sans y trouver un avantage en compensation. Car leur affaire, c'est de se procurer la nourriture, le bois de construction, etc., toutes choses qu'il faut trouver sur le sol ; elles ont aussi à s'occuper de la nourriture des larves, des soins à donner aux nymphes, et c'est à elles seules qu'échoit la défense de la colonie contre les attaques du dehors. Tous ces devoirs les attachent au sol, et dans les périodes antérieures, quand elles se sont développées graduellement hors de véritables femelles, elles se seront moins servi de leurs ailes en se consacrant de plus en plus exclusivement à ces devoirs. On pourrait bien ici, — semble-t-il, — admettre aussi que, par la prolongation de l'absence d'usage, les ailes ont été déjà un peu atrophiées dans chaque animal pris isolément, et que ce premier commencement de régression s'est transmis à la génération suivante, que chez cette génération, par la prolongation de l'absence d'usage, elle a atteint un degré plus élevé, et ainsi de suite. Mais il y a un fait qui ne comporte ni détour ni accommodement : les ouvrières des fourmis sont stériles, elles ne se reproduisent pas.

Il est donc impossible que l'atrophie provoquée par l'absence d'usage des ailes chez un animal pris isolément se transmette à une génération suivante. Nous ne pouvons expliquer la disparition des ailes que de l'autre façon, par l'abandon de la sélection naturelle du moment où les ailes n'étaient plus utiles et nécessaires. On pourrait peut-être soutenir que les ailes auraient pu se perdre plus tôt que la faculté de reproduction ; seulement, il faudrait, pour écarter cette conjecture, des raisons très précises que je dois renoncer à exposer ici. On pourrait peut-être objecter aussi que la stérilité des ouvrières est un empêchement à notre manière d'expliquer les choses, mais il ne faut pas oublier que tous les processus de sélection n'aboutissent pas ici directement aux ouvrières, mais bien à leurs parents, aux animaux de la colonie susceptibles de reproduction. En d'autres termes : ce ne sont pas les ouvrières elles-mêmes qui sont choisies par la sélection naturelle, mais les parents, suivant qu'ils engendrent de plus ou moins bonnes ouvrières. On peut désigner le phénomène qui réalise le retour en arrière d'un organe inutile, par le mot grec, que je crois très approprié, de « Panmixie », ou de « croisement général », parce qu'il consiste essentiellement en ce qu'on voit arriver à la reproduction non seulement les individus chez lesquels l'organe en question a atteint la plus grande perfection, mais tous les individus, que cet organe soit chez eux plus ou moins bien constitué.

Ce processus de panmixie a dû avoir, et doit avoir encore aujourd'hui une grande signification dans le développement du monde organique, car les transformations furent et sont innombrables, et elles ne se produisent pas toujours uniquement dans le sens du progrès; mais très souvent aussi, — comme nous l'avons vu précédemment chez les parasites, — dans le sens de la régression, et peut-être dans le plus grand nombre de cas dans les deux sens, pour une part dans le premier, pour l'autre dans le second. Très fréquemment le progrès dans un sens a été le facteur de la réaction dans l'autre.

Nous-mêmes, nous aurions eu de la peine à avoir un entendement aussi développé si nous n'avions renoncé à une partie importante des avantages physiques de nos ancêtres de l'antiquité la plus reculée. Aujourd'hui même les peuples qui mènent la vie de chasseurs montrent une bien plus grande délicatesse de l'ouïe, de l'odorat, et de la vue, que celle dont nous jouissons, et cette supériorité, à coup sûr, ne repose pas seulement sur l'exercice ininterrompu qui devient l'apanage de ces organes dans la vie individuelle, mais elle est déjà innée. Sous ce rapport, nous avons déchu par le fait de la civilisation et de l'intervention de la panmixie, en ce sens que le développement le plus considérable possible de ces organes des sens n'a plus décidé de la prospérité de l'individu. Nous pouvons aujourd'hui gagner notre vie quelle que soit la finesse de notre ouïe, et la délicatesse de notre odorat; la pénétration même de notre œil n'est plus un facteur décisif pour notre faculté d'existence dans la lutte pour la vie. Depuis l'invention des lunettes, c'est à peine si les myopes sont dans une situation d'infériorité vis-à-vis de ceux qui ont la vue perçante; du moins, ils ne le sont pas dans les classes les plus élevées de la société. C'est pourquoi nous trouvons tant de myopes parmi nous. Dans l'antiquité un soldat myope, un général myope aurait été tout simpleplement impossible, de même un chasseur myope, et dans presque toutes les situations de la société humaine la myopie aurait été un obstacle essentiel, aurait rendu difficile, ou totalement entravé, la prospérité et le succès. Aujourd'hui il n'en est plus ainsi, le myope peut faire son chemin comme tout autre, et sa myopie se transmettre plus tard, dans la mesure où elle est héréditaire, à ses descendants, et contribuer à faire de la myopie héréditaire une manière d'être très répandue dans des classes déterminées de la société. Sans doute la myopie peut être aussi acquise, mais alors elle ne se transmet pas, comme je crois du moins devoir l'admettre. Ce n'est pas seulement à l'exagération de l'application des yeux, et à l'habitude de voir de près, que nous devons, à mon avis, la propagation de la myopie, mais aussi à la panmixie, à la négligence de la sélection naturelle dans ce sens, à l'influence de laquelle nous sommes aussi bien soumis que tous les autres organismes.

Il y aurait beaucoup à dire sur les nombreux points de vue auxquels la constitution physique de l'homme civilisé a été endommagée par la civilisation même, et le sera bien plus encore. Pensons seulement aux dents pour lesquelles l'art des dentistes a été déjà porté si loin qu'on pourrait presque préférer les dents artificielles aux dents naturelles. En tout cas, personne n'est plus exposé à dépérir aujourd'hui par suite d'une nutrition insuffisante due à de mauvaises dents, et la plus mauvaise de toutes les dentitions peut se transmettre sans obstacle à un nombre quelconque de descendants.

Malgré cela, nous n'avons pas à craindre que la race humaine dégénère complètement par le fait de la civilisation. Le correctif se trouve dans le même processus qui fait déchoir un organe de son niveau primitif, car cette décadence ne peut manifestement se prolonger qu'autant qu'elle n'entame pas la faculté d'existence de l'individu, mais dès que ce point est atteint, la sélection naturelle s'interpose pour empêcher une décadence plus prononcée. Ou, pour rester dans l'exemple choisi, il faut bien se dire que la proportion des hommes qui apporteront en naissant des dispositions à la myopie ira toujours en augmentant, sans que pour cela la qualité de l'œil de la race humaine en général, ou même d'un seul peuple en particulier, ou même d'une classe déterminée de la société, continue à décroître, parce qu'elle deviendrait alors décisive pour l'existence de l'individu, et que le possesseur d'yeux tout à fait mauvais ne pourrait plus soutenir la concurrence dans la lutte pour la vie. Nous n'avons donc pas à craindre que nos yeux s'atrophient jamais complètement, comme les yeux des animaux qui vivent dans l'obscurité, ou de ces parasites dont nous parlions plus haut, et il en est absolument de même de la décroissance de notre force musculaire, de notre force de résistance aux intempéries, etc.

Je n'ai parlé jusqu'ici que des qualités physiques qui rétrogradent par l'absence d'usage, et la panmixie qui en résulte; il en est absolument de même des qualités intellectuelles. La chose ne peut nous surprendre, puisque chaque phénomène intellectuel a pour facteur un phénomène physique, puisque non seulement la grosseur relative et la complexité du cerveau sont les facteurs du degré d'intelligence, mais que toute action instinctive de l'animal suppose dans son système nerveux une disposition correspondante qui implique qu'à une excitation déterminée répond une action déterminée. Si donc des instincts s'atrophient chez un animal par suite de l'absence d'usage, il faut qu'il y ait eu d'abord dans son cerveau atrophie de ces complexus de nerfs qui dégagent l'acte instinctif. Il n'y a donc pas d'opposition de principe entre la régression de quelques parties du corps et celle des instincts et des facultés intellectuelles; le retour en arrière des qualités intellectuelles est toujours accompagné d'une régression de même genre des qualités physiques.

Ainsi un retour en arrière physique considérable et général est toujours accompagné d'une décadence intellectuelle. Ces Isopodes qui ont perdu yeux et antennes, pattes et mandibules, sont aussi inférieurs au point de vue de l'intelligence, comme cela est naturel chez des animaux qui n'ont plus rien à faire qu'à rester tranquilles et à absorber des aliments; l'ensemble de leur système nerveux est notablement réduit. Mais il y a des cas qui montrent de la façon la plus intéressante que des retours en arrière peuvent ne porter que sur un instinct unique, tandis que l'animal dans l'ensemble de ses formes et de ses actes reste complètement en dehors de cette régression.

Nous citerons, par exemple, la perte de l'instinct de la fuite chez les animaux domestiques. Presque tous les animaux sauvages, les mammifères aussi bien que les oiseaux, possèdent l'instinct de la fuite; non seulement ils sont extraordinairement attentifs à tout bruit, à toute odeur, à tout point qui se meut dans leur champ d'observation, mais tous, sans en excepter les carnassiers, songent sans cesse à leur sécurité. Ils ne le font pas seulement par réflexion, mais peut-être encore à un plus haut degré inconsciemment, instinctivement. Un oiseau sauvage s'enfuit au plus léger bruit, un hérisson surpris, qui s'est roulé en boule, attend longtemps pour se sauver, et pour peu qu'il entende le moindre bruit suspect, il s'enroule de nouveau. Cela n'est pas le fait de la réflexion, c'est purement instinctif, de telle sorte qu'au moindre bruit, déjà, le mouvement d'enroulement se fait de lui-même, dans une certaine mesure avant que l'animal n'ait encore eu le temps de réfléchir à la signification du bruit, avec la rapidité de l'éclair, absolument comme nous fermons l'œil dès que quelque objet est dirigé contre lui. Chez les animaux supérieurs, la conscience

domine certainement ces mouvements instinctifs, c'est-à-dire
qu'ils peuvent être réprimés, et c'est ce qui permet aux animaux
en captivité de se déshabituer des terreurs continuelles et de
la fuite. Mais la chose a, chez eux, de profondes racines, et il faut
une longue série de générations qui aient toutes vécu en captivité
pour que cette frayeur naturelle disparaisse complètement. Je
crois que c'est là en très grande partie l'œuvre de la non-inter-
vention de la sélection naturelle, et de l'atrophie graduelle de
cet instinct qui en est la conséquence. Il est d'ailleurs difficile
de dire jusqu'à quel point il ne faut pas tenir compte ici de
l'habitude de l'individu pris isolément, mais on peut cependant
admettre comme certain que les petits de nos poulets, de nos oies,
de nos canards domestiques, ont beaucoup perdu de l'instinct de la
fuite de leurs ancêtres sauvages, et qu'ils ne pourraient pas retourner complètement à l'effroi de l'état sauvage, même si l'on pouvait, dès le début de leur vie, les soumettre à la direction d'une
mère sauvage.

Avec quelle lenteur cette sauvagerie passive, comme on pourrait appeler l'instinct de fuite, est anéantie par la domestication,
on le voit par les cobayes. Ils sont incorporés à la vie domestique
depuis la découverte de l'Amérique du Sud, par conséquent depuis
près de quatre cents ans, et cette période n'a pas suffi pour triompher de leur frayeur naturelle. A chaque bruit, ils s'effrayent et
cherchent à fuir, même avant d'avoir fait à leurs dépens l'expérience de la vie, déjà peu de temps après leur naissance. Pour les
cobayes, comme pour les différentes espèces de faisans qu'on met
dans la basse-cour, ce sont précisément les petits qui sont les plus
sauvages. L'instinct de la fuite est donc, dans ce cas, transmis presque intact, et la domestication doit recommencer pour chaque
individu pris isolément. L'apprivoisement de l'animal adulte est
ici encore une qualité « acquise », c'est-à-dire acquise au cours
d'une vie individuelle, il n'a pas encore passé dans les propriétés
germinales, ou, plus exactement, il ne procède pas encore d'une
modification de la propriété germinale, comme il doit se produire graduellement par le croisement général, mais il se produit
comme chez un animal sauvage qui a été pris jeune, renard, loup,
pinson ou rat, qui se laissent tous apprivoiser jusqu'à un certain
degré, c'est-à-dire qui s'habituent à l'absence d'ennemis.

L'atrophie de l'instinct de la recherche de la nourriture, telle
qu'elle s'est produite dans bien des cas, est de même intéressante. L'obtention de la nourriture, et, par suite, la recherche de
celle-ci, est indispensable pour la vie, et la tendance vers les ali-

ments peut bien être appelée le premier et le plus originel de tous les instincts. Il peut cependant à l'occasion se perdre complètement, ou en partie. Bien des petits chez les oiseaux n'ont plus l'instinct de chercher la nourriture. Ils ouvrent bien le bec, ils crient bien, ils dévorent aussi la nourriture qu'on leur met dans la bouche, mais il ne leur vient pas à l'idée de prendre avec le bec la nourriture quand elle est sur le plancher de leur cage; la vue de la nourriture ne provoque pas chez eux l'instinct de manger; ils ont même, dans cette période de leur vie, désappris à manger. La chose se comprend, car ils sortent de l'œuf encore assez peu développés, et les parents les nourrissent en leur mettant la nourriture dans le bec. Ils n'ont plus besoin d'être excités à manger par la vue de la nourriture, la sensation du contact dans leur bec suffit pour cela. Une partie de leur instinct alimentaire était donc devenue superflue, et s'est atrophiée. On ne peut pas objecter ici que les petits sont encore trop peu développés pour chercher eux-mêmes leur nourriture. Ils le sont certainement, et c'est précisément pourquoi ils ont été nourris par les parents, et que l'instinct de la recherche de la nourriture est devenu superflu. Beaucoup d'autres oiseaux, comme les poulets, courent à droite et à gauche dès leur sortie de l'œuf, cherchent de la nourriture, et la prennent avec leur bec. Ici l'instinct de la recherche de ia nourriture a été conservé intact.

Un des cas les plus remarquables d'atrophie de l'instinct alimentaire est celui de certaines fourmis. On sait déjà, depuis le commencement de ce siècle, que bien des espèces de fourmis se font des esclaves, ainsi, par exemple, la fourmi rousse, le *Polyergus rufescens*. C'est une espèce qui n'est pas très grosse, mais est très vigoureuse, qui parfois émigre en masse pour surprendre et pour dévaliser les galeries creusées par une espèce plus faible, comme la *Formica fusca*. Mais le *Polyergus rufescens* ne pénètre pas dans ces galeries pour tuer et pour manger les fourmis qu'il a surprises, son but est tout autre; il leur prend seulement leurs nymphes, et les entraîne dans son propre nid. Là, il les soigne le mieux du monde, mais se sert plus tard des ouvrières qui sortent des œufs comme de serviteurs, ou, comme on dit en général, comme d'esclaves. Ces « esclaves » sont chargées de tous les soins du ménage qui devraient incomber d'ailleurs aux ouvrières rousses elles-mêmes, elles donnent à manger aux petits, elles construisent les galeries et les habitations, elles vont chercher les provisions, elles donnent même à manger à leurs paresseux maîtres. Cela n'est pas une fable, comme on l'a jadis pensé plus d'une fois, mais un fait certain qui a été tout d'abord observé par le célèbre observateur des fourmis, Huber, de Genève, au commencement de ce siècle, et qui depuis a été établi d'une façon tout à fait sûre par Auguste Forel. Je me suis convaincu moi-même de son exactitude.

Mais ce qu'il y a de plus remarquable, c'est que les fourmis rousses, à force d'être toujours nourries par leurs esclaves, ont complètement perdu l'habitude de chercher leur nourriture. Si on les enferme, et si on leur donne leur mets favori, du miel, elles n'y touchent pas, demeurent affamées, languissent, s'affaiblissent, et finissent par mourir, si on ne prend pitié d'elles, et si on ne leur donne pas de leurs esclaves. Dès que l'esclave arrive, il se met au travail, commence d'abord par manger du miel à son gré, et puis donne à manger à ses maîtres qui échappent ainsi à la mort.

Il y a donc ici, comme dans le cas des petits des oiseaux, atrophie de l'instinct de la recherche de la nourriture et de la faculté de reconnaître la nourriture avec les yeux, résultant manifestement de ce que cet instinct ne sert plus. Comme dans une colonie de fourmis rousses il y a toujours des esclaves en grande quantité, et que ces esclaves se chargent toujours de nourrir leurs maîtres l'instinct de la recherche de la nourriture devient superflu chez ces fourmis rousses, et la sélection naturelle ne le maintenant plus à sa hauteur primitive, il s'atrophie graduellement. D'autres instincts ont de même disparu totalement ou particllement chez ces fourmis à cause de l'absence d'usage résultant du service de leurs esclaves. Elles paraissent avoir désappris complètement, par exemple, l'art de construire leurs demeures, et aussi en grande partie l'art de soigner leurs petits. D'autres fourmis consacrent sans interruption les plus grands soins à leurs nymphes, les transportent souvent en de meilleures places de leur demeure, souvent aussi au dehors, à l'air libre et au soleil, comme elles nourrissent aussi leurs larves avec le plus grand empressement. Chez les fourmis rousses qui se servent d'esclaves, on ne peut faire les mêmes remarques; elles ne sont plus en état d'élever leurs petits, et l'espèce serait condamnée à disparaître, si on lui volait brusquement ses esclaves. Ce n'est donc pas seulement parmi les hommes qu'une malédiction pèse sur l'esclavage, les animaux, eux aussi, sous son influence, dépérissent et dégénèrent.

Il y a encore d'autres espèces de fourmis esclavagistes qui ont été étudiées minutieusement, et chez elles la dégénérescence des maîtres va encore plus loin, et atteint les forces corporelles. Mais il y a encore bien des obscurités à éclaircir dans la vie de ces espèces, et c'est pourquoi je voudrais n'en pas parler, quelque extraordinaire que soit l'intérêt des phénomènes observés chez elles jusqu'ici. Tous ces cas ne font du reste que confirmer à nouveau l'exactitude de nos explications des processus de régression résultant de l'absence d'usage, car toutes ces atrophies d'instincts ont trait à des ouvrières, c'est-à-dire à des animaux qui ne procréent pas de descendants. La disparition des instincts en question n'a donc pu se produire par ce fait que l'animal pris individuellement s'habitua, par exemple, à ne plus chercher lui-même sa nourriture, et que cette nouvelle habitude se transmit à ses descendants à un degré quelconque.

Dans les cas qui ont été cités jusqu'à présent, ce n'est pas la totalité de l'instinct alimentaire qui s'atrophie, ce n'en est qu'une partie, l'instinct de la recherche de la nourriture, et la faculté de la reconnaitre. Mais il ne manque pas non plus d'exemples dans lesquels l'instinct alimentaire est atrophié d'une manière générale, à tel point que l'animal ne ressent pas la faim, et ne se nourrit pas du tout. La chose parait très étrange, mais on l'explique par ce fait que ces animaux tiennent de leur vie antérieure autant de substance nutritive dans leur propre corps qu'il leur en faut pour la durée de leur existence. De nombreux papillons de nuit, les bombyx en particulier, ont les parties de la bouche plus ou moins atrophiées, de même pour les Libellules, et ni les uns ni les autres ne prennent réellement de nourriture. Chez les mâles des Rotifères la totalité du tube digestif manque ; ils n'ont ni bouche, ni estomac, ni intestin ; leur vie n'a besoin de durer que si peu qu'ils se contentent de la substance qu'ils ont trouvée dans leur œufs. La nature ne déploie pas de luxe ; aucun instinct, aucun organe n'a de durée s'il n'est nécessaire à la conservation de l'espèce. La Panmixie, ou, — si l'on préfère, — la perte de la sélection naturelle, veille à ce que tout ce qui est superflu soit réduit graduellement au simple nécessaire. A la vérité, ces retours en arrière ne peuvent se réaliser que très graduellement si notre explication est exacte ; il faudra que bien des générations passent avant que le superflu soit complètement éliminé, écarté, et nous devrons nous attendre à trouver encore chez beaucoup d'animaux des restes d'organes, et de dispositions auparavant très importants, et qui maintenant marchent vers une disparition complète. En fait, c'est bien ce qui se passe, comme on l'a montré plus haut ; on peut trouver ce qu'on appelle des organes « rudimentaires » dans des cas infiniment nombreux, et chez les animaux les plus différents, qui nous font connaitre ainsi les modifications profondes que l'espèce en ques-

tion a traversées dans le cours des temps. A ces organes rudimentaires appartiennent les yeux, cachés sous la peau, du protée, de la
taupe dorée, de la Cécilie, l'organe de l'ouïe atrophié de cette dernière, de même les restes d'ailes du Kiwi, les moignons d'ailes de
plusieurs femelles de papillons de nuit dont les mâles possèdent
des ailes bien développées, de même les pièces atrophiées des
éphémères, qui ne sont autre chose que les mâchoires incomplètement disparues, et pour beaucoup d'autres détails. A ces organes rudimentaires appartiennent surtout ces cas nombreux dans
lesquels un organe développé chez les ancêtres manque chez l'animal d'aujourd'hui à l'état d'adulte, tout en se montrant chez l'animal au cours de son développement. Ainsi les ouvrières des fourmis n'ont plus d'ailes, comme on l'a dit, mais le germe de l'aile
se trouve cependant dans la larve sous forme d'un petit disque
placé sous la peau qui plus tard s'atrophie. Ainsi les larves des
abeilles ont perdu leurs pattes, puisqu'elles n'ont pas besoin de
marcher, et qu'elles vivent enfermées dans une cellule de cire immédiatement à côté de leur nourriture. Bien qu'elles soient devenues des « vers » apodes par suite de l'absence d'usage, pendant leur développement dans l'œuf, elles présentent la paire de
pattes que leurs ancêtres éloignés ont dû avoir. Ces cas nous
montrent qu'un organe qui est atrophié par l'absence d'usage
commence par disparaître à l'état adulte, mais qu'il disparaît
beaucoup plus tard dans le développement. Le germe peut s'en
conserver encore plusieurs milliers de générations quand l'organe
lui-même à l'état adulte a disparu depuis longtemps de l'organisation de l'animal. L'histoire du développement des espèces a démontré dès maintenant dans un très grand nombre de cas l'existence de ces embryons d'organes rudimentaires qui ne peuvent
continuer à se développer. On comprend bien qu'on a là une indication importante sur le mode de l'existence antérieur de l'espèce en question, et ces rudiments suffiraient déjà par eux-mêmes
à donner une preuve suffisante du nombre et de la diversité des
ancêtres, qui pour chacune des espèces aujourd'hui vivantes, ont
dû la précéder, comme à démontrer que le développement du
monde organisé ne comporte pas toujours uniquement des lignes
droites. Tantôt ce développement allait de l'avant, tantôt il revenait en arrière, tantôt il ne portait que sur des parties isolées,
tantôt il embrassait l'organisme tout entier. Ce que la nature a
édifié dans une certaine mesure avec peine au cours d'un grand
nombre de générations, comme les organes du mouvement avec
leur organisation savante, pattes d'une force de résistance détermi-

née, aux articulations compliquées, au tissu élastique, d'une force musculaire aux proportions exactes, disposées pour la course sur le sol, ou bien ailes, organes merveilleusement appropriés dans toutes leurs parties pour triompher de la pesanteur et pour prendre l'essor dans l'espace, ou comme ces organes qui mettent les animaux en relation avec le monde extérieur qui les entoure, tels que ces yeux d'une finesse incroyable, ces organes de l'ouïe et de l'odorat dans les merveilleuses appropriations desquels l'effort réuni et prolongé de nos meilleurs naturalistes a fini par pénétrer, tous ces organes sont abandonnés et livrés à un long processus de destruction dès le moment où ils ne sont plus nécessaires à l'existence de l'espèce.

Il semble, à vrai dire, qu'on ne puisse pas qualifier de progrès un développement de ce sens. Pour l'organe pris individuellement qui disparaît, il y a certainement régression, mais pour l'animal pris en bloc, c'est autre chose. Car s'il faut parler de but chez les êtres vivants, le but ne peut toujours être que l'existence; la forme, la complexité de la structure, tout cela n'entre pas en considération, il n'y a qu'une chose : de quelle manière l'espèce demeure-t-elle capable de vivre? car elle ne peut pas donner moins sous peine de disparaître, elle ne peut pas donner plus, parce que les moyens lui manquent pour s'élever plus haut que la faculté de survivre. La pensée de Schopenhauer taxée d'un pessimisme si extraordinaire, que le monde est aussi mauvais que possible, et qu'il est condamné à périr s'il devient un peu plus mauvais, est exactement aussi vraie et dit exactement la même chose que la pensée optimiste contraire : le monde est aussi excellent qu'il pouvait le devenir avec les forces une fois données; on ne peut pas imaginer qu'il eût pu être supérieur si peu que ce fût. Le monde organisé nous démontre qu'il en est ainsi, car nous voyons chaque espèce vivante se conformer jusque dans les plus petits détails, et s'adapter en temps voulu aux conditions spéciales d'existence auxquelles elle est soumise. Mais elle ne s'adapte qu'autant que cela est absolument nécessaire pour qu'elle demeure capable de vivre, rien de plus. L'œil de la grenouille est un organe visuel très imparfait à côté de l'œil du faucon ou de l'homme, mais il suffit pour faire voir la mouche ou le ver, et il assure suffisamment la nourriture de l'espèce. Mais l'œil même du faucon n'est pas un organe absolument parfait au point de vue de l'optique pure, il suffit cependant pour permettre à l'oiseau de découvrir sa proie du haut des airs avec sûreté; cela suffit pour l'existence de l'espèce, et exclut complètement toute autre modification. Mais ce

n'est pas toujours le but de toutes les transformations : la faculté
d'existence de l'espèce, étant atteinte seulement par un affinement
de la structure générale ou de celle d'un organe pris individuellement, le nouveau bien ne s'ajoute pas toujours à l'ancien, mais
très souvent l'ancien bien devient superflu dans la suite des temps,
et doit disparaître. Et la chose ne se produit pas non plus avec une
perfection idéale, subitement, comme sur un mot magique, elle
se réalise lentement, selon les forces qu'il s'agit d'accroître, et selon le temps.

Mais finalement l'organe qui n'est plus indispensable à la vie
est complètement éliminé ; l'équilibre parfait entre la structure du
corps et ses formes est ainsi rétabli, et dans ce sens la régression
est donc une partie du progrès.

VIII

LA PRÉTENDUE

TRANSMISSION HÉRÉDITAIRE

DES MUTILATIONS

LA PRÉTENDUE

TRANSMISSION HÉRÉDITAIRE

DES MUTILATIONS [1]

On sait de quelle façon Lamarck se représentait le processus de la transformation graduelle des espèces quand il chercha pour la première fois à pénétrer le mécanisme de cette évolution, et à approfondir les causes qui la produisent. D'après lui, la raison principale d'une modification dans la structure d'une partie réside dans ce fait que l'espèce considérée est soumise à de nouvelles conditions d'existence, et se trouve amenée par là à adopter de nouvelles habitudes. Celles-ci déterminent à leur tour une augmentation ou une diminution dans l'activité de certaines parties, et par suite un développement plus fort ou plus faible de ces parties qui finit par se transmettre aux descendants. Si ces descendants continuent à vivre dans les mêmes conditions modifiées, la modification de la partie transmise des ancêtres devra, dans le cours de leur existence, s'accentuer dans le même sens, et il en sera de même pour chaque génération suivante jusqu'à ce que le maximum de la modification possible soit atteint.

Lamarck pouvait de la sorte expliquer d'une façon des plus satisfaisantes, en apparence, les modifications qui consistent en une simple augmentation ou diminution d'une partie ; le long cou du cygne et d'autres palmipèdes était dû à l'habitude de fouiller du bec le fond de l'eau, et les pieds palmés des mêmes animaux

---

1. Conférence à la réunion des Naturalistes allemands, à Cologne, en septembre 1888.

étaient dus à l'habitude de battre l'eau avec les orteils largement écartés.

Il pouvait aussi expliquer de cette manière l'atrophie d'une partie qui n'est plus employée, comme la régression des yeux chez les animaux qui vivent dans des cavernes, ou dans les sombres profondeurs de nos lacs et de la mer.

Mais il est clair que cette explication implique tacitement la supposition que ces modifications dues à l'usage ou à la désuétude d'une partie se transmettent effectivement aux descendants ; elle suppose l'hérédité des caractères acquis.

Lamarck admettait implicitement cette supposition comme naturelle, et quand, un demi-siècle plus tard, son heureux continuateur, Charles Darwin, donna une base nouvelle à la théorie de la descendance, il crut ne pas pouvoir se passer complètement de ce principe de Lamarck, quoiqu'il ajoutât, comme on le sait, le principe nouveau et d'ailleurs très profond de la sélection, pour l'explication des transformations. Mais il n'admit pas le principe de Lamarck sans l'examiner d'une façon pénétrante ; il voulut voir par les faits qu'il avait sous les yeux si les modifications que l'exercice introduit dans la vie individuelle peuvent se transmettre réellement aux descendants. Les différentes données sur l'hérédité présumée des mutilations lui semblèrent tout particulièrement, sinon démontrer la chose directement, au moins la rendre des plus vraisemblables[1], et il arriva à conclure qu'on n'avait pas de motif suffisant pour contester l'hérédité des modifications acquises. C'est pour cela que l'usage et la désuétude jouent dans ses œuvres comme facteurs directs de transformation un rôle important à côté de la sélection naturelle.

Darwin ne fut pas seulement un naturaliste de génie, fertile en invention, il avait aussi une sérénité extraordinaire, une critique des plus avisées ; ce qu'il exprimait comme sa conviction était certainement très mûrement pesé.

C'est l'impression de tous ceux qui étudient ses œuvres, et c'est peut-être à cause de cette impression que c'est seulement depuis quelques années qu'on a commencé à douter de l'exactitude du principe de Lamarck admis aussi par Darwin, et qu'on a été conduit à une négation déterminée de l'hérédité des caractères acquis.

---

1. On lit dans son livre *de la Variation des animaux et des plantes domestiques*, t. II : « On ne peut pas ne pas concéder que des mutilations, surtout quand elles sont suivies de maladie, ou peut-être exclusivement dans ce cas, se transmettent accidentellement. »

J'aime du moins à reconnaître qu'à ce point de vue j'ai suivi pendant longtemps la bannière de Darwin, et qu'il a fallu que je fusse d'abord amené par un côté tout autre, — à savoir par le côté théorique, — à douter de l'hérédité de caractères acquis, avant que la conviction se développât en moi graduellement et s'affirmât toujours de plus en plus au cours de nouvelles observations, que cette sorte d'hérédité n'existe pas. Dans ces dernières années, d'autres ont, à l'occasion, exprimé leurs doutes sur cette hérédité, comme les physiologistes Dubois-Reymond et Pflüger, et, pour un groupe de caractères acquis, pour les mutilations artificielles, notre grand philosophe Kant [1] a déjà contesté avec assurance qu'elles fussent susceptibles de transmission, et, tout récemment, Wilhelm His [2] l'a suivi avec non moins de décision.

Si vraiment une transmission des caractères acquis était impossible, il en résulterait nécessairement une modification essentielle du transformisme; nous devrions renoncer absolument au principe de Lamarck, tandis que le principe de la sélection, de Darwin et de Wallace, acquerrait une singulière importance.

Lorsque, il y a plusieurs années, je présentai pour la première fois cette idée dans mon Essai sur l'Hérédité [3], j'avais bien conscience de la portée de cette idée. Je savais bien que notre explication de la transformation des espèces se heurte à des obstacles en apparence insurmontables dès que nous abandonnons le principe de la transformation directe du corps par des influences extérieures, et c'est pourquoi je n'aurais pas osé attaquer le principe de Lamarck si je n'avais été dès ce moment en état de montrer que, du moins pour une part importante des faits à expliquer, ces obstacles ne sont qu'apparents. Des séries entières de phénomènes, comme par exemple le fait pour des parties de devenir rudimentaires par l'absence d'usage, s'expliquent très bien et même très simplement sans avoir recours au principe de Lamarck, et pour d'autres, comme pour les instincts, on montre qu'une partie non insignifiante d'entre eux, à savoir tous les instincts qui ne s'exercent qu'une fois dans la vie, n'ont pas pu devoir leur origine à l'hérédité de l'usage, démonstration qui fait qu'il est superflu pour les

---

1. En se basant d'ailleurs sur des idées complètement erronées sur l'immutabilité de l'espèce. Voir le mémoire de Brock : *Einige ältere Autoren über die Vererbung erworbener Eigenschaften*, dans le *Biolog. Centralblatt*, tome VIII, p. 491 (1888), et Hugo Spitzer : *Beitraege zur Descendenz-theorie und zur Methodologie der Naturwissenschaft*. Leipzig, 1886, p. 515 seq.

2. W. His : *Unsere Koerperform*, Leipzig, 1875.

3. Voir plus haut.

autres cas d'invoquer le principe de Lamarck pour les expliquer. Je n'affirmerai pas du tout qu'il n'y ait pas quelques phénomènes pour lesquels on n'ait pas encore trouvé d'explication indépendante du principe de Lamarck, ou pour lesquels on n'en ait pas invoqué; mais, de l'autre côté, on ne me semble pas, non plus, avoir encore démontré que ne pouvons pas expliquer les phénomènes sans le principe de Lamarck.

Je ne connais du moins pas de faits devant lesquels nous devions renoncer de prime abord à l'espoir d'apprendre à les expliquer sans recourir au principe de Lamarck.

Il n'est naturellement pas du tout démontré par le fait d'établir que, pour l'explication des phénomènes, nous pourrions aussi nous tirer d'affaire sans admettre une transmission des caractères acquis, que nous soyons obligés de le faire, en d'autres termes qu'une transmission de ce genre n'existe pas. De même pour un navire que nous voyons naviguer au loin, nous ne pouvons affirmer qu'il ne marche qu'à la voile, et non pas en même temps à la vapeur, uniquement pour cette raison que le navire semble marcher uniquement à la voile. Nous essayerons plutôt de montrer d'abord que le navire n'a pas de machine à vapeur, ou du moins qu'on ne peut pas du tout en démontrer l'existence.

C'est ce que je crois pouvoir faire aujourd'hui; je crois pouvoir montrer qu'on ne peut pas établir directement l'existence réelle d'une transmission des caractères acquis, qu'il n'y a pas de preuves directes de l'existence du principe de Lamarck.

Si l'on demande quels sont donc les faits que peuvent invoquer les défenseurs et les partisans de l'hérédité de propriétés acquises, quelles sont les observations qui déterminèrent un Darwin, par exemple, à admettre une pareille hypothèse, ou qui l'empêchèrent de la repousser, la réponse sera courte. Il y a un petit nombre d'observations faites sur l'homme, et sur les animaux les plus voisins de l'homme, qui semblent démontrer qu'à la faveur des circonstances des mutilations du corps peuvent être transmises aux descendants. Une vache, qui s'était cassé une corne, mit au monde un veau à la corne déformée, un taureau à qui on avait arraché la queue procréa des veaux anoures, une mère qui, dans sa jeunesse, avait eu le pouce écrasé et déformé, enfanta plus tard une fille au pouce déformé, etc.

La plupart de ces données manquent d'ailleurs de garanties d'authenticité, et elles n'ont, — comme l'ont dit His, et Kant avant lui, — d'autre valeur que celle d'anecdotes, mais pour une partie d'entre elles on ne peut pas affirmer la chose sans développement, et seul un petit nombre de ces observations peut réclamer une appréciation et un examen scientifiques. Je veux bien y souscrire de suite, mais en faisant remarquer tout d'abord que pour des faits capables de prouver directement la réalité d'une transmission de propriétés acquises nous n'avons pas autre chose à invoquer que ces cas de mutilations; il n'y a pas d'observations sur l'hérédité d'une hypertrophie ou d'une atrophie fonctionnelle, et il ne faut pas s'attendre à en trouver dans l'avenir, car ce domaine est à peine accessible à l'expérimentation. L'hypothèse que des propriétés acquises peuvent se transmettre n'a donc d'autres appuis directs que les observations sur l'hérédité de mutilations. C'est pour cette raison que les défenseurs de l'hérédité des caractères acquis, qui, dans ces dernières années, se sont montrés en assez grand nombre, se sont efforcés d'attribuer à ces observations une importance décisive, et c'est pour cette même raison que je suis obligé, moi qui me place au point de vue opposé, d'appuyer solidement ma manière de voir sur la valeur de ces preuves apparentes en faveur d'une transmission des mutilations.

Que les mutilations soient des propriétés acquises, il n'y a pas lieu d'en douter; elles ne proviennent pas d'une disposition des germes, ce sont de simples réactions du corps à l'égard des atteintes extérieures; ce sont des caractères purement somatogènes [1], — comme je le disais récemment, — c'est-à-dire qui ne proviennent que du corps, le *soma,* par opposition avec les cellules germinatives.

Si ces mutilations devaient se transmettre réellement, ou si elles pouvaient seulement se transmettre çà et là, ce serait un argument de valeur pour la théorie de Lamarck, et l'hérédité d'une hypertrophie ou d'une atrophie fonctionnelle deviendrait par là des plus vraisemblables. Cette raison permettra donc d'arriver enfin à voir si les mutilations peuvent se transmettre, ou non.

Examinons maintenant d'un peu plus près les faits invoqués jusqu'à présent. Je ne veux pas naturellement exposer ici en par-

---

1. Comme la désignation de caractères « acquis » n'est pas prise par tout le monde dans le sens rigoureusement déterminé où l'emploient zoologistes et botanistes, je proposais d'employer dans les cas où une méprise est possible, au lieu du mot « acquis », le mot « somatogène », c'est-à-dire provenant du corps, — du *soma,* — en opposition avec la substance germinative, tandis que les caractères qui résultent de la constitution du germe seraient appelés « blastogènes ». Si l'on coupe un doigt à un homme, la privation du cinquième doigt est un caractère somatogène ou acquis; si un enfant naît avec six doigts, la présence de ce sixième doigt a dû résulter d'une constitution particulière de la cellule germinative, elle est donc un caractère « blastogène ».

ticulier chacun des cas qui ont été racontés d'une façon quelconque par n'importe qui. Cela n'aboutirait guère. Je voudrais, au contraire, choisir un tout petit nombre de cas d'espèces différentes, et surtout de ceux qui sont invoqués par nos adversaires comme des arguments d'une valeur particulière pour leur manière de voir, cas dont on peut déterminer l'état de la manière à la fois la plus sûre et la plus complète. J'essayerai de démontrer que ces cas ne sont pas probants, et qu'ils doivent être compris d'une façon toute différente. Ce ne sont pas toujours les mêmes circonstances qui font l'insuffisance de la preuve, et on pourrait très bien distinguer différentes catégories de cas.

Un mot d'abord des cas auxquels a manqué la critique nécessaire.

Dans ce nombre figure celui des petits chats anoures présentés au Congrès des Naturalistes de l'année dernière à Wiesbaden, et qui, — au rapport des journaux[1], — y « excitèrent tant de curiosité ». Ces chatons tenaient leur absence de queue (ou plutôt leur rudiment de queue) de leur mère qui, elle, disait-on, avait perdu sa queue, écrasée par une charette. Non seulement le propriétaire des petits chats, le docteur Zacharias[2], les regardait comme une preuve de l'hérédité des mutilations, mais dans un ouvrage publié récemment sous le titre *Ueber die Entstehung der Arten auf Grundlage des Vererbens erworbener Eigenschaften*, par Th. Eimer, ces petits chats figurent déjà dans la préface comme un cas important de transmission d'une mutilation, et forment une partie de la base sur laquelle s'appuyent les conceptions théoriques de l'auteur.

L'absence de queue chez des petits chats nés d'une mère qui avait perdu sa queue aurait été certainement pour nous matière à réflexion. Malheureusement on ne sait pas d'une façon sûre comment la mère est arrivée à ne plus avoir de queue, et l'hypothèse qu'elle « a perdu » sa queue est une simple conjecture pour laquelle on ne peut invoquer de témoignage oculaire. On ne peut rien faire d'un cas pareil sans une sécurité complète sur ce point, et celui qui a découvert ce cas a très bien fait de le reconnaître lui-même ultérieurement. On connaît, en effet, depuis longtemps déjà, des cas nouveaux d'absence de queue chez les chats. La race anoure de l'île de Man se trouve déjà citée, si je ne me trompe,

<hr>

1. Voir, par exemple, le supplément du *Schwaebischer Merkur*, du 5 octobre 1887.

2. Zacharias : *Zur Frage der Vererbung von Traumatismen. Analom. Anzeiger*, 3ᵉ année, 1888, p. 377.

dans la première édition de *l'Origine des Espèces,* — je ne veux
pas parler de l'ouvrage publié sous le même titre par le professeur
Eimer, mais de celui de Darwin. — Leur première apparition nous
est aussi peu connue que l'origine de cette race de chats étonnante ayant de six à sept orteils qu'Édouard Poulton, d'Oxford, a
décrite il y a quelques années, et qu'il a suivie pendant neuf générations [1]. Ce sont là des monstruosités naturelles, provenant
d'une modification inconnue du germe, connues depuis longtemps, dont personne n'a jamais mis en doute la transmissibilité.
Voir dans l'existence de la race de chats anoure de l'île de Man
une preuve de l'hérédité des mutilations, et admettre que l'ancêtre
de la race a perdu la queue, ne serait pas beaucoup plus permis
que de faire dériver la race de chats à six orteils d'une mère à
qui on aurait marché sur les pattes. Quand même il serait établi
dans ce cas qu'on avait mutilé la queue de la mère, ce ne serait
pas encore une preuve concluante pour expliquer l'absence de
queue des petits par une transmission de l'héritage maternel. On
pourrait l'expliquer aussi comme venant du père inconnu. Dans le
cas invoqué ici les choses ne se passeront pas d'ailleurs ainsi,
puisque dans plusieurs portées de la mère il y avait des petits
anoures. Autrement la possibilité que le père manquât de queue
naturelle, et eût transmis cette particularité, devrait parfaitement
être prise en considération. Le cas suivant est à ce point de vue
très instructif.

L'été dernier, un de mes collègues et amis, M. le professeur
Schottelius, de Fribourg, m'apporta un petit chat, ayant une queue
congénitalement vestigiaire, qu'il avait découvert par hasard à
Waldkirch, une toute petite ville du sud de la forêt Noire. La mère
du petit chat avait une queue complètement normale; quant au
père, on ne pouvait, comme il arrive d'habitude pour les chats,
le déterminer directement. On aurait pu croire par suite à une
production soudaine spontanée, du manque de queue, ou à une
dérivation d'un matou privé artificiellement de sa queue.

Une enquête minutieuse donna les renseignements suivants,
assez inattendus. A Waldkirch, il est né depuis quelques années
un assez grand nombre de petits chats anoures, et de mères différentes, et on s'y explique la chose par ce fait qu'il y a quelques

---

1. Voir *Nature,* vol. XXIX, 1883, p. 20, et vol. XXXV, 1886, p. 38. Des chats
à six doigts ne doivent pas être si rares; le professeur Parker m'écrit du moins
qu'on a trouvé à Cardiff une famille de chats qui avaient six orteils à chaque
patte. Darwin mentionne aussi des cas de ce genre. (*Variations des animaux et
des plantes...,* t. II.)

années résidait dans la ville un pasteur de qui la femme, une Anglaise, possédait un chat anoure de l'île de Man. En fait, tout ce qu'on pouvait conclure du fait certain de la présence pendant plusieurs années de ce chat à Waldkirch, c'était une vraisemblance pour l'hypothèse que l'ensemble des petits chats anoures de Waldkirch étaient des descendants directs ou indirects de ce chat. Mais si un chat de l'île de Man peut arriver dans la forêt Noire, il peut de même arriver ailleurs. L'île de Man n'est pas du tout le seul endroit où l'on ait observé la présence d'un grand nombre de chats à courte queue, dits « anoures ». Dans plusieurs régions du Japon, ils forment une race préférée des habitants, sur laquelle je reviendrai.

Détournons-nous d'observations qui ne démontrent pas une hérédité des mutilations, parce que la supposition première qu'il s'agit réellement de mutilations n'est pas solidement établie, et cherchons des preuves plus sérieuses. Nous pouvons nous en tenir aux queues de nos animaux domestiques, car on a affaire ici assez souvent à des raccourcissements spontanés et considérables de la queue, et comme en même temps, dans bien des pays et des régions, c'est la coutume de rogner la queue aux animaux dans leur jeunesse, cette coïncidence a été rattachée à la cause, et on s'est demandé si la disposition à la production spontanée de courtes queues n'est pas une conséquence de la mutilation artificielle pratiquée pendant plusieurs générations. Au premier abord cette conjecture semble aussi très plausible, mais une critique rigoureusement scientifique, comme celle de Dœderlein, de Richter, et de Bonnet, jointe à une enquête anatomique exacte et minutieuse, a montré qu'au moins pour les cas examinés attentivement, il n'y avait pas de ces rapports de causalité, que les courtes queues spontanées telles qu'elles se présentent en particulier chez les chats, et chez les chiens, ont une tout autre origine que l'hérédité d'une mutilation. Elles sont dues à une anomalie naturelle de formation qui se transmet facilement, ce sont des monstruosités comme le sixième doigt ou orteil, ou plutôt comme le doigt et l'orteil atrophiés qui se présentent parfois. Bonnet[1] a montré que la brièveté de la queue chez les chiens dépend de l'absence de plusieurs vertèbres, jointe à une ossification anormale,

1. Bonnet : *Die stummelschwaenzigen Hunde im Hinblick auf die Vererbung erworbener Eigenschaften. Anatom. Anzeiger*, t. III, 1888, p. 584, et aussi : *Beitraege zur patholog. Anatomie und allgem. Pathologie* de Ziegler et Nauwerck, t. IV, 1888.

et parfois à une soudure anticipée des vertèbres de la queue entre elles, ou, plus exactement, en reproduisant les expressions mêmes de Bonnet, il s'agit dans les deux premiers cas examinés par lui d'une réduction dans le nombre des vertèbres de l'extrémité de la queue, se produisant concurremment avec l'ankylose des vertèbres plus ou moins déformées, avec persistance d'un grand appendice cutané mobile (queue molle), déformations qui ont passé, comme on peut le démontrer, par voie de transmission maternelle aux générations suivantes, en s'augmentant progressivement aussi bien pour le nombre des vertèbres absentes que pour le nombre des individus à courte queue.

Dans un troisième cas, Bonnet a trouvé, à côté de l'absence de quatre, six ou sept des vertèbres dont la présence est normale, la colonne vertébrale de la queue, caractérisée, non seulement dans sa partie distale, mais dans toute sa longueur, par la tendance à l'ankylose anticipée concurremment avec la déformation de la forme normale.

Ajoutez à cela que les trois ou quatre dernières vertèbres caudales sont dans les trois cas déviées, soit placées transversalement à l'axe de la queue, soit si complètement repliées que la pointe de la queue regarde en avant.

Il est clair que toutes ces modifications sont autres que celles qu'il faudrait attendre d'une transmission de la mutilation du bout de la queue. Si cette absence artificielle se transmettait, ce ne serait pas un nombre variable des vertèbres moyennes de la queue qui devrait manquer, ce devrait être avant tout celles du bout de la queue. Les vertèbres présentes n'auraient pas non plus de raison pour se laisser entamer par la maladie, comme c'était le cas pour la majorité des vertèbres caudales chez les chiens examinés.

Des résultats tout à fait semblables ont été obtenus par Doederlein sur les chats « anoures » du Japon dont on a déjà parlé. « Les vertèbres caudales rudimentaires s'étaient atrophiées en forme de spirale courte, mince, immobile, couverte de poils, placée comme une grosse bosse sur le train d'arrière du chat. »

Quand même on voudrait oublier que l'état anatomique de ces courtes queues ne s'accorde pas avec celui d'une mutilation artificielle de la queue, on ne pourrait pourtant pas maintenir l'hypothèse qu'il s'agit ici de la transmission d'une mutilation artificielle, car dans les cas qui faisaient l'objet de cet examen on n'avait pas coupé la queue à la mère des chiens en question; dans un de ces cas il s'agissait même d'une race (des bassets) chez laquelle une mutilation de ce genre n'a jamais été de tradition, comme on sait.

L'examen minutieux de tous les cas a donc démontré qu'il ne peut être question d'une transmission de mutilations artificielles, et qu'il s'agit plutôt d'un vice de conformation « spontané » qui n'a rien à faire avec « l'ablation » de la queue. Si nous nous demandons quelles sont les causes de ce « vice de conformation » spontané, nous arrivons à des résultats des plus intéressants. Bonnet lui-même a déjà fait ressortir qu'il y avait des degrés très différents dans l'atrophie du squelette vertébral de la queue. Tantôt il ne manquait que quatre vertèbres, tantôt il en manquait jusqu'à dix, et dans les différents cas il y avait une grande différence dans le degré de déformation de la colonne vertébrale de la queue, et dans le degré de coalescence des vertèbres. Bonnet a raison d'en conclure que chez ces animaux il y a un processus de régression lent et graduel, tendant dans une certaine mesure au raccourcissement de la queue. Naturellement il ne faut pas prendre la chose au pied de la lettre, ou s'imaginer en quelque sorte que le processus de régression est l'émanation d'une force hypothétique de développement résidant dans l'organisme, qui aurait visé à éliminer la queue. Nous nous trouvons, au contraire, en présence d'un cas qui montre bien comment peut se produire l'apparence d'un développement dirigé dans un certain sens sans qu'il y ait besoin de mettre en jeu une force téléologique. Cette tendance de la queue, chez les chats et chez les chiens, à devenir rudimentaire s'explique très simplement par ce que j'ai appelé ailleurs le processus de la panmixie[1]. Le chien domestiqué et le chat domestiqué ont à peine besoin de leur queue; du moins ni chiens ni chats ne sont condamnés à périr parce qu'ils n'ont qu'une queue incomplète. La sélection naturelle n'exerce donc plus d'influence sur elle, et des imperfections occasionnelles de cette partie ne sont plus supprimées par la disparition hâtive de leurs possesseurs; elles peuvent, au contraire, se transmettre à leurs descendants.

Tandis que la race de renards anoures qui, d'après Settegast, s'est montrée une fois dans ce siècle dans les chasses du prince Guillaume de Solms-Braunfels a bientôt disparu, le caractère des courtes queues s'est conservé chez les chats et chez les chiens. Et cela est naturel, puisqu'il n'y avait pas dans l'absence de queue de motif d'infériorité de l'individu.

Ces faits me semblent encore intéressants par un autre côté.

---

1. Voir plus haut l'Essai sur *l'Hérédité*.

Je faisais allusion tout à l'heure à la race de chats anoures de l'île de Man. Nous n'avons pas de renseignements sur la façon dont les descendants des premiers chats nés dans cette île avec un vice de conformation de la queue ont pu se multiplier et se propager au point de former aujourd'hui la majorité des chats de l'île. Mais nous pouvons facilement nous en faire une idée, puisque nous savons qu'au Japon ce sont les chats anoures qu'on recherche particulièrement [1], parce qu'on est convaincu « que ces chats se livrent avec beaucoup plus d'énergie à la chasse aux souris que des chats ordinaires ». Tout le monde veut par suite avoir un chat anoure, on coupe même la queue aux chats normalement constitués, — si l'on ne peut avoir de chats nés sans queue, — parce qu'on croit qu'une meilleure chasse aux souris et d'autres avantages dépendent de l'absence de queue. La conséquence toute simple, c'est que « dans un grand nombre de régions du Japon les chats caudés constituent précisément une rareté ». Cette même tradition de la grande supériorité des chats anoures se présente avec des conditions merveilleuses d'exactitude dans la petite ville de Waldkirch, dont les chats ont été déjà mentionnés plus haut, et là aussi on veut avoir de ces chats. Nous voyons donc de quelle manière une variation minime, mais évidente, peut occasionner d'énergiques processus de sélection qui permettent à cette variété de triompher, ce qui nous indique d'être prudents dans notre appréciation du processus, si souvent mis en doute, de la sélection sexuelle, qui opère aussi sur des variations indifférentes au point de vue fonctionnel, mais qui sautent aux yeux. Ici l'homme a donné ses préférences à une variété uniquement, sans doute, parce que la nouveauté et la particularité du cas le surprenaient et l'attiraient ; il a attribué à cette variété une valeur imaginaire, et lui a permis, par voie de sélection artificielle, de triompher de la forme normale. On ne voit pas pourquoi la même chose ne pourrait pas se produire chez les animaux pour la sélection sexuelle.

Mais revenons après cette petite digression à la transmission de ces mutilations.

Nous avons vu que les courtes queues des chats et des chiens, en tant qu'elles ont été soumises à un examen scientifique, ne dépendent pas de la transmission d'une mutilation artificielle, mais d'un processus de régression du squelette vertébral de la

1. Voir les intéressantes remarques de Doederlein sur ce point qui a été parfaitement établi par mon élève et ami japonais M. le docteur C. Ischikawa. (Doederlein : *Ueber schwanzlose Katzen. Zool. Anzeiger*, du 21 novembre, 1887, p. 265.)

queue, de production spontanée. On pourrait toujours penser que les mutilations artificielles habituelles de la queue, telles qu'on les pratique dans bien des endroits chez les chiens et chez les chats, bien qu'elles n'aient pas occasionné toutes les courtes queues spontanées, ont déterminé cependant un grand nombre d'entre elles; la circonstance que des courtes queues peuvent se présenter spontanément ne contredit pas encore notre conjecture que ce nombre de courtes queues, dans d'autres cas, en particulier lorsque la mutilation a agi sur la constitution des parents, ne peut pas dépendre cependant d'une transmission de ces mutilations.

Évidemment il n'y a que l'expérience qui puisse décider ici, et naturellement non pas l'expérience sur les chats et sur les chiens, comme le remarque Bonnet très justement, mais l'expérience sur des animaux dont la queue n'est pas déjà comprise dans un processus d'atrophie. Bonnet propose de « faire l'expérience sur des souris blanches, ou sur des rats blancs, chez lesquels on ne connaît pas de courtes queues résultant d'un vice de conformation, et chez lesquels la longueur de la queue est toujours très égale ».

Avant que cette proposition ne fût formulée, j'avais déjà entrepris la chose, bien que ce fût plus naturel de la part de ceux qui affirment l'hérédité des mutilations que de ma part, puisque je la combats. J'avoue franchement aussi que je n'ai entrepris ces expériences qu'à contre-cœur, parce que je ne pouvais espérer en obtenir autre chose que des résultats négatifs. Mais comme ces résultats, même négatifs, ne me semblaient pas complètement dépourvus de valeur pour la solution de la question pendante, et comme les nombreux défenseurs de l'hérédité des caractères acquis ne se disposaient pas à corroborer leur opinion par l'expérience, je m'imposai ce petit travail.

Les expériences furent faites avec des souris blanches, et commencées au mois d'octobre de l'année précédente. On prit douze souris, sept femelles et cinq mâles, on leur coupa la queue à toutes le 17 octobre 1887. Le 16 novembre apparurent déjà les deux premières portées de petits, et comme le temps de la gestation de la souris ne comporte que de 22 à 24 jours, ces premiers petits provenaient déjà de l'époque à laquelle leurs parents n'avaient plus de queue. Il y avait dix-huit petits en tout, tous ayant des queues absolument normales de 11 ou 12 millimètres. Ces petits, comme tous ceux qui suivirent plus tard, furent éloignés de la cage, soit qu'ils aient été tués et conservés, ou qu'ils aient été employés pour continuer l'expérience. Dans cette cage n° 1, qui

contenait donc les douze souris de la première génération, il naquit dans le cours de quatorze mois, c'est-à-dire jusqu'au 17 décembre 1888, 333 petits dont aucun n'avait une queue rudimentaire
ni même une queue un peu plus courte que celle des petits dont
on n'avait pas mutilé les parents.

Mais on pourrait croire que les effets de la mutilation ne se
montreraient que dans une des générations suivantes. Je mis donc
quinze petits du 2 décembre 1887 dans une cage n° 2, après qu'ils
eurent ouvert les yeux et que leurs poils se furent montrés, et je
leur coupai la queue. Du 2 décembre 1887 au 16 janvier 1889
ces animaux produisirent 237 petits, ayant tous la queue normale.

On mit de même, le 1er mars 1888, quatorze petits de la
deuxième génération dans une cage n° 3, et on leur coupa la
queue; parmi leurs descendants, 152 au 17 janvier 1889, pas un
seul animal à queue anormale. Il en fut absolument de même de
la quatrième génération, qui, à partir du 4 avril 1888, fut élevée
dans une cage n° 4, et fut traitée de la même façon; du 23 avril
au 16 janvier 1889 elle donna naissance à 138 petits à la queue
normale; de même pour une cinquième génération qui, dans la
cage n° 5, produisit, du 15 septembre au 17 décembre 1888, 25
petits ayant tous la queue normale.

L'expérience ne fut pas terminée pour cela : on isola encore des
petits de la sixième génération, et on leur coupa la queue, mais ils
demeurèrent stériles.

Cinq générations de parents privés artificiellement de leur queue
ont donc donné naissance à 901 petits dont pas un ne présentait
une queue rudimentaire, ni même une anomalie dans la queue. Il
y a même plus : une mensuration exacte a montré qu'il n'y avait
même pas chez eux de petite diminution de la queue. La longueur de la queue des nouveau-nés oscille dans des limites très
étroites, c'est-à-dire entre $10^{mm},5$ et 12 millimètres; chez aucun des
petits elle ne fut de moins de $10^{mm},5$, et les petits des générations
postérieures accusent la même longueur de queue que ceux de la
première génération : la longueur de la queue ne diminue donc
pas dans le cours des cinq générations d'une façon appréciable. Que
prouvent ces expériences? Réfutent-elles une fois pour toutes l'o-
pinion de la possibilité de la transmission des mutilations ? Certainement pas du premier coup. Si l'on voulait tirer cette conclusion de ces seules expériences sans avoir recours à d'autres faits,
on serait en droit d'objecter qu'on a négligé de faire entrer en
ligne de compte la possibilité pour l'effet de la mutilation de ne

pas se produire de suite dans la deuxième, troisième, quatrième ou cinquième génération, mais de demeurer à l'état latent pendant plusieurs générations, pour se montrer plus tard dans la sixième, la dixième, la vingtième, ou la centième génération, à l'état de vice de conformation héréditaire. Nous n'aurions pas grand'chose à répondre à une pareille objection, car il y a, en fait, des phénomènes de modification reposant sur un de ces changements graduels, tout d'abord insensibles, ou plutôt sur une modification du plasma germinatif, qui ne se produit qu'après des générations comme modification visible des descendants. La pensée sauvage ne se modifie pas dès qu'on la plante dans un jardin. Elle demeure tout d'abord sans modification en apparence, mais, plus tôt ou plus tard dans le cours des générations, des variations se produisent, d'abord dans cette plante-ci, puis dans celle-là, principalement dans la grosseur et la couleur des fleurs, et ces variations se reproduisent par la graine, et sont, par suite, l'émanation d'une modification germinative. Des variétés de ce genre ne se produisent jamais dans la première génération des pensées de jardin, ce qui montre qu'elles doivent être préparées par une transformation graduelle du plasma germinatif. Il n'est pas du tout admissible de se représenter l'action d'une influence extérieure sur le plasma germinatif comme une action graduelle s'accroissant dans le cours de générations, qui n'aboutit à une modification visible du corps lui-même (du *soma*) que lorsqu'elle est parvenue à un certain degré.

On ne pourrait pas élever d'objection décisive, au point de vue théorique, si quelqu'un voulait soutenir que l'hérédité des mutilations a besoin de mille générations pour devenir visible, car nous nous ne pouvons pas évaluer *a priori* la force des influences capables de modifier le plasma germinatif, et nous ne pouvons apprendre que par l'expérience pendant combien de générations elles doivent agir avant de se manifester à l'extérieur.

Si les mutilations agissaient réellement sur le plasma germinatif, — comme le prétendent nos adversaires, — à la façon de ces influences modificatrices, on ne pourrait contester la possibilité, la vraisemblance, que les phénomènes de l'hérédité ne se manifestent pas dès le début, mais seulement dans une génération ultérieure.

C'est pourquoi les expériences avec les souris ne suffisent pas pour former contre une telle hypothèse une objection solide, il faudrait plutôt les continuer indéfiniment avant de pouvoir dire avec une certitude relative qu'il n'y a pas hérédité. Seulement dans l'état des choses elles sont cependant, — à mon avis, — une objection décisive contre l'affirmation de la possibilité de la transmission des mutilations, et simplement par le fait de démontrer que des mutilations qui se répétaient dans cinq générations consécutives ne permettaient de reconnaître aucune influence héréditaire, bien que ces mutilations fussent communes aux deux parents.

On ne peut pas oublier que toutes les « preuves » produites jusqu'ici en faveur d'une hérédité des mutilations affirment l'hérédité d'une mutilation unique se manifestant de suite dans la génération suivante. La mutilation, dans tous ces cas, ne concerne que l'un des parents, et non pas les deux comme dans mes expériences sur les souris. En présence de ces expériences, toutes ces « preuves » ne concordent en rien, il faut qu'elles soient toutes basées sur l'erreur.

Si une mutilation, comme dans notre cas l'ablation de la queue, pratiquée sur les deux parents pendant cinq générations, ne s'est reproduite à aucun degré chez aucun des 901 descendants, il sera plus qu'invraisemblable qu'une simple mutilation, ne concernant que l'un des parents, doive se transmettre jamais aux enfants, surtout avec la netteté de reproduction attribuée à ces prétendus cas probants ; qu'on pense seulement à l'homme de Blumenbach, au petit doigt recourbé par un traitement, dont les fils accusaient une déformation du même doigt ; au taureau cité plus haut à qui on enlève la queue et qui ne procréa dès lors que des veaux anoures, ou à cette mère qui à dix-huit ans se cassa le doigt, demeuré par suite ankylosé, et dont les deux fils présentèrent « la même fracture » au même doigt.

Mais si ces preuves tombent, il n'y a plus de faits plaidant, ne fût-ce que de très loin, en faveur de la possibilité d'une hérédité des mutilations, car quoiqu'on connaisse bien des cas dans lesquels certaines mutilations se sont continuées à travers des centaines de générations, il n'y a pas un seul de ces cas dans lequel la mutilation se soit transmise : ils ont donné tous un résultat négatif. Différents peuples pratiquent depuis les temps les plus reculés, comme on sait, certaines mutilations, mais pas une d'elles n'a conduit à un vice de conformation héréditaire de la partie en question, ni la circoncision[1], ni le fait de casser les incisives, ni le percement de trous dans la lèvre ou dans le nez,

---

1. Pour la circoncision, il faut noter que chez les peuples parmi lesquels la circoncision est prescrite par le rite, il naît bien parfois quelques enfants au prépuce faiblement développé, mais que le fait n'est pas plus fréquent que chez d'autres peuples qui ne pratiquent pas la circoncision. Des recherches statistiques assez étendues ont conduit à ce résultat.

ni enfin le rapetissement et la déformation artificielle des pieds, poussés si extraordinairement loin chez les Chinois. Pas un enfant des peuples en question n'apporte au monde ces caractères : il faut que chaque génération les acquière à nouveau.

Les animaux nous offrent aussi des cas analogues. M. le professeur Kuehn, de Halle, m'a fait remarquer qu'à une certaine race de moutons on coupe la queue, — pour des raisons pratiques déterminées, — depuis près de cent ans, mais que jamais (Nathusius) il n'est né dans cette race un mouton sans queue, ou même simplement avec une queue courte. La chose a d'autant plus de poids qu'il y a d'autres races de moutons (moutons stéatopyges) chez lesquelles l'absence de queue est caractéristique de la race. Il n'est donc pas dans la nature de la queue du mouton d'être indestructible.

Settegast cite un très bon cas, bien qu'à un autre point de vue. « Toutes les espèces de corneilles, sauf le freux, ont autour des narines et de la racine du bec des plumes raides, comparables à des soies. Le freux a bien aussi de ces plumes tant qu'il reste dans son nid, mais dès qu'il prend son essor, ces plumes se perdent, et on ne les revoit jamais plus.

« Le freux, pour trouver sa nourriture, creuse profondément dans le sol avec son bec. Les plumes du bec sont ainsi complètement usées par le frottement, et ne peuvent plus repousser. Bien que cette particularité dure depuis l'éternité (?), elle n'a pas encore abouti à ce qu'un freux soit né avec une face naturellement glabre. »

Nous n'avons pas de motifs pour supposer que pareil résultat se produirait dans le cas des souris, à supposer que les expériences fussent continuées pendant des centaines ou des milliers de générations. Toute la conjecture d'une influence cumulative des mutilations ne repose sur rien d'autre que sur ce fait qu'il y a des transformations cumulatives du plasma germinatif, mais cela ne veut pas dire que ces mutilations appartiennent à des influences capables d'agir sur le plasma germinatif, au point de le modifier. D'après tous les faits que nous avons sous les yeux, ces mutilations n'exercent pas une action de ce genre.

On pourrait supposer peut-être qu'au bout d'une plus longue série de générations la mutilation en question pourrait devenir héréditaire ; les expériences faites sur les souris me semblent établir cependant que de simples mutilations ne se transmettent à aucun degré. Il faudrait donc admettre que l'absence de queue se transmettrait moins facilement que d'autres mutilations, ou que les souris jouissent d'une force de transmission moindre que les autres animaux. Mais il n'y a pas la moindre raison d'admettre aucune de ces deux hypothèses : les partisans du principe de Lamarck renvoyaient toujours, au contraire, à l'hérédité des mutilations de la queue, comme preuve.

On a déjà plus d'une fois exprimé l'idée qu'une transmission de ce genre n'a pas besoin de se produire dans tous les cas, qu'il lui est seulement loisible de se manifester çà et là, dans des conditions d'une nature toute particulière, et que nous ne connaissons pas, et que par suite toutes les expériences négatives, et toutes les preuves données de l'erreur des « arguments » invoqués en faveur d'une hérédité des mutilations, sont caduques et sans portée. Tout récemment un jeune zoologiste distingué s'est exprimé de la sorte à l'occasion de l'opposition de Kant au genre d'hérédité en question : l'adversaire le plus décidé de l'hérédité des mutilations n'oserait pas aujourd'hui défendre ce point de vue avec la même âpreté que Kant en son temps, « car il devrait bien concéder, cependant, que la transmission de qualités acquises peut se produire tout au moins à l'état d'exception ». On entend souvent des choses analogues par manière de conversation, bien que ce soit une façon de brusquer la solution de la question, car c'est la même chose que de prétendre que l'hérédité des qualités acquises est démontrée.

En effet, si une hérédité de ce genre peut se produire d'une façon générale, elle a donc lieu, et théoriquement il est indifférent qu'elle se manifeste rarement ou souvent. On a plusieurs fois traité l'hérédité de « capricieuse », et dans un certain sens elle l'est aussi, c'est-à-dire qu'elle nous produit cette impression, parce que notre intelligence ne peut pénétrer au fond du phénomène. Nous ne pouvons prédire si un caractère personnel du père se retrouvera chez l'enfant ou non, encore moins s'il se retrouvera chez le premier, ou chez le second, ou chez un autre des enfants, pas plus que nous ne pouvons prédire si un enfant aura le nez de son père, ou de sa mère, ou celui de l'un de ses grands-parents. Mais cela ne veut certainement pas dire que la chose soit abandonnée au hasard ; personne, au contraire, ne pourra douter que tout cela se fait d'une façon parfaitement régulière, et qu'au moment de la fécondation de l'œuf le nez de l'enfant est déjà décidé. L'action simultanée des tendances de développement contenues dans les deux cellules germinatives qui se conjuguent détermine nécessairement telle ou telle forme de nez. Nous pouvons aussi tirer des faits observés quelques-unes des lois qui président à la chose.

Ainsi, dans un grand nombre d'enfants des mêmes parents, les uns auront toujours la forme du nez de la mère, ou, d'une façon générale du côté maternel, les autres auront toujours le nez du côté paternel, etc.

En appliquant ceci à la prétendue hérédité des mutilations, elle devrait, à supposer qu'elle fût possible d'une façon générale, se produire un nombre déterminé de fois dans un nombre déterminé de cas, elle devrait se produire plus facilement si les deux parents avaient été mutilés également, ou si la mutilation s'était répétée dans plusieurs générations. Mais il est absolument invraisemblable que l'hérédité ne se produirait pas dans 999 cas, par exemple, de la nature la plus favorable, pour se produire brusquement dans un cas qui aurait le moins permis de la pressentir. Ceux qui veulent voir dans ces faits si douteux d'hérédité de mutilations simples n'existant que chez un seul des parents, des preuves de l'existence de cette hérédité contestée, oublient complètement que cette hérédité suppose un appareil des plus merveilleux et des plus compliqués, d'ailleurs, qui, au cas où il serait présent d'une façon générale, se manifesterait régulièrement dans des conditions déterminées, et non pas seulement dans « de rares exceptions ».

La nature ne crée pas des mécanismes compliqués pour les laisser ensuite sans emploi; quand ils sont constitués d'une façon générale, ils le sont par et pour l'usage, et nous devons alors pouvoir en observer les effets d'une façon sûre et précise. On peut facilement se faire une idée de la complexité nécessaire du mécanisme destiné à réaliser une transmission des mutilations (caractères généralement acquis) comme j'ai déjà tenté de le montrer ailleurs.

La transmission d'une cicatrice aux descendants, par exemple, suppose d'abord que toute modification mécanique du *soma* détermine une modification dans les cellules germinatives.

Cette modification ne peut consister essentiellement en une simple différence de nutrition, qui ne pourrait déterminer qu'une accélération ou un retard dans la croissance de la cellule; il faut plutôt qu'elle soit telle qu'elle modifie le plasma germinatif dans sa structure moléculaire. Cette modification ne pourrait nullement avoir d'analogie avec celle qui s'est produite à la périphérie du corps, par suite avec la formation de la cicatrice, car il n'y a dans le plasma germinatif ni peau, ni germe de l'un quelconque des organes ultérieurs, mais une structure moléculaire unique qui, au cours des milliers de degrés de transformation ontogénique, doit conduire à la formation d'un *soma* et d'une peau. La modification du plasma germinatif qui devrait rendre possible l'hérédité de la cicatrice devrait donc être telle qu'elle fût capable d'agir sur le cours de l'ontogénie à l'un de ses derniers degrés, de façon à ce que dans un endroit déterminé de la peau une intercalation de tissu nodulaire déterminât une solution de continuité dans la texture normale de la peau. Je n'affirmerai pas du tout qu'il ne pourrait pas se présenter des modifications du plasma germinatif d'un degré également infinitésimal; au contraire, la variété individuelle nous montre que le plasma germinatif contient en lui les plus petites particularités individuelles; mais comment pourrait-on imaginer que ces modifications infinitésimales du plasma germinatif peuvent être déterminées par la production d'une cicatrice ou de toute autre mutilation corporelle? Je cherche en vain à comprendre. Aussi je me rangerais volontiers à l'opinion de Blumenbach, qui inclinait à se prononcer contre l'hypothèse d'une transmission des mutilations, en disant qu'on ne peut pas prouver qu'une transmission de ce genre est *possible*. Bien qu'on ne puisse pas invoquer de « preuve » rigoureuse, on peut toujours bien montrer que l'appareil que suppose une transmission de ce genre devrait être d'une complexité si infinie, si inconcevable presque, que nous sommes bien autorisés à douter de la possibilité de son existence tant que nous n'avons pas devant nous des faits démontrant que cet appareil *doit* cependant exister. C'est pourquoi je ne crois pas qu'il soit juste, comme on l'a dit récemment[1], de prétendre que la condition posée par Blumenbach ne peut pas plus être réalisée aujourd'hui qu'elle ne le pouvait autrefois.

S'il pouvait y avoir entre les parties du corps et les cellules germinatives une sorte de mécanisme de sympathie secrète par le fait duquel chaque modification des premières se photographierait dans les secondes, dans une certaine mesure, mais de manière différente, ce mécanisme merveilleux se laisserait certainement surprendre dans ses effets, et serait accessible à l'expérimentation. Tous les corps ne tombent pas à terre quand on leur enlève leur point d'appui; le ballon et la bulle de savon montent dans les airs, et l'expérience démontre cependant l'existence de la pesanteur en dépit de ces contradictions apparentes; une force qui transmettrait les mutilations aux cellules germinatives devrait donc se faire reconnaître dans ses effets quand on la soumet à l'expérimentation.

Mais nous ne savons rien jusqu'à présent de la façon dont ces effets se produisent, car les expériences rapportées ici montrent

---

1. Voir Brock : *Biolog. Centralblatt*, t. VIII, p. 497, année 1888.

seulement l'absence de preuves dans tous les cas de transmission apparente de mutilations simples.

Cela ne veut pas dire du tout que ces cas ont toujours dû consister en des observations défectueuses. Pour m'expliquer clairement à ce sujet, je voudrais citer encore deux autres catégories d'observations.

Il y a d'abord toute une série de cas d'hérédité apparente des mutilations dans lesquels ce n'est pas, à dire vrai, la mutilation elle-même ou ses suites qui sont transmises, mais seulement une disposition particulière aux chances de blessure de la partie en question. Richter[1] a fait remarquer récemment qu'il se présente souvent des degrés très faibles, presque imperceptibles, d'arrêt de développement, qui tendent à devenir des causes de dégénération apparente des parties en question. Comme cette disposition à l'arrêt de développement se transmet comme disposition germinale, les apparences peuvent être telles que la mutilation semble s'être transmise. Richter explique, par exemple, le cas souvent cité du soldat qui, quinze ans avant son mariage, perdit l'œil gauche « par suppuration » et dont les deux fils avaient l'œil gauche mal conformé (microphtalmie). La microphtalmie est un arrêt de développement ; le soldat avait perdu son œil, dans l'interprétation de Richter, non seulement parce qu'il avait été blessé, mais parce que dès l'origine cet œil avait des dispositions à la maladie, et qu'il était par là même plus facile à blesser ; ce que le père transmit à ses fils, ce ne fut donc pas la mutilation ou ses suites, ce fut la microphtalmie qui était déjà innée chez lui, mais qui aboutit d'emblée chez les fils, sans impulsion extérieure dont on puisse faire la preuve, à un vice de conformation de l'œil. Je pourrais de même invoquer ici le cas que Darwin faisait valoir dans les dernières années de sa vie pour l'hérédité des caractères acquis et qui semblait prouver l'hérédité d'un vice de conformation du pouce dû aux engelures. Le froid avait fortement gercé la peau des deux pouces d'un enfant, et provoqué une sorte de dermatose. Les pouces enflèrent beaucoup, et demeurèrent longtemps dans cet état. Après leur guérison, ils étaient déformés, et les ongles demeurèrent pour toujours étonnamment petits, courts et épais. Deux des enfants de ce sujet « eurent des pouces déformés d'une façon analogue », et dans la génération suivante deux filles eurent aussi « les deux pouces mal conformés ». Pour se prononcer avec certi-

---

1. W. **Richter** : *Zur Vererbung erworbener Charaktere. Biolog. Central-blatt,* t. **VIII**, p. 289, 1888.

tude on n'a pas assez de données sur les faits, ce qui arrive d'ailleurs dans presque tous les cas de ce genre, mais on peut suggérer l'inégalité, chez des individus différents, de la sensibilité de la peau à l'action du froid, et par suite, dans une certaine mesure, l'inégalité des chances de blessure dans ce sens; on sait combien beaucoup d'enfants souffrent facilement des engelures, tandis qu'elles ne font qu'en effleurer d'autres. On trouve parfois des enfants des deux catégories dans une seule et même famille, et le degré de prédisposition aux engelures coïncide avec la différence de constitution de la peau dans laquelle les uns suivent le père, les autres suivent la mère. Chez le père, dans le cas de Darwin [1], il y avait pour la peau du pouce une très grande susceptibilité naturelle, et cette disposition se sera transmise, et aura pu aboutir chez les descendants en question, déjà peut-être de très bonne heure et sous l'action d'un froid peu rigoureux, aux mêmes déformations du pouce que celles qu'un degré plus puissant de froid avait déterminées chez le père.

La dernière catégorie de cas que je voudrais examiner ici concerne des observations dans lesquelles, il est vrai, la mutilation de l'un des parents est bien établie, dans lesquelles il s'est produit aussi chez l'enfant un vice de conformation analogue à la mutilation, mais où il n'y a pas du tout, comme il résulte d'un examen minutieux, correspondance entre le vice de conformation des parents et celui des enfants.

Je range dans cette catégorie un cas connu seulement depuis l'année 1888, étudié par un anthropologiste et médecin qui l'a observé aussi bien et aussi exactement qu'il est possible, et qui l'a fait connaître.

C'est M. le docteur Émile Schmidt, qui, au Congrès d'Anthropo-

---

1. Le cas en question n'a pas été observé par Darwin lui-même, mais lui a été communiqué par M. J.-P. Bishop, de Perry (Amérique du Nord) : voir le *Kosmos*, t. IX, p. 458. Abstraction faite de ce qu'on ne sait pas si le père en question n'a pas eu un vice de conformation naturel du pouce, on n'a pas non plus de données exactes sur la durée de la maladie des pouces, ni sur l'époque à laquelle on a observé pour la première fois chez les enfants et chez les petits-enfants le « vice de conformation ». Était-ce déjà à la naissance, ou seulement plus tard? Pour une critique sérieuse il faudrait aussi des figures de ces pouces. Je n'aurais pas, à cause de l'insuffisance des faits qui lui servent de base, cité du tout le cas en question, s'il ne m'avait pas semblé convenir à l'explication de ma pensée. Je ne prétends aucunement avoir découvert l'explication exacte de ce cas. Il aurait très bien pu y avoir un vice de conformation inné des pouces que le père aurait oubliée depuis longtemps, étant devenu adulte, quand il avait déjà des enfants et de petits-enfants, et quand il fut frappé de l'anomalie de leurs pouces.

logie tenu cette année à Bonn, a communiqué un cas semblant prouver effectivement au premier abord que des déformations de l'oreille humaine, produites artificiellement, peuvent se transmettre. Comme M. le docteur Schmidt a très gracieusement mis à ma disposition tous les matériaux qu'il a rassemblés sur ce fait, j'ai été à même de soumettre ce cas à un examen plus approfondi qu'on ne peut le faire pour la plupart des autres, et je désire d'autant plus l'analyser d'un peu près qu'il me paraît être d'une importance capitale pour l'histoire des erreurs humaines dans ces sortes de choses.

Dans une famille très honorable et tout à fait digne de foi la mère a le bout d'une oreille fendu. Elle se rappelle avec beaucoup de précision qu'ayant de six à dix ans, une autre enfant lui arracha, en jouant, sa boucle d'oreille, que la blessure guérit de telle sorte qu'une fente persista, si bien que, plus tard, il fallut lui percer un nouveau trou pour sa boucle d'oreille dans la partie postérieure du lobule. Plus tard elle eut sept enfants, et le second d'entre eux, — un homme aujourd'hui, — a le lobule de l'oreille « fendu du même côté que la mère ». La mère avait-elle, avant la mutilation de l'oreille, quelque vice de conformation naturel de l'oreille? Nous n'en savons rien, mais cela est très invraisemblable, d'après l'apparence actuelle de l'oreille, et parce qu'on n'a pas encore observé jusqu'à présent de fissure naturelle du lobule. Les parents de la mère n'avaient pas de vice de conformation de l'oreille. Il semble qu'on ne puisse pas ne pas conclure qu'on a réellement affaire ici à une hérédité de la fissure artificielle du lobule.

Ne nous prononçons pas trop vite; considérons d'abord les figures des deux oreilles telles qu'elles sont reproduites ici d'après une photographie. Il saute tout d'abord aux yeux que la déformation de l'oreille du fils a une tout autre apparence que celle de la mère.

Le lobule de l'oreille de la mère est d'une forme tout à fait normale, large et bien développé, et montre seulement au milieu de sa surface le sillon cicatriciel vertical qui provient de la mutilation, et, derrière, une deuxième perforation artificielle pour la boucle d'oreille. Le lobule de l'oreille du fils, au contraire, est extrêmement petit, on pourrait même dire qu'il n'y en a pas du tout. A mon avis, il n'y a pas fissure du lobule, car l'extrémité postérieure n'est pas une partie du lobule, comme on pourrait le penser, mais l'extrémité inférieure du bord de l'oreille, de ce qu'on appelle l'Hélix. Mais bien qu'on puisse être d'un autre avis sur la signification de ces parties, il faut cependant tenir compte d'une circonstance qui me paraît être décisive, et qui exclut directement pour ce vice de conformation l'hypothèse d'une transmission de mutilation.

Si l'on compare, en effet, les deux oreilles entre elles, celle de la

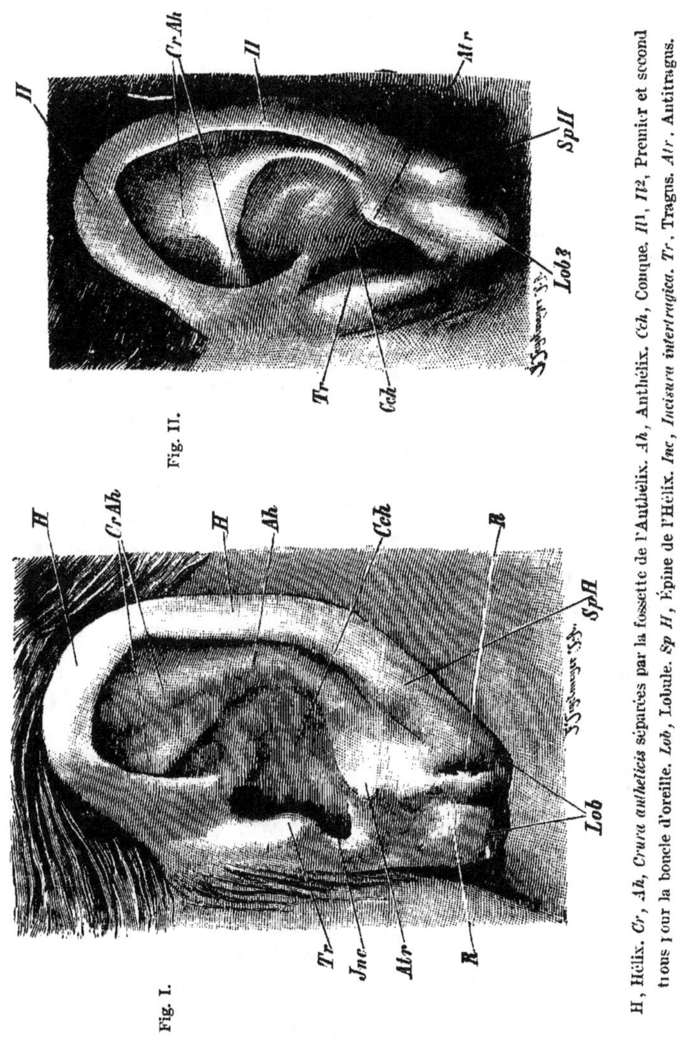

H, Hélix. Cr, Ah, Crura antheticis séparées par la fossette de l'Anthélix. Ah, Anthélix. Cch, Conque. I1, I2, Premier et second tours pour la boucle d'oreille. Lob, Lobule. Sp H, Épine de l'Hélix. Inc, Incisura intertragica. Tr, Tragus. Atr, Antitragus.

mère et celle du fils, on sera frappé de ce fait, évident pour tout œil un peu exercé, comme pour celui de l'anatomiste proprement dit, que ces deux oreilles diffèrent complètement de forme dans leur ensemble comme dans tous leurs détails. L'ourlet de l'oreille est très épais et très arrondi chez la mère, mince et effilé chez le fils ; les *crura anthelicis* (**Cr, Ah**) sont, chez la mère, formés d'une façon complètement normale avec une cavité profonde entre les deux, et se séparent l'une de l'autre vers la partie supérieure, tandis qu'ils sont à peine marqués chez le fils par une petite dépression. Ils ne se dirigent pas, chez lui, vers la partie supérieure, mais presque en avant, ce qui donne à l'oreille un tout autre aspect. Le pavillon est de même complètement différent chez la mère et le fils, et la profonde rainure dans la partie inférieure de l'oreille, l'*incisura intertragica*, est presque dirigée de haut en bas, tandis que chez la mère elle se dirige, comme d'habitude, de bas en haut. En un mot, tout diffère dans ces deux oreilles autant que cela se peut chez les oreilles de deux êtres différents.

Évidemment cela ne veut dire qu'une chose, que le fils n'a pas l'oreille de sa mère, mais vraisemblablement celle de son père ou de son grand-père. Malheureusement père et grand-père sont morts déjà depuis longtemps, si bien qu'il faut renoncer à toute certitude de ce côté. En tout cas, ce n'est pas l'oreille de sa mère qu'a le fils, et il serait téméraire d'admettre que le fils a l'oreille du père, mais qu'il a hérité, de la mère, d'un vice de conformation du lobe de l'oreille, déformation qui, à n'en pas douter, à mon avis du moins, est tout autre que la cicatrice de la mère. J'ai dit que ce cas est intéressant en principe parce qu'il montre très clairement combien il est difficile, même dans un cas relativement favorable, de trouver réunis tous les matériaux indispensables pour une appréciation motivée, et qu'il montre, avant tout, avec quelle minutie il faut comparer et examiner l'anomalie, si l'on ne veut pas se laisser entraîner à des conclusions tout à fait fausses. Jusqu'à présent la critique de ces cas n'a eu que bien rarement le caractère scientifique qu'elle doit avoir ; on s'est contenté le plus souvent d'établir que, chez l'enfant, une anomalie se présente dans la même partie que celle qui, chez l'ascendant, avait été déformée par mutilation. Mais si l'on veut parler de la transmission d'une mutilation, il faut tout d'abord montrer que le vice de conformation de l'enfant correspond exactement à la mutilation de l'ascendant.

C'est pourquoi le plus souvent on ne peut utiliser les observations anciennes.

J'aurais presque pu faire moi-même l'expérience, il y a peu de temps, de la facilité avec laquelle on peut se tromper.

Dans une famille avec laquelle je suis lié, le père me fit remarquer, — pour me convaincre de la transmissibilité des mutilations, — une cicatrice rectiligne de son oreille gauche qui descendait du bord supérieur de l'hélix vers le côté gauche de l'anthélix, et lui donnait l'aspect d'une crête assez fine et assez mince. La cicatrice provenait d'une blessure qui lui avait été faite en duel pendant sa vie d'étudiant. L'oreille gauche de sa petite fille, âgée de cinq ans, présentait une particularité tout à fait analogue; le côté gauche de l'anthélix formait de même ici une crête assez fine et mince, comme chez le père ; seulement, il n'y avait pas de cicatrice. L'oreille droite de l'enfant ne présentait pas ce bizarre élément. J'avoue qu'au premier moment je fus très frappé de ce fait, mais l'énigme se résolut bientôt d'une façon toute simple. Je priai le père de me montrer aussi son oreille droite, et je trouvai la même forme effilée du côté postérieur de l'anthélix qu'à l'oreille gauche ! Il ne manquait que la cicatrice qui à l'oreille gauche accusait plus nettement la crête. Nous avions donc affaire à une particularité individuelle de formation de l'oreille, chez le père, qui s'était transmise à l'une des oreilles de l'enfant, et non pas à un cas d'hérédité d'une mutilation.

Ainsi, beaucoup de ces prétendues preuves d'une transmission des mutilations se réduisent à de simples apparences. Il ne faut pas s'attendre à ce que le fait se produise pour toutes ces preuves, parce que dans la plupart des cas l'enquête doit rester incomplète, parce que les parties en question des ascendants ne peuvent pas être examinées, ou ne peuvent l'être que d'une façon insuffisante. D'où il résulte de temps en temps de ces nouvelles « preuves », en apparence, auxquelles il manque toujours quelque chose, le plus souvent beaucoup même, pour autoriser un jugement assuré. Mais il faudra bien accorder que beaucoup de demi-preuves n'en donnent pas une seule entière. On pourra bien soutenir, aussi, réciproquement qu'un cas unique, quoique très bien constaté, de coïncidence d'une mutilation chez l'ascendant avec un vice de conformation analogue chez l'enfant, n'est pas du tout une preuve de l'hérédité des mutilations. Tout *post hoc* n'est pas aussi un *propter hoc.* Rien ne rend la chose plus claire que la comparaison entre les « preuves » de l'hérédité des mutilations, qui prétendent aujourd'hui même à quelque valeur, et les preuves citées en faveur de cette croyance, conservée jusqu'au milieu de ce siècle, de l'action des envies des femmes enceintes. Un grand nombre de ces faits ne sont que des contes de bonne femme, et reposent sur toutes sortes d'inventions combinées après coup. Mais on ne peut contester qu'il y ait des observations individuelles tout à fait bonnes et exactes dans lesquelles quelque caractère de l'enfant rappelle d'une façon frappante une profonde impression psychique qui aurait ébranlé la mère pendant le développement de l'enfant. On m'a communiqué le cas suivant, qui est absolument authentique. Un écrivain médical connu, et qui vit encore, se blessa avec un couteau au bas de la jambe, au-dessus de la cheville. Sa femme, enceinte de trois mois, qui était auprès de lui, fut prise de frayeur, et l'enfant qui naquit plus tard avait à la même place, au-dessus de la cheville, un signe bizarre. On a presque oublié aujourd'hui l'opiniâtreté avec laquelle cette idée des impressions maternelles s'est maintenue, même dans la science, jusqu'au milieu de ce siècle, mais on n'a qu'à prendre, pour s'en convaincre, le manuel allemand de physiologie le plus répandu, il y a trente ans, celui de Burdach. Non seulement on y trouve une foule de cas « concluants » pour l'homme, et même pour les animaux (vache et biche), mais on essaye aussi d'y donner une explication théorique du phénomène dont on admet l'existence. On procède par le petit jeu de mots suivant : « L'imagination agit sur la fonction des organes »; or la fonction de l'embryon est la force plastique, la tendance au développement, et cette influence (celle de l'imagination maternelle) ne peut donc se manifester que par des variations dans le développement. Burdach arrive ainsi par la confusion de l'idée de la fonction avec celle du « devenir » des organes, à conclure qu'il y aurait une harmonie telle, entre les organes homonymes de la mère et ceux de son enfant, qu'à une mutilation des organes de la mère « peut correspondre une modification de formation dans les organes de l'enfant ». Il ne me paraît pas sans utilité, pour la solution de la question de l'hérédité des mutilations, de se rappeler que la théorie des impressions maternelles se présentait encore, il n'y a pas longtemps, avec des prétentions scientifiques, et revêtait ses « preuves » de formes sérieuses. Nous trouvons dans Burdach lui-même la démonstration exacte que ces violents ébranlements psychiques, qui sont la condition de l'impression, peuvent agir non seulement sur un enfant, mais sur plusieurs enfants nés successivement, avec une intensité d'ailleurs décroissante. « Une jeune femme s'effraya lors de sa première grossesse d'un enfant ayant un bec-de-lièvre, et fut torturée par l'idée que son enfant aurait le même vice de conformation. Elle mit au monde un enfant ayant un bec-de-lièvre complet, son second enfant eut la lèvre supérieure fendue, son troisième n'eut qu'une raie rouge sur la lèvre supérieure. »

Que répondre à de telles « preuves »? Peut-être, et vraisemblablement avec raison, que Burdach, considéré d'ailleurs comme un physiologiste de valeur, fut quelque peu crédule à ce point de vue. Mais il y a aussi des cas de l'exactitude desquels on ne peut douter. Je n'en rappelle qu'un qui émane du célèbre embryologiste Charles-Ernest de Baer[1]. « Une femme fut fort inquiétée par un incendie visible au loin parce que, pour elle, les flammes venaient de son village. Comme celui-ci était à sept milles de distance, on mit longtemps à se faire une certitude à cet égard, et cette longue hésitation agit si bien sur l'imagination de la femme que longtemps encore après elle affirmait avoir toujours la flamme devant les yeux. Deux ou trois mois après l'incendie elle accoucha d'une fille qui avait une marque rouge sur le front, dirigée de bas en haut en forme de flamme; ce n'est qu'à l'âge de sept ans que la marque disparut ». Von Baer ajoute : « Je raconte ce cas parce que je le connais très exactement, puisqu'il concerne ma propre sœur, parce que la plainte relative à la vue de flammes a été formulée avant l'accouchement, et que ce n'est pas seulement plus tard qu'on a cherché la « cause » de cette formation étrange chez l'enfant dans les impressions ressenties auparavant par la mère. »

Nous avons donc ici un cas absolument certain; le nom de Baer nous est un garant de son exactitude absolue. Pourquoi la science a-t-elle, malgré tout, surtout depuis les explications de Bergmann et de Rodolphe Leuckart[2], rejeté toute la théorie des impressions maternelles en la repoussant de la science? Pour plusieurs raisons décisives que d'autres ont déjà fait valoir, et que je ne répéterai pas ici : tout d'abord parce que notre meilleure connaissance de la physiologie du corps nous montre l'impossibilité de l'hypothèse d'un rapport de causalité entre les signes particuliers de l'enfant et les impressions psychiques « correspondantes » de la mère, pour m'exprimer brièvement; en second lieu, et surtout, parce qu'une seule de ces coïncidences d'une idée de la mère avec une anomalie de l'enfant ne suffit pas pour prouver un rapport de causalité entre les deux phénomènes.

C'est la même raison qu'il faut faire valoir aussi contre ces preuves de la prétendue hérédité des mutilations dans lesquelles on a réellement établi une coïncidence entre une mutilation de l'ancêtre et un vice de conformation inné et correspondant de l'en-

1. Voyez le *Lehrbuch der Physiologie* de Burdach, t. II, p. 128, 1835-40.
2. Voyez le *Handwörterbuch der Physiologie* de Rud. Wagner; article *Zeugung* de Rud. Leuckart.

fant. Je ne doute pas que parmi les milliers de ces étudiants chez qui le visage est orné de balafres, on en pourrait trouver dont le fils a une marque à la même place où se trouve chez le père la cicatrice. Il y a des envies de toutes sortes, pourquoi n'y en aurait-il pas une justement à cette place, et justement en forme d'une cicatrice ?

Nous aurions donc alors un cas tel que les partisans de la théorie de l'hérédité des qualités acquises l'ont depuis longtemps souhaité, un cas qui suffirait à lui seul, à leur avis, pour renverser tout l'échafaudage de leurs adversaires !

Mais jusqu'à quel point un cas de ce genre, s'il était réellement démontré, serait-il plus en état de prouver cette hérédité que le cas cité par Baer ne prouve la réalité des impressions maternelles ? Je pense que la très grande rareté de ces cas est une preuve solide, en fait, qu'il y a là coïncidence fortuite, et non pas rapport de causalité. Si des balafres pouvaient se transmettre réellement, nous devrions nous attendre à rencontrer très souvent des marques correspondant aux cicatrices du père, en particulier dans tous les cas dans lesquels le fils a hérité du type du père. Et nous devrions, en raison de la mode qui règne maintenant chez une partie de nos étudiants, nous sillonner la figure du plus grand nombre possible de balafres pour la beauté de la génération future.

J'ai parlé d'impressions maternelles parce que je voulais montrer comment de nos jours des naturalistes pénétrants et distingués s'attachent encore, en croyant trouver des preuves, à une idée qui est aujourd'hui complètement abandonnée par la science et pour toujours, croyons-nous. Mais il y a un rapport très exact entre l'impression maternelle et l'hérédité des mutilations, et on les prend parfois l'une pour l'autre.

Dans une revue populaire d'histoire naturelle que je ne veux pas rendre responsable de l'erreur d'un correspondant, on pouvait encore trouver, l'année dernière, le cas suivant invoqué comme une preuve de l'hérédité des mutilations : « En novembre 1864 ; une brebis mérinos qui était pleine se cassa la patte antérieure droite à 5 centimètres environ au-dessus de l'articulation du genou, on posa des attelles, et la fracture était depuis longtemps guérie au mois de mars quand la mère mit bas. Le petit avait à la même patte, et exactement à la même place où la mère s'était cassé la patte, un anneau de laine noire large de 5 ou 8 centimètres. » Si nous consentions à considérer un anneau de laine noire comme un caractère correspondant à la fracture de la mère, on ne pourrait cependant pas interpréter ce cas comme un exemple de transmission de mutilation, mais tout au plus comme un cas d'impression maternelle, car on a dit expressément que la brebis était déjà pleine quand elle se cassa la patte, et la science d'aujourd'hui nous apprend que l'hérédité virtuelle est déterminée à la fusion de la cellule-œuf avec la cellule spermatique[1]; ce que la cellule-œuf doit devenir est déterminé dans cette conjugaison, et l'individu avec toutes ses aptitudes personnelles est fixé dès lors.

De telles histoires présentées comme « des faits remarquables qui prouvent l'hérédité des mutilations » méritent bien le dédain avec lequel les ont traitées Kant et His, ou même la plaisanterie que je fis moi-même sur ce cas de l'agneau à anneau noir, en répondant : « Quel dommage que la laine noire n'ait pas pris la forme de lettres dont l'ensemble aurait formé l'inscription : A la mémoire de la fracture de ma digne mère! » Les contes d'impressions maternelles et d'hérédité des mutilations se tiennent étroitement, et ne peuvent résister à la science d'aujourd'hui. On ne peut empêcher personne d'y croire, mais on n'a plus le droit, à mon avis, de les présenter comme des faits scientifiques, ni même comme des problèmes scientifiques. La première notion est déjà depuis quarante ans mise au rancart, et pour l'autre, nous pouvons aujourd'hui, je pense, l'y envoyer aussi, sans avoir à craindre que plus tard on aille l'en retirer.

Je n'ai pas besoin de dire que le rejet de l'hérédité des mutilations ne tranche pas la question de l'hérédité des caractères acquis. Bien que pour moi-même je me confirme toujours plus dans cette idée que cette transmission n'a pas lieu, et que nous devons chercher à expliquer, sans recourir à cette hypothèse, les phénomènes que nous présente la transformation des espèces, je suis cependant très éloigné de regarder ce problème comme définitivement résolu par le fait de la possibilité de rejeter dans le domaine de la fable l'hérédité des mutilations. Mais il me semble qu'on a par là gagné en fait l'avantage d'écarter les seuls faits qui semblaient prouver directement une transmission des qualités acquises, et d'enlever ainsi à cette hypothèse le seul terrain solide sur lequel elle pouvait s'appuyer. Nous n'aurons plus désormais à nous inquiéter des soi-disant « preuves nouvelles de l'hérédité des mutilations », mais les recherches pourront se concentrer sur le domaine où il est possible de juger définitivement le principe de Lamarck, sur l'explication des phénomènes observés de transformation.

S'ils peuvent être expliqués, comme je le crois, sans le secours

____

1. Voyez v. Hensen : *Physiologie der Zeugung,* Leipzig, 1881.

de ce principe, nous n'avons pas le droit d'admettre une forme
d'hérédité dont nous ne pouvons aucunement démontrer l'existence. Nous n'avons le droit de l'admettre que s'il est prouvé que
nous ne pouvons pas nous en passer.

Je ne puis mieux dépeindre notre situation qu'en revenant encore à la comparaison du navire. Nous le voyons marcher à pleines
voiles, nous ne pouvons découvrir en lui ni roues ni hélice, et
dans la mesure où nous pouvons en juger avec nos yeux de myopes, il n'y a pas non plus de cheminée, ou du moins il n'y a pas
de signe apparent permettant de conclure à l'existence d'une
machine à vapeur cachée dans l'intérieur. Nous n'avons pas le
droit assurément de conclure à l'existence de cette machine et à
sa participation au mouvement du navire, à moins que ces mouvements ne soient tels que l'action du vent, du courant et de la
barre ne puissent suffire à les expliquer. Si les phénomènes du
progrès des séries de formes organiques sont reconnus inexplicables sans l'hypothèse d'une transmission de qualités acquises,
alors seulement serons-nous autorisés à admettre cette transmission.

IX

SUR QUELQUES

PROBLÈMES ACTUELS

SUR QUELQUES

PROBLÈMES ACTUELS

I

Le présent travail ne devait être primitivement qu'une réponse aux objections formulées récemment par le botaniste anglais Vines [1] contre plusieurs de mes manières de voir après la publication d'une traduction anglaise de l'ensemble de mes mémoires qui ont paru en Allemagne de 1881 à 1889, et sont contenus dans le présent volume.

Comme des écrivains allemands ont également fait valoir des objections analogues, et que ma réponse est peut-être en état de contribuer à expliquer les problèmes dont il s'agit ici, j'ai cru qu'il y avait un certain intérêt à la publier dans une revue allemande [2]. Il y aurait naturellement beaucoup plus à dire sur les points que j'ai touchés ici; le sujet et le caractère du mémoire imposent une certaine limitation, et m'obligent à m'en tenir à l'essentiel.

Le mémoire de Vines commence par une critique de « l'immortalité » que j'ai attribuée aux organismes unicellulaires comme aux cellules germinatives des organismes multicellulaires. Si je comprends bien Vines, il ne conteste pas, à vrai dire, le bien-fondé de cette assertion, mais il regrette dans mon livre l'absence d'une explication de la possibilité, pour des organismes mortels, de découler d'organismes immortels dans le cours du développement

---

1. Sidney H. Vines : *An Examination of some Points in Prof. Weismann's Theory of Heredity. Nature* du 24 octobre 1889, p. 621-626.
2. *Biologisches Centralblatt.*

phylétique. Il faut bien cependant qu'il en soit ainsi, quand des organismes unicellulaires se sont, au cours de l'évolution du monde, développés en organismes supérieurs, multicellulaires. « La première difficulté, c'est de comprendre comment les Hétéroplastides mortels ont pu se développer hors des Monoplastides immortels. »

L'explication de ce fait, telle qu'elle est contenue dans mes Essais, est celle qui semble être, en général, la seule pour l'origine de toute différenciation supérieure des organismes, c'est-à-dire que, d'après le principe de la division du travail, le corps cellulaire des êtres unicellulaires s'est divisé en deux parties inégales qui se distinguent par leur substance et aussi par leur fonctionnement. La cellule unique qui accomplissait l'ensemble des fonctions est devenue un groupe de plusieurs cellules qui se sont partagé le travail. A mon avis, cette première segmentation aurait donné naissance à deux sortes de cellules : les cellules mortelles du corps proprement dit (*soma*), et les cellules germinatives immortelles. Vines croit certainement aussi bien que moi au principe de la division du travail et au rôle qu'elle a joué dans le développement du monde organique, mais cette division d'un organisme unicellulaire en cellules somatiques et en cellules germinatives lui paraît impossible, et mon explication du phénomène par la division inégale lui paraît insuffisante, parce qu'il lui semble « absurde » de dire qu'une substance immortelle puisse être transformée en une substance mortelle.

La chose semble, il est vrai, très difficile, mais il y a ici simplement, en réalité, confusion de deux idées, c'est-à-dire de celle de l'immortalité avec celle de l'éternité. Que les êtres unicellulaires et que les cellules germinatives des êtres multicellulaires soient immortels dans un certain sens, cela me semble être un fait hors de conteste. Dès qu'on s'est bien rendu compte de ce fait que la segmentation d'un Monoplastide n'entraîne pas la mort de l'une des moitiés, on ne peut plus contester qu'il y a ici une durée illimitée des individus. Mais cela ne veut pas du tout dire qu'ils jouissaient de la durée éternelle; nous admettons, au contraire, que les formes de la vie terrestre ont eu un commencement; l'idée d'éternité s'applique aussi bien au passé qu'à l'avenir; l'éternité n'a ni commencement ni fin; il ne peut en être ici question. L'éternité n'est en général qu'une idée factice; à dire vrai, ce n'est pas une idée, car nous ne pouvons la comprendre, ou, pour mieux dire peut-être, l'éternité n'est que la négation d'une idée, de celle du temporaire. Mais si nous voulons parler d'éternité, il n'est rien d'éternel, parmi les objets de la science de la nature, que les atomes de la matière et leurs forces, et non les milliers de phénomènes et de combinaisons sous lesquels la matière se présente à nous avec ses forces. Comme je le disais, il y a déjà des années, l'immortalité des organismes unicellulaires et des cellules germinatives n'est pas absolue, elle n'est que virtuelle; elles ne doivent pas vivre éternellement comme les dieux de l'ancienne Grèce, chez lesquels Mars pouvait recevoir une blessure qui aurait été mortelle pour un homme, et beuglait là-dessus, de douleur, comme 10,000 bœufs, sans mourir pour cela; mais elles peuvent mourir. La plupart d'entre elles meurent aussi en réalité, mais une partie d'entre elles continue toujours à vivre.

Est-ce donc une seule et même substance qui continue ici à vivre? ou la vie ne dépend-elle pas plutôt ici, comme partout, du métabolisme, c'est-à-dire du perpétuel changement de la matière? Qu'y a-t-il donc ici d'immortel?

Évidemment ce n'est pas une substance, mais une certaine forme de mouvement. Le protoplasma des organismes unicellulaires est disposé dans sa structure chimique et moléculaire de telle sorte que le métabolisme qui constitue la vie se répète toujours, et peut toujours par là recommencer, tant que les circonstances extérieures s'y prêtent. Les choses se passent d'une façon analogue aux transformations de l'eau sur la terre, qui s'évapore, se condense en nuages, tombe en pluie sur la terre pour s'évaporer de nouveau, et ainsi de suite. De même qu'il n'y a pas dans l'eau, c'est-à-dire dans ses qualités physiques et chimiques, de motif pour que cette circulation s'arrête, de même il n'y a pas manifestement dans la constitution physique de la substance corporelle des organismes unicellulaires de motif pour que la révolution de leur vie, c'est-à-dire leur division, leur accroissement par assimilation, et le recommencement de leur division doivent jamais prendre fin, et c'est ce caractère que j'ai appelé immortalité. C'est la seule immortalité réelle qu'on puisse trouver en général dans la nature, idée purement biologique, tout à fait distincte de celle de l'éternité de la matière morte, c'est-à-dire inorganique.

Mais si cette immortalité réelle n'est qu'un mouvement incessant qui a pour condition une constitution physique déterminée du protoplasma, pourquoi ne pourrait-on pas penser que cette constitution s'est modifiée partiellement à la faveur des circonstances, de telle sorte que le mouvement d'assimilation n'est plus exactement répété, et après un plus ou moins grand nombre de répétitions s'arrête, et se termine par la mort? Toute substance vivante est variable; pourquoi n'y aurait-il pas aussi des variations du protoplasma qui rempliraient mieux, il est vrai, certaines fonctions de la conservation individuelle, mais qui impliqueraient une assimilation qui ne se recommencerait pas exactement, c'est-à-dire qui serait exposée à un arrêt plus ou moins prompt? J'avoue que je trouve beaucoup moins surprenant cet abaissement de l'immortalité à la mortalité, que le fait que les Monoplastides et les cellules germinatives continuent à garder leur immortalité. Car de très faibles déviations dans la constitution de la substance vivante peuvent déjà comporter un tel abaissement, et avec quelle précision il faut que certains caractères essentiels dans la composition de cette substance soient conservés pour que l'assimilation se fasse exactement et ne s'oppose pas elle-même à sa persistance? Bien que nous ne sachions rien de plus de ces caractères, nous pouvons pourtant bien dire qu'un choix sévère de la sélection naturelle toujours en activité est indispensable pour les conserver. Chaque déviation est punie de mort.

Je crois avoir montré que des organes qui ne sont plus utilisés deviennent rudimentaires uniquement par « panmixie », et finissent par disparaître complètement, non pas à cause de l'action directe de l'absence d'usage, mais par ce fait que la sélection naturelle ne les maintient plus à la hauteur de leur développement. Ce qui est vrai des organes est vrai, de même, pour les fonctions, car les fonctions ne sont que l'expression d'une constitution déterminée de parties matérielles, que nous puissions ou non les percevoir directement. Si donc l'immortalité des organismes unicellulaires doit reposer sur ce fait que leur substance est exactement composée de telle sorte que l'assimilation se répète toujours, pourquoi cette constitution de la substance vivante qui est le facteur de l'immortalité devrait-elle, et comment pourrait-elle, se conserver quand elle n'a plus été nécessaire? Et il est bien clair qu'elle n'était plus nécessaire pour les cellules somatiques des Hétéroplastides. Du moment où la sélection naturelle n'a plus dirigé son attention sur cette qualité, a commencé le processus de panmixie qui a conduit à sa suppression. Vines demandera peut-être comment on doit se représenter ce processus. Très simplement, ce me semble. Quand, chez les organismes unicellulaires, il se présentait des individus dont la substance corporelle jouissait dans sa constitution chimique ou moléculaire d'une déviation telle que la suite comportait un arrêt du métabolisme, la conséquence était la mort de ces individus. Une variété durable ne pouvait donc pas se former par ces variations.

Mais, quand, chez les Hétéroplastides, il se présentait de ces modifications des cellules somatiques, cela n'avait pas de mauvaises conséquences pour l'espèce; ces cellules mouraient aussi, mais leurs cellules germinatives immortelles assuraient la durée de l'espèce. A la séparation des cellules en cellules germinatives et cellules somatiques la sélection naturelle dirigera son attention, — si j'ose m'exprimer par métaphore, — en ce qui concerne les cellules germinatives, sur leur immortalité, mais, pour les cellules somatiques, sur de tout autres qualités, sur leur faculté de mouvement, leur excitabilité, leur plus grand pouvoir d'assimilation, etc. A la gradation de ces qualités ne se rattachait-il pas directement une modification des tissus qui impliquait la perte de l'immortalité? Nous n'en savons rien, mais nous ne pouvons pas déclarer la chose impossible. Si c'était le cas, l'immortalité des cellules somatiques aurait disparu plus vite encore que par simple panmixie.

Dans l'Essai sur le plasma germinatif j'ai cité les deux genres de Volvocinées, la *Pandorina* et le *Volvox*, comme exemples de la différenciation des Homoplastides en Hétéroplastides inférieurs. Chez la *Pandorina*, toutes les cellules sont encore égales, toutes remplissent l'ensemble des fonctions : chez le *Volvox,* nous trouvons des cellules somatiques et des cellules germinatives. Il nous faut donc ici nous attendre à rencontrer l'introduction de la mort naturelle. De nouvelles expériences du docteur Klein [1] ont démontré que c'est effectivement ce qui se passe : dès que les cellules germinatives sont mûres et qu'elles ont quitté la sphère cellulaire, les cellules somatiques flagelliformes commencent à se rider, et au bout d'un ou deux jours elles meurent. La chose est d'autant plus intéressante que les cellules somatiques sont les cellules de nutrition; elles ne sont pas, il est vrai, les seules à assimiler, puisque les cellules germinatives contiennent aussi de la chlorophylle, mais le grand accroissement des cellules germinatives, qui, chez le *Volvox*, atteignent une grosseur énorme, n'est cependant possible que par ce fait que les aliments leur arrivent par les cellules somatiques. Celles-ci sont, par suite, disposées de telle sorte qu'elles assimilent bien, mais elles ne peuvent plus s'accroître dès que la sphère a une fois atteint sa grosseur définitive. Elles conduisent dès lors aux cellules germinatives toute la nourriture qu'elles produisent par la décomposition de l'acide

---

1. Ludwig Klein : *Morphologische und biologische Studien über die Gattung Volvox. Pringsheim's Jahrbücher für wissenschaftliche Botanik*, t. XX. 1889.

carbonique et de l'eau, etc., et quand ces cellules sont parvenues
à maturité, elles dépérissent elles-mêmes. Dans ce cas, l'adaptation à l'alimentation des cellules germinatives aurait très bien pu
hâter l'introduction de la mort naturelle des cellules somatiques,
en déterminant une structure de ces cellules qui rendait possible,
il est vrai, une forte assimilation, mais qui impliquait un écoulement de nourriture qui conduisait au bout d'un certain temps à
l'arrêt du processus d'assimilation, et par suite à la cessation de
la vie.

L'idée d'un lien entre une modification de la nature vivante et
la perte de l'immortalité ne me paraît pas plus invraisemblable ni
plus compliquée que l'idée généralement admise de la différenciation graduelle des cellules somatiques, au cours de la phylogénie, en leurs différentes espèces, en cellules de digestion, cellules de sécrétion, cellules de mouvement, cellules nerveuses, etc.
Il n'y a pas de substance vivante immuable, immortelle, il n'y a
que des formes immortelles de mouvement de la matière organisée.

Aussi dois-je maintenir intégralement mon ancienne affirmation
que les organismes unicellulaires et les cellules germinatives des
formes supérieures de la vie n'ont pas une mort naturelle. Je ne
savais pas alors qu'on pouvait donner à la chose une meilleure expression en disant que ces unités vitales jouissent de l'immortalité réelle, effective, et non pas de l'immortalité fictive, idéale, des
dieux de la Grèce. Quoiqu'il n'y ait pas, pour les susdites unités
vitales, de mort due à des causes intérieures, on pourra cependant
prédire avec assurance que pour toutes ces unités vitales l'heure
de la mort sonnera un jour; non pas pour des causes intérieures,
mais parce que les conditions extérieures nécessaires au renouvellement continu du mouvement de la vie cesseront à une époque ultérieure. Les physiciens prévoient bien que la circulation
de l'eau sur notre terre prendra fin un jour, non pas parce que la
constitution de l'eau se sera modifiée, mais parce que les conditions extérieures rendront impossible cette forme de mouvement
des molécules d'eau.

Vines se prononce contre ma conception de l'embryogénie. Il
trouve « assez étrange que le professeur Weismann n'ait pas du
tout indiqué de quelle manière il se représente la transformation
du plasma germinatif en « somatoplasma », bien que ce soit là la
clef de toute la position ». Il voit ici la même difficulté que dans
le développement phylétique des organismes multicellulaires hors
des organismes unicellulaires, et dit : « Il n'est vraiment pas besoin
de faire d'autre critique à une hypothèse aussi peu admissible

(*unsupported assumption*) que de dire qu'elle contient une contradiction dans les termes (*contradiction in terms*). » Vines veut dire
par là que l'éternel ne peut pas passer dans l'infini, comme il le
faudrait pourtant, si de la cellule germinative immortelle doit
sortir le *Soma* mortel. On le voit, l'objection repose sur la confusion de l'immortalité et de l'éternité exposée plus haut. Je ne
ferai pas d'ailleurs à Vines un gros grief de cette obscurité, puisque je me suis fait à moi-même la même objection, il y a des
années, et que je n'ai pas pu y répondre exactement. On n'avait
pas alors de notion de l'immortalité basée sur l'histoire naturelle;
si l'on admet cette base, il faut entendre par immortalité non pas
une vie sans commencement ni fin, mais une vie qui peut, dès
qu'elle a commencé, se continuer sans fin, avec ou sans modification (transformation spécifique du plasma germinatif ou des
organismes unicellulaires). Cette immortalité est un mouvement
de la matière organisée toujours répété, ne comportant pas un
moment capable de conduire à un arrêt, absolument comme le
mouvement des planètes ne comporte pas un seul moment devant
aboutir à un arrêt, bien que ce mouvement ait eu aussi un
commencement, et qu'il doive prendre fin un jour sous l'action de
causes extérieures.

Vines dit plus loin : « Je comprends que la théorie de l'hérédité
du professeur Weismann n'est pas une solution provisoire ou de
pure forme de la question, — comme par exemple la théorie de la
pangenèse de Darwin, — mais une théorie qui s'applique aussi
bien à chaque détail de l'embryogénie qu'aux phénomènes plus
généraux de l'hérédité et de la variation ». J'ai, il est vrai, dans
mon essai sur l'Hérédité, qualifié la Pangenèse de Darwin de solution de « pure forme », mais je voudrais cependant accompagner
cette expression d'un petit éclaircissement, parce que je crains que
non seulement le professeur Vines, mais encore beaucoup d'autres
lecteurs de mes articles ne m'aient mal compris. Je crains, d'une
part, qu'ils ne voient dans les termes dont je me suis servi un
reproche caché contre la Pangenèse de Darwin, que je n'étais pas
éloigné de formuler, et d'autre part qu'ils ne soient disposés à
m'imputer une estimation exagérée de ma propre théorie.

Je crois qu'il y a deux sortes de théories : on pourrait les appeler
théories idéales et théories réelles. Dans la pratique, il est difficile
de bien les séparer, elles se trouvent même souvent confondues
dans une seule et même théorie, bien qu'elles doivent être distinguées. Les théories idéales cherchent à expliquer les phénomènes qu'il s'agit d'interpréter par un principe admis arbitraire-

ment, abstraction faite du degré de réalité de ce principe. La théorie idéale veut seulement montrer qu'il y a des suppositions qui permettent de comprendre, c'est-à-dire de saisir les phénomènes en question. Les théories réelles au contraire ne font pas des suppositions quelconques, elles cherchent à ne faire que celles qui ont pour elles un certain degré de vraisemblance ; elles voudraient donner non seulement une explication de forme, mais encore, si c'était possible, l'explication exacte. William Thompson cherchait à expliquer la dispersion des rayons lumineux en imaginant une molécule composée de couches concentriques qui sont liées entre elles. Mais ce célèbre physicien n'a certainement pas supposé le moins du monde qu'il y a de ces molécules ; il a voulu seulement montrer qu'il y a des suppositions à la faveur desquelles le phénomène de la dispersion devient compréhensible. C'est aussi dans ce sens que la Pangenèse de Darwin fut prise au début et qualifiée par lui d'hypothèse « provisoire », quoique plus tard il ait bien pu lui attribuer une valeur réelle. Les « gemmules » me semblent être une invention fantaisiste, comme les molécules de William Thompson, hypothèse sans prétentions à la réalité, mais qui devait simplement montrer quelles suppositions on pouvait faire pour expliquer les phénomènes de l'hérédité.

Ces théories idéales sont-elles sans valeur? Assurément non. Elles sont le premier pas, — souvent tout à fait indispensable, — que nous avons à faire pour arriver à l'intelligence de phénomènes compliqués, et elles forment la base sur laquelle peut s'édifier graduellement une théorie réelle. Elles poussent avant tout à soumettre, et à soumettre encore, à la réalité les phénomènes à expliquer. Peut-être n'aurais-je jamais eu l'idée de contester l'hérédité des qualités acquises, si la Pangenèse de Darwin ne m'avait montré que cette hérédité ne pouvait paraître explicable que par une hypothèse aussi difficile à admettre que celle de l'expulsion, de la circulation, et du nouveau groupement de gemmules.

Je ne soutiendrai pas non plus aujourd'hui qu'il ne peut y avoir un fait réel dans la Pangenèse de Darwin. De Vries [1] a montré dans un écrit des plus intéressants, récemment paru, qu'on peut transformer la Pangenèse idéale (impossible) de Darwin en une Pangenèse réelle (possible) si l'on y fait certaines modifications, d'ailleurs très profondes. Il accepte ma manière de voir, que les modifications acquises (somatogènes) ne peuvent être transmises, et repousse par là directement cette partie de la Pangenèse

1. Hugo de Vries : *Intrazellulaere Pangensis*, Iena 1889.

qui me semble en dehors de la réalité, l'expulsion, la circulation et le groupement des « gemmules ». L'avenir apprendra si cette hypothèse des « gemmules » modifiées donnera une meilleure explication des faits d'hérédité que mes hypothèses.

En tout cas, je suis bien éloigné de prétendre avoir résolu dès maintenant toute la question de l'hérédité. J'ai entrepris des recherches sur quelques-uns des points les plus importants du problème, et j'ai été amené par là à poser quelques principes fondamentaux pour l'explication des phénomènes de l'hérédité. Mais personne ne peut être plus convaincu que moi de ce fait que nous sommes encore bien éloignés d'avoir expliqué d'une façon définitive et complète « chaque détail de l'embryogénie » ou « les phénomènes plus généraux. » Mes efforts tendaient d'ailleurs à substituer à une théorie jusqu'ici idéale une théorie réelle. C'est pour cette raison que je m'efforçais de ne faire que des hypothèses qui pussent correspondre aux réalités des choses. Il y a réellement dans l'œuf une substance héréditaire, elle peut se transmettre réellement de noyau à noyau, elle peut aussi se modifier ou demeurer égale à elle-même, et l'hypothèse qu'elle est en état d'imprimer son caractère à toute la cellule ne contient rien qui doive nous paraître impossible, ou comme n'existant pas réellement. Au contraire, nous pouvons démontrer aujourd'hui qu'il en est ainsi, bien que nous ne comprenions pas encore de quelle façon la chose a lieu. Mon hypothèse, que le plasma germinatif est mêlé, à l'état d'inactivité, à certaines cellules somatiques repose aussi, en fin de compte, sur une base réelle. Car nous savons que des caractères ancestraux peuvent être transmis d'une façon latente, et comme nous savons de plus que les phénomènes de l'hérédité sont liés à une substance, l'idioplasma, il y a donc réellement un état d'inactivité de l'idioplasma.

Si l'on pouvait montrer que ces principes nous suffisent pour expliquer les phénomènes de l'hérédité, nous aurions ainsi fait un pas essentiel en regard de la théorie idéale de la Pangenèse basée sur des suppositions qui n'ont pas de réalité. Peut-être la voie que j'ai suivie permettra-t-elle d'arriver peu à peu à une solution satisfaisante des nombreuses questions qui se rattachent à l'hérédité. Peut-être des recherches ultérieures montreront-elles que ce n'est pas la bonne voie, et qu'il faut l'abandonner. Personne, à mon avis, ne peut le savoir d'avance. Mes idées sur l'hérédité ne devaient pas être une conclusion, mais un commencement; ce n'est pas une théorie toute faite de l'hérédité ayant la prétention de donner la solution complète de l'ensemble des questions qui s'y rattachent, ce sont des recherches qui, — favorisées par la chance, — conduisent tôt ou tard, directement ou indirectement, à une connaissance plus exacte, à une théorie « réelle ». C'est ce que j'ai dit expressément dans la préface de ce livre.

J'ai de même insisté dans cette préface sur ce point que mon livre n'a pas de prime abord formé un tout; il se compose d'une série d'Essais réalisant un progrès comme je l'espère; ces Essais se superposent l'un à l'autre, donnant ainsi, dans une certaine mesure, l'histoire du développement de mes manières de voir, telles qu'elles se sont formées progressivement au cours d'un travail de près de dix ans. Il n'est donc pas juste d'emprunter une idée à un Essai antérieur, pour l'appliquer aux Essais postérieurs. Je n'ai rien changé aux « articles », et il y a même « *certain errors of interpretation left uncorrected,* » parce que, si je les avais modifiées, le lien intérieur des Essais serait devenu inintelligible.

Les objections que Vines fait à ma théorie de la continuité du plasma germinatif reposent uniquement, je crois, sur une confusion, — naturellement involontaire, — de mes idées, quand il rapproche de mon Essai sur l'hérédité des vues postérieures auxquelles il ne correspond plus. Je vais essayer d'expliquer la chose brièvement. Dans cet Essai (1883) j'opposais le corps (*soma*) aux cellules germinatives, et j'expliquais l'hérédité par l'hypothèse d'une substance héréditaire dans les cellules germinatives, dans le plasma germinatif, qui passerait sans solution de continuité d'une génération à l'autre. Je ne savais pas encore alors que ce plasma germinatif ne se trouve que dans le noyau de la cellule-œuf, et je pouvais par suite représenter la totalité de la substance de la cellule-œuf comme le plasma germinatif de la substance dont se composent les cellules somatiques, et donner à cette substance le nom de « protoplasma somatique » (*somatoplasma*). Dans l'Essai sur le plasma germinatif (1885) j'étais arrivé à la conviction, acceptée peu de temps avant par Strasburger et O. Hertwig, que la substance nucléaire, la chromatine des noyaux, est seule la substance héréditaire, et que le corps cellulaire n'est qu'une substance de nutrition, et non pas une substance formative. J'acceptais avec les deux naturalistes nommés plus haut l'idée de l'idioplasma que Naegeli avait posée auparavant, bien qu'en la définissant de toute autre façon, en l'appliquant à la substance héréditaire du nucelle, et j'exposais que ce n'est pas seulement dans la cellule-œuf, mais encore dans toute cellule que la chromatine du nucelle est l'« idioplasma, » l'élément dominant l'ensemble de la cellule, qui imprime au corps cellulaire primitive-

ment indifférent son caractère spécifique. Aussi n'ai-je plus dès
lors appelé simplement les cellules du corps « protoplasma somatique », mais j'ai distingué pour chaque cellule, d'une part
l'« idioplasma », ou « plasma rudimentaire » du noyau du corps
cellulaire, du cytoplasma, et, d'autre part, l'idioplasma nucléaire
des idioplasmas des noyaux cellulaires somatiques. Je réservais
dès lors le terme de « plasma germinatif » (idioplasma de la
cellule germinative) à l'idioplasma du nucelle et du noyau spermatique, l'idioplasma des cellules somatiques étant appelé « idioplasma somatique ». L'embryogenèse repose, d'après ma conception, sur des modifications de l'idioplasma du nucelle, ou du
« plasma germinatif. » Dans l'Essai sur le plasma germinatif, j'ai
exposé de quelle manière l'idioplasma du nucelle se divise en deux
moitiés, pour beaucoup d'espèces, à la première segmentation de
l'œuf, chacune de ces moitiés subissant une modification régulière
de sa substance telle qu'aucune des deux ne contient plus l'ensemble des tendances héréditaires de l'espèce, celles de l'ectoderme étant réservées à l'un des noyaux-filles, celles de l'endoderme étant réservées à l'autre. Tout le reste de l'embryogenèse
repose sur une continuation des modifications régulières de l'idioplasma. Chaque nouvelle segmentation des cellules de l'embryon
sépare des rudiments jusque-là confondus dans le noyau de la cellule mère jusqu'à ce qu'on arrive enfin à toute la masse des cellules de l'embryon, chacune ayant un idioplasma du noyau qui lui
imprime son caractère spécifique histologique. Je ne comprends
réellement pas que Vines puisse trouver là de si étranges difficultés.
La naissance des cellules sexuelles ne se produit le plus souvent
que tard dans l'embryogenèse. Pour établir la continuité du plasma
germinatif d'une génération à l'autre, je suppose qu'à la segmentation de la cellule-œuf, tout le plasma germinatif (c'est-à-dire l'i-
dioplasma du premier degré ontogénique) n'est pas transformé en
deuxième degré, mais qu'une partie infime demeure immuable, et
s'ajoute à l'une ou à l'autre des cellules filles, se mêle à l'idioplasma de leur noyau, mais d'une façon passive, pour traverser
de la même façon une série plus ou moins longue de cellules jusqu'à ce que l'idioplasma arrive dans les cellules auxquelles il
imprime le caractère de cellules germinatives, dans lesquelles il
devient donc actif. Ce n'est pas non plus une supposition en l'air,
puisque des observations la confirment, et surtout les migrations
surprenantes que réalisent encore aujourd'hui les cellules germinatives des hydraires après leurs premières périodes de formation.
Mais faisons complètement abstraction du degré de vraisemblance

de ma supposition, et considérons seulement son exactitude au point de vue logique. Le professeur Vines dit : « La destinée du « plasma germinatif de l'œuf fécondé est, d'après le professeur « Weismann [1], d'être converti d'une part en somatoplasma (!) de « l'embryon, et d'autre part d'être emmagasiné dans les cellules « germinatives de l'embryon. Cela étant, comment pouvons-nous « concevoir que le plasma germinatif de l'œuf puisse agir sur le « somatoplasma de l'embryon qui se développe, du caractère héré- « ditaire duquel il (le plasma germinatif) est le porteur? Cette « fonction ne peut pas être remplie par cette portion du plasma « germinatif de l'œuf qui a été convertie en somatoplasma de l'em- « bryon, par la simple raison qu'elle a cessé d'être plasma germi- « natif, et qu'elle a dû perdre, pour cette raison, les propriétés ca- « ractéristiques de cette substance. Cette fonction ne peut pas être « remplie non plus par cette portion du plasma germinatif de « l'œuf qui s'est accumulée dans les cellules germinatives de l'em- « bryon, car dans ces circonstances ce plasma germinatif est privé « de toute relation directe avec les cellules somatiques qui se dé- « veloppent. La question demeure sans réponse. »

Je crois y avoir répondu. Je ne connais pas le « somatoplasma » de Vines. Mon plasma germinatif ou idioplasma du premier degré ontogénique ne se transforme pas en « somatoplasma », comme l'appelle Vines, mais en idioplasma du deuxième degré ontogéni- que, puis du troisième, du quatrième, du cinquième, du cen- tième, du millième degré, et chaque degré d'idioplasma imprime son caractère à la cellule dans le noyau de laquelle il est contenu.

Vines combat aussi ma manière de voir sur la nature idioplas- matique de la substance nucléaire (des grains de chromatine). Il pense qu'on pourrait aussi bien parler d'une continuité des corps cellulaires que d'une continuité de la substance nucléaire, et la première de ces continuités pourrait, aussi bien que la seconde, transmettre aux descendants les qualités héréditaires.

Je comprends très bien avec quelle facilité un botaniste peut être amené à cette manière de voir. Le professeur Vines n'est pas non plus seul de son avis. Waldeyer [2] tenait encore en **1888** les faits connus comme ne suffisant pas pour permettre de regarder la substance des noyaux comme un idioplasma. Parmi les zoolo-

<hr>

1. Weismann : *Die Entstehung der Sexualzellen bei den Hydromedusen*, Iéna, 1883.

2. Waldeyer : *Uber Karyokinese und ihre Beziehung zu den Befruchtungs- organen. Archiv für mikr. Anatomie*, t. XXXII, 1888.

gistes, Whitman [1] s'est prononcé, entre autres, avec beaucoup de décision, contre la nature idioplasmatique du noyau, et il en est de même dans le livre récemment paru de Geddes et de Thomson [2].

II

Les faits qui me conduisirent à considérer que les filaments nucléaires sont la substance héréditaire, l'idioplasma, ont été relatés plus haut. Ce furent en première ligne les observations de Van Beneden sur les phénomènes de la fécondation de l'œuf de l'*Ascaris megalocephala*, l'observation de Strasburger sur la fécondation de l'œuf des phanérogames par un simple nucléus, et les essais de segmentation artificielle de Nussbaum et de Gruber sur les Infusoires. Ajoutez à cela les autres points essentiels, le fait de la karyokinèse, et la circonstance que la supposition de la présence de l'idioplasma dans le nucléus peut seule rendre compréhensible la formation des globules polaires dans les œufs des animaux. Ce dernier phénomène divise la substance nucléaire de l'œuf en deux parties de quantité égale, mais le corps cellulaire de l'œuf est divisé en parties tout à fait inégales, et dont la grosseur diffère dans chaque espèce. L'essentiel dans l'élimination des cellules de direction hors de l'œuf devrait donc être la division de la substance nucléaire, et non pas celle du corps cellulaire. Ces faits unis à d'autres considérations m'ont si complètement convaincu de ce principe que la substance nucléaire est le seul agent des tendances héréditaires, que l'idée, exprimée déjà dix ans auparavant, de l'équivalence physiologique (homodynamie) des deux noyaux sexuels est devenue pour moi une certitude, et que j'ai formulé la théorie de la fécondation contenue dans l'Essai sur la continuité du plasma germinatif. En dehors de moi, il n'y a que Strasburger, autant que je sache, qui ait exprimé des vues analogues sur la fécondation, en ce qui concerne du moins l'homodynamie des noyaux sexuels. E. Van Beneden, ce naturaliste distingué qui s'est acquis tant de titres par ses recherches sur la fécondation, est cependant resté, pour ce qui concerne la signification théorique de ce phénomène, tout à fait sur le terrain de l'ancienne conception d'après laquelle on y voyait la réunion de deux éléments très contrai-

---

1. Whitmann : *The Seat of formative and regenerative Energy,* Boston, 1888.
2. Geddes et Thomson : *L'Evolution du Sexe,* trad. H. de Varigny. *Bibliothèque Évolutioniste,* 1891.

res par leur constitution intime. Il ne pouvait pas encore se défaire de l'idée dominante, et profondément enracinée de mémoire d'homme, que la différence sexuelle est quelque chose de fondamental, un principe essentiel de la vie même. La cellule-œuf fécondée était pour lui un être « hermaphrodite », réunissant l'individualité mâle et femelle, conception dans laquelle l'ont suivi bien des naturalistes[1], et dont la conséquence conduisait à voir dans l'ensemble des cellules du corps des « hermaphrodites ». Van Beneden était en même temps dominé par l'idée, partagée par tant de naturalistes de tous les pays, que la fécondation est un processus de rajeunissement, sans lequel la vie ne pourrait persister sur la terre. Aujourd'hui encore un grand nombre de naturalistes, on le sait, soutiennent cette idée ; récemment encore Maupas a cru donner une preuve de l'exactitude de cette conception, en montrant que les Infusoires doivent de temps en temps pratiquer une copulation (reproduction sexuelle).

C'est pour moi une preuve intéressante de la difficulté, même pour les esprits qui ont reçu une culture scientifique, de se défaire des idées profondément enracinées. Bien qu'il soit établi pour tout le monde que les organismes unicellulaires sont immortels, quoique Maupas ait montré, même surabondamment, que les Infusoires se reproduisent à l'infini par la segmentation, et bien qu'il dise en propres termes (p. 437) que « les cycles évolutifs des Ciliés peuvent se succéder à l'infini..., » la puissance de l'idée héréditaire de la nécessité de la mort est cependant si grande sur lui qu'il est incapable de reconnaître simplement ce fait. Il préfère soutenir l'hypothèse appuyée par d'autres, que les organismes unicellulaires sont, à proprement parler, mortels, et qu'ils auraient une mort naturelle, mais que l'influence de la conjugaison l'écarte et la supprime.

Si l'on se demande d'où nous vient l'idée de la nécessité de la mort, on répondra : de l'expérience que nous avons de nous-mêmes, des animaux supérieurs et des plantes. Si on nous demande encore pourquoi nous n'avons pas encore remarqué jusqu'à présent, chez ces êtres, que certaines parties de l'ensemble de leur corps (à savoir les cellules germinatives) jouissent toujours de l'immortalité, nous répondons : parce que nous ne possédons que depuis peu les faits aujourd'hui connus sur la reproduction, et qu'autrefois nous les négligions complètement ; parce que pour cette raison,

---

1. E. Maupas : *le Rajeunissement karyogamique chez les Ciliés. Arch. de Zool. expér. et générale,* 2e série, t. VII, nᵒˢ 1, 2 et 3, 1889.

nous arrivons maintenant seulement à une appréciation générale exacte de ces faits, et que nous pouvons reconnaître les cellules germinatives comme la partie immortelle de notre individualité.

Combien de temps y a-t-il que la fécondation était encore considérée comme un phénomène dynamique, comme l'action « de l'étincelle sur le tonneau de poudre », ou, pour parler la langue de la biologie, comme « l'animation » de l'œuf? Cette idée dérive directement de celle de l'ancienne force vitale des temps antérieurs, et c'est cette idée dont la copie inconsciente agit aujourd'hui encore sur tant de gens, et qui provoque l'idée qui se présente toujours sous un aspect nouveau, de la nécessité d'un recommencement de la vie.

A considérer les faits simplement, sans opinion préconçue, nous avons d'une part des espèces unicellulaires qui se multiplient par segmentation, de l'autre des espèces multicellulaires chez lesquelles s'est produite la différenciation en cellules somatiques et en cellules germinatives, chez lesquelles le corps meurt, tandis que les cellules germinatives jouissent de cette faculté de reproduction indéfinie par segmentation que montrent les organismes unicellulaires. Qui nous autorise à penser que cette faculté de reproduction continue dépend du mélange des substances héréditaires de deux êtres, comme nous le voyons se produire dans la conjugaison, et dans la reproduction sexuelle? Rien que l'idée traditionnelle inconsciente de la nécessité absolue de la mort. Maupas croit, il est vrai, avoir prouvé l'existence d'une mort naturelle chez les Infusoires, en montrant par ses excellentes recherches, au point de vue de l'observation pure, que la conjugaison doit se produire de temps en temps pour empêcher les colonies de mourir; il oublie tout à fait qu'en réalité, c'est-à-dire dans les conditions naturelles de l'existence, la possibilité de la conjugaison a lieu le plus souvent, et qu'ainsi ce qu'on appelle la mort naturelle ne se produira pas plus souvent dans la nature que celle de la cellule-œuf des Métazoaires qui n'est pas atteinte par la cellule spermatique. L'Infusoire qui demeure sans copuler dépérit graduellement, absolument comme un œuf d'animal qui n'est pas fécondé, et ce que Maupas appelle la « dégénération sénile » de l'Infusoire correspond exactement à la décomposition et à la dissolution graduelle d'un œuf qui n'a pas été fécondé, comme je l'ai décrit il y a longtemps déjà pour une espèce de *Moina*, dans un de mes travaux sur les Daphnies. La conjugaison est indubitablement un fait d'une importance peu commune, absolument comme celui de la fécondation, et sa signification réside dans la conservation et dans le renouvellement des combinaisons des variétés individuelles, comme je le crois, ou dans quelque autre avantage qu'elle procure aux espèces. En tout cas la « nature » lui attribue une grande valeur, et cherche à l'assurer aux espèces dans la plus large mesure. Elle a donc pris toutes les dispositions pour amener le retour périodique de ce fait pour autant d'individus qu'elle pouvait favoriser. Si, malgré cela, des conditions défavorables impliquent que tous les individus n'arrivent pas toujours à la conjugaison projetée, faut-il s'étonner que, plus tard, elle n'attribue plus de valeur à ces individus ? Ou, pour abandonner la métaphore, pouvons-nous nous étonner de voir qu'on a pris des mesures pour rendre impossible une reproduction illimitée à ces individus qui sont moins bons pour la continuation de l'espèce ? Et comment la chose aurait-elle pu se faire autrement qu'en attachant, pour les Infusoires, la durée illimitée de la vie à la conjugaison, comme celle de la cellule-œuf ou de la cellule spermatique des organismes supérieurs à la fécondation ? On pourrait peut-être objecter que ces cellules germinatives périraient faute de nourriture dans le cas où il n'y aurait pas union, tandis que les Infusoires qui ne copulent pas pourraient très bien se nourrir, tout en devant périr au cours des générations. Mais, chez la Daphnie qu'on citait plus haut, chez la *Moina rectirostris*, il n'y a pas de ponte de l'œuf fécondable s'il n'y a pas accouplement. Il reste dans l'ovaire à la même place où il est parvenu à maturité, et se trouve, par suite, dans les conditions d'alimentation les plus favorables. Il reste réellement quelque temps encore en vie, mais s'il n'y a toujours pas copulation, il dépérit, et se dissout pour être complètement résorbé par les cellules épithéliales de l'ovaire. L'œuf est donc constitué de telle sorte qu'il attend encore quelque temps la fécondation, mais qu'il dépérit en dépit des meilleures conditions d'alimentation. Chez la *Moina paradoxa*, parente de l'autre Moina, il y a tout de même, quand il n'y a pas accouplement, ponte des œufs qui ont besoin d'être fécondés, ils dépérissent ensuite aussitôt, si bien que leurs éléments sont perdus pour l'animal. Il va de soi que la disposition de la *Moina rectirostris* est une adaptation spéciale, calculée pour faire servir encore à l'organisme les éléments du gros œuf incapable néanmoins de développement sans fécondation. Quelle est cette disposition qui implique que l'œuf, même dans les conditions d'alimentation les plus favorables, doit cependant mourir ? Nous ne pouvons pas plus le dire que pour les descendants des Infusoires qui ne copulent pas, mais les faits montrent qu'il faut qu'il y ait une disposition impliquant ce résultat. La continuation de la vie de l'œuf qui

a besoin d'être fécondé est liée à la fécondation, la durée illimitée
de l'Infusoire qui a besoin de la conjugaison, à la conjugaison.

Les expériences de Maupas semblent prouver, en fait, que les
Infusoires sont disposés pour la conjugaison, c'est-à-dire qu'une
conjugaison périodique fait partie de leurs conditions d'existence,
comme la nourriture et l'oxygène. Mais déduire de là qu'en fait
ils seraient mortels, à proprement parler, et que leur immortalité
vraiment effective repose sur la vertu magique de la conjugaison,
est un sophisme que peuvent seulement expliquer des préjugés
profondément enracinés.

On pourrait tout aussi bien dire que c'est l'alimentation qui est
la cause de l'immortalité des Infusoires, puisqu'ils meurent quand
on les prive de nourriture.

La qualité fondamentale indispensable à la matière vivante
fut, à mon avis, dès le début, la faculté d'assimilation et d'accroissement illimité. C'est là-dessus que repose la présence de l'ensemble des êtres vivants, et cette faculté ne peut avoir été introduite
dans l'organisme qu'à titre supplémentaire par quelque processus
délicat de la nature, qu'on l'appelle conjugaison, ou fécondation.
Comment la vie aurait-elle pu sans cela durer jusqu'au moment
où la conjugaison ou la fécondation intervint pour la première
fois? Si donc nous constatons l'absence quelque part de cette qualité fondamentale d'accroissement illimité, ce doit être une disposition secondaire, résultant de relations particulières déterminées, telles que celles qu'on constate pour le *soma* des organismes
supérieurs, et pour les Infusoires exclus de la conjugaison. Je ne
puis donc voir dans un « rajeunissement », au sens d'un renouvellement de « force vitale », que le maintien d'un principe mystique
depuis longtemps vaincu. C'est tout autre chose si, dans la conjugaison des Infusoires, on parle d'un renouvellement au sens d'une
fusion, et de la nouvelle formation d'un grand nombre d'éléments ;
c'est un phénomène qui peut se baser complètement sur les forces
naturelles connues, qui se présente non seulement dans la conjugaison, mais aussi dans la division ; contre cette sorte de renouvellement, je n'ai rien à objecter, on le comprend très bien, comme
une régénération régulière, nécessaire à ces organismes vivant
éternellement, et fortement exposés à la fatigue.

Dans mon Essai sur la continuité du plasma germinatif, j'ai
combattu la conception de la fécondation comme phénomène de
rajeunissement au sens d'un renouvellement de la force vitale, et
formulé expressément la manière de voir opposée. Elle se résume
dans la forme suivante : on ne peut pas appeler les deux noyaux

sexuels qui copulent les noyaux mâle et femelle, comme auparavant, mais les noyaux paternel et maternel; ils ne sont pas opposés, mais ils sont, d'après leur être, complètement identiques, et ne se distinguent l'un de l'autre qu'autant qu'un individu se distingue d'un autre individu de la même espèce. La fécondation n'est donc pas un processus de rajeunissement, mais simplement un mélange des tendances héréditaires de deux individus.

Ces tendances ne sont attachées qu'à la substance du noyau, le corps cellulaire de la cellule spermatique et de la cellule-œuf est indifférent, à ce point de vue, et ne joue que le rôle d'une substance nutritive qui est en même temps transformée par l'idioplasma dominant du noyau, d'une façon déterminée, comme la terre glaise par la main du statuaire. La différence d'apparence et de fonctionnement de la cellule-œuf et de la cellule spermatique, et leur attraction réciproque reposent sur des adaptations d'ordre secondaire, pour qu'elles se rencontrent toutes les deux, et que leurs idioplasmas ou substances nucléaires entrent en contact, tandis qu'une certaine quantité de substance nutritive est cependant nécessaire pour l'embryogenèse.

La distinction des individus en mâles et en femelles est de nature aussi secondaire que la distinction des cellules en cellules de reproduction mâles et femelles, et toutes les nombreuses différences de forme et de fonction qui caractérisent le sexe chez les animaux supérieurs, ces caractères qu'on appelle « caractères sexuels secondaires » qui pénètrent même dans les régions intellectuelles les plus élevées de l'homme, ne sont que des adaptations pour amener le mélange des tendances héréditaires de deux individus.

Voilà, brièvement, les idées sur la fécondation que j'ai formulées dès 1873, et que j'ai exposées d'une façon précise et détaillée en 1885 après les découvertes de Van Beneden sur les faits morphologiques de la fécondation de l'œuf de l'*Ascaris*. Je conclus alors en ces termes : « S'il était possible d'introduire artificiellement le nucelle d'un autre œuf dans l'œuf d'une espèce quelconque, immédiatement après la transformation de la vésicule germinative en nucelle, les deux nucléus copuleraient vraisemblablement comme si le noyau spermatique fécondant avait pénétré dans l'œuf, et on acquerrait ainsi la preuve directe que le nucelle et le noyau spermatique sont, de fait, égaux. »

Malheureusement l'expérience est difficilement réalisable à cause d'obstacles techniques; nous en avons un équivalent partiel dans le fait établi par Berthold que chez certaines algues (l'*Ectocarpus* et le *Scytosiphon*), il se présente une parthénogenèse, non seulement pour les femelles, mais aussi pour les mâles, parce que les cellules germinatives mâles peuvent, seules, parfois « se développer en petites plantes d'ailleurs très faibles ».

J'ai essayé plus tard de féconder un œuf de grenouille avec le nucelle d'un autre œuf de grenouille, mais je n'ai pas réussi, comme on devait s'y attendre avec la destruction liée à l'introduction du nucléus dans l'œuf.

Boveri [1] fut plus heureux que moi. Il réussit à trouver un objet sur lequel l'expérience indiquée par moi put se réaliser, mais de la façon contraire. D'après Hertwig il élimina, par des secousses, le noyau des œufs d'oursin, et réussit, par addition de sperme, à développer ces œufs sans noyaux.

Des spermatozoïdes pénétrant dans l'œuf, il se formait un nucléus de segmentation régulier, l'embryogenèse suivait son cours régulier, et l'œuf donnait naissance à une larve complètement développée, un peu petite, qui nageait librement dans l'eau, et qui restait en vie jusqu'à sept jours.

De cette seule expérience, il ressort déjà que notre conception de la fécondation, à Strasburger et à moi, est la bonne, que le noyau spermatique peut jouer le rôle du nucelle, et réciproquement, et que l'ancienne manière de voir à laquelle adhère Vines [2] doit être abandonnée.

Une modification intéressante et importante de l'expérience de Boveri confirmait encore ce résultat, et justifiait en même temps, — s'il en était besoin, — la conception de la substance nucléaire comme « idioplasma », telle que O. Hertwig, Strasburger, et moi nous l'avons exposée pour la première fois [3].

C'est ainsi que les œufs, dépouillés artificiellement de leur noyau, de l'*Echinus microtuberculatus* ont été fécondés, non pas avec le sperme de leur espèce, mais avec celui d'une autre espèce, le *Sphaerechinus granularis;* il en résulta des larves qui portaient exclusivement les caractères de la dernière espèce, qui n'avaient rien hérité de la mère, mais tout du père. La substance du noyau est par suite, seule, la substance héréditaire, le corps cellulaire est dominé par le noyau.

<hr>

1. Boveri : *Ein geschlechtlich erzeugter Organismus ohne mütterliche Eigenschaften. Gesellsch. f. Morphol. u. Physiol.*, Munich, 16 juillet 1883.

2. S. H. Vines : *Lectures on the Physiology of Plants*, Cambridge, 1886, p. 638-681.

3. Voy. par exemple Kölliker : *Die Bedeutung der Zellenkerne für die Vorgaenge der Vererbung. Zeitschrift für wiss. Zoologie*, t. 42, 1885.

J'ai indiqué le premier globule polaire de l'œuf des Métazoaires comme le porteur de l'idioplasma « ovogène » qui doit être éliminé de l'œuf pour que le plasma germinatif parvienne à l'emporter. Il se peut que cette attribution ne soit pas exacte; les dernières observations sur la copulation des Infusoires, telles que Maupas et R. Hertwig les ont présentées dans des travaux remarquables, se prononcent contre mon interprétation. Mais la pensée qui servait de base à cette interprétation semble se justifier aujourd'hui. Comme c'est la substance nucléaire qui imprime tout d'abord au corps cellulaire son caractère spécifique, il faut que la cellule-œuf soit, avant la fécondation, dominée par un autre idioplasma que la cellule spermatique — car les deux cellules diffèrent totalement, à cette époque, de forme et de fonction. Elles renferment cependant, dès qu'elles se sont formées, le même idioplasma, c'est-à-dire le plasma germinatif. Il faut donc que l'idioplasma qui les domine soit tout d'abord différent de ce qu'il sera plus tard. C'est là l'idée fondamentale de mon explication du premier globule polaire de l'œuf, et cette idée fondamentale est exacte. On pourrait peut-être d'ailleurs se représenter que les idioplasmas de la cellule-œuf et de la cellule spermatique différaient, il est vrai, au début, mais qu'ils possédaient tous les deux la faculté de se transformer plus tard en plasma germinatif. Mais on ne comprendrait pas du tout pourquoi les œufs parthénogénétiques éliminent aussi un globule polaire. Les deux choses s'expliquent simplement si, dans la cellule-œuf et dans la cellule spermatique, règne jusqu'à leur maturité un idioplasma différent au point de vue histogénique, auquel vient s'ajouter une petite quantité de plasma germinatif, et si plus tard cet idioplasma est éliminé, et si c'est le plasma germinatif qui l'emporte dans les deux sortes de cellules. Le fait n'aurait rien d'extraordinaire ni d'insolite, car des divisions qualitativement inégales de l'idioplasma analogues doivent se présenter au centuple dans toute embryogenèse. Je concède d'ailleurs très volontiers que dans cette question le dernier mot n'est pas encore dit, et je voudrais seulement mettre en évidence le fait que la chose n'atteint pas ma théorie de l'hérédité. Car pour elle, ce n'est pas la signification du premier globule polaire qui est décisive, mais celle du second. On pourrait encore concevoir ce dernier comme le partage du nombre des plasmas ancestraux, si l'on établissait que mon interprétation de la première division est erronée. On concevrait alors la première division comme une simple introduction à la seconde, comme le premier acte nécessaire de la réduction des plasmas ancestraux, dont nous ne pouvons pas encore, à l'heure qu'il est, pénétrer la nécessité.

La modification régulière de l'idioplasma, dans l'ontogenèse, que j'ai affirmée, et qui a été combattue par tant d'écrivains, mais avec une force particulière par Kœlliker [1], apparaît maintenant comme justifiée. Si le noyau d'une cellule spermatique est en état de développer chez le corps sans noyau de la cellule-œuf les tendances héréditaires contenues en elle, et de déterminer un organisme de genre purement paternel, on aura de la peine à se représenter la chose autrement que par une modification régulière de l'idioplasma, progressant de division en division, qui imprime au corps de chaque cellule le caractère qui lui est propre, non seulement pour la forme, mais aussi pour la fonction, et surtout pour le rythme de la division.

Le professeur Vines combat aussi mes théories sur l'origine des variétés. Dans un mémoire antérieur j'ai cherché la signification de la reproduction sexuelle dans ce fait qu'elle est seule en état de provoquer chez les plantes et chez les animaux supérieurs cette diversité et ce mélange toujours changeants de variétés individuelles dont a besoin la sélection naturelle pour la formation de nouvelles espèces. Je suis, aujourd'hui encore, d'avis que l'origine de la reproduction sexuelle repose, en fait, sur l'avantage qu'elle offre à l'activité de la sélection naturelle; je suis aujourd'hui encore pleinement convaincu que seule l'introduction de la reproduction sexuelle rendait possible un développement supérieur du monde organisé. Je veux croire cependant que Vines a raison de contester que la reproduction sexuelle soit le seul facteur qui maintient la variabilité des Métazoaires et des Métaphytes. J'aurais déjà pu dire dans l'édition anglaise de mes mémoires que depuis lors, dans ce sens, mes vues se sont un peu modifiées. Mon ami de Bary, malheureusement enlevé trop tôt à la science, avait déjà attiré mon attention sur ces champignons qui se reproduisent par la parthénogenèse, que Vines invoque aussi aujourd'hui avec raison contre cette partie de ma théorie. Pour les raisons données plus haut, je ne voulais pas entreprendre de changements dans mes Essais. J'avais bien conscience, d'ailleurs, à l'époque où j'écrivais l'Essai en question, que mon ancienne conception des causes de la variation individuelle pourrait être incomplète, et c'é-

---

1. Kœlliker : *Des Karyoplasma und die Vererbung, eine Kritik der Weismann'schen Theorie von der Kontinuitaet des Keimplasmas. Zeitschrift für wiss. Zoologie*, t. 44, p. 228, 1886.

tait précisément pour soumettre le plus possible l'exactitude de ma théorie à l'examen général, que j'en tirais des conséquences aussi nettes, et que je posais ce principe, que les espèces qui se reproduisent par la parthénogenèse avaient dû perdre le pouvoir de se développer en espèces nouvelles. Mais en même temps, je commençais déjà moi-même, à cette époque, des expériences destinées à vérifier ce principe, expériences qui ont été continuées jusqu'à ce jour, et dont j'espère pouvoir rendre compte dans une occasion postérieure. Mais même si, comme il semble aujourd'hui presque vraisemblable, la reproduction sexuelle n'est pas la seule racine de la variabilité individuelle des Métazoaires, personne ne voudra contester, cependant, que c'est le moyen capital pour accroître les variations, et pour les mêler les unes aux autres dans n'importe quelle proportion. Le rôle significatif que joue cette sorte de reproduction, par le fait de créer des matériaux pour les processus de sélection, ne me semble pas devoir être diminué, quand même il faudrait admettre que des influences directes sur le plasma germinatif sont, de même, en état de déterminer la variabilité individuelle. Vines lui-même tient pour vraisemblable « que l'absence de sexualité chez les plantes (les Éponges supérieures d'origine parthénogénétique) pourrait être précisément le motif pour lequel elles n'ont pas donné naissance à des formes supérieures; car elles offrent, à ce point de vue, un contraste surprenant avec les algues supérieures chez lesquelles la sexualité est fortement accentuée. »

Mais quand Vines dit, à cette occasion, qu' « il ne peut pas y avoir de doute que l'essence de la reproduction sexuelle ne consiste à hâter la variabilité », il ne veut pas dire par là que ce soit une proposition qui s'impose. Il n'ignore pas que des naturalistes éminents, comme Strasburger [1], voient au contraire dans la reproduction sexuelle un moyen de « garantir la constance des caractères spécifiques ». Mais j'accepte volontiers son adhésion à ma conception, qui confirme le résultat principal de mon Essai sur la reproduction sexuelle, savoir, que la reproduction sexuelle s'est formée par et pour la sélection naturelle comme le seul moyen par lequel les variations individuelles peuvent s'unir et se combiner les unes aux autres.

En ce qui concerne le problème de l'hérédité des caractères

---

1. Strasburger : *Neue Untersuchungen über den Befruchtungsvorgang bei den Phanerogamen als Grundlage für eine Theorie der Zeugung*. Iena, 1884, p. 140.

acquis (somatogènes), Vines est aussi en contradiction avec moi.
Il tient cette hérédité pour possible. Je l'ai contestée, parce qu'elle
ne me semblait pas s'imposer comme on l'admettait généralement,
qu'elle ne me semblait pas du tout avoir été démontrée, et parce
que je crois que des hypothèses d'une telle portée, complètement
indémontrables, ne devraient pas être faites quand elles ont encore
besoin, pour être expliquées, d'une quantité de suppositions des
plus invraisemblables. J'ai examiné aussi minutieusement qu'il
m'était possible toutes les affirmations d'une hérédité de ce genre,
et j'ai trouvé qu'aucune d'elles n'avait de valeur démonstrative.
Il n'y a pas d'hérédité des mutilations, et c'est elle qui formait jusqu'à présent la seule base effective de l'hypothèse d'une hérédité
des variations somatogènes. Bien que dans mon Essai sur l'hypothèse d'une hérédité des mutilations, je n'aie pas nié directement toute possibilité d'une hérédité de ce genre, le professeur
Vines devrait m'en faire, non pas un reproche, mais plutôt un
mérite. Car le naturaliste ne doit pas établir comme un dogme in-
faillible une proposition que, d'après l'état de notre connaissance,
il doit tenir pour exacte. Vines trouve mon « opinion si flottante
qu'il est difficile de déterminer quelle est exactement ma position, » mais il aurait pu connaître facilement mon opinion si, au
lieu de juxtaposer des passages isolés des huit Essais, il s'était
uniquement inspiré du dernier entre eux. Ce mémoire traite spécialement de la prétendue hérédité des mutilations, et, à la fin,
j'ai résumé comme il suit mon jugement sur l'état du problème
de l'hérédité des caractères acquis (somatogènes) : « La véritable
solution au sujet du principe de Lamarck réside dans l'explication
des phénomènes observés de transformation. Si, comme je le
crois, ces phénomènes peuvent être expliqués sans le principe de
Lamarck, nous n'avons pas le droit d'admettre une forme d'hérédité dont nous ne pouvons pas prouver l'existence. C'est seulement
dans le cas où il pourrait être démontré que nous ne pouvons pas
nous dispenser de ce principe que nous serions autorisés à l'accepter. »

De Vries, le distingué botaniste, a démontré que certains éléments du corps cellulaire, comme les chromatophores des algues,
sont transmis directement par l'œuf maternel à l'organisme-fille,
tandis que la cellule germinative mâle ne contient pas habituellement de chromatophores. Il y aurait donc, dans ce cas, semble-
t-il, une possibilité d'hérédité de variations somatogènes. Chez ces
plantes inférieures la différence entre les cellules somatiques et
les cellules de reproduction est bien faible, et le corps de la cellule-

œuf n'a pas besoin de subir une transformation complète au point de vue chimique et moléculaire quand il se développe pour devenir le corps des cellules somatiques de l'individu-fille. Mais qu'importe au problème que le pianiste puisse transmettre à ses descendants la force des muscles de ses doigts acquise par la pratique? Comment ce résultat acquis parvient-il dans ses cellules germinatives? C'est là qu'est l'énigme qu'ont à résoudre ceux qui soutiennent une hérédité des caractères somatogènes.

Chez les animaux, le corps de la cellule-œuf ne contribue en rien à l'hérédité, nous en avons la preuve dans les observations de Boveri rapportées plus haut sur les œufs d'oursins sans noyaux. Si donc il devait se produire une hérédité des caractères somatogènes, elle ne pourrait avoir lieu que grâce à la substance nucléaire des cellules germinatives, grâce au plasma germinatif, et non pas à l'état actif mais à l'état latent.

L'abandon du principe de Lamarck n'est certainement pas un allègement pour l'explication des phénomènes; mais ce que nous avons à chercher, ce n'est pas une explication de la transformation des espèces aussi commode que possible, mais de pure forme, c'est une explication réelle, c'est-à-dire exacte. Nous devons donc tenter d'expliquer les phénomènes sans ce principe, et je crois l'avoir déjà commencé. Il y a peu de temps, je l'ai essayé sur un phénomène particulier, le dernier pour lequel on aurait cru pouvoir se passer du principe de la transformation par la pratique, c'est-à-dire sur les facultés artistiques de l'homme. Je me suis posé la question de savoir si on pouvait concevoir l'origine du sens musical de l'homme sans admettre que la pratique accroît les facultés auditives primitives. Je suis arrivé à ce résultat que non seulement nous n'avons pas besoin de ce principe pour expliquer les choses, mais qu'en fait la pratique n'a rien à voir à l'existence du sens musical [1].

---

1. *Réflexions sur la musique chez les animaux et chez l'homme* (voir l'Essai suivant).

X

RÉFLEXIONS

SUR LA MUSIQUE

CHEZ LES ANIMAUX ET CHEZ L'HOMME

RÉFLEXIONS

SUR LA MUSIQUE

CHEZ LES ANIMAUX ET CHEZ L'HOMME

Tout le monde sait que la science contemporaine, en ce qui concerne les êtres vivants, se base sur l'hypothèse d'une transformation graduelle des formes vivantes, sur la naissance des espèces par suite d'un développement lent, et non par une création immédiate, et sans intermédiaires. Pour le plus grand nombre d'entre nous, il ne sera pas nouveau non plus, d'apprendre que la biologie actuelle regarde, suivant l'exemple donné par C. Darwin et A. R. Wallace, comme facteur principal de ces transformations, ce qu'on appelle les processus de sélection. Parmi le grand nombre de descendants, qui sont toujours mis au monde par chaque génération d'une espèce, une petite partie seulement demeure en vie assez longtemps pour produire à son tour des descendants; les autres périssent auparavant, par le fait de leurs ennemis, des influences défavorables de la température, par le froid, la sécheresse, par la faim, la soif; bref, ils succombent dans « la lutte pour la vie ». Mais comme tous les individus ne sont pas absolument identiques, et qu'au contraire chacun est un peu différent de l'autre, et comme les différences augmentent en partie la force de résistance dans la lutte pour la vie, et en partie la diminuent, ceux-là en général survivront, et arriveront à se reproduire, qui possèdent la plus grande force de résistance, que celle-ci consiste en une plus grande force musculaire, en des sens plus fins, en une fourrure plus épaisse, ou dans une rapidité plus grande à la course ou au vol. Mais lorsque chez chaque génération cette sélection se répète, et que ce sont toujours ceux-là qui survivent pour la reproduction, qui possèdent les qualités les plus utiles au point de vue de la lutte pour la vie, ces qualités doivent être reportées peu à peu sur tous les individus de l'espèce, et doivent en même temps augmenter, jusqu'au moment où elles auront atteint le plus haut degré de la perfection.

C'est ainsi que nous nous figurons la formation de toutes les qualités utiles dans la lutte pour la vie, et ce n'est qu'ainsi que s'explique l'utilité chez les êtres vivants.

Mais il existe, selon toutes les probabilités, encore une autre espèce de processus de sélection, et je désire m'en occuper d'une façon un peu plus spéciale, parce qu'il nous introduit tout de suite au cœur même de notre question. C'est ce que l'on appelle la sélection sexuelle de Darwin.

Qui ne connaît le chant des sauterelles et des grillons? Lorsqu'on se promène, par une belle soirée, à travers les champs, peut-être le long d'un ruisseau, il ne se passe guère de temps, qu'on entende, en un endroit ou à un autre, un son long, égal, doux et agréable, qui vibre fortement, comme par exemple le rossignol dans la *Symphonie des enfants* de Haydn, mais sans augmenter ni diminuer. Si l'on s'approche avec précaution de l'endroit d'où vient le chant, on voit devant l'ouverture d'un trou dans le sol, un *Gryllo-talpa,* en apparence sans mouvement. Ce n'est qu'en y regardant de plus près qu'on s'aperçoit que les courtes élytres de ses ailes font un mouvement de rapide friction, et c'est là ce qui produit le chant. L'examen au microscope nous montre qu'une des élytres possède une saillie allongée, sur laquelle se trouvent, à des intervalles égaux, de fines petites dents. Si celles-ci sont frôlées avec une certaine rapidité par la saillie de l'autre aile, elles donnent un bourdonnement d'une certaine hauteur. Une des saillies remplace l'archet du violon, et l'autre la corde; le taupe-grillon est un violoniste, et peut par conséquent faire durer le son aussi longtemps qu'il le désire.

Il est clair que cette faculté de produire des sons musicaux ne peut être d'aucune utilité aux animaux dans la lutte pour la vie : elle ne leur procure aucune nourriture, ni ne les protège contre les attaques de leurs ennemis ; elle n'a donc pu prendre naissance par la sélection naturelle. Mais lorsque nous nous demandons de quelle autre manière elle a pu se produire, dans la suite des temps, il faut avant tout faire remarquer que ce ne sont que les mâles qui font de la musique. Non seulement chez le taupe-grillon, mais chez tous les insectes chanteurs, en particulier chez toutes les sauterelles, il n'y a que les mâles qui aient un appareil musical. Les anciens Grecs le savaient déjà, car Anacréon, dans une poésie qui nous est parvenue, félicite les Cicadées de ce qu'elles ont des épouses muettes.

Voilà où se trouve la clef de l'énigme; la formation d'un appareil musical peut s'expliquer d'une façon simple, par l'émulation dans la recherche des femelles par les mâles. S'il nous est permis de supposer que ces dernières trouvent un certain plaisir à entendre le chant du mâle, — et cela est prouvé, — nous pouvons très bien nous expliquer la genèse d'un appareil musical, d'abord incomplet, formé par les saillies originelles des ailes, et son amélioration et son perfectionnement graduels, jusqu'à son état actuel. Car les femelles auront alors en tous temps préféré le mâle chantant le mieux à celui qui est moins bien doué; mais si les choses se sont passées ainsi, le meilleur appareil musical du père a dû, suivant les lois de l'hérédité, passer au fils, et ainsi de suite, de façon à ce que l'amélioration de la qualité de l'appareil a dû nécessairement se produire dans les générations qui se sont suivies. La préférence continuelle témoignée aux meilleurs chanteurs au détriment des plus mauvais a dû nécessairement amener le perfectionnement du chant lui-même, ainsi que de l'appareil, aussi longtemps que celui-ci a pu se perfectionner. Mais examinons brièvement le chant des oiseaux. Ici ce ne sont encore que les mâles qui chantent, dans le sens propre du mot, et comme ici, également, le chant est non pas profitable à l'existence de l'espèce, mais au contraire nuisible, en trahissant ces petits animaux, de loin, à leurs ennemis, l'origine de ce chant ne peut être expliquée par la sélection naturelle. Elle peut, par contre, très bien s'expliquer par la sélection sexuelle, que nous venons de décrire. Si ce sont toujours les mâles qui chantent le mieux qui ont été favorisés par les femelles, nous pouvons très bien comprendre que dans les petits cris simples, originels, il se soit formé, dans la suite des générations, un motif de chant; et comment celui-ci s'est graduellement compliqué chez certaines espèces, et a finalement pris le développement grâce auquel le chant de la linotte, du merle, et du rossignol, nous charme.

La sélection sexuelle nous offre donc la possibilité d'expliquer d'une façon suffisante le développement du chant chez les insectes et les oiseaux.

Mais demandons-nous maintenant ce qui se passe chez l'homme. Comment pouvons-nous nous expliquer chez l'homme la faculté de faire de la musique, et de la comprendre? par l'action de quelles forces a-t-elle pu se développer chez lui?

Nous avons appris à connaître deux de ces forces agissantes, la sélection naturelle et la sélection sexuelle. L'homme a été, et est, sans aucun doute, soumis à la sélection naturelle, aussi bien que n'importe quelle plante, et n'importe quel animal. Comme il est variable, qu'il est soumis aux lois de l'hérédité, et est obligé de subir la lutte pour la vie aussi bien que toutes les autres espèces d'organismes, il doit se produire également chez lui une conservation et un perfectionnement des qualités qui lui sont utiles dans la lutte pour la vie, et une élimination des propriétés nuisibles. Mais c'est là justement de la sélection naturelle.

Ainsi, nous ne pouvons en douter, depuis le temps de l'homme primitif, qui nous est inconnu, l'intelligence du genre humain s'est notablement perfectionnée. L'intelligence est l'arme principale de l'homme, qui, déjà dans les temps les plus reculés, a dû assurer son existence, au moins autant que ses qualités corporelles. Chez un peuple à l'état de nature par exemple, qui vit de la chasse, la finesse des sens, la force et la vitalité du corps, n'ont pas eu seules une importance décisive pour l'existence de l'individu; mais la raison, la perspicacité et l'astuce à l'égard du gibier qu'il fallait attraper par artifice, l'audace et le don de la combinaison à l'égard d'un ennemi, une sage prévoyance à l'égard de la faim et de la mauvaise saison, et toute augmentation de ces qualités, auront accru, pour celui qui les possédait, les chances de survivre, et de laisser des descendants. Mais par là les bonnes qualités ont dû se perfectionner au cours des générations, d'une façon lente, la moyenne de l'intelligence a dû augmenter, et cela aussi longtemps qu'elle a décidé de la vie ou de la mort, ou, plus exactement, a été la raison qui a fait que l'homme a laissé ou n'a pas laissé de descendants.

Il n'y a d'ailleurs aucune raison pour supposer que cette augmentation extraordinairement lente de l'intelligence, chez les races humaines, ne continuerait pas de nos jours. On trouverait du moins difficilement quelque argument décisif contre une pareille supposition. Il faut bien en convenir, dans toutes les carrières de la vie moderne, le plus intelligent, — à conditions égales, — aura plus de chances de fonder une famille, que celui qui serait moins capable. Mais si cela n'est vrai que dans un sens tout à fait général, au point de vue de la satistique, c'est-à-dire en comparant un grand nombre de cas, il faut cependant que, même de nos jours encore, le pouvoir intellectuel de l'homme subisse une augmentation, quelque lente qu'elle soit. Le fait que nous n'en apercevons rien dans l'histoire, par exemple en comparant les poètes anciens, les philosophes, les savants et les naturalistes grecs et romains, avec ceux de nos temps, ne prouve rien à l'encontre de ce que nous avons dit, ne fût-ce que par la raison que nous, — c'est-à-dire les peuples qui tiennent la tête au point de vue de la civilisation, — ne descendons pas des anciens Grecs. Le développement du genre humain ne se meut pas en ligne droite, mais selon une ligne fréquemment brisée. Les conquêtes intellectuelles des anciens Grecs n'ont pas été continuées par leurs descendants, mais par le groupe de peuples romano-germain, qui n'a pu s'approprier que les produits de leur esprit, et non leurs forces intellectuelles. D'ailleurs l'augmentation de l'intelligence du genre humain peut être comprise dans un sens différent de celui qui consisterait à considérer une élévation des sommets de l'intelligence humaine. On pourrait ne considérer que la simple augmentation de l'intelligence moyenne.

Mais nous n'en parlerons pas plus longuement ici; il ne s'agissait que de démontrer que l'intelligence humaine a dû certainement augmenter, au moyen de la sélection, à travers des milliers et des milliers de générations. On ne pourra guère douter de ce fait.

On arrive à un tout autre résultat, lorsqu'on se demande s'il est possible de se figurer que toutes les facultés intellectuelles de l'homme civilisé soient nées de cette façon, si les talents musicaux et artistiques, ou ceux de la poésie et des mathématiques, ont eu leur origine dans une sélection de ce genre. Évidemment il n'en est pas ainsi. Dans la lutte pour la vie, ces dons de l'esprit ont bien pu être utiles de temps à autre, et ont même pu avoir une importance décisive; mais dans la plupart des cas, ils ne le sont pas, et personne ne prétendra que le don de la poésie, ou de la musique, augmente d'une façon particulière les chances qu'a un homme de fonder une famille; de nos temps cela serait peut-être plus vraisemblable que du temps de Schiller, Haydn ou Mozart, ou à plus forte raison dans des temps plus reculés encore. Mais à l'heure qu'il est encore, un homme doué d'une intelligence pratique a plus de chances de faire son chemin, au point de vue de la vie matérielle, que l'individu qui est particulièrement doué pour l'idéal. Le talent de la musique, chez l'homme, ainsi que sa prédisposition pour les beaux-arts, pour la poésie et les mathématiques, ne sont pas des qualités favorisant la conservation de l'espèce, elles n'ont donc pu se former par la sélection naturelle.

Mais le développement du sens musical, chez l'homme, dépend-il de la sélection sexuelle, comme chez les insectes, ou les oiseaux, dont nous venons de parler? Darwin était, en effet, de cet avis, et il rapportait le chant primitif du premier homme à la poursuite amoureuse. Je doute qu'on puisse être, à ce sujet, complètement de son avis, et je reviendrai plus tard sur cette question. Mais admettons qu'il en soit ainsi, et accordons que la sélection sexuelle a joué un rôle décisif au moment de la naissance du chant humain; mais cela ne donne point une beaucoup meilleure explication de l'origine de la musique, car ce principe n'aurait pas suffi à expliquer l'immense augmentation des dispositions pour la musique, qui a dû se produire depuis les temps les plus reculés du premier homme, si vraiment les fondations du sens musical ont été posées à ce moment.

Ce développement du sens musical ne semble pas pouvoir être mis en doute, même en faisant abstraction du premier homme, et en ne considérant que ce qui, en fait de musique, est actuellement sous nos yeux; si l'on songe d'une part aux commencements si simples de la musique, comme les possèdent les peuplades de la nature, de nos jours, et d'autre part aux plus beaux produits de la musique moderne.

Au moment de leur découverte, les habitants des divers groupes d'îles de l'océan Pacifique avaient tous une espèce de musique. Le chant des Néo-Zélandais fit sur Cook une impression solennelle; les chants des îles Hawaï, et de Tahiti, ont également touché d'une façon tout à fait agréable le poète Chamisso, malgré la collaboration d'un orchestre d'instruments bruyants qui intervenait fréquemment, et qui était composé de tambours, de tubes creux, avec lesquels on frappait le sol, et de morceaux de bois, qu'on frappait les uns contre les autres. La musique proprement dite n'avait qu'une étendue restreinte, entre *mi* et *sol* ou comme à Tahiti, entre les quatre tons *do* à *fa;* mais on s'y servait également de demi-tons et même de quarts de tons. Le chant était pur, et lorsqu'une centaine d'individus chantaient ensemble, il paraissait provenir « d'une seule voix ». Malgré le peu d'étendue de leur gamme, ils avaient cependant un assez grand choix de mélodies ou motifs différents, qui étaient toujours simples et se répétaient à l'infini; il y en avait pour le travail, d'autres pour ramer, encore d'autres pour la danse, pour le départ pour la guerre, et pour pleurer les morts.

Les Polynésiens ne sont pas le moins du monde des peuples bas placés dans l'échelle de la civilisation. Rien que leur poésie, remplie de sentiment et de belles paraboles, suffirait à nous le prouver. On ne pourra donc certainement pas qualifier leur musique de primitive, en entendant par là qu'elle se trouve au dernier rang de la musique humaine.

Et pourtant quelle énorme différence lorsque nous comparons tout cela aux grandes compositions musicales de notre temps, à la musique de la *Passion* de Bach, dans toute sa magnificence et sa profondeur, à la symphonie en *mi* bémol de Mozart, ou à une des neuf symphonies de Beethoven! On serait presque tenté de ne plus employer le mot de « musique » pour désigner les suites de sons primitifs des « sauvages », tellement la différence est immense. Notre musique a dû cependant se développer hors de commencements pareils — elle n'a pu prendre un autre chemin. En effet, nous trouvons chez les deux les mêmes éléments : des tons de hauteur différente, séparés par des intervalles fixes, et se prolongeant plus ou moins, c'est-à-dire disposés d'une façon rythmique. C'est là ce qui nous donne le motif musical, la mélodie, le fondement de toute musique. Mais la musique apparaît, même à ce degré primitif, jusqu'à un certain point comme l'expression du mouvement de l'âme. La complainte de mort sonne autrement à nos oreilles que les chants de guerre ou de fête. Tout cela est naturellement encore bien éloigné de la finesse merveilleuse avec laquelle notre musique excite non seulement toute la gamme des sensations humaines, mais les peint, comme un dessin représente les formes, et cela avec des nuances tellement fines, que le langage même n'est depuis longtemps plus à même de rivaliser avec elle.

Même si d'abord nous faisons abstraction des esprits d'élite, qui ont créé cette musique, et si nous ne nous occupons que de ceux qui prennent plaisir à l'entendre, il est bien clair que pour simplement comprendre, c'est-à-dire arriver à goûter dans sa plénitude, un de nos morceaux de musique, il faut un sens musical bien autrement développé que pour comprendre un simple chant primitif d'une tribu de nègres, ou une mélodie chinoise simple, ou encore une des mélodies d'octaves qui ont joué un rôle si considérable chez les anciens Grecs. Pour entendre dans une symphonie de Beethoven, ou une messe en bémol de Bach, autre chose qu'un simple enchevêtrement, une mer montante et descendante de tons, il faut avoir un sens musical hautement développé.

En tenant compte de ces faits, il est, pour ainsi dire, indispensable de supposer que les dispositions pour la musique et le talent musical des hommes ont peu augmenté, depuis le degré de culture des Polynésiens jusqu'à nous; et si nous voulions provisoirement nous en tenir à l'hypothèse de Darwin sur l'origine de la musique humaine, il faudrait que l'augmentation du sens musical eût été plus forte des peuples de la nature jusqu'à nous, que celle qui s'est produite du premier homme jusqu'aux peuples de la nature, — du moins le perfectionnement de la musique, dans cette seconde période de développement, a-t-il dû être beaucoup plus considérable que pendant la première période.

Ainsi nous sommes ramenés à la question que nous avons posée tout à l'heure : comment, et par quelles forces agissantes, ce raffinement et cette augmentation du talent musical ont-ils pu être provoqués?

La sélection sexuelle ne peut pas fournir d'explications à cet effet, même si elle a eu une part au début de la formation du chant primitif chez le premier homme. Non seulement aujourd'hui, mais depuis un temps immémorial, le choix d'un homme, autant que celui d'une femme, a été déterminé par d'autres facteurs que celui du don musical, notamment par la jeunesse, la beauté, la force, et à un non moindre degré aussi, par les qualités de l'esprit, indépendamment des motifs d'un ordre extérieur qui viennent toujours y jouer un rôle. Personne ne prétendra que des hommes sans voix, et sans talent musical particulier, ont été nécessairement, ou même seulement fréquemment dédaignés par les femmes, soit de nos temps, soit dans les périodes antérieures de l'histoire du genre humain, qui se trouvent à notre portée. Nous savons au contraire que ceux-ci trouvent sans difficulté des compagnes n'ayant pas le don de la musique, — et assez souvent même d'autres qui le possèdent. Cela exclut d'une façon absolue la possibilité d'une augmentation des dispositions pour la musique par la sélection sexuelle.

Un grand nombre de personnes me feront certainement ici l'objection suivante : les choses ne pourraient-elles pas s'être passées tout simplement de façon à ce que les facultés musicales auraient augmenté dans la mesure où on les a pratiquées? Nous savons bien que par l'exercice soutenu chaque organe se perfectionne, et voit sa force de production augmenter. Nous n'avons qu'à nous rappeler quelle merveilleuse finesse le sens du toucher acquiert dans les doigts des aveugles, qui cherchent à remplacer l'œil par le sens du toucher, pour ne pouvoir en douter. Pourquoi alors les dispositions musicales de l'homme n'auraient-elles pas augmenté dans la suite d'innombrables générations, lorsque chez chacune d'elles l'oreille et l'esprit ont toujours été exercés à la musique? Et c'était bien là le cas; car, autant que nous pouvons le savoir, presque tous les peuples à l'état de nature ont une espèce quelconque de manifestation musicale, non seulement les Polynésiens, mais aussi tous les Américains, nègres, et habitants de l'Asie.

Cela serait certainement une explication très simple que nous pourrions appliquer avec succès, non seulement ici, mais dans beaucoup d'autres domaines, si seulement nous pouvions croire qu'elle est juste. On l'a bien crue juste jusqu'à nos jours, et un grand nombre de personnes sont encore de cet avis; mais elle suppose une hypothèse que nous sommes obligés de tenir pour inacceptable, après un examen plus approfondi; elle suppose que des changements qui se sont produits chez un être vivant isolé, par suite de l'exercice d'un organe, ont pu se transmettre à ses descendants. Ce n'est qu'en faisant cette hypothèse qu'une augmentation de l'organe en question peut se produire, dans le courant des générations; mais si cette augmentation, qui a été atteinte par l'exercice chez l'être vivant isolé, ne peut être transmise à des descendants, alors le processus d'augmentation recommence chez ces descendants, exactement à nouveau, au point où il avait commencé chez les parents; alors, cette gradation ne pourra jamais atteindre que le point qu'elle avait atteint chez le premier ancêtre, quel que soit le nombre des générations pendant lesquelles les exercices ont été continués.

Mais cette faculté de perfectionnement, chez l'être vivant isolé, est réduite à un champ restreint. Quel que soit le nombre des exercices d'un athlète, il ne peut jamais parvenir à soulever une charge de cent ou même seulement de vingt quintaux, quand même il arriverait à en soulever trois ou quatre.

Quant à son fils, il sera obligé de recommencer par le commencement, si nos vues sur l'hérédité sont justes; tout au plus hérite-t-il du père, des dispositions que celui-ci avait en venant au monde, mais non d'une augmentation de celles-ci.

Quels que soient les exercices auxquelles il se livrera, il n'arrivérra pas, non plus, à pouvoir soulever plus de trois ou quatre quintaux.

Mais la science arrive d'une façon toujours plus certaine à l'opinion qu'il n'existe aucune preuve à l'appui de l'hypothèse généralement acceptée jusqu'à ce jour, que des changements ainsi obtenus, peuvent être transmis par voie héréditaire. On croyait que des mutilations peuvent, dans certains cas, être transmises; mais un examen approfondi des preuves fournies a démontré que celles-ci ne tiennent pas debout, et de nouvelles expériences qu'on a faites avec des souris, auxquelles on a coupé la queue, ont prouvé que malgré cela leurs descendants possèdent des queues, et des queues parfaitement normales, et cela dans des centaines de cas.

Tant qu'on ne pourra pas démontrer de quelque autre façon que l'ancienne supposition est juste, et que des caractères acquis peuvent être transmis, nous ne pouvons plus accepter celle-ci. Mais cela nous prive d'un principe d'explication très commode, et il faut que nous voyions si nous pouvons arriver à comprendre ces phénomènes sans son aide.

Si maintenant la question qui est posée consiste à savoir comment l'augmentation du sens musical a été possible chez l'homme, cette augmentation paraissant nécessaire pour qu'il ait pu s'élever des productions primitives des peuples de la nature jusqu'à notre musique contemporaine, il faudra commencer par examiner la question posée elle-même, et se demander s'il est vraiment exact que l'augmentation des dispositions musicales de l'homme se soit produite dans le courant de milliers d'années? Cela a l'air de s'entendre de soi-même, car d'où pourrait venir la musique dans son plus haut développement si l'organe qui doit le produire ne s'était pas perfectionné auparavant?

Mais posons une fois la question inverse. Faut-il que partout où il y a une grande disposition pour la musique, il y ait également une musique très développée? Supposons, par exemple, qu'il soit né dans un peuple primitif, disons parmi les habitants des îles Samoa, au moment où l'influence des Européens ne s'y faisait pas encore sentir, un enfant ayant les grandes dispositions musicales d'un Mozart; cet enfant composerait-il, en grandissant, des quatuor pour instruments à cordes, et des symphonies? Certainement non! Si les habitants des îles Samoa avaient déjà possédé, à ce moment-là, les chants qu'ils possèdent aujourd'hui, le Mozart Polynésien les aurait bientôt tous connus par cœur, et en aurait composé d'autres.

Qui sait? Peut-être aurait-il, étant un génie unique et extraordinaire, au point de vue de la musique, provoqué une grande réforme musicale, et fait une invention nouvelle d'une grande importance, qui aurait élevé la musique de Samoa à un niveau plus élevé; mais il n'aurait pas pu la faire arriver à la hauteur de la symphonie actuelle, car alors il aurait fallu qu'il commençât par inventer la notation musicale, qu'il arrivât jusqu'aux hauteurs de la musique polyphone, et qu'il l'eût perfectionnée, pour parvenir finalement aux commencements de la musique harmonique, dont fait partie la symphonie. Le plus grand progrès qu'il aurait pu préparer aurait été l'extension de la gamme, — s'il nous est permis de nous exprimer ainsi, — de trois ou quatre tons entiers à sept, et en connexion avec cela, l'introduction de mélodies plus compliquées, ou, si nous voulons pousser très loin les choses, la découverte de la musique à deux voix, découverte qui, comme on le sait, n'a été faite que fort tard par l'humanité, c'est-à-dire seulement à l'époque des troubadours.

Le Mozart de Samoa n'aurait pas plus été en état de composer des symphonies, que les physiciens de l'antiquité, par exemple Archimède, n'auraient pu inventer une machine dynamo-électrique, comme celles dont on se sert de nos jours pour le transport de la force, ou la production de la lumière électrique.

Il aurait fallu, pour cela, qu'il parcourût un chemin tellement long, dans le domaine des inventions et des découvertes, que même le plus grand génie ne pourrait fournir une pareille course pendant une vie humaine. Car dans l'antiquité on ne connaissait encore rien de la force que nous appelons électricité, sinon que l'ambre (Electron) attire de petits morceaux de papier, lorsqu'il est frotté. Il fallait procéder à un grand nombre d'autres découvertes, avant qu'on pût apprendre par Gray, Dufay, Kleist, Franklin et d'autres, des choses nouvelles à ce sujet; il fallait que Galvani et Volta eussent découvert le courant électrique, Oerstedt l'électro-magnétisme, et que Siebeck, Ampère, et Faraday eussent fait d'autres découvertes à leur suite, avant qu'on ne pût arriver à l'idée de construire un électro-aimant fixe, de façon à ce qu'il puisse influencer par induction une spirale de fil métallique rotative. De même il fallait que la plupart des découvertes que nous venons de citer fussent faites dans le domaine de l'électricité, avant que Soemmering, et ensuite Gauss et Weber pussent faire leurs découvertes au point de vue de la transmission des signes au moyen du courant électrique à distance.

Et de nouveau il eût fallu qu'on eût fait toute une série d'inventions en ce qui concerne le télégraphe, avant que l'appareil à imprimer les caractères, de Hughes, pût être inventé. Une chose repose sur une autre, et l'histoire de la musique est tout aussi bien une histoire des inventions que celle du télégraphe électrique.

Dans le domaine de la musique le plus grand génie même ne pouvait donc, en aucun cas, passer de la mélodie simple à la symphonie.

On se demandera à quoi tend ceci ? En réalité, je voudrais savoir s'il est vraiment tout à fait impossible que dans des temps très reculés de l'humanité il ait vécu des Mozart? En d'autres termes; si ce que nous désirions expliquer, l'augmentation supposée des dispositions musicales, a vraiment eu lieu dans le cours de l'histoire de la civilisation; si ces dispositions n'existaient pas de prime abord dans l'homme, et si ce n'est que leur manifestation, c'est-à-dire la musique elle-même, qui est sortie de ces dispositions, qui s'est perfectionnée, et s'est développée d'une façon toujours plus parfaite.

Cette question paraîtra peut-être, à première vue, très singulière; mais je crois qu'elle se justifie; et je suis même d'avis que l'idée qui y est contenue est juste. On a demontré que du fait que chez les peuples à l'état de nature on ne composait pas encore de symphonies, il ne résulte nullement qu'il n'y ait pas eu parmi eux des Mozart. Ou, pour nous exprimer d'une façon plus précise : du fait que les peuples à l'état de nature ne possèdent pas encore une musique très développée, on ne peut tirer la conclusion qu'ils ne possèdent pas non plus de dispositions musicales supérieures; celles-ci pourraient fort bien exister, mais ne pas pouvoir se manifester d'une façon évidente, à cause du degré inférieur où se trouve encore, chez eux, la musique.

De nombreux faits paraissent d'ailleurs attester qu'il en est réellement ainsi, et que, par conséquent, les dispositions musicales supérieures, que nous autres hommes civilisés nous possédons tous plus ou moins, ne reposent pas sur une augmentation graduelle du sens musical de l'humanité, et que, par conséquent, nous n'avons pas le moins du monde le souci d'avoir à expliquer cette augmentation. Elle n'existe d'ailleurs aucunement, du moins en tant que faculté formée d'une façon indépendante et perfectionnée de même; le sens musical est au contraire une propriété de l'homme, de la plus haute antiquité, qui repose d'abord sur le développement supérieur de son organe de l'ouïe, qui lui a déjà été transmis par les animaux, ses ancêtres, et qui, au moins depuis la phase des peuples à l'état de nature les plus inférieurs existants, n'a plus subi d'augmentation. Nous pouvons fournir des preuves certaines à l'appui du fait que chez les peuples primitifs les dispositions musicales existent, que celles-ci sont susceptibles du même développement que les nôtres, qu'on doit donc considérer comme aussi fortes, et qu'elles restent habituellement inconnues, parce que chaque être vivant isolé ne peut les exercer, comme cela est le cas chez nous.

Les nègres n'occupent certainement pas un échelon élevé dans

le monde civilisé. Leur parfait mépris de la vie humaine, comme
il se manifeste dans les épouvantables boucheries du roi du Da-
homey et d'autres chefs, les mauvais traitements et l'esclavage
auxquels ils soumettent leurs femmes, le manque d'une véritable
ie de famille, le démontrent clairement; mais, malgré cela, il
est arrivé plusieurs fois que certains d'entre eux sont arrivés à
comprendre complètement notre musique de l'ordre le plus élevé.

Brindis y Salas, un nègre de Cuba, qui a parcouru l'Amérique
et l'Europe comme virtuose sur le violon, en est une preuve parfaitement connue. Il n'était pas seulement doué au point de vue
technique, ayant en même temps l'ouïe très fine; mais, comme
je l'ai appris par un musicien de renom [1], il était « admirablement
doué pour la musique ». Son jeu était « celui d'un artiste ». Il a
donc dû être en possession d'un sens musical qui était équivalent
à celui de nos meilleurs exécutants. Et on ne peut même pas
objecter qu'il descendait de parents qui avaient déjà vécu pendant
plusieurs siècle sous l'influence européenne; tout d'abord cet espace de temps serait beaucoup trop court pour développer une
région du cerveau, au moyen de l'exercice héréditaire, et d'autre
part le niveau de la musique européenne qui pénètre jusque chez
les nègres des plantations de Cuba n'est certainement pas bien
élevé.

Un autre exemple nous est fourni par ce qu'on appelle les « chanteurs du Jubilé », une société de vrais nègres, hommes et femmes, qui ont étonné l'Europe pendant l'année 1887, par leurs
« productions très remarquables au point de vue du chant à
quatre voix ». D'après le jugement du même musicien, « ces productions ne laissent aucun doute au sujet des dispositions de la
race pour la musique ».

Mais nous trouvons également parmi nous de nombreux faits
prouvant comme quoi les dispositions pour la musique n'ont été
nullement accrues, par suite d'exercice, au cours de la vie civilisée.
Si cela était le cas, des musiciens extraordinairement doués n'auraient jamais pu naître dans des familles restées étrangères à la
grande vie musicale de leur temps, et qui auraient vécu dans un
entourage dans lequel on pouvait tout au plus entendre des chants
populaires accompagnés d'une guitare ou d'une cithare. Et pourtant des hommes possédant le sens de la musique très développé
sont nés dans ce milieu, et même des compositeurs célèbres. Mar-

---

1. D'après M. Otto Lessmann, rédacteur de l'*Allgemeine Musikzeitung*, dont
on a bien voulu me communiquer la lettre.

tin Luther qui, on le sait, a écrit lui-même de la musique, était
le fils d'un pauvre mineur ; Palestrina, le fils « de simples paysans ».
Jacob Gallwitz, un compositeur du seizième siècle, était le fils
d'un journalier, et Joseph Fux, un compositeur du dix-septième
siècle, le fils de paysans de la Styrie ; Cimarosa était le fils d'une
blanchisseuse, près de Naples ; Johann Gottlieb Naumann, un célèbre compositeur du dix-huitième siècle, descendait de paysans,
de même que Joachim Quarz. L'ancêtre le plus connu de la famille
Bach naquit en 1350, à la campagne, dans les environs de Gotha,
et vécut comme meunier, dans Wechmar, le village où il était
né : il y resta jusqu'à sa mort ; Joseph Haydn est également né dans
un village, fils d'un pauvre charron.

Je ne cherche, bien entendu, point à faire croire, au moyen de
tous ces exemples, que ces génies musicaux sont subitement, et
sans préparation préalable, sortis de terre. Tout au contraire, je
désire faire remarquer expressément que nous savons, par exemple, pour Haydn, que ses père et mère étaient tous deux musiciens.
Ils chantaient lorsqu'ils se reposaient de leur travail, et le père
s'accompagnait sur la harpe. L'ancêtre de la famille Bach également, que nous venons de nommer, jouait souvent à son moulin
d'un instrument dans le genre de la guitare, qu'il avait rapporté
de ses voyages, et « cela a été pour ainsi dire le commencement de la musique chez ses descendants », dit Sébastien Bach,
en parlant de lui. La musique d'art de leur temps n'a donc eu
aucune influence sur le sens musical de ces ancêtres de deux
de nos grands musiciens ; le talent existait et s'est montré de
nouveau chez leurs descendants, tantôt accru, tantôt à un degré
moindre.

Mais si on voulait élever une objection contre cette conclusion,
en disant que parmi les nombreux musiciens des derniers siècles,
bien peu sont sortis des couches inférieures du peuple, on ferait
absolument fausse route. Pour être un grand musicien il faut,
en effet, non seulement avoir un grand talent, mais subir une impulsion et une éducation musicale en rapport avec son temps. Si
nous avons supposé tout à l'heure que le Mozart des îles Samoa
aurait inventé, comme production la plus haute qu'on puisse se
figurer, le chant à deux voix, nous pouvons prétendre avec certitude que Joseph Haydn en serait resté aux chants populaires et à
la harpe de son père, si le hasard n'avait pas fait qu'il devînt enfant de chœur dans la petite ville de Hainburg, et que plus tard il
entrât dans l'école de musique de Reutter, maître de chapelle à la
cathédrale, à Vienne. Le sens musical existait chez lui à un haut

degré, mais si celui-ci n'avait été développé ultérieurement, il n'aurait pu, par sa propre force, suivre tout le développement de la musique moderne, depuis le chant populaire, degré de musique où en étaient ses parents, jusqu'à l'oratorio et au quatuor d'instruments à cordes. Ce sont justement des cas comme celui de Haydn, qui donnent une preuve intéressante à l'appui du fait, qu'on peut du moins parcourir une grande partie du développement de la musique moderne, dans une vie individuelle, même lorsque tous les ancêtres ont été complètement étrangers aux degrés supérieurs de la musique, de sorte qu'il ne peut être dit que leur sens musical aurait été augmenté par l'audition de musique d'ordre élevé. Le sens musical est évidemment contenu dans le cerveau humain, indépendamment du point auquel les ancêtres en ont fait usage, ou l'ont exercé; il peut être, suivant les dispositions, plus faible ou plus fort, mais les dispositions les plus grandes elles-mêmes ne le rendraient pas capable de s'élever, par lui-même, aux hauteurs de la musique de son temps; il faut, au contraire, qu'il y soit élevé par le moyen de l'enseignement. Mais le fait que non seulement le fils d'une famille de paysans allemands, mais même celui d'une race primitive puisse y arriver, prouve justement, il me semble, que le sens musical lui-même, tel qu'il se présente à nous actuellement, réside, dans ses parties essentielles, depuis un temps immémorial, chez l'homme, et qu'il n'a pas été augmenté par le développement de la musique, et par conséquent par son exercice. Néanmoins, il prend une plus grande importance chez l'homme très civilisé, comme nous le verrons plus loin.

Il a été démontré que le talent musical existe dans toutes les classes du peuple. Néanmoins on peut prouver que les classes supérieures ont produit un beaucoup plus grand nombre de musiciens de renom que les classes inférieures, ce qui se comprend fort bien; car sans incitation, sans l'occasion permanente d'entendre de la musique d'un ordre supérieur, et sans leçons, le plus grand génie musical même ne peut se développer; il resterait stationnaire.

Beaucoup de faits peuvent être cités à cet égard. Ainsi, parmi seize musiciens renommés d'Allemagne, des seizième et dix-septième siècles, il n'y en a pas moins de huit qui sont fils d'organistes; les autres sont les fils de paysans ou d'ouvriers, qui presque tous ont fait partie, comme jeunes garçons, des chœurs d'église. En outre, vingt-sept de nos plus grands compositeurs allemands et italiens, des dix-huitième et dix-neuvième siècles, ont été les fils de musiciens; par exemple : Mozart, Beethoven, Weber, Hummel, Cramer, l'abbé Vogler, Hasse, Johannes Brahms, Robert Volkmann, Czerny, Karl Reineke, Cherubini, Bellini, Rossini, Antonio Lotti et Scarlatti. Naturellement, dans tous ces cas, le sens musical fort développé a été également transmis au fils; mais la cause qui a fait que le talent du fils s'est développé d'une façon supérieure à celui du père est que le premier a été exercé et développé dès la première jeunesse, ce qui ne veut naturellement pas dire qu'il n'ait pas pu ou dû être plus grand dès le début. Mais cette plus grande puissance d'un talent acquis de naissance ne repose nullement sur le fait que le talent moindre du père a été exercé pendant toute une vie. Si le résultat de l'hérédité, qui est toujours encore acceptée par un grand nombre de personnes, et qui aurait été perfectionné par l'exercice, était aussi prompt, nous pourrions alors indiquer le rôle de celle-ci dans de nombreux domaines, indication qui jusqu'à présent fait défaut.

Mais on se demandera d'où pourrait bien venir l'accroissement du talent musical, comme il s'est produit, par exemple, chez Mozart et Beethoven, relativement au talent de leurs pères? A cet égard je ne puis évidemment fournir de preuve formelle; mais je pourrais peut-être répondre en demandant à mon tour où a pris naissance le don de la poésie chez un Goethe, dont le père était fort peu enclin vers la poésie, quoique la mère, sans avoir fait des vers elle-même, manifestât cependant, dans tout son être, un don évident dans cette direction de l'esprit? Comment les dispositions de la mère pour la poésie, qui n'avaient jamais été mises à l'épreuve, avaient-elles pu ici atteindre un niveau aussi élevé chez son fils? Il ne faut pas, en effet, oublier que le talent poétique n'est pas une force simple; c'est au contraire, une force très compliquée, une réunion heureuse de divers dons de l'esprit et du cœur, qui chez Goethe, d'après ses propres indications, provenaient en partie de son père et en partie de sa mère. « Du père je tiens la stature, l'art de conduire sérieusement la vie, de ma petite mère une nature gaie, et le plaisir à faire des vers, » etc. — Je me figure également que le génie d'un Mozart n'est pas une force simple, mais comme une force composée de divers éléments, par exemple de l'ouïe fine du père, de sa force de volonté, et de son besoin d'agir, d'un côté, et de l'esprit gai et heureux de vivre, de la finesse, et de la douceur de la mère, de l'autre. C'est de là qu'a pu sortir cette mobilité infinie de l'esprit, dont le travail infatigable et pour lequel tout semblait être un jeu, amenait toujours de nouvelles combinaisons des dispositions de son âme qui se transformaient en motifs musicaux. Un psychologue pourrait certainement nous faire entrer encore bien plus profondément dans la composition de cet esprit merveilleux ; je n'oserai le faire, et j'ai seulement voulu montrer que l'augmentation du sens musical qui s'est manifestée ici, comme dans bien d'autres cas, du père au fils, peut être expliquée de toute autre façon que par la supposition, non prouvée, d'une pratique héréditaire. Même si le sens musical pur se transmet sans changement, c'est-à-dire sans augmentation, du père au fils, il peut cependant se former une augmentation importante de la force musicale inventive et créatrice ; par exemple si d'autres dons de l'esprit qui lui viennent du côté de la mère se rencontrent avec le sens musical pur hérité du père, ce qui aide ce dernier à se manifester d'une façon bien supérieure. Il y a beaucoup d'hommes très doués, au point de vue de la musique, mais qui ne peuvent rien inventer de nouveau par eux-mêmes ; il peut même exister un don extraordinaire pour la musique, et malgré cela une incapacité absolue à produire soi-même des pensées musicales vraiment nouvelles : les exemples à l'appui sont à notre portée. Mais alors si chez le descendant d'une pareille personnalité ce don supérieur de réceptivité musicale s'unit à une grande mobilité de l'esprit et de l'âme, qui a pu lui venir de la mère, — mobilité qui doit sans cesse produire de nouvelles combinaisons de la pensée, — ce don de produire de nouvelles idées prendra possession du sens musical ; et ces pensées variées qui, chez la mère, étaient peut-être d'un genre tout à fait différent, deviendront chez le fils des pensées musicales. Le sens de la musique seul ne fait pas le compositeur de musique, il faut encore le don de l'invention. C'est sur une combinaison des forces spirituelles chez le fils que repose, selon moi, l'augmentation du génie musical du père au fils, à laquelle peut naturellement aussi se joindre l'augmentation de la finesse de l'oreille musicale pure, comme chaque qualité varie et peut se manifester d'une façon plus faible ou plus forte chez le descendant qu'elle ne le faisait chez l'ancêtre.

Mais nous voilà bien loin de la preuve que l'émulation extérieure est nécessaire pour le développement du sens musical existant. J'aimerais encore citer deux faits. Je ferai remarquer d'abord qu'au dix-neuvième siècle presque tous les compositeurs de musique, ayant quelque notoriété, les chanteurs et les cantatrices, sont originaires de grandes villes ; ils y sont nés, ou du moins ont grandi dans un endroit où ils ont reçu de bonne heure et de tous côtés une impulsion musicale. J'ai noté quatre-vingt-dix-huit cas de ce genre. Le second fait consiste en ce que les Juifs n'ont commencé que dans le siècle actuel à prendre part au développement musical, ce n'est que dans ce siècle-ci que se présentent des compositeurs d'origine juive, ayant des noms, comme Meyerbeer, Mendelsohn, Halévy, Rubinstein, Moscheles, Félicien David et d'autres. Évidemment ce fait a une connexité étroite avec l'émancipation des Juifs, qui leur a permis de déployer le sens musical dont la nature les avait abondamment doués. Il y a là, en même temps, une nouvelle preuve que le sens musical des peuples modernes n'a pas été augmenté par la façon dont il a été exercé pendant les siècles antérieurs; car les Juifs n'ont pas eu l'occasion de pratiquer la musique d'un ordre supérieur pendant toute la période où celle-ci était liée au culte chrétien; l'introduction de la musique dans le culte juif est d'ailleurs une institution toute moderne. Dans toute la série des dix-huit siècles qui ont précédé le nôtre, la musique ne jouait aucun rôle dans la vie des Juifs, bien que le sens musical soit très répandu chez eux, et à un degré élevé; et pourtant ils ont été aptes, aussitôt qu'ils se sont préoccupés du développement de leur talent, non seulement à s'élever à la hauteur de la musique moderne, mais même à contribuer par eux-mêmes au développement ultérieur de l'art. C'est là une preuve concluante, comme quoi le sens musical est latent dans l'homme depuis les temps les plus reculés, — au moins en ce qui concerne la plupart des races humaines, — et qu'il peut être en tout temps réveillé et perfectionné.

Mais alors si l'instrument spirituel, avec lequel nous faisons de la musique, — je veux dire avec lequel nous l'inventons et nous en jouissons, — existait de tout temps, pourquoi l'homme n'a-t-il pas depuis longtemps exécuté des symphonies et des oratorios? La réponse à cette question est tout naturellement celle-ci : parce que la musique est une invention qui, comme nous l'avons déjà fait remarquer plus haut, ne pouvait arriver à sa hauteur actuelle que peu à peu, au cours des siècles; et de la sorte nous avons désigné le trait qui marque le plus profondément la différence entre l'homme et l'animal : l'homme possède une tradition, il perfectionne et augmente ses productions, en communiquant ce qu'il avait acquis à la génération suivante; l'animal, il est vrai, n'est pas complètement privé de la possibilité d'apprendre des générations antérieures, du moins dans ses formes supérieures, mais il ne la possède cependant qu'à un degré tout à fait inférieur. Un jeune pinson qui grandit dans l'isolement chante, même sans qu'on le lui apprenne, le chant de son espèce, mais jamais aussi bien ni avec une aussi grande perfection qui si on lui adjoint comme professeur un pinson âgé et expert dans l'art du chant. Il existe donc également chez lui une tradition ; mais la forme primordiale du chant du pinson a pourtant déjà passé dans son organisation, elle lui est innée ; il parle le langage de son espèce, même lorsqu'on ne le lui a pas enseigné. La sélection sexuelle, d'après nos suppositions, en a fait une partie de son être.

Il n'en est pas ainsi de la langue de l'homme ; elle n'existe pas comme une faculté toute préparée, dans sa nature physique, mais au contraire seulement comme une manifestation possible de celle-ci, qui ne se produit que dans le cas où l'individu reste en communication avec ceux qui existaient avant lui, et lorsque le langage lui est enseigné. C'est pourquoi tout enfant de l'homme peut apprendre n'importe quelle langue ; c'est pour cette raison aussi qu'il n'y a pas de langue humaine universelle, mais des centaines de langues, dont chacune a sa propre histoire, celle de son développement, son ascension, son point culminant, et sa descente. C'est pourquoi chacune des diverses manifestations des hommes apparaît comme un être spirituel indépendant de chaque homme isolé, qui a son histoire propre, non seulement le langage, mais tout autant les arts et les lettres. Tout cela n'existerait pas si l'homme ne possédait pas sur les animaux l'avantage de transmettre à ses descendants son pouvoir spirituel, de sorte que ceux-ci en profitent, en se plaçant dès le début dans la position qui a été conquise par la génération antérieure, et pour pouvoir partir de celle-là pour en conquérir de supérieures.

Cela n'est pas nouveau certainement ; on a dit de tout temps que la différence principale entre l'homme et l'animal consiste en ce que le premier était susceptible de développement intellectuel et non le dernier. Mais je doute qu'on se soit toujours clairement rendu compte de la véritable différence. Elle n'est pas exprimée d'une façon entièrement satisfaisante dans la phrase qui précède, ce qui ressort déjà du fait que, d'après notre savoir actuel, l'animal aussi est susceptible de développement, quoique dans un tout autre sens. Nous avons tout lieu de supposer que la transformation continuelle des espèces, comme elle a eu lieu dans les périodes antérieures de l'histoire de notre globe, a lieu encore actuellement ; que de nos jours encore des transformations d'espèces continuent lentement, et sans qu'on le remarque, partout où les circonstances poussent dans ce sens. Mais un pareil développement d'une espèce animale en une nouvelle espèce, — même lorsqu'elle comporte un perfectionnement et une augmentation de ses facultés, — est pourtant tout autre chose que ce que nous appelons le développement du genre humain.

Le développement d'une espèce animale transforme celle-ci en une nouvelle espèce qui change de propriétés physiques, mais ce qu'on veut dire habituellement par « développement intellectuel de l'humanité » ne comporte nullement, dans tous les cas, un changement physique, ne fût-ce que du cerveau; cela s'accomplit tout à fait indépendamment d'un changement de ce genre. Ce développement, c'est une augmentation des conquêtes intellectuelles de l'humanité, comme un tout, la naissance de la culture dans le sens le plus large du mot, et dans toutes les directions imaginables. Par la raison que l'homme a la tradition à sa disposition, il lui devient possible de reprendre dans tous les champs de son activité intellectuelle, le travail intellectuel de ses ancêtres là où ils l'ont laissé, et de le continuer, pour laisser à son tour à ses descendants, afin qu'ils le continuent, le résultat des expériences faites et des connaissances acquises pendant sa propre vie. C'est dans l'histoire des sciences que cela est le plus clairement évident, par exemple dans les sciences naturelles, où il s'agit de longues séries de faits et de connaissances qui très graduellement ont été rassemblés et acquis au courant des siècles de la vie intellectuelle de l'humanité, et qui ont été toujours transmis aux descendants, et c'est de cette façon que le degré actuel de notre savoir a été atteint. L'homme qui naît de nos jours arrive à ce niveau de connaissances, avec peu de peine, après quelques courtes années d'étude, et peut de là, — s'il a du bonheur, — faire peut-être à son tour un pas, ou un autre, en avant.

Peut-être cet exemple est-il justement le plus propre à démontrer ce qu'il m'importait d'abord de faire voir, qu'il y a erreur à penser qu'il soit nécessaire de lier un développement de ce genre dans un domaine intellectuel à une augmentation de la capacité de production intellectuelle de l'individu isolé. Il ne faut guère plus de dons d'observation, ou de sagacité, pour observer avec le microscope la marche du développement d'un infusoire, qu'il n'en fallait du temps d'Aristote pour fixer, à l'œil nu et avec de simples scalpels, la structure d'une Seiche. Si donc nous résolvons de nos jours des problèmes plus difficiles qu'on ne le faisait au commencement du siècle, ou, à plus forte raison, du temps d'Aristote, cela ne vient pas de ce que la faculté de compréhension du cerveau humain ait augmenté, et que la finesse du don de l'observation se soit perfectionnée, mais de ce que nos ancêtres nous ont préparé la solution de problèmes d'un ordre plus élevé, et nous ont fourni de meilleurs moyens pour les observer. Le développement de la musique ne doit pas plus être attribué à un perfectionnement et à

une augmentation de nos dispositions musicales que la supériorité des virtuoses du piano de nos temps sur ceux qui vivaient
du temps de Mozart ne peut être attribuée à une augmentation
de l'habileté de la main humaine survenue depuis lors. Les mêmes
mains qui du temps de Bach ne pouvaient produire qu'une composition musicale bien pauvre et bien pâle sur une épinette, pourraient, si elles appartenaient à notre génération, presque produire l'effet d'un morceau d'orchestre, en jouant sur un piano à
queue de Steinway ou de Bechstein. Les causes de cette différence
énorme sont multiples : d'abord le perfectionnement graduel du
piano, qui est survenu depuis cette époque, qui est également
un effet de la tradition qui a permis de continuer à bâtir sur les
fondations posées par les générations antérieures ; puis le développement de la musique pour piano, qui s'est produit simultanément ; et finalement l'énorme progression de l'art de jouer du
piano, tel qu'il peut se présenter à nous, sous les noms de Haydn,
Mozart, Clementi, Hummel, Moscheles, Thalberg et Liszt. Personne n'aura l'idée de faire remonter cette progression de la technique au perfectionnement de la main humaine, pour le jeu du piano,
qui se serait produite par suite de la pratique du piano par plusieurs générations consécutives. Cela serait inimaginable déjà
par la raison qu'heureusement tous les hommes ne jouent pas du
piano, et parce qu'on ne peut certainement pas prétendre que
tous ceux qui en jouent soient des virtuoses, et parce que, en
outre, les enfants de virtuoses ne le sont eux-mêmes que très rarement. Le père de Liszt était employé du fisc, et de tous les pianistes de notre temps je ne pourrais nommer que Pauer à Londres,
dont le fils soit devenu pianiste à son tour. Évidemment, ici aussi,
la possibilité de productions supérieures ne repose pas sur de plus
grandes dispositions, mais sur la tradition d'une technique plus
perfectionnée, qui a permis au jeune artiste, dès le début, d'exercer ses mains en vue d'un but technique plus élevé.

Il me semble qu'il en est tout à fait de même de la musique
elle-même, je dirai plus, de tous les arts : l'instrument contenu
dans notre âme, sur lequel nous faisons de la musique, que nous
l'inventions nous-mêmes, ou que nous la recevions du dehors, a
été donné à l'homme de tout temps, et n'a guère été perfectionné
depuis lors : mais il apprend, de nos jours, à s'en servir d'une
façon plus efficace, parce que dès le début de sa vie on l'exerce à
des exercices d'un ordre plus difficile ; mais chez chaque vie humaine, prise isolément, le sens de la musique, comme toute capacité, est susceptible d'un perfectionnement très considérable.

Je me rappelle fort bien avoir entendu pour la première fois, à l'âge de treize ans, une symphonie : c'était la symphonie pastorale de Beethoven. Combien elle nous semble aujourd'hui claire et simple, à nous qui sommes habitués à entendre des œuvres pour orchestre tellement plus compliquées! Déjà à ce moment cette puissante mer de sons m'en imposait énormément, et je suivais cette musique avec le plus vif intérêt, mais je ne pouvais encore réussir à séparer les motifs de cet ensemble de sons, et à lui trouver un sens et de la raison. Ce n'est qu'en exerçant mon sens musical par des auditions fréquentes, que j'ai acquis la faculté de me rendre compte des détails en les dégageant de l'impression générale, et de mettre ces détails en rapport avec la poussée des ondes musicales qui roulaient à côté d'eux.

Mais lors même que le sens musical n'aurait pas augmenté d'une façon générale, dans le cours des temps, il faut bien qu'il soit né un jour ou l'autre ; et il faut se demander si et comment nous pouvons l'expliquer au point de vue du naturaliste, comment nous pouvons nous figurer l'existence même d'un sens musical.

Des essais dans ce sens ont déjà été faits à diverses reprises, non seulement depuis que l'idée de la descendance s'est fait jour, mais déjà au siècle dernier. Comme l'a rappelé de nouveau l'ingénieux psychologue des sons, C. Stumpf, la question de l'origine de la musique a vivement occupé les esprits vers le milieu du siècle dernier, surtout en France. Jean-Jacques Rousseau représentait déjà à ce moment-là l'opinion d'après laquelle la musique avait pris naissance dans le langage, c'est-à-dire dans le discours oral, opinion qui a été émise en même temps par Scheibe, en Allemagne. Plus tard elle a dû être complètement oubliée, car Herbert Spencer n'aurait pu sans cela la reprendre à nouveau et l'approfondir sans en référer à ses devanciers. Cette opinion a rencontré une opposition énergique et une réfutation sérieuse, et je crois bien qu'elle peut être actuellement considérée comme définitivement condamnée. On en peut dire autant, mais avec moins de certitude, de l'opinion de Darwin, qui, en contradiction avec celle qui vient d'être citée, prétend que le chant de l'homme est plus ancien que le langage, et pense qu'il a pris naissance par sélection sexuelle. Ici, également, on peut faire valoir de sérieuses objections, et elles ont été faites en effet par différents auteurs, par Stumpf en particulier. Il faut cependant concéder qu'il est difficile, ou pour mieux dire impossible, pour le moment, de décider si la sélection sexuelle n'a pas eu une part quelconque dans la naissance du chant chez l'homme. Mais si cela était le cas, il n'en résulterait nullement, pour cela, que le sens musical lui-même se fût formé de cette manière; il pourrait bien avoir existé auparavant.

Cela m'entraînerait trop loin, si je voulais développer ici dans tous leurs détails les raisons qui me paraissent devoir combattre la naissance du sens musical au moyen de la sélection sexuelle. Une partie de ces raisons repose sur le fait, que nous avons déjà discuté, qu'il n'y a pas eu d'augmentation de cette disposition intellectuelle, depuis le degré auquel se trouvaient les peuples à l'état de la nature; une autre partie repose sur des considérations que nous allons énoncer de suite. Il me paraît qu'il faut chercher l'explication du sens musical dans une tout autre direction; je crois qu'il ne s'est même pas formé comme une chose indépendante, et, dans un certain sens, intentionnelle, et qu'il est simplement un produit complémentaire de notre organe auditif. Ce dernier était nécessaire dans la lutte pour l'existence, et pouvait donc être provoqué par des processus de sélection et être amélioré jusqu'au degré de la plus haute perfection. A mon avis le sens musical est une prestation complémentaire de cet organe, et dans un certain sens elle est « inintentionnelle ».

Personne ne pensera que la main de l'homme a été créée pour jouer du piano, c'est-à-dire qu'elle est devenue ce qu'elle est, afin que l'homme puisse jouer du piano. Elle est au contraire formée pour saisir et pour palper délicatement, et comme ce sont là des qualités très utiles et fort précieuses dans la lutte pour la vie, rien ne nous empêche de rapporter à des processus de sélection le développement plus fin de cette main, qui en fait existe déjà chez les animaux. C'est par ces processus qu'elle a été si finement membrée, qu'elle est si délicate au toucher, et si mobile, telle que nous la voyons déjà chez le sauvage de la race la plus inférieure. Mais avec cette main nous pouvons faire toutes sortes de choses, qui n'étaient pas prévues, — s'il m'est permis de m'exprimer aussi brièvement, — comme jouer du piano, lorsque le piano été inventé, et un sauvage africain pourrait, dans certaines circonstances, et si nous voulions le dresser à cela dès son enfance, tout aussi bien apprendre la technique moderne du piano qu'un enfant européen.

Je croirais volontiers qu'il en est à peu près de même du sens musical, et du sens artistique en général. Il est, pour ainsi dire, la main spirituelle avec laquelle nous jouons sur notre âme, mais une main qui à l'origine n'avait pas cette destination, c'est-à-dire qu'elle n'a pas été formée par la nécessité dans laquelle nous

nous trouvions de sentir précisément la musique, mais par suite d'exigences tout autres.

Il nous faut des raisons mieux motivées établissant qu'il en est réellement ainsi. Nos dispositions musicales consistent en deux parties, d'abord l'organe auditif proprement dit, c'est-à-dire l'oreille extérieure, moyenne, et intérieure, qui transforme les différents sons en excitations nerveuses ; et, en second lieu, la partie du cerveau qui change ces excitations nerveuses, lorsqu'elles sont conduites vers elle par les nerfs de l'ouïe, en sensations sonores ; c'est-à-dire le centre auditif de notre cerveau, ce qu'on appelle la zone auditive.

L'organe de l'ouïe proprement dit n'est, — autant que nous le savons, — pas beaucoup plus développé chez l'homme que chez bien des animaux ; il n'est pas non plus construit d'une façon différente, par exemple d'une manière telle que nous puissions en conclure qu'il contient une faculté de plus que celui des animaux en question, la faculté d'entendre la musique. Entendre de la musique, les animaux d'ordre supérieur le peuvent aussi, ce que mon chat parait vouloir prouver, qui arrive aussitôt qu'on joue du piano, pour s'asseoir ensuite tranquillement à côté de la personne qui joue, pour sauter même à l'occasion sur ses genoux, ou encore sur le clavier. Je sais qu'un chien, dans une famille berlinoise, arrivait, d'une façon similaire, chaque fois qu'on faisait de la musique, venant souvent de chambres éloignées, en ouvrant les portes avec ses pattes. J'ai appris de la meilleure source, qu'un chien habituellement très casanier, se mettait de temps à autre à vagabonder par amour de la musique. En effet, chaque fois qu'il y avait foire à Francfort-sur-Mein, ville qu'il habitait, — elle a lieu deux fois par an, — on ne pouvait le retenir à la maison. Aussitôt que les individus qui font de la musique dans les rues de Francfort, au moment de la foire, apparaissaient, le chien se sauvait et les suivait, à travers les rues de la ville, du matin au soir. On le savait chez son maître, et pendant la foire on ne lui préparait sa nourriture que le soir.

Évidemment ni les chats, ni les chiens, ni d'autres animaux qui sont à même d'entendre de la musique humaine, ne sont organisés pour comprendre cette musique, — je veux dire que leur organe auditif, qui peut être considéré aussi bien que tout autre organe comme le résultat de la sélection naturelle, n'a pu devenir ce qu'il est, afin que les chats et les chiens puissent sentir la musique humaine, car cela ne leur serait pas de la moindre utilité dans leur lutte pour la vie. En outre, ils sont, avec leur organe auditif, beaucoup plus anciens que l'homme avec sa musique. La faculté de ces animaux d'entendre de la musique doit donc être un complément, et non intentionnel, d'un appareil auditif, qui est devenu tel que nous le trouvons en fait, pour d'autres raisons.

Eh bien, il en est justement ainsi de l'homme, — si je ne me trompe. — L'homme non plus n'a pas acquis son oreille musicale comme telle, mais il a reçu un organe auditif très fin et supérieurement développé, par des processus de sélection, parce que cela lui était nécessaire dans la lutte pour la vie. Mais cet organe auditif peut être employé, par hasard, à entendre de la musique.

Quand je dis qu'il s'est formé chez l'homme par sélection naturelle, je ne veux pas dire qu'il n'ait pas peut-être été formé dans un temps où l'homme n'existait pas encore. Nous ne connaissons pas nos ancêtres directs, et même si plus tard on arrivait à trouver leurs restes, on ne pourrait plus débrouiller les particularités microscopiques des parties tendres qui couvraient, pendant la vie, les parties osseuses de l'organe auditif, placé dans les os du crâne. Mais il est très probable qu'en effet les ancêtres immédiats de l'homme possédaient déjà à peu près le même organe auditif que celui qu'il a maintenant, car les caricatures de l'homme actuel, les singes, le possèdent presque au même degré de perfection. Assurément il n'existe jusqu'à présent aucune étude détaillée de l'ouïe du singe, comparable à la monographie par Hasse et Retzius, des organes auditifs de quelques autres mammifères. Nous ne pouvons par conséquent pas dire si la gamme de sons qu'entendent les singes, est exactement la même que chez l'homme ; mais il est permis de supposer qu'elle y correspond à peu près.

La faculté musicale, la faculté de concevoir les intervalles, les sons musicaux, repose, comme on sait, sur un appareil merveilleusement compliqué, qui se trouve dans ce qu'on appelle le limaçon de l'organe auditif. Cette organe appellé organe de Corti, d'après l'anatomiste qui l'a découvert, consiste en des milliers de cellules nerveuses auditives, dont chacune peut être excitée par un son d'une certaine hauteur. Les choses se passent de la façon suivante. Sur chaque fibre élastique tendue dans la cavité du limaçon, et qui est naturellement d'une finesse microscopique, repose une de ces cellules qui ne vibre que pour un certain son. D'après le nombre de ces cellules auditives, nous pouvons donc, — en admettant l'exactitude de l'explication que donne Helmholtz au sujet de cet appareil, — juger de la finesse d'un appareil auditif. Plus il existe de cellules auditives, plus l'animal en question entend finement et complètement. Les mesures et les numérations précises de Retzius ont donné comme résultat, que chez l'homme il existe 15,500 de ces cellules auditives dans le limaçon, chez le chat 12,500 et chez le lapin 7,800. Il s'ensuit que l'homme a une ouïe plus parfaite que ces deux animaux, quoique nous ne puissions pas encore indiquer s'il a simplement l'oreille plus fine, ou s'il distingue également une gamme plus étendue. Il est probable que les deux faits existent. Des différences dans le nombre des cellules auditives se trouvent également dans l'espèce humaine, quoique peut-être dans des limites étroites, et ce sont ces différences qui expliquent en partie pourquoi certains individus entendent d'une façon beaucoup moins précise, ou aussi des sons beaucoup moins bas ou hauts, que d'autres. Moi-même je possède une oreille musicale assez fine, mais je ne réussis cependant pas à entendre les sons hauts de la stridulation des criquets, même lorsque des centaines de ces animaux jouent de leur violon en même temps, et quoique d'autres distinguent leur chant sans peine.

Si donc l'appareil musical auditif est, dans ses parties essentielles, le même chez le lapin et le chat, que chez l'homme, ne différant que graduellement de celui-ci, on se demandera comment il a pu naître, alors qu'il n'y a que les organes utiles qui puissent prendre naissance. Pour ces animaux qui ne font pas de musique eux-mêmes, il devait être indifférent de posséder une oreille musicale ou non, et l'origine de leur appareil auditif a par conséquent dû avoir pour point de départ d'autres nécessités. Mais quelles étaient celles-ci?

Comment se faisait-il qu'il était utile pour les mammifères, dans la lutte pour la vie, de pouvoir distinguer d'une façon distincte une aussi grande quantité de sons, que ceux qui sont prévus dans leur appareil auditif? Cette question n'a probablement jamais été posée, et j'admets volontiers que la réponse à y faire n'était point aisée, au moins dans le cas où on demanderait une explication complète et détaillée. Mais il me semble qu'en général on peut fort bien comprendre comment l'ouïe de ces animaux a pu être perfectionnée et affinée, au moyen de la sélection naturelle. Les animaux sauvages ont besoin d'une ouïe très fine; les animaux carnassiers par exemple, comme les chats, doivent d'abord pouvoir entendre et distinguer tous les sons qui proviennent des animaux qui leur servent de proie. De cela seul résulte déjà une série très importante de sons, qui, par exemple pour notre chat sauvage, va du roucoulement des ramiers et du chant du coucou, jusqu'aux sons que produisent le merle, le pinson, la linotte, le serin, la grive et le faisan. Mais il faut aussi que l'animal sauvage

puisse entendre les sons produits par ses ennemis, et qu'il puisse
les distinguer des autres; non seulement l'animal qui sert de
proie, comme le lièvre, et qui est en butte aux attaques d'un
grand nombre d'ennemis, mais même les animaux rapaces, car
eux aussi ils sont obligés de se tenir sur leurs gardes, pour eux-
mêmes et pour leurs petits, et d'éviter d'autres rapaces; il faut
qu'ils puissent distinguer le hurlement du loup affamé de l'aboie-
ment du renard ou du chien, et entendre les ululements graves du
grand-duc, les cris de l'aigle et du vautour, sans tenir compte de
l'homme, dont l'existence n'a commencé que postérieurement à
la fixation de l'organe auditif de ces animaux, et dont l'influence
sur ceux-ci ne pouvait être transformatrice, étant destructive.

De cette façon, l'organe auditif de ces animaux devait se perfectionner, et permettre la perception de sons assez bas, et d'autre
part de sons très hauts. Il a dû aussi se développer une série égale
et ininterrompue de sons, car autrement les distances des différents sons n'auraient pu être estimées d'une façon juste. Il est
vrai que, malgré tout, nous sommes envahis par un sentiment
d'admiration et d'étonnement, lorsque nous voyons à quel haut
degré cette échelle de l'ouïe est développée chez les mammifères,
et nous ne pouvons le comprendre jusqu'à un certain point qu'en
nous représentant nettement que l'existence des animaux sauvages
repose en grande partie sur une extrême finesse des sens. Il faut
qu'ils ne puissent jamais rester dans l'incertitude, et sachent si
un bruit qui frappe leur oreille provient d'un ennemi ou d'un
animal leur servant de proie. Toute méprise pourrait leur devenir
fatale, et serait pour ainsi dire leur condamnation irrévocable, si
elle se répétait souvent. Si la voix d'un ennemi était prise par eux
pour celle d'un animal leur servant de proie, ils se jetteraient
littéralement dans la gueule du loup; mais la méprise inverse
également les mènerait bientôt à leur perte, car la nourriture se
fait rare pour les animaux rapaces, et il ne faut pas qu'ils manquent une occasion de se la procurer, sous peine d'être exposés à
mourir de faim. Ce n'est pas pour rien que le renard rôde de tous
côtés de jour et de nuit, cherchant une proie, à l'affût du moindre
bruit, toujours prêt à se jeter sur une proie, ou à se sauver; ce
n'est pas en vain que le lièvre est proverbialement un animal aussi
craintif: il a besoin de cette excitabilité extrême, au moindre bruit,
au moindre son, s'il veut continuer à maintenir en vie son espèce.
Nous comprendrons peut-être ainsi, jusqu'à un certain degré,
pourquoi le lapin déjà possède dans son organe auditif 7,800 cellules sensitives, bien que cela indique une finesse auditive absolu-

ment étonnante. Quoi qu'il nous soit difficile d'admettre que chacune de ces 7,800 cellules de l'ouïe soit accordée pour un ton différent, et qu'en réalité quatre au moins de ces cellules placées sur la même ligne transversale répondent au même ton, il reste toujours encore un nombre étonnant de sensations sonores, à peu près 2,000. Mais on reconnaît combien doit être fine l'ouïe qui distingue 1,000 sons différents, en se rappelant que nos meilleurs pianos à queue ne contiennent que 82 tons différents. Si nous comptons maintenant une étendue un peu plus grande de l'échelle auditive, soit à peu près 100 tons de l'espacement d'un demi ton, nous trouverons pour chaque intervalle d'un demi-ton à peu près 19 tons intermédiaires. Nous-mêmes, nous pouvons, — si notre oreille est très exercée, — discerner environ 30 tons intermédiaires entre le *la* et le *si*, c'est-à-dire un peu plus qu'il n'y a de différence entre le nombre des vibrations de ces deux sons (440 pour *la*, et pour *si*, 467,5).

Si donc il était nécessaire que l'organe auditif proprement dit des animaux d'un ordre supérieur possédât un si haut degré de perfection, pour suffire à la lutte pour la vie, on comprendra que la partie du cerveau qui permet aux sensations musicales de se former (la zone auditive) doit, elle aussi, être supérieurement organisée, pour être utile. Nous pouvons même admettre avec certitude que les couches de cellules nerveuses, et les fibres de la sphère auditive qui servent à fixer la mémoire des perceptions auditives (centre auditif), sont également conformées d'une façon supérieure. Car, comme l'a déjà dit Aristote [1], « sans mémoire les animaux ne seraient même pas capables de distinguer la différence de deux sons qui se suivent ». S'ils n'en étaient pas capables, leur organe auditif perfectionné ne leur servirait pas à grand'-chose; ils ne seraient pas en état de distinguer le cri d'un ennemi de celui d'un animal leur servant de proie, ne pouvant comparer le son qu'ils viennent d'entendre avec un son entendu précédemment, ce dernier étant complètement sorti de leur souvenir.

Malheureusement ce n'est que dans un petit nombre de cas que nous pouvons nous assurer suffisamment du point où un animal est capable de saisir notre musique. Il la saisit évidemment jusqu'à un degré assez prononcé, car on sait que les chevaux de cavalerie connaissent souvent aussi exactement que leurs maîtres les signaux donnés par le clairon, et font les évolutions commandées, sans que le cavalier ait à les diriger.

—————

1. D'après C. Stumpf : *Tonpsychologie*, t. I, p. 279.

C'est surtout chez certains oiseaux, qui sont certainement bien au-dessous des mammifères que nous avons cités au point de vue de l'intelligence, que nous trouvons une bonne preuve à l'appui du fait que notre musique peut être entendue et bien comprise par des êtres qui n'ont pu acquérir leur appareil auditif dans ce but. Je veux surtout parler de ceux d'entre les oiseaux qui ne possèdent, par eux-mêmes, aucun chant, ou du moins dont le chant est très simple, et qui sont cependant en état d'imiter non seulement le chant plus compliqué que le leur, des autres oiseaux, mais même des mélodies humaines.

Les cas les plus frappants se présentent chez certains perroquets, qui apprennent à siffler fort bien, et avec une grande pureté, de courtes mélodies. Ils possèdent donc l'appareil auditif nécessaire pour entendre de la musique, quoiqu'ils ne fassent point pas eux-mêmes de celle-ci.

Notre hypothèse semble donc bien fondée, d'après laquelle l'homme possédait déjà l'appareil auditif indispensable pour sa musique, avant même de faire de celle-ci, et pour qui cet appareil n'a point atteint sa supériorité actuelle par l'exercice de la musique. L'aptitude de l'homme à entendre de la musique ne doit en tout cas pas être primaire, acquise directement à l'intention de celle-ci; elle pourrait au contraire fort bien être en effet un complément secondaire, et inintentionnel de l'appareil auditif, développé au plus haut degré et produit par d'autres nécessités.

On pourrait répondre qu'on ne peut prouver ni par l'histologie du limaçon, ni par l'étendue de la faculté de percevoir les sons que la musique doit être comprise comme telle, que nous sommes adaptés à entendre des tierces, des quintes, etc.; on pourrait donc penser que le fait d'entendre de la musique repose néanmoins encore sur une singularité, inconnue jusqu'à cette heure, de l'appareil auditif, et qui viendrait s'ajouter à celle de la finesse d'oreille, et dont la naissance exigerait une explication particulière. Mais cette objection ne tient pas debout, parce que les animaux tels que le cheval, et le perroquet, entendent réellement la musique, quoiqu'on ne puisse admettre pour eux une adaptation particulière. Elle repose néanmoins sur un fait juste, en ce sens que nous sommes hors d'état de prouver, par l'étude seule de notre appareil auditif, que nous sommes capables de faire de la musique. Mais on pourrait tout aussi bien affirmer que notre main a été spécialement créée pour jouer du piano, car on ne pourrait prouver, par la structure seule, que les doigts sont faits pour exécuter des mouvements aussi rapides que ceux qui accompagnent les gammes des virtuoses. On pourrait encore ajouter que la main et le doigt n'ont jamais à exécuter des mouvements aussi rapides, que par conséquent ils n'y ont pas été, dès l'origine, préparés, et que leur capacité actuelle doit reposer sur une sélection sexuelle, ou un exercice transmis par hérédité.

On pourrait en dire autant au sujet des mouvements rapides que font les doigts en écrivant; mais il n'y aurait encore ici qu'une application erronée du principe utilitaire, qui empêche en effet qu'un organe soit accru au delà du point le plus avantageux, par le processus de sélection, mais il n'empêche nullement qu'un organe ne soit rendu apte, par la pratique individuelle, à un usage autre que celui auquel il était destiné dès l'origine.

Une objection sérieuse consisterait à invoquer l'exemple des hommes entièrement dépourvus de sens musical. On ne peut douter qu'il en existe, quoique la plupart des hommes qui passent pour tels, ne le sont probablement que parce que leurs dispositions musicales n'ont pas été exercées en temps voulu. Les hommes qui sont réellement dépourvus de sens musical entendent le bruit et les sons de toute espèce, selon toute apparence, aussi bien que ceux qui sont musiciens, seulement ils ne sont pas capables de distinguer les intervalles musicaux, de comprendre une mélodie et de l'interpréter, et moins encore d'analyser une harmonie. Mais si alors leur organe auditif est aussi complètement développé que celui des personnes qui sont musiciennes, on peut y trouver la preuve que l'oreille musicale est pourtant autre chose que l'ouïe ordinaire, le sens musical s'ajoute à celle-ci, et ne peut par conséquent n'être qu'un simple complément nécessaire; il faut une explication spéciale de sa formation.

Telle est l'apparence, mais ce ne me semble pas être la réalité. En effet, l'hypothèse d'après laquelle l'ouïe de celui qui n'est pas musicien est développée au même degré que l'ouïe du musicien, n'est nullement prouvée, et je suis obligé de la considérer comme invraisemblable. Malheureusement nous ne possédons pas encore des observations suffisamment exactes, au sujet de l'ouïe ordinaire, non musicale, de personnes dépourvues de sens musical, et moins encore des observations sur la structure intime de leur appareil auditif; mais par ce que nous savons au sujet de leur oreille musicale, nous pouvons conclure que leur ouïe ordinaire même ne peut pas être complète, pas plus que la structure de leur appareil auditif ne peut être normale.

L'absence du sens musical est d'ailleurs toute relative. Mozart possédait une si admirable mémoire en ce qui concerne la hauteur

absolue d'un ton, qu'il remarquait immédiatement une différence
d'un demi-quart de ton dans l'accord de son propre violon, par
rapport à un autre, sur lequel il avait joué deux jours auparavant.
Mais beaucoup de personnes, que nous reconnaissons cependant
comme étant de bons musiciens, n'ont, au point de vue de la hauteur absolue des tons, qu'une mémoire très faible, presque nulle.
Elles ne peuvent nous dire si un morceau qu'on joue devant eux
est en *la* ou *do ;* elles n'ont pour ainsi dire que la mémoire des intervalles ; il suffit que le rapport relatif entre les sons, dans le
morceau joué, soit juste, pour qu'elles soient satisfaites. Il est
certain que cela tient fréquemment au manque de pratique, et
est lié au grand rôle que joue le piano dans l'éducation des personnes musiciennes. Le violoniste a son *la* bien mieux fixé dans
l'oreille, que le pianiste n'a un ton quelconque de la gamme du
clavier, dans la sienne. Mais il y a, sans aucun doute, des différences dans les dispositions du sujet à l'égard de la mémoire de la
hauteur absolue des sons. Si nous descendons à un niveau inférieur dans l'échelle des dispositions musicales, nous trouvons que
la compréhension des intervalles devient également défectueuse,
et cela à tous les degrés jusqu'à celui dont parle Grant Allen, qui
avait observé un homme absolument incapable « de distinguer une
différence de son entre deux notes voisines du piano ». Une pareille défectuosité de l'ouïe ne peut s'expliquer qu'en admettant
quelque imperfection dans la structure de l'organe auditif, et
dans le cas présent il pourrait bien y avoir une défectuosité dans
la structure de l'organe de Corti. Un organe auditif de ce genre ne
nous représenterait donc pas l'ouïe hypothétique, primitive, de
l'homme, avant qu'elle ne fût devenue musicale ; ce serait simplement une ouïe dégénérée. Un organe auditif normal et parfait
doit toujours être en même temps musical ; il doit percevoir non
seulement les intervalles, mais aussi la hauteur absolue des tons.
Car les animaux déjà doivent posséder la faculté de reconnaître
un ton entendu isolément, comme étant plus bas ou plus haut
que tel autre ton, dont ils ont conservé la mémoire, et ils seraient
exposés à mille erreurs dangereuses, s'ils ne pouvaient le faire.
Assurément on ne considérera pas l'ouïe de Mozart, comme l'ouïe
primitive et normale de l'humanité ; on la considérera au contraire
comme anormale, dépassant autant la normale que l'ouïe de
personnes à peu près dépourvues du sens musical lui demeure
inférieure ; mais le fait que, chez l'homme civilisé, une certaine
perception de la hauteur du son a toujours été conservée, nous
est prouvé même par l'individu entièrement dépourvu de sens

musical dont parle Grant Allen, qui reconnaissait les tons hauts et
bas comme tels, quoiqu'il ne pût remarquer une délimitation bien
claire des tons, même en jouant des gammes.

Les différents degrés de faiblesse du sens musical me paraissent
être dus à quelque imperfection de l'organe auditif, à quelque
dégénérescence par rapport à sa structure primitive. On sait qu'il
existe des défauts et des dégénérescences dans toutes les parties
du corps, et elles surprendront moins dans un organe, qui, comme
l'organe auditif chez l'homme, ne joue plus aujourd'hui le rôle
décisif, au point de vue de la conservation de l'espèce, qu'il a dû
jouer il y a quelques milliers d'années, lorsque l'homme vivait
encore à l'état de nature. A ce moment, il avait, au même degré
que les animaux, besoin d'une ouïe très fine, tandis que l'homme
civilisé de notre temps ne dépend plus, au point de vue de son
existence, de la précision et de la perfection de cette fonction.
Jusqu'à un certain point, il est indifférent pour lui qu'il possède
15,500 cellules auditives, ou non. Mais les personnes chez qui il
y a une anomalie dans la structure intime des cellules auditives, ou
dans leur nombre, ou dans la tension de la membrane sur laquelle
reposent ces dernières, sont anormales, et ne pourront guère
juger les intervalles musicaux, — elles n'ont pas le sens musical.

Nous ne voulons cependant nullement prétendre, pour cela, que
le fait de ne pas être musicien dépend exclusivement d'une défectuosité de l'organe de Corti. La cause se trouve peut-être dans
certains cas, dans une défectuosité de la sphère auditive, dont
nous avons parlé plus haut; dans la région du cerveau où les excitations nerveuses, produites par les vibrations sonores, sont
transformées en sensations. Certaines défectuosités du sens musical indiquent même que l'organe auditif, aussi bien que la sphère
auditive, peuvent être dans un état normal, mais qu'une communication moins parfaite et moins variée entre la sphère auditive et les autres centres cérébraux, empêche l'assimilation de la
musique, qui a cependant été entendue d'une façon exacte. De
pareils cas sont mis en lumière d'une façon intéressante par les
cas extrêmement curieux de certaines personnes chez lesquelles,
par suite d'une petite lésion du cerveau, la faculté de comprendre
et de produire de la musique est partiellement ou entièrement
supprimée; généralement il y a en même temps des troubles du
langage. En dehors des observations anciennes, sur lesquelles
Kussmaul a édifié d'excellents travaux, des pathologistes allemands, principalement Kast, A. Knoblauch et H. Oppenheim, ont
plus récemment fourni des contributions intéressantes touchant

ce domaine si ardu et si embrouillé, au sujet duquel nous ne pouvons naturellement entrer ici dans des détails plus circonstanciés..

Il importait seulement, ici, de démontrer que l'absence du sens musical doit toujours être rattachée à une défectuosité de la structure anatomique, qu'il s'agisse de l'appareil auditif lui-même, de la sphère auditive, ou de ses connexions. Mais s'il en est ainsi, l'absence de sens musical ne peut constituer une objection contre l'opinion que nous avons formulée ici, au sujet de l'origine du sens musical.

Mais nous est-il réellement permis de supposer que les dispositions musicales des hommes primitifs les plus anciens aient été les mêmes que celles que nous possédons de nos jours ? Est-il possible de croire que dans ces temps primitifs, il naissait déjà des hommes qui, s'ils avaient été élevés dans l'une de nos écoles de musique, auraient fourni un Haydn, un Mozart ou un Beethoven, ou même simplement un bon musicien de notre temps ?

Je crois que nous ne pouvons nullement admettre ceci, simplement parce qu'il est évident qu'il nous faut autre chose, pour comprendre la musique d'un ordre supérieur, de nos jours, qu'un appareil musical dans notre oreille, et dans notre sphère auditive, autre chose encore que de l'exercice et un travail individuel approfondi. Cet *autre chose*, qui est une condition primordiale et indispensable pour comprendre la musique, est une âme délicate, impressionnable et supérieurement développée.

Il faut que, sur ce point, j'entre encore dans quelques détails. La sphère auditive dont nous avons parlé à plusieurs reprises, n'est pas seulement un fait théorique; nous la connaissons, au contraire, avec certitude. Si l'on détruit, chez un chien ou chez un singe, des deux côtés, une certaine partie du lobe temporal du cerveau, les animaux deviennent sourds, quoique leur organe auditif lui-même ne soit nullement lésé. Le trouble infligé à la santé de l'animal n'est pas important; les animaux continuent à vivre, mais ils n'entendent plus. Le son continue bien à être transformé en excitation nerveuse, au moyen de l'appareil auditif; les excitations correspondant à chaque son sont, comme auparavant, amenées au cerveau par les nerfs auditifs, mais dans le cerveau il manque l'organe qui est en état de les transformer en sensations musicales, et qui permet de s'en rendre compte; ces animaux ont de la « surdité psychique », selon l'expression technique.

Si, inversement, on pouvait enlever toutes les autres parties du cerveau, ne laissant que la sphère auditive intacte, le processus mécanique, nécessaire pour la production des sensations des sons, aurait toujours lieu; mais l'animal, ou l'homme, n'entendrait néanmoins rien, parce qu'il n'y aurait plus rien dans son cerveau qui fût capable de prendre connaissance de la sensation auditive. Avec le reste du cerveau l'intelligence tout entière aurait été enlevée, avec ses compléments, comme l'imagination, la fantaisie, la volonté, la conscience individuelle. Il manque « l'âme », et ainsi les plus belles sensations musicales, même produites dans la sphère auditive, ne peuvent être perçues, parce qu'il n'existe plus rien de l'élément percepteur.

Je n'ai cité ce cas irréalisable que pour démontrer que la perception de la musique ne dépend pas seulement de la sphère auditive, mais aussi de ce qui se trouve derrière celle-ci, et reçoit les images musicales qu'elle a formés, et qui leur permet d'agir sur l'homme, c'est-à-dire « l'âme ». Si, — comme dans le cas que nous venons de supposer, — il n'existe aucune âme, on ne perçoit rien de toutes ces images musicales; lorsqu'il existe par contre une âme humaine supérieurement développée, riche en sensations et en pensées, on peut alors percevoir toutes ces voix qui se traversent et s'entrecroisent, pour former la musique polyphone, cette architecture musicale pleine de charme, cette riche image artistique, dont les différentes parties ont une connexion si ingénieuse, sortant les unes des autres, pour rentrer les unes dans les autres, dont chaque image musicale se transforme toujours de nouveau; formant de nouvelles combinaisons intéressantes, au moyen de changements toujours nouveaux. Mais lorsqu'il ne s'agit que du cerveau relativement inférieur d'un animal, d'un perroquet par exemple, son âme ne peut venir à bout d'une image musicale aussi embrouillée, et ne perçoit peut-être qu'un brouhaha de sons, qui lui sont néanmoins agréables. Même en s'exerçant longtemps, le perroquet n'arrivera jamais à suivre le jeu des voix dans un morceau de musique, parce qu'il lui manque le degré d'intelligence nécessaire. Il entend la musique, comme telle, cela nous est prouvé par le fait qu'il l'imite en sifflant; mais même à ce point de vue, il n'arrive pas à grand'chose, et ne siffle toujours que des morceaux très courts, parce qu'il ne peut comprendre la connexion qui existe entre les différentes parties. Il existe cependant, sans aucun doute, une grande différence entre la façon dont le cerveau du perroquet comprend la musique, et celle dont le cerveau de l'homme la comprend. Mais c'est peut-être justement en mettant en opposition ces deux cas qu'on comprendra le mieux le fait important que le même appareil auditif, avec la sphère auditive

qui lui correspond, doit produire une impression toute différente
sur « l'âme », selon que celle-ci est d'ordre inférieur ou d'ordre
supérieur. Les vibrations nerveuses, musicales, de la sphère auditive, jouent pour ainsi dire sur l'âme, comme sur un instrument; plus cet instrument est parfait, plus l'effet produit doit
être grand. Ainsi la compréhension de la musique par les animaux de l'ordre le plus élevé, comme le chien, le chat, et le cheval, doit toujours encore être très imparfaite, même en ce qui
concerne les rapports purement formels des accords et des suites
de sons, parce que leur âme est encore de qualité trop inférieure,
et parce que leur raison ne prend encore aucun intérêt à suivre
les riches entrelacements des mélodies. Leur raison n'est ni assez
fine ni assez subtile pour comprendre les différences variables dans
la combinaison des sons, et il n'existe d'ailleurs pas pour eux de
plaisirs purement spirituels. Mais ces âmes d'animaux ne sont
d'ailleurs sensibles aux effets et motifs de la musique que d'une
façon tout à fait rudimentaire et générale. La musique les touche
soit agréablement, soit désagréablement, et les attire tout à fait
indépendamment de ce que nous appelons le caractère d'un morceau de musique. Ce fameux chien, qui suivait la musique de la
foire, se sentait probablement agréablement touché par n'importe
quel morceau que jouait cet orchestre ambulant, il devait lui être
indifférent que ce morceau fût en majeur ou en mineur, que ce
fût une polka ou une marche funèbre. Les différences plus fines
qui nous touchent d'une façon si puissante, n'existaient probablement pas du tout pour lui; il n'était touché que par le son en lui-
même, tandis que pour nous celui-ci est à l'arrière-plan, justement dans notre meilleure musique, par rapport à la *forme* de la
musique. Ce qui en première ligne nous fait plaisir, et nous inté-
resse dans la musique, c'est l'originalité et la richesse des formes
musicales, comme Hanslick l'a si admirablement exposé dans
son intéressante brochure sur *le Beau dans la musique*. Nous
pouvons jouir d'une symphonie, même transcrite pour piano,
nous dirons même de la lecture des notes, dans le cas où nous en
avons la pratique suffisante, et cela non seulement au point de vue
de la forme, mais tout aussi bien au point de vue de l'effet émo-
tif. Nous pouvons être mis en une disposition triste, joyeuse, etc.,
et nous pouvons croire découvrir dans un morceau de musique
des sensations (non des sentiments, comme on dit le plus souvent) humaines. Il faudra avouer, au moins en ce qui concerne
cette dernière partie des effets de la musique, qu'aucun animal,
quelque haut placé qu'il puisse être dans l'échelle, n'en a jamais

pu avoir une idée, même si nous avions exercé son oreille et sa sphère auditive, pendant toute sa vie, à cet effet, — simplement parce que derrière son sens auditif et son sens musical, il ne se trouve pas une âme supérieurement organisée en rapport avec ceux-ci.

Un fait identique, seulement avec des différences moindres, doit régir les différents dégrés du développement de l'âme humaine. Si l'homme primitif n'a pas déjà possédé la même âme que nous; si son intelligence, et tout ce qui en dépend, s'est aiguisée et approfondie dans le courant des siècles et dans la lutte pour la vie, sa faculté de comprendre la musique a dû également augmenter dans la suite des temps.

C'est pour cette cause qu'il ne peut être question qu'il y ait déjà eu, parmi les hommes primitifs, des Beethoven ignorés; je doute même fort qu'il s'en trouve de nos jours parmi les Australiens ou les nègres. Il faut non seulement un sens musical très développé, mais aussi une grande âme, richement douée, et susceptible de sentiments profonds, comme ne le comporte, d'après notre expérience, qu'une intelligence supérieurement développée, Mais je vais encore plus loin; je ne crois pas qu'un homme primitif quelconque, s'il pouvait être remis entre nos mains aujourd'hui, tout enfant, pourrait être développé, au point de vue de la musique, au moyen de l'instruction et de l'éducation, au même degré que nos enfants. Les dispositions plus élevées de l'âme que nous possédons de naissance lui feraient défaut.

Ce sont là des suppositions qui ne peuvent être prouvées, parce que nous n'avons plus à notre disposition d'homme primitif. Nous aurions bien l'Australien, mais, autant que je sache, on n'a jamais encore fait sur lui d'expériences de ce genre. Mais même si on les faisait jamais, on est cependant fixé sur un point, c'est que l'homme primitif a dû posséder des facultés spirituelles inférieures, et avant tout une intelligence moindre que celle de l'homme civilisé, — cela ressort déjà de son étude mentale, et suffit pour notre conclusion finale.

Nous pourrons donc admettre que les dispositions de l'homme pour la musique ont dû augmenter, pendant son développement intellectuel, c'est-à-dire aussi longtemps que son intelligence a été susceptible de se perfectionner d'une façon notable. Il n'est pas possible d'indiquer exactement jusqu'à quelle période de l'histoire d'un peuple, ou d'un groupe de peuples, cela a été le cas, étant donné surtout que nous ne savons pas, en effet, si l'esprit de l'homme ne continue pas, de nos jours, à se développer lentement, et par là d'une façon imperceptible. Mais pour indiquer à peu près comment je conçois cette idée, je dirai seulement que les peuples de l'antiquité, c'est-à-dire les peuples de la civilisation antique des bords de la Méditerranée, me paraissent avoir atteint déjà le maximum de l'intelligence; et cela dès la période historique la plus reculée. Si une augmentation ultérieure s'est produite depuis lors chez les peuples européens, elle a été certainement si imperceptiblement petite qu'elle n'a dû produire aucune différence sensible sur les dispositions de leur âme à comprendre la musique. Un temps qui a donné naissance à des législateurs tels que Moïse et Solon, à des poètes tels que Homère et Sophocle, à des philosophes et des naturalistes tels qu'Aristote, Platon et Archimède, qui a créé les temples égyptiens et les pyramides, ainsi que les dieux grecs, nous montre, sans aucun doute, l'esprit humain à son apogée. Un temps qui a vu naître la morale chrétienne, avec sa douceur et son caractère conciliant, nous démontre que, du côté du cœur aussi, l'âme était déjà supérieurement développée.

Nous pouvons donc admettre d'une façon certaine que les peuples de l'antiquité ont déjà possédé, à tous les points de vue, des dispositions pour la musique, comme nous-mêmes, et que la période d'augmentation de l'intelligence se trouve, sinon exclusivement, du moins pour la plus grande partie, bien loin en arrière dans l'histoire de ces peuples.

Mais si, malgré cela, la musique de l'antiquité était encore si médiocre, cela tient à ce que, — comme nous l'avons vu, — la musique et les dispositions musicales de l'homme sont des choses entièrement différentes; la dernière dépend seulement de la constitution physique du corps et des dispositions de l'esprit, tandis que la première repose en même temps sur un processus de développement graduel, au moyen de la tradition. La musique est une découverte, et repose sur la tradition, la faculté dont dépendent l'augmentation tout entière de la vie civilisée, et le développement du langage, des sciences et de leurs applications pratiques, ainsi que l'art dans toutes ses manifestations.

L'art plastique ne s'est pas développé, c'est-à-dire augmenté et perfectionné, parce que nos moyens physiques, par lesquels nous le mettons en œuvre, auraient augmenté. L'œil humain ne s'est certainement pas perfectionné, depuis les temps du plus bas degré de culture, et même depuis celui de l'homme primitif, pas plus que la partie du cerveau qui lui correspond, la sphère visuelle; mais les conquêtes artistiques des générations se sont entassées les unes sur les autres, jusqu'au moment où en est résulté toute cette construction richement coordonnée de l'art plastique actuel. Dans ce domaine il est encore plus facile de fournir la preuve que l'outil avec lequel nous avons inventé l'art, existait, dans toute sa perfection actuelle, longtemps avant l'art lui-même, et qu'il a été formé non pour l'art, mais pour protéger l'existence et servir d'arme dans la lutte pour la vie. L'importance de la finesse du sens visuel, au point de vue de la conservation de la race humaine, éclate à tous les yeux. C'est ainsi que l'art plasti-que n'est, dans le sens que nous venons d'expliquer, qu'une pro-duction complémentaire d'une faculté qui ne s'était pas formée dans ce but.

Le commencement de l'art remonte bien aux temps obscurs des troglodytes (habitants des cavernes); mais quelque reculée qu'ait été l'époque où il a commencé, il a eu besoin de beaucoup de temps pour se développer, et de tous les arts c'est la musique qui a exigé la plus longue période.

Nous nous imaginons difficilement, de nos jours, que des hom-mes aussi esthétiques et aussi fins que les anciens Grecs, aient pu trouver du plaisir à entendre une réunion de sons aussi maigre que l'accompagnement d'octaves, et nous pouvons à peine com-prendre qu'ils n'aient pas su inventer le chant à deux voix et l'y joindre. Mais il y avait encore un long chemin à parcourir pour en arriver là, et ce ne sont que les chevaleresques troubadours de la Provence qui aient eu l'idée de faire accompagner la mélodie d'une seconde voix plus grave, tout d'abord dans des suites de quartes et de quintes, que nous avons bien de la peine à goûter de nos jours, et qu'on entend encore quelquefois en Bretagne, exécutées par des musiciens de la rue.

Je n'ai pas l'intention de suivre le long chemin qu'a parcouru le développement de la musique; cette question a été depuis longtemps éclaircie par des recherches de premier ordre : mais en terminant, j'aimerais cependant revenir encore une fois sur ce fait, que la marche de ce développement ne repose pas, suivant ma conviction, sur un changement de notre nature physique innée, mais au contraire uniquement sur la faculté de transmettre les produits de l'esprit d'une génération à l'autre.

Et c'est là surtout en quoi consiste la supériorité de l'homme sur l'animal, et non dans les aptitudes, en effet bien supérieures, du premier. Mais s'il nous fallait même supposer que les disposi-tions physiques ne peuvent plus maintenant être perfectionnées, il nous serait néanmoins permis d'espérer en un progrès, pour ainsi dire illimité, de l'humanité; car chaque génération continue toujours à bâtir sur ce qu'a construit la précédente, et l'enfant de la dernière génération se trouve de prime abord posé sur un échelon un peu plus élevé des conquêtes de l'esprit, et cela par suite de la tradition; de sorte qu'à forces égales, il peut toujours arriver à s'élever un peu plus haut dans le chemin escarpé qui conduit vers le sommet de la culture humaine.

Les facultés de notre esprit auraient-elles même atteint le point le plus élevé qu'on puisse atteindre, la culture du genre humain ne resterait pas en place pour cette raison; les manifestations de l'esprit humain pourront toujours se développer de plus en plus aussi loin que notre regard peut plonger dans l'avenir.

Pour terminer, je demande qu'on pardonne au naturaliste, si, dans ce travail, il a touché à un domaine qui parait devoir lui être étranger. Il y a été conduit par une question qui touche essentiellement aux sciences naturelles, celle de « l'hérédité des caractères acquis ». Il lui importait d'essayer de voir si celles d'entre les facultés de l'homme qu'on ne peut faire dériver des processus de sélection, ne peuvent être expliquées, en ce qui concerne leur existence, sans invoquer l'hérédité des effets dus à l'exercice individuel. Cet essai a amené l'explication de l'origine du sens musical, exposée ici. Peut-être n'est-il pas sans intérêt pour des philosophes ou des musiciens de connaitre les opinions d'un biologiste à ce sujet. Les questions de ce genre se trouvent situées sur les limites de la philosophie et des sciences naturelles, et ne peuvent guère être résolues par l'une d'elles seule.

XI

DES PRÉTENDUES

PREUVES BOTANIQUES

DE

L'HÉRÉDITÉ DES CARACTÈRES ACQUIS.

DES PRÉTENDUES

PREUVES BOTANIQUES

DE

L'HÉRÉDITÉ DES CARACTÈRES ACQUIS.

Depuis que dans mon *Essai sur l'Hérédité*, de 1883, j'ai exprimé l'opinion que les caractères acquis ne peuvent pas se transmettre, qu'il n'y a pas de preuves d'une transmission de ce genre, qu'au point de vue théorique elle est de même invraisemblable, et que nous devons essayer, par suite, d'expliquer la transformation des espèces sans recourir à cette hypothèse, différents naturalistes se sont prononcés sur la question, beaucoup dans mon sens, d'autres en sens contraire. Je n'ai plus besoin de parler de ceux qui combattaient ma manière de voir avant d'avoir compris de quoi il s'agit, et d'avoir compris ce qu'il faut entendre au fond par « caractères acquis ». En général on est arrivé à comprendre, dans l'intervalle, qu'il s'agit là d'un problème des plus profonds dont la solution est essentielle pour l'idée que nous nous faisons des causes de la formation des espèces. Car si des qualités acquises ne peuvent se transmettre, du coup le système de Lamarck s'écroule complètement, et nous devons abandonner complètement le principe qui, pour Lamarck, était le seul capable d'expliquer les faits, et dont Darwin par son principe de la Sélection a sans doute notablement réduit la sphère d'action, mais auquel il a conservé néanmoins une grande portée. Ces facteurs si importants en apparence de l'évolution, l'usage et la desuétude, ne peuvent plus exercer d'influence directe de transformation sur l'espèce, pas plus

que d'autres actions parfaitement capables d'ailleurs, comme
la nutrition, la lumière, l'humidité, et la combinaison d'influences variées que nous résumons par le mot climat, de modifier le corps (*soma*) de l'individu en particulier. Toutes les modifications somatiques dues, chez l'individu pris isolément, à des
influences extérieures de ce genre ne peuvent servir à une transformation de l'espèce, parce qu'elles ne peuvent se transmettre
aux cellules germinatives dont provient la génération suivante.
Par suite, si les faits nous obligent, — et c'est ce qu'ils font à mon
avis, — à rejeter l'hypothèse d'une transmission des caractères
acquis, il ne reste plus qu'un moyen d'expliquer la transformation
de l'espèce : et c'est la modification directe du plasma germinatif,
qu'on peut se représenter comme produisant toujours de quelque façon, et comme déterminant toujours des résultats ntiles.

Assurément ce n'est pas cela qui nous aidera à comprendre
la marche de ces transformations, cela nous embarrassera
plutôt d'une façon notable, car dès lors plus d'un phénomène
cesse d'être compréhensible, et nous sommes obligés de chercher d'autres explications. Seulement on aura de la peine à voir
un argument en faveur de cette hypothèse dans le fait que pour
nous il ne s'agit pas de la plus grande commodité, mais seulement de l'exactitude de nos explications. Nous cherchons la
vérité, et si nous reconnaissons que jusque-là nous avons fait
fausse route, c'est un devoir pour nous de rebrousser chemin, et
de chercher une autre voie, quelles qu'en soient les difficultés.

Ma conception repose, d'une part, sur certaines considérations
théoriques que j'ai tenté[1] de développer dans des Essais antérieurs, et que je dois serrer ici d'un peu plus près, et, d'autre
part, sur l'absence d'une preuve effective de l'hérédité des caractères acquis. On pourrait réfuter ma théorie de deux manières.
D'un côté en produisant des preuves qui manquent encore aujour-
d'hui, de l'autre en montrant que pour certaines classes de phénomènes il n'y a pas d'explication possible sans l'hypothèse d'une
transmission des caractères acquis. On accordera bien, cependant,
qu'il faut être très réservé dans l'acceptation des preuves de cette
dernière catégorie, notre incapacité d'expliquer un phénomène
pouvant n'être que momentanée, et pouvant disparaître d'elle-
même avec les progrès de nos connaissances. Qui aurait pu expliquer les adaptations dans la structure des animaux et des plantes

----

1. Voy. : *Sur l'Hérédité. — La Continuité du Plasma Germinatif. — Du
Nombre des Globules Polaires, et de leur Signification pour l'Hérédité.*

avant que la théorie de la sélection ne fût venue éclairer ces phénomènes? Aurait-on eu pour cette raison le droit d'admettre, dans les organismes, une force inconnue, d'ailleurs, et dont l'existence n'aurait pas été du tout démontrée, leur permettant de répondre toujours aux influences extérieures par des modifications appropriées?

Je ne veux pas d'ailleurs par là me dérober à l'obligation de rendre intelligibles autant que je puis, et de rendre plus clairs les phénomènes qui sont en opposition avec ma théorie; j'ai déjà commencé par là dans mon premier Essai sur l'Hérédité. J'y ai tenté avant tout de montrer que le fait que des organes qui ne servent plus deviennent rudimentaires s'explique très bien sans l'hypothèse d'une transmission des caractères acquis, et de même pour l'origine des instincts dans lesquels on avait, à l'exemple de Darwin, vu des habitudes héréditaires, et qui semblaient devenir inexplicables dès que les habitudes admises et pratiquées dans la vie individuelle ne pouvaient se transmettre, j'essayai de montrer qu'il faut rapporter ces instincts aux processus de la sélection.

J'ai traité aussi d'autres phénomènes qui semblaient contredire ma théorie, j'ai cherché à les grouper, et peut-être ai-je réussi à montrer qu'on pouvait donner aussi de ces phénomènes d'autres explications, toujours simples et suffisantes.

Mais il y a certainement encore bien des phénomènes pour lesquels il faut trouver une nouvelle explication. C'est ainsi que Romanes a récemment, à l'exemple d'Herbert Spencer, invoqué les phénomènes de corrélation à l'appui de l'hérédité de caractères acquis. Mais j'espère pouvoir, à brève échéance, m'occuper de ces objections, et montrer que ce nouvel appui de la vieille théorie est aussi bien fragile, et ne résiste pas à une critique pénétrante, et qu'il ne peut pas avoir la valeur d'une preuve indirecte en faveur d'une hypothèse pour laquelle on attend encore une preuve directe. Pour l'ensemble de la question il ne faut pas oublier, d'une façon générale, que ce n'est pas à moi à faire la preuve d'une hypothèse, mais bien à mes adversaires. Des caractères acquis se transmettent, voilà la proposition qu'ils défendent, et dont ils devraient fournir la preuve, car le fait d'avoir été admise jusqu'ici d'une façon presque générale comme une vérité intelligible, tandis qu'une très petite minorité, comme His, du Bois-Reymond et Pflueger, la mettait en doute, ne peut cependant pas changer l'ordre des choses, et élever à la hauteur d'un fait l'hypothèse de l'hérédité des caractères acquis. Jusqu'à présent on n'a pas encore une seule expérience capable de faire la preuve de cette hypothèse.

Il faudrait donc tout d'abord produire cette preuve, il faudrait invoquer des expériences ne pouvant être interprétées que dans ce sens. Si l'on montrait par exemple que des mutilations artificielles des parents se représentent spontanément chez les descendants, et en nombre suffisant pour exclure l'idée du hasard, il faudrait voir là une preuve à invoquer. L'hérédité des mutilations a sans doute été souvent affirmée, même de nos jours, mais pas une des observations se rapportant à cette question ne résiste à une critique scientifique, et je crois pouvoir d'autant plus me dispenser d'approfondir davantage ce point que Dœderlein a déjà très pertinemment fait la lumière sur les chats anoures présentés non sans bruit au dernier Congrès des Naturalistes Allemands [1].

J'arrive à l'objet proprement dit de cet Essai : aux preuves botaniques d'une transmission des caractères acquis. Le botaniste Detmer [2] a, dans ces derniers temps, invoqué dans ce sens certains phénomènes empruntés au domaine de la physiologie végétale, et bien que je croie qu'on n'est pas autorisé à leur attribuer cette importance, il n'est pas cependant inutile de les discuter. Je voudrais croire que ces phénomènes et quelques autres très voisins empruntés à la physiologie végétale sont faits précisément pour éclairer d'un jour nouveau l'ensemble de la question si souvent méconnue et mal comprise. Je devrais assurément laisser plutôt ce soin à un botaniste, mais comme je ne sais pas si je serai soutenu de ce côté, il faut que je tente moi-même la chose, et peut-être y a-t-il avantage pour l'intelligence des choses à ce que quelqu'un qui voit d'un peu loin les conceptions botaniques, à qui un autre ordre de faits est plus familier, envisage à un point de vue général les faits découverts par la botanique moderne. Car il ne s'agit pas ici naturellement de l'exactitude des faits, ni même de l'exactitude de leur interprétation, mais bien des conclusions qu'on en peut tirer. Mais pour cela, il n'est pas nécessaire, je pense, d'être un spécialiste. Des questions d'une signification biologique générale, comme celle de l'hérédité, ne peuvent pas se résoudre dans le seul domaine des faits zoologiques ou botaniques; nous devons respectivement chercher et voir si les idées que nous nous sommes faites sur l'un de ces deux domaines peuvent s'appliquer à l'autre, ou bien s'il se présente dans

---

1. Voy. *Biol. Centralbl.*, tome VII, n° 23. Voir aussi l'Essai sur l'*Hérédité des Mutilations.*

2. *Zum Problem der Vererbung. Archiv f. Physiol.* de Pflüger, t. 41, p. 203 (1887).

cet autre des phénomènes qui contredisent ces idées et nous obligent à les bouleverser ou à les modifier.

Detmer commence par présenter des faits qui lui semblent prouver que des influences extérieures peuvent provoquer directement des modifications assez importantes de l'organisme; il pense que je déprécie le rôle de cette influence, et que je me fais une trop petite idée des modifications qui peuvent en résulter pour l'individu pris isolément. Il est évidemment tout à fait indifférent pour la question de l'hérédité des caractères acquis que les modifications somatiques dues directement à des influences extérieures soient plus grandes ou plus petites, il s'agit seulement de savoir si elles peuvent être transmises. Si elles pouvaient l'être, les plus petites modifications pourraient, elles aussi, en s'accumulant au cours des générations, s'élever jusqu'à des transformations importantes. C'est ainsi que Lamarck et Darwin se sont représenté le pouvoir transformateur des influences extérieures. Il est intéressant de voir ce que Detmer entend par modification directe ; on saisit là très clairement la différence dans les conceptions qui dépend de la différence du cercle d'expériences du botaniste et du zoologiste. Raison de plus pour souhaiter de s'expliquer là-dessus.

Detmer invoque tout d'abord la structure dorso-ventrale des bourgeons du *Thuya occidentalis*, qui consiste principalement dans ce fait que le côté supérieur de ces bourgeons présente des cellules palissadiques vertes, tandis que le côté inférieur opposé à la lumière possède des cellules vertes de forme plus courte, isodiamétriques. Si l'on retourne les branches de Thuya de telle sorte que les parties supérieure et inférieure prennent la place l'une de l'autre, la structure anatomique du bourgeon se modifie aussi ; le côté qui était destiné, à proprement parler, à former le côté inférieur, mais dont un procédé artificiel a fait maintenant le côté supérieur, prend aussi la structure du côté supérieur, et il s'y développe le parenchyme à palissade caractéristique. D'autre part ce qui était destiné primitivement à former le côté supérieur prend maintenant les caractères du parenchyme spongieux du côté inférieur. Detmer en tire la conclusion que la structure dorsoventrale des bourgeons du Thuya est la conséquence d'une influence extérieure, et que « d'après tout ce que nous savons, la lumière doit être considérée comme le facteur déterminant. »

Cette conclusion repose simplement sur une confusion d'idées. Que la lumière soit dans l'expérience en question l'occasion de la modification de structure, personne ne le met en doute, mais ce dont on doute, c'est que ce soit là la cause qui a donné au bourgeon de Thuya la faculté de former un parenchyme palissadique et un parenchyme spongieux. Si un phénomène ne se produit que sous certaines conditions, il n'en résulte pas cependant que les conditions soient aussi la cause du phénomène. La chaleur de la couveuse est une condition sans laquelle le poussin ne peut se développer dans l'œuf, mais on aura de la peine à soutenir que c'est à la chaleur que l'œuf de poule doit la faculté de devenir un poulet. Il est évidemment parvenu à cette faculté à la suite d'un développement phylétique infiniment long aboutissant finalement à une structure physico-chimique de l'œuf et de la cellule spermatique qui le féconde, telle que de leur union, il doit résulter un poulet, et non pas une oie ni un canard, — sous la supposition de l'accomplissement de certaines conditions appelées pour cette raison conditions de développement, parmi lesquelles figure aussi la chaleur. En un mot, c'est donc la « nature » physique de l'œuf qui est la cause du développement des poussins, et ce sera aussi la « nature » physique du bourgeon de *Thuya* qui sera la cause pour laquelle il produit les tissus caractéristiques de son espèce, et non pas la lumière. La lumière ne joue dans le développement du bourgeon du *Thuya* que le rôle joué par la chaleur dans le développement de l'œuf de poule : c'est une des conditions de développement.

Les choses toutefois se passent autrement pour le bourgeon de *Thuya* en ce qu'on est ici en présence de deux possibilités de développement et non pas d'une seule : le côté supérieur du rejeton peut prendre la structure du côté inférieur, le côté inférieur celle du côté supérieur, et cette modification de structure dépend de la nature de l'éclairage. Mais bien que la modification de structure soit occasionnée par la lumière, qui nous autorise à supposer que la structure elle-même soit la conséquence directe de l'action de la lumière? Je ne sais vraiment pas pourquoi la nature physique d'une partie de plante ne pourrait pas être constituée de telle sorte qu'après la production de telle ou telle condition de développement on aurait aussi telle ou telle structure, avec un éclairage plus fort la structure du côté supérieur, avec un éclairage plus faible celle du côté inférieur? Cette nature « spécifique » des bourgeons de *Thuya* dépendra, comme celle de l'œuf de poule, de son développement phylétique, de son histoire antérieure, comme il faut l'admettre chez tous les germes et dans tout développement individuel. Il ne peut donc pas être question de concevoir la modification du bourgeon de *Thuya* comme un cas de modification par influence directe de conditions extérieures, c'est plutôt un cas de double adaptation, un de ces cas dans lesquels la « nature » spécifique de l'organisme ou de l'une de ses parties, ou du germe, est disposée de telle sorte qu'elle répond de façon différente à différentes influences.

D'ailleurs une réversion tout à fait analogue a lieu pour les rameaux grimpants du lierre, comme le dit Sachs dans ses *Vorlesungen*. Il y a des rameaux qui du côté éclairé ne donnent que des feuilles, du côté de l'ombre que des racines par lesquelles ils se fixent en grimpant. Mais en retournant la plante de telle sorte que le côté de la racine soit éclairé, et que le côté de la feuille ne le soit plus, ce qui était jusque-là le côté de la racine donne maintenant des feuilles, et l'ancien côté de la feuille donne des racines. En d'autres termes, le rameau de lierre répond à l'éclairage par la formation de feuilles, à l'absence de lumière par la formation de racines, absolument comme le papier de tournesol se colore en rouge avec l'acide, en bleu avec les alcalis. La nature physique du rameau de lierre est donnée, elle est donc aussi peu formée par l'éclairage que la nature physique du papier de tournesol le peut être par l'acide ou l'alcali, mais elle ne répond pas de la même manière à l'éclairage qu'à l'absence de lumière.

Que dirait-on si l'on voulait invoquer le changement de couleur de la rainette comme une preuve de l'importance des modifications somatiques dues directement à des influences extérieures? L'animal est vert clair tant qu'il habite sur des feuilles vertes, mais il devient brun jusqu'au noir si on le place dans un milieu plus sombre. Dans ce cas on a évidemment affaire à une adaptation, car le changement de couleur de la grenouille repose sur un mécanisme réflexe compliqué. Les modifications des cellules colorantes de la peau ne sont pas dues à des différences dans l'éclairage de la peau par la lumière, mais des grenouilles aveuglées ne réagissent plus au changement d'éclairage du milieu. Il ne viendra donc à personne, dans le cas actuel, l'idée que l'influence directe de la lumière verte du milieu habituel a coloré en vert la peau de la grenouille, on devra reconnaître qu'ici et dans tous les cas analogues, il n'y a qu'une explication possible, celle des processus de sélection. Il ne s'agit pas ici, à vrai dire, de différences dans le développement ontogénique d'après la production de telles ou telles conditions extérieures, mais de différences dans la réaction de l'organisme en possession de lui-même, bien que des cas du premier genre semblent se présenter dans le règne animal. Les recherches minutieuses et prolongées de Poulton sur les couleurs de certaines chenilles ont démontré péremptoirement que les espèces en question portent en elles une double possibilité de développement, et que ce sont les circonstances extérieures qui décident de la réalisation de l'une ou l'autre possibilité. Poulton a élevé certaines chenilles au milieu d'un grand nombre de rameaux sombres de leur plante nourricière, et les a vues prendre dans le cours de leur développement cette même couleur sombre de l'écorce. Il a gardé en même temps depuis leur naissance la même espèce de chenilles au milieu de feuilles claires, et les animaux sont devenus, non vert-feuille, mais notablement plus clairs que dans le premier cas; il en est qui sont devenus vert brunâtre. Les chenilles du *Smerinthus ocellatus* peuvent, de même, prendre différentes nuances de vert et s'approcher jusqu'à un certain point du vert des plantes sur lesquelles elles vivent. On ne peut pas songer à faire dériver le développement phylétique de la couleur verte de ces chenilles et de beaucoup d'autres de leur séjour sur des feuilles vertes, et admettre que l'éclairage de la peau par la lumière verte aurait directement provoqué la coloration verte de leur peau. La chose a été démontrée depuis longtemps, en partie déjà par Darwin, en partie aussi par mes recherches personnelles antérieures. Nous n'avons donc pas d'autre explication que celle de la sélection; la couleur des chenilles s'est progressivement, dans le cours des temps, de plus en plus adaptée à la couleur des feuilles, et souvent aussi à celle du côté de la feuille sur lequel elles ont coutume de vivre, non pas par l'influence directe de la lumière, mais par la sélection des mieux protégées. Les cas de Poulton cités plus haut démontrent que chez les espèces qui se présentent sur des plantes différentes diversement colorées le processus d'adaptation est des plus compliqués, en ce sens que tout individu peut prendre une couleur plus claire ou plus sombre, la lumière qui frappe la chenille individuelle pendant sa croissance décidant de la chose. Nous avons donc exactement ici le cas du bourgeon de *Thuya* dont les cellules se développent en parenchyme palissadique ou en parenchyme spongieux suivant qu'elles se trouvent sur le côté supérieur ou le côté inférieur du bourgeon.

D'après tout ce que nous savons jusqu'à présent sur l'origine du sexe chez des animaux sexués, nous pouvons croire qu'il s'agit là aussi d'un cas analogue, c'est-à-dire d'une double aptitude existant dans chaque germe, l'une pour la masculinité, l'autre pour la féminité, mais dont une seule arrive à se développer, et pour lesquelles ce sont essentiellement des circonstances extérieures qui décident laquelle des deux carrières de développement pos-

sibles sera adoptée en définitive. Il faut d'ailleurs donner ici une
grande extension à la notion du « milieu extérieur », et comprendre dans ce terme tout ce qui n'est pas le plasma germinatif
lui-même. Ce cas n'est pas en général très clair, et je l'invoque
seulement comme un exemple destiné, — à supposer qu'il soit
exact, — à compléter ma manière de voir à l'égard du cas du bourgeon de *Thuya*. Ce qui est vrai du bourgeon de *Thuya* l'est aussi
des deux autres faits allégués par Detmer en faveur de la puissance transformatrice des influences extérieures. Je veux parler du
cas des Tropéolées, qui, en poussant à l'air humide, donnent naissance à des feuilles ayant d'autres caractères anatomiques que
celles qui croissent à l'air sec; et des différences dans la structure
des feuilles de beaucoup de plantes, suivant qu'elles poussent au
soleil ou à l'ombre. Toutes ces différences ne prouvent rien pour
l'action directe d'influences extérieures sur des différences de
structure. Comment voudrait-on expliquer que dans tous ces cas
les feuilles se modifient de la manière la plus appropriée? Faudrait-il admettre que dès l'origine les organismes sont disposés de
telle sorte qu'ils doivent réagir à l'égard de changements de conditions par des modifications appropriées? A vouloir soutenir
encore aujourd'hui une chose pareille, ou à l'envisager seulement
comme une simple possibilité, on prouverait qu'on ne connaît pas
les faits, et on ne saurait avoir la prétention de se faire écouter
dans les questions de transformisme; car la première des conditions, dans une discussion scientifique, est de savoir ce qui a
été déjà pensé et dit sur les questions dont il s'agit. Or, on a
déjà souvent montré que des classes entières de dispositions
appropriées, que des milliers et des milliers de phénomènes individuels ne peuvent pas provenir de l'action directe des influences extérieures. Si des chenilles qui se cachent pendant le
jour dans les fentes de l'écorce ont la couleur de l'écorce, si d'autres qui vivent sur les feuilles sont vertes, la chose ne peut être
le résultat de l'action directe de l'écorce ou des feuilles; encore
moins est-ce le cas pour toutes ces particularités de dessin et de
couleur qui rendent encore les animaux en question plus semblables à leur voisinage. Si chez les papillons de nuit le côté supérieur est gris comme le mur sur lequel ils dorment pendant
le jour, et si chez les papillons de jour le côté inférieur des ailes
repliées au repos possède une coloration protectrice, cela ne peut
pas résulter non plus de l'influence directe du mur, mais, — si la
chose s'est faite d'une façon naturelle, — elle a dû être provoquée
indirectement par le mur, etc. On ne devrait pas être obligé de

revenir toujours à cet *a b c* de nos connaissances sur les causes de transmutation !

Mais si l'on a cet *a b c* présent à l'esprit, et si l'on se rappelle qu'un nombre infini de dispositions appropriées des organismes ne peuvent pas résulter de l'action directe d'influences extérieures, on deviendra très prudent si l'on penchait dans un cas particulier à considérer une disposition appropriée comme la suite directe d'une influence extérieure. Si Detmer avait eu cette précaution, il se serait gardé d'ajouter cette phrase comme résumé des expériences de physiologie végétale qu'il a invoquées : « Il est possible dans certains cas, comme nous l'avons vu, de modifier par l'expérimentation la structure anatomique d'organes déterminés des plantes. Dans ce cas, il y a indubitablement une relation entre cette modification et les influences extérieures. Ces dernières agissent comme une cause. La transformation anatomique des éléments de la plante est la suite de cette cause. » Un peu plus de logique l'aurait aussi mis en garde, car sa conclusion repose simplement sur la confusion, déjà signalée plus haut, de la cause réelle d'un phénomène avec l'une des conditions à la faveur desquelles seules il peut se produire. On pourrait aussi bien pour les phénomènes de géotropisme, d'hydrotropisme et d'héliotropisme, examinés et établis de si brillante façon par la physiologie végétale moderne, les considérer comme des actions directes de la pesanteur, de l'eau, et de la lumière, et je ne sais si plus d'un botaniste ne penche pas plus ou moins vers cette hypothèse. Rien n'est plus facile cependant que de montrer qu'elle n'est pas exacte. Par géotropisme on comprend, on le sait, la qualité des parties d'une plante de croître sous un angle déterminé avec la direction de la pesanteur; la racine pousse, par exemple, dans la direction du centre de la terre, elle a un « géotropisme positif »; le bourgeon au contraire croît dans la direction opposée, il a un « géotropisme négatif ». Mais la géotropie n'est pas une qualité originelle de la plante, elle manque réellement encore aujourd'hui aux plantes qui n'ont pas de situation fixe et déterminée comme beaucoup d'algues; elle n'a pu se produire que lorsque la plante s'est attachée au sol. Voulût-on admettre que l'action continue, prolongée à travers les générations, de la pesanteur, a provoqué directement chez la racine cette qualité de croître dans la direction de la terre, je ne sais comment on expliquerait que le bourgeon vert de la plante, soumis, lui aussi, à la même action de la pesanteur, est doué précisément de la qualité contraire, c'est-à-dire de celle de croître directement dans la direction opposée. Racine et bourgeon ne se sont différenciés qu'au moment où la plante se fixait au sol, et ce n'est qu'à ce moment qu'ils ont pris les qualités spécifiques de la racine et du bourgeon. Comment auraient-ils pu faire ceci si la pesanteur avait été pour les deux la cause directe de leur géotropisme positif ou négatif? Ajoutez à cela que seule la racine principale jouit réellement, ou peut jouir, d'un géotropisme absolument positif, que les radicelles s'écartent obliquement de la racine principale sous un angle déterminé, et ne poussent pas par suite dans la direction du centre de la terre, et qu'il en est de même des bourgeons secondaires; ils ne poussent pas d'une façon exactement perpendiculaire au ciel, mais obliquement, et de côté. L'angle que font les radicelles avec la racine principale, et les bourgeons accessoires avec le bourgeon principal, diffère complètement chez les différentes espèces. Or, comment des modes de réaction si différents des différentes parties de la plante aux excitations de la pesanteur, peuvent-ils dépendre de l'action directe de cette force? Évidemment nous avons affaire ici à des adaptations. Si la racine principale jouit de la qualité de pousser directement vers le bas sous l'excitation de la pesanteur, ce n'est pas parce que cette force a agi sur elle à travers les générations, mais parce que cette direction de la racine est la plus appropriée pour la plante, et parce qu'il en est résulté un processus de sélection au bout duquel la racine a joui de la qualité de répondre à l'excitation de la pesanteur par un accroissement dans le sens de cette force. Pour le bourgeon principal le mode de réaction a été approprié, la sélection l'a confirmé, il y en a eu un autre pour les radicelles et pour les bourgeons secondaires.

Chaque partie de la plante a reçu son mode de réaction spécifique à l'excitation de la pesanteur, parce que la chose a été avantageuse pour l'ensemble de la plante, parce que la situation respective de ses parties individuelles et leur place par rapport au sol a pu être fixée et réglée. Ce mode de réaction a fini par devenir différent chez des espèces différentes, précisément parce que des conditions d'existence différentes exigent aussi des adaptations différentes.

La chose est également vraie de l'héliotropisme. La propriété des axes verts de pousser dans le sens de la lumière ne peut pas être une propriété originelle de la plante, il faut qu'elle soit d'origine secondaire. Si c'était un caractère primitif originel, indispensable, de la plante, il ne pourrait pas se changer en sens contraire; or, les racines ont un héliotropisme négatif, c'est-à-dire qu'elles poussent en fuyant la lumière; il arrive même aussi que des axes verts ont un héliotropisme négatif, et si l'on se demande chez quelle espèce de bourgeons la chose se présente, on voit que c'est chez ceux chez lesquels la chose est opportune. C'est ainsi que les axes des bourgeons florifères du lierre ont un héliotropisme négatif, c'est-à-dire qu'ils croissent en s'éloignant de la lumière « parce que leur faculté de s'accrocher à un mur vertical ou une surface horizontale en dépend ». Mais il n'y a que l'axe du bourgeon lui-même qui ait un héliotropisme négatif; les feuilles qui poussent sur lui se dirigent vers la lumière, et il en est de même pour les bourgeons florifères.

Nous avons donc affaire ici aussi à des adaptations, et non pas au résultat de l'action directe; la lumière n'est que l'excitation qui incite la partie de la plante au mode de réaction qui lui est propre, mais la cause pour laquelle cette partie réagit précisément de cette façon, et non pas d'une autre réside dans sa nature spécifique, et ce n'est pas à la lumière qu'elle est due, mais, comme nous devons le croire, aux processus de sélection, — si nous ne préférons pas chercher une explication meilleure des rapports d'organisation.

Sachs qualifie d'anisotropie le fait « que les différents organes d'une plante prennent sous l'action des mêmes forces les directions d'accroissement les plus variées »; ailleurs, il appelle l'anisotropie « une des qualités les plus générales de l'organisation végétale », et dit encore qu'il nous serait impossible de nous faire une idée de la façon dont les plantes pourraient vivre si leurs différents organes n'étaient pas anisotropes; et comme leur anisotropie n'est autre chose en général que l'expression de leur différence d'irritabilité sous l'action de la pesanteur, de la lumière etc., il est clair que c'est de l'irritabilité variable des organes, que sort en général la forme des plantes. »

Cette « irritabilité » spécifique n'a pas pu être provoquée, comme on l'a montré, par l'action directe des influences extérieures; et pour expliquer « cette qualité générale de l'organisation végétale », il ne reste plus que l'adaptation, c'est-à-dire des processus de sélection basés sur la variabilité générale.

Si simples que soient ces conclusions finales, je ne les ai cependant jamais rencontrées chez les botanistes, et elles pourraient peut-être contribuer à ébranler l'opinion vague d'après laquelle il faudrait rapporter essentiellement les caractères des plantes à l'action directe des influences extérieures.

En tout cas, l'opinion d'après laquelle la forme active des plantes serait due à l'action graduelle et continue de la pesanteur et

de la lumière ne peut être démontrée par les phénomènes d'anisotropie, et la simple affirmation qu'il est très vraisemblable que les
influences extérieures sont l'occasion de l'origine des caractères
individuels héréditaires n'est que l'expression d'une opinion per-
sonnelle sans fondement. Il est bizarre en tout cas de joindre une
affirmation de ce genre à l'exposé des cas de renversement des
bourgeons du *Thuya*. Car en admettant que la structure dorso-
ventrale du bourgeon de Thuya est réellement, comme le pense
Detmer, une conséquence directe et primaire de l'action de la
lumière, le renversement montrerait bien que dans ce cas rien
n'est devenu héréditaire. Quoique depuis des milliers de générations le côté supérieur du bourgeon se soit toujours développé,
sous l'action de la lumière, en parenchyme palissadique, cette
structure n'est pourtant pas devenue héréditaire, elle disparaît
même dès que le côté supérieur du bourgeon devient, grâce à un
procédé artificiel, le côté inférieur. Ce fait me semble plutôt être
une réfutation qu'une preuve de l'hypothèse que des caractères
acquis peuvent devenir héréditaires.

Je crois avoir suffisamment montré qu'on peut retourner avec
plus de raison contre Detmer lui-même l'objection qu'il me fait de
« rabaisser l'importance de la modification qui peut résulter pour
un organisme de l'action des influences extérieures ». Si l'on veut
considérer toutes les dispositions de la structure d'une plante qui
ne se produisent qu'à la faveur de certaines conditions extérieures déterminées, et qui font défaut dans d'autres conditions,
comme produites, au sens phylétique, par ces conditions nécessaires à leur manifestation, on a beau jeu pour expliquer les transformations des espèces, mais en ce faisant on s'appuie sur un
sable mouvant et sans fondement, puisqu'on n'a pas prouvé que
les caractères acquis peuvent être aussi transmis.

Detmer invoque, comme seconde objection contre mes théories, ce qu'on appelle les « phénomènes de corrélation ». Il croit
pouvoir expliquer par là comment on peut admettre comme possible que des modifications acquises du corps de la plante (du
soma) agissent aussi sur les « cellules sexuelles ». Si l'on étête de
jeunes pins, un des rameaux latéraux du verticille le plus proche
se redresse, et devient axe principal, et prend non seulement
l'accroissement orthotropique de celui-ci, mais aussi son mode de
ramification. Le phénomène lui-même est bien connu, et je l'ai
moi-même souvent observé dans mon jardin sans faire d'expériences botaniques. Car la nature dispose souvent elle-même l'expérience par le fait que la cime est rongée par les insectes ou par les

galles du *Chermes* par exemple. La modification du bourgeon latéral en apical se produit donc ici à la suite de la perte de l'axe principal, et dépend donc d'elle, en fait. Seulement on a de la peine à comprendre ce que ces phénomènes et des milliers d'analogues peuvent prouver en faveur de l'hérédité de caractères acquis. Qu'il y ait des corrélations entre les parties d'un organisme, que des modifications corrélatives accompagnent une modification primaire, non seulement fréquemment, mais presque toujours, on le sait bien depuis Darwin, et personne à ma connaissance n'a mis la chose en doute. Personne ne voudra non plus se représenter comme impossible une action sur les organes reproducteurs par voie de corrélation, mais il y a encore loin de là à une modification des cellules germinatives telle que l'impliquerait l'hérédité des caractères acquis. Il faudrait pour cela que le plasma germinatif ou la substance, quel que soit le nom qu'on lui donne, qui est l'agent des tendances héréditaires, éprouvât une transformation correspondant à celle qui résulte d'influences extérieures, c'est-à-dire une transformation impliquant que l'organisme qui se développe plus tard de la cellule germinative porterait spontanément en lui la même modification que son ascendant avait acquise par des influences extérieures. Comme le plasma germinatif ou la substance héréditaire, d'après la notion générale actuelle, n'est pas un organisme, dans le sens d'un prototype microscopique qui n'aurait qu'à grossir pour devenir un organisme complet, — et nous savons d'une façon précise que cela n'est pas, — il faut donc que l'ensemble des tendances de développement du germe soit donné dans la structure moléculaire spécifique, peut-être aussi dans les propriétés chimiques de ce plasma germinatif. Mais il en résulte que la modification de la substance germinative, du plasma germinatif, nécessaire pour la transmission d'un caractère acquis, devrait être de tout autre nature que la modification du corps de la plante par laquelle elle devrait être provoquée par voie de corrélation. Ou, pour choisir un exemple, à supposer que quelque plante changeât, à cause du changement de climat, la forme de ses feuilles jusque-là ovales en feuilles lobées, cette nouvelle acquisition ne passerait pas dans le plasma germinatif du pollen sous forme de quelque chose d'analogue à des feuilles ou à des formes de feuilles, car il n'y a pas de feuilles dans le plasma germinatif. Il devrait plutôt se produire une modification dans la structure moléculaire n'ayant pas d'analogie avec les changements dont était résultée la modification directe de la forme de la feuille. Si l'on comprend bien cette difficulté, on réfléchira avant de con-

clure de la possibilité d'une influence corrélative des cellules
sexuelles à la possibilité d'une transmission des caractères acquis. Pourquoi la modification directe de la forme de la feuille,
— à supposer qu'elle puisse modifier le plasma germinatif des
cellules germinatives, — doit-elle donc provoquer la modification
correspondante de la structure moléculaire? pourquoi ne provo-
querait-elle pas une quelconque des milliers de modifications
possibles? Car puisque chaque partie de la plante est variable à
un degré quelconque, il faut que de même il y ait beaucoup de
modifications possibles dans la structure du plasma germinatif.
Comment pourrait-on penser que c'est toujours précisément la
modification correspondante qui se produit, qui cependant n'a
jamais pu figurer dans l'ensemble du développement phylétique
du monde organisé, puisque la plante modifiée de la nouvelle
manière n'existait pas encore? C'est à peu près aussi vraisemblable
que de dire que, sur 100.000 épingles jetées par la fenêtre, une d'elles arrivée sur le sol demeurerait fixée sur la pointe. C'est à peine
si une supposition de ce genre mérite d'être qualifiée d'hypothèse
scientifique. Et cependant tous devraient la faire qui admettent
une hérédité des caractères acquis s'ils ne veulent pas recourir à
l'hypothèse pour le moins aussi invraisemblable de la « Pangenèse », formulée d'ailleurs par Darwin lui-même non pas comme
un principe d'explication réel, c'est-à-dire existant en réalité,
mais seulement de pure forme. Detmer se trompe fort, de même,
quand il croit que je repoussais l'admissibilité théorique de l'hérédité des caractères acquis parce que « je mettais exclusivement en avant ma théorie de la continuité du plasma germinatif ». Cette théorie est exacte ou elle est fausse, il n'y a pas de
milieu, et je m'en tiens à un seul point de vue. Seulement la
chose ne me paraît pas du tout décisive pour la question de savoir
si des caractères acquis s'impriment dans le germe, et peuvent par
suite se transmettre; car à supposer qu'il n'y eût pas de continuité
du plasma germinatif d'une génération à l'autre, il faudrait donc
que chaque individu s'en formât un nouveau et on ne comprendrait
certainement pas encore que le même plasma germinatif pût recevoir virtuellement en lui, et contenir par suite en lui toute modification produite dans l'organisme en question dans le cours de
son existence sur n'importe quel point, sous l'action d'influences
extérieures! Je crois que le problème de la possibilité de la transmission de caractères acquis reste entier, qu'on admette ou qu'on
rejette la continuité du plasma germinatif.

J'arrive maintenant à l'analyse du dernier groupe de phénomènes invoqués par Detmer en faveur d'une transmission des caractères acquis. Il m'accuse « d'avoir complètement méconnu les faits bien connus de phénomènes remarquables d'effets secondaires chez les plantes, dans l'examen du problème de l'hérédité, bien que ces faits semblent de très grande importance. Ces « effets secondaires » sont entre autres les suivants.

Si l'on décapite des tournesols vigoureux, poussés à l'air libre, et si on les place dans l'obscurité, après avoir lié un tube sur le tronçon, on voit que l'écoulement de sève auquel la souche donne lieu ne se produit pas uniformément, mais comporte des oscillations périodiques, qu'il atteint son maximum dans l'après-midi, qu'il descend à son minimum de bonne heure le matin. La cause de la périodicité quotidienne de cet écoulement réside dans le changement périodique de l'action de la lumière auquel la plante était exposée avant de servir à l'expérience. Des plantes qui ont grandi dans l'obscurité montrent bien aussi un écoulement de sève, mais sans périodicité.

Autre cas. C'est un fait bien connu que l'obscurité active l'accroissement des plantes, tandis que l'éclairage le retarde. En général les plantes croissent plus vite de nuit que de jour. Si l'on fait passer des plantes de l'air libre « à l'obscurité constante », cette périodicité de croissance ne disparaît pas sur-le-champ, elle persiste, au contraire, souvent pendant longtemps comme phénomène secondaire.

De même l'ouverture et la fermeture des feuilles de *Mimosa pudica* se produisent périodiquement sous certaines conditions naturelles, les feuilles se fermant à l'obscurité en raison des changements dans l'excitation lumineuse. Cette périodicité a sa raison d'être dans l'alternance de l'influence de la lumière. Si l'on soumet ces plantes à une obscurité continue, la périodicité de l'ouverture et de la fermeture des feuilles se prolonge pendant plusieurs jours encore. Tout cela est certainement très intéressant, et prouve que des excitations périodiques qui frappent un organisme végétal déterminent en lui des processus périodiques qui ne cessent pas aussitôt que la périodicité de leur excitation cesse. Mais on a le droit de demander ce que ces faits ont bien à faire avec l'hérédité des caractères acquis. Tous ces caractères dus à des actions extérieures restent limités à l'individu dans lequel ils sont nés, la plupart d'entre eux disparaissent même très vite, longtemps avant la mort de l'individu; il n'est pas un seul cas dans lequel le caractère en question soit devenu héréditaire. Bien que les tournesols aient été exposés depuis des milliers d'années déjà dans chaque génération à l'alternance quotidienne de la lumière et de l'obscurité, la périodicité de l'écoulement de la sève n'est cependant pas devenue une qualité héréditaire de l'espèce; elle fait défaut quand la plante est élevée dans l'obscurité, et pour le *Mimosa pudica* on peut, au témoignage même de Detmer, renverser les périodes d'ouverture et de fermeture des feuilles si on les tient pendant fort longtemps, comme le fit Pfeffer, dans l'obscurité pendant le jour, et à la lumière pendant la nuit. On a donc encore ici une nouvelle preuve de ce fait que des influences qui se sont exercées pendant des milliers de générations n'ont laissé aucune espèce d'impression sur le plasma germinatif.

Detmer lui-même le concède aussi en disant : « A la vérité les effets secondaires ne se font sentir que dans la vie individuelle d'un organisme, » mais malgré cela il nourrit depuis bien des années la conviction que les phénomènes d'hérédité et les effets secondaires, ne diffèrent que par le degré et non par nature. Il dit exactement qu'en dépit de l'absence momentanée de transmission de ces phénomènes secondaires, leur « identité essentielle avec les phénomènes d'hérédité ne peut échapper à l'observateur attentif ».

Il me semble qu'il ne s'agit pas ici autant de l'observateur, car les observations ont été faites, que du penseur; il me semble aussi que ce n'est pas procéder régulièrement que de conclure de ce fait que certaines actions périodiques sur une plante individuelle déterminent des processus physiologiques périodiques qui persistent encore pendant quelque temps, quand les causes déterminantes cessent, à une identité essentielle de ces effets secondaires avec l'hérédité. On pourrait tout aussi bien conclure que les oscillations du pendule qui continuent à se produire après que celui-ci a été mis en mouvement sont identiques en nature au processus de l'hérédité.

En fait, il y a quelque chose de commun dans les deux phénomènes, une cause qui n'est plus directement reconnaissable au moment du phénomène. Mais là s'arrête toute l'analogie; cette prétendue identité essentielle repose d'ailleurs sur une philosophie naturelle très obscure. L'analogie est même très restreinte, car les phénomènes secondaires cessent graduellement, comme les oscillations du pendule, avec la cessation de l'impulsion, tandis que les phénomènes d'hérédité se continuent sans interruption. Les post-effets physiologiques ne se distinguent en rien, au point de vue de l'hérédité, de toutes les autres qualités acquises que nous connaissons et que nous percevons comme modifications morphologiques : ils ne se transmettent pas, et on ne peut pas prendre en considération une analogie aussi vague d'où l'on voudrait conclure que l'hérédité n'est qu'un phénomène de post-effet des processus qui se sont produits chez les ascendants, car c'est là la source de l'erreur.

Pour conclure, Detmer applique les notions que lui ont fournies les phénomènes de post-effet à des phénomènes déterminés de la vie normale des plantes, en citant le changement périodique de feuillage des arbres et des arbrisseaux, qui, d'après lui, doit être provoqué par l'action directe du climat. « Si l'on taille à l'automne des rameaux garnis de bourgeons d'hiver, et qu'on en mette les bouts coupés dans l'eau, et qu'on les porte dans une serre, les bourgeons ne se développent pas sur-le-champ, il se passe souvent des mois avant qu'ils ne s'épanouissent. Ceci prouverait que la périodicité annuelle des plantes ne dépend plus immédiatement des phénomènes extérieurs. Ceux-ci auraient bien établi la périodicité annuelle, mais celle-ci a été graduellement fixée de plus en plus dans l'organisme par post-effet et par hérédité, et ne peut plus désormais disparaître. Quand l'impulsion est retirée, les changements ne peuvent se produire que très graduellement, et sous l'action de relations climatériques nouvelles. Nous en avons, selon Detmer, une preuve dans cette circonstance que notre cerisier est devenu à Ceylan un arbre à feuilles persisantes. Detmer dit encore, — et on sera d'accord avec lui, — que le changement périodique de feuillage a été provoqué par l'alternance périodique de l'été et de l'hiver telle qu'elle a lieu dans les climats les plus tempérés. Cela ne fait pas de doute, pas plus que le fait qu'il s'agit ici d'une qualité fixée héréditairement. Mais où est la preuve que cette qualité héréditaire soit le résultat de l'influence directe du climat, du froid en hiver, de la chaleur en été? Quel droit a-t-on de considérer la fixation héréditaire de cette qualité comme le « post-effet » des alternances de température agissant directement sur les générations antérieures? En a-t-on la preuve dans ce fait qu'aucun des phénomènes qui ont été réellement constatés comme de véritables post-effets n'est devenu héréditaire, comme nous l'avons vu?

Il me semble qu'à cette alternance périodique du feuillage de nos arbres sont précisément liées des dispositions qui prouvent d'une façon précise que la sélection naturelle est en jeu. Detmer s'imaginerait-il que les enveloppes protectrices caractéristiques, les squames brunes des bourgeons d'hiver, sont dues à l'action directe du froid? Mais s'il faut rattacher à une influence indirecte, et non pas directe, du climat, ces bourgeons d'hiver dans leur structure anatomique, serait-il donc si invraisemblable que la propriété physiologique de ces bourgeons de demeurer latents pendant plusieurs mois se soit développée, en même temps que leur structure, par des processus de sélection? Nous savons en même temps pourquoi cette propriété est devenue héréditaire, car la sélection opère sur des variations germinales, et celles-ci se transmettent d'une génération à l'autre avec le plasma germinatif correspondant.

Mais Detmer cherche aussi à faire la preuve inverse, à savoir que l'alternance végétative devenue héréditaire se perd de nouveau « sous l'action prolongée de conditions climatériques modifiées ». A dire vrai, ses preuves se réduisent au fait cité plus haut du cerisier qui, à Ceylan, est devenu un arbre à feuilles persistantes. Je ne sais qui a énoncé ce fait. Si réellement notre cerisier, issu de graine pendant plusieurs générations, est devenu graduellement arbre à feuilles persistantes, c'est-à-dire s'il a conservé ses feuilles à l'automne et par forme de bourgeons d'hiver, on ne pourrait plus douter de l'hérédité des caractères acquis. Je ne suis pas botaniste, mais il n'y a que la cerise sauvage, autant que je sache, qui se reproduise de graine : la cerise domestique comestible se reproduit par la greffe. Mais les greffes sont des parties du *soma* d'un arbre existant déjà, et dans la multiplication par greffes on n'a pas à affaire à des générations consécutives, mais à un seul et même individu réparti successivement sur plusieurs tiges sauvages. Qu'un seul et même individu puisse être modifié de plus en plus dans le cours de son existence par l'action directe d'influences extérieures, personne n'en doute. Mais ce qui est douteux, c'est que de telles modifications puissent être héritées par les cellules germinatives. Si les Anglais ont voulu manger à Ceylan, comme je le suppose, non pas des cerises sauvages, mais des cerises domestiques, des espèces cultivées, les branches de cerisiers qui portent des fruits n'ont pas du tout traversé les cellules germinatives ni le plasma germinatif, et rien ne s'oppose à ce que leurs caractères anatomiques et physiologiques puissent être modifiés, avec le temps, par l'influence directe du climat.

L'exemple, invoqué à la légère, des cerisiers de Ceylan ne peut donc pas être accepté comme une preuve en faveur d'une hypothèse aussi grosse de conséquences que celle de l'hérédité des caractères acquis.

Tandis que l'ensemble des faits invoqués par Detmer ne prouve pas ce qu'ils devraient prouver, un autre botaniste, le professeur

Hoffmann, de Marburg, bien connu par ses expériences prolongées sur la variation, a fait valoir récemment d'autres faits empruntés au domaine de la botanique en faveur d'une transmission des caractères acquis, faits probants, sans doute, si nous acceptons son interprétation du mot *acquis*, mais qui auraient néanmoins bien de la peine à changer quelque chose à l'état actuel de la question de l'hérédité des caractères acquis. Dans une courte Note du 1er janvier 1888, publiée dans le *Biologisches Centralblatt*, l'auteur dit « qu'on réussit, au moyen d'une nutrition insuffisante », à modifier la structure de la fleur, et que ces modifications dont on peut démontrer l'existence sont plus ou moins héréditaires.

L'exposé détaillé des expériences se trouve dans la *Botanische Zeitung* (1887, p. 773) et la conclusion finale est formulée de la manière suivante : « Il résulte certainement de ces expériences : 1° qu'on peut déterminer par une nutrition insuffisante de notables modifications morphologiques (et même des variations qualitatives) et tout d'abord dans les organes sexuels (de la fleur); 2° que les caractères acquis par l'individu auxquels Weismann [1] a donné le nom de « temporaires, peuvent être transmis ».

Les expériences sur lesquelles Hoffmann fonde ces propositions sont des tentatives faites sur différentes plantes pour voir sous quelle modification de conditions de l'existence on rencontre des fleurs anormales, et quelles sont celles de ces modifications qui favorisent le plus les variations.

Les vues de l'auteur n'étaient évidemment pas dirigées dès le début sur la question de l'hérédité de caractères acquis; ses expériences sont aussi de date beaucoup antérieure à la discussion sous sa forme et dans sa signification actuelles; il a repris au point de vue de celle-ci des recherches anciennes, ce qui explique la rigueur parfois insuffisante des preuves, par exemple au point de vue de l'hérédité des modifications. Il importe peu, puisque je n'ai pas besoin de mettre en question l'exactitude de cette hypothèse.

Voici l'essentiel des expériences elles-mêmes :

Différentes plantes de structure florale normale furent exposées pendant une série de générations à des conditions d'existence fortement modifiées; on en sema, par exemple, les graines dans de

---

1. J'ai employé l'expression en caractères « temporaires » comme synonyme d' « acquis » pour exprimer par là qu'ils ne se montrent pour ainsi dire qu'en passant, et qu'ils disparaissent de nouveau avec l'individu. Comme les caractères dont parle ici Hoffmann sont transmissibles, l'expression ne leur convient pas; on verra au cours de cette analyse que, d'une façon générale, ce ne sont pas des caractères acquis au sens requis par la théorie de la descendance.

petits pots, ce qui naturellement gêne les plantes entre elles, et cette gêne se traduit pour chacune d'elles par une nutrition insuffisante. Grâce à ce mode de traitement, quelques espèces portèrent au cours des générations un plus ou moins grand nombre dn fleurs atypiques, c'est-à-dire de fleurs doubles ; pas toujours, il est vrai, car chez la giroflée (*Matthiola annua*) et chez l'*Helianthemum polifolium* on ne constata pas une fleur double. Chez d'autres par exemple, comme chez la *Nigella damascena*, le *Papaver alpinum*, le *Tagetes patula*, on constata des fleurs doubles, et leur nombre s'accrut dans le cours des générations, mais non pas d'une façon constante. Ainsi la graine de *Nigella damascena* donnait après une série de quatre générations :

1883 : pas de fleurs doubles.

1884 : pas de fleurs doubles.

1885 : 23 fleurs typiques et 6 fleurs doubles, ce qui donne la proportion de 26 %.

1886 : 10 fleurs typiques (simples) et 1 fleur double (proportion de 10 %) :

Un certain nombre de fleurs doubles n'ont pas toujours persisté, dans bien des cas elles disparurent complètement. Ainsi pour le *Papaver alpinum* que Hoffmann cultivait déjà depuis 1862, — autant que j'en puis juger, — dans une série continue de générations, et chez lequel une « faible variabilité de la forme de la feuille, et une plus grande variabilité des couleurs de la fleur s'était déjà produite en 1882 », — le dédoublement des fleurs semblait être favorisé par une nutrition insuffisante (de la graine). De 1882 à 1886 on continua ces expériences qui confirmèrent le résultat déjà acquis auparavant, et donnèrent la proportion suivante de fleurs normales et de fleurs doubles :

Expérience xi   :   1881, 40   % de fleurs doubles.
—   1882,   4   %   —
—   1883,   5,3 %   —
—   xvii :   1884, 13   %   —
—   1885,   0   %   —
—   1886,   0   %   —

Quoique dans cette suite de générations et dans d'autres les fleurs doubles disparaissent de nouveau dans les générations postérieures, on ne peut pas douter cependant qu'elles se sont montrées à la suite de conditions anormales de nutrition. La chose est vraie malgré le fait que des fleurs doubles se sont aussi et presque aussi souvent montrées dans la culture dans un jardin à l'air libre. Pour la graine semée dru dans les pots on compta 2.879 fleurs typiques contre 256 atypiques, le plus souvent doubles ; pour les graines semées normalement, 867 typiques contre 62 atypiques ; dans le premier cas la proportion des fleurs doubles était de 8,8 %, dans le second, de 7 %. Hoffmann ne peut d'ailleurs pas invoquer cette comparaison puisque parmi les graines semées en condition normale celles-ci provenaient en partie de fleurs doubles, et qu'il se produit une forte influence héréditaire, mais l'hypothèse de pareille hérédité n'est guère appuyée par ses expériences.

Voici son expérience XVIII avec le *Papaver alpinum :* « Des graines de fleurs doubles, de l'expérience XI, de 1883, donnèrent des plantes qui de 1884 à 1886, ne produisirent que 53 fleurs simples, et pas une fleur double ! » d'où la proportion de 0 %.

Dans la contre-expérience XIX, « des graines de fleurs simples de différentes sortes donnèrent des plantes qui, en 1885 et en 1886, produisirent 43 fleurs qui étaient toutes typiques, sauf une ». Ces mêmes graines donnèrent en pleine terre 166 fleurs simples, et 5 fleurs doubles ! On trouve d'ailleurs aussi chez Hoffmann des expériences dans lesquelles des graines de fleurs doubles donnèrent de nouveau une quantité de fleurs doubles, comme par exemple l'expérience XXI avec le *Papaver alpinum*. Dans ce cas « des graines de fleurs doubles semées en pleine terre donnèrent des plantes nombreuses qui en 1885 et en 1886 produisirent 284 fleurs simples et 21 fleurs doubles (proportion de 100 à 7) ».

On le voit, on n'a pas fait du tout la preuve de l'hérédité, car qui pourrait dire combien de ces fleurs doubles obtenues dans la dernière expérience dépendent de l'hérédité, et combien de l'action du changement de conditions ? Je ne doute pas que l'hérédité soit ici en jeu, et je ne pourrais nullement me représenter l'ensemble des phénomènes sans cette hypothèse. Mais cela n'implique pas du tout l'hérédité des caractères acquis, car les modifications qui se sont produites ici ne sont pas « acquises », à mon sens, pas plus qu'au sens général de la théorie de la descendance. Il ne s'agit pas ici d'une dispute de mots, mais de la solution d'une question scientifique des plus profondes. Il s'agit de savoir si des modifications du corps (du *soma*, par opposition aux cellules germinatives), provoquées par l'action directe d'influences extérieures, peuvent être transmises, si elles peuvent agir sur les cellules germinatives de telle sorte que celles-ci, dès la première génération, accusent spontanément la modification en question. Voilà la question à laquelle il faut ici répondre, et selon la réponse qui y sera faite, — comme on l'a montré plus haut, — nous verrons si le transformisme de Lamarck peut être conservé ou s'il faut l'abandonner.

Je n'ai jamais douté que des modifications qui dépendent d'une modification du plasma germinatif, et par suite des cellules reproductrices, soient transmissibles, j'ai même plutôt toujours insisté sur ce fait que ce sont elles, et elles seules, qui doivent être transmises, et quiconque soutient le contraire ne connaît pas mes travaux. Comment donc la transformation des espèces doit-elle finir par se réaliser, si le plasma germinatif ne peut être modifié, et si les modifications du plasma germinatif ne peuvent pas se transmettre à la génération suivante? Et qui est-ce qui peut donc modifier le plasma germinatif, sinon des influences extérieures, au sens le plus large du terme? S'il en est ainsi, qu'on admette avec Naegeli une modification due à des causes internes, c'est-à-dire qu'on se représente que le développement phylétique du monde organisé avait été déjà ébauché dans la structure moléculaire du premier organisme simple de telle sorte que toutes les autres formes devaient en procéder dans le cours des périodes géologiques, et en auraient aussi découlé même s'il n'était survenu aucune condition nouvelle d'existence. C'est là la théorie de Naegeli que j'ai combattue depuis des années.

Si l'on appelle « acquises » des modifications du *soma* qui doivent dépendre, comme des anomalies spontanées, d'une modification antérieure du plasma germinatif, il est facile de démontrer que des qualités acquises se transmettent, mais on ne fait faire ainsi aucun pas à la science [1], on ne fait que créer la confusion. Personne n'a jamais douté, à ma connaissance, que des modifications

1. Voyez le travail de J. Orth : *Ueber die Entstehung und Vererbung individueller Eigenschaften,* Leipzig, 1887. L'auteur a une façon étrange de déclarer inexacte ma proposition de la non-transmissibilité des caractères acquis, parce qu'il persiste lui-même à qualifier aussi d'« acquises » les modifications résultant d'une modification germinative spontanée, bien qu'il les appelle acquises « indirectement ». Le même auteur me fait le reproche de n'avoir pas distingué avec assez de rigueur les deux sortes de transmission des nouvelles qualités du corps, c'est-à-dire d'avoir laissé complètement de côté la dernière sorte (les modifications résultant de la variation du germe). Il cite à la même page ma phrase : « Chaque modification de la substance germinative, quelle qu'en soit l'origine, doit se transmettre à la génération suivante par la continuité du plasma germinatif, et par là les modifications somatiques qui résultent de cette continuité se transmettent à la génération suivante ». De cette proposition il ne résulte pas inévitablement, comme le dit Orth, que des qualités acquises indirectement peuvent se transmettre, à moins qu'on ne s'accorde à qualifier des modifications spontanées d'« acquises indirectement »! Comment peut-on me jeter dans les jambes les confusions qui se sont introduites dans ces questions depuis l'intervention de Virchow? Je ne le comprends pas de la part de quelqu'un qui connaît et qui cite les séances du Congrès des Naturalistes de Strasbourg de 1885.

spontanées, comme le sixième doigt ou orteil, la présence des mèches blanches au milieu d'une chevelure noire, des envies, etc., puissent se transmettre. Il est exact d'ailleurs qu'on a parfois, dans les ouvrages de pathologie, appliqué à ces modifications l'expression « d'acquises ». Mais His a déjà fait remarquer avec beaucoup de raison qu'on devrait, dans l'intérêt de la clarté, éviter plutôt cette expression « manifestement impropre dans ce sens ». Si l'on veut qualifier « d'acquise » chaque qualité nouvelle, le mot perd simplement sa valeur scientifique, qui réside précisément dans la limitation de son usage; il ne signifie rien de plus que le mot « nouveau ».

Des qualités nouvelles peuvent se former de différentes manières, par la sélection artificielle ou naturelle, par des variations germinatives spontanées, ou par l'action directe d'influences extérieures sur le corps. Si l'on admet l'hérédité des dernières, « on a besoin pour cela de l'hypothèse de rapports compliqués entre les organes et le blastème » (His), tandis que les deux autres espèces de modification de la théorie n'offrent aucune espèce de difficulté.

Il y a donc manifestement, au point de vue de l'hérédité, un grand abime entre ces deux groupes de modifications, abstraction faite de la question de savoir qui a raison, de nous, qui combattons la non-transmissibilité des modifications acquises, ou de ceux qui voudraient la maintenir. En tout cas il est nécessaire d'avoir des désignations précises, qui ne soient pas susceptibles d'une fausse interprétation. His proposait en son temps[1] d'appeler les modifications résultant de la sélection des « changements par culture », celles qui se produisent spontanément, « changements spontanés », en opposant à toutes deux les qualités « acquises » dans notre sens. La science s'est de tout temps attribué le droit d'emprunter au trésor de la langue des expressions individuelles, et de les employer dans un sens tout à fait spécifique, et je ne vois pas pourquoi elle devrait renoncer à ce droit pour l'expression « acquis ». D'ailleurs, dans le domaine de l'anatomie pathologique l'expression ne paraît pas avoir toujours été employée dans le sens vague dans lequel Virchow et Orth la prennent maintenant, puisque des spécialistes éminents comme Weigert et Ernest Ziegler l'emploient exactement dans le sens où Darwin, du Bois-Reymond, Pflueger, His et tant d'autres, parmi lesquels moi-même, l'ont employée.

---

1. His : *Unsere Kœrperform,* Leipzig, 1874, p. 58.

Il s'agit d'avoir une expression qui désigne rigoureusement les deux catégories principales de modifications, c'est-à-dire les modifications primaires du corps, et les modifications secondaires, c'est-à-dire celles qui sont la suite d'une variation germinative, quelle qu'en soit l'origine. Il n'y a que les premières que nous ayons appelées jusqu'ici « acquises » : on pourrait les appeler aussi « somatogènes », parce qu'elles dépendent de la réaction du soma à l'égard des influences extérieures, et on pourrait leur opposer toutes les autres modifications du corps comme « blastogènes », c'est-à-dire résultant d'une modification germinative. On exclurait ainsi toute méprise. Il n'y a que les modifications somatogènes qui ne peuvent être transmises,' ou, pour mieux dire, ceux qui soutiennent leur transmissibilité ont à en fournir une preuve. De ces modifications somatogènes font partie, outre les mutilations qui sont des conséquences directes d'un accroissement ou d'une diminution de fonctionnement, celles qui sont des conséquences directes d'une modification de nutrition, ou d'autres influences extérieures agissant sur le corps. Des modifications blastogènes font partie non seulement celles qui résultent de la sélection en se basant sur des modifications germinatives, mais encore, toutes les modifications qui doivent être la suite d'une modification du plasma germinatif.

Si nous nous demandons à laquelle des deux catégories principales appartiennent les cas invoqués par Hoffmann, il ne me semble pas douteux qu'il ne s'agit pas pour eux de ces modifications qu'on a qualifiées jusqu'à présent, dans la théorie de la descendance, d'« acquises » ; qu'il ne s'agit pas par suite de modifications « somatogènes », mais de modifications « blastogènes ». Ce n'est pas le corps de la plante, le soma, qui dans les expériences d'Hoffmann a été directement modifié par les influences extérieures, mais le plasma germinatif des cellules germinatives, et c'est ce qui a provoqué dans les générations suivantes des modifications somatiques.

Il n'est pas difficile de dégager des expériences d'Hoffmann des faits à l'appui de cette manière de voir.

La preuve réside surtout dans ce fait que dans aucune des nombreuses expériences la modification ne commença à se produire dans la première génération. On cultiva des graines de plantes sauvages de différentes sortes, à fleurs normales, soit dans le jardin, soit dans des pots en serrant les graines, mais pas une seule de toutes les plantes qu'on obtint avec ces graines sauvages ne donna une seule fleur double ! C'est seulement à la suite de plusieurs générations qu'apparurent des fleurs doubles isolées, puis un plus grand nombre, parfois aussi des modifications des feuilles ou de la couleur des fleurs. Ce fait ne comporte qu'une seule explication, et c'est que la modification des conditions ne provoqua d'abord que des modifications invisibles dans l'idioplasma de la plante individuelle, qui se transmirent d'ailleurs à la génération suivante; dans celle-ci les mêmes causes de modification agirent encore plus profondément, et la modification invisible de l'idioplasma s'accrut; cette modification ainsi accrue se transmit à la génération suivante, et ainsi, de génération en génération, l'idioplasma se modifia de plus en plus jusqu'à ce que la modification fût assez grande pour provoquer une modification visible du soma, par exemple une fleur double.

Comme il n'y a pas d'autre idioplasma d'une génération qui passe à l'autre que le premier degré ontogénique de cet idioplasma, c'est-à-dire le plasma germinatif, il a donc fallu que ce fût le plasma germinatif qui ait été modifié par les conditions modifiées de l'existence, et assez longtemps pour que la modification ait pu suffire pour provoquer une modification du soma visible pour nous, soit dans la fleur, soit dans la feuille [1].

Hoffmann cite encore quelques faits de nature un peu différente. Il réussit à modifier notablement, en la cultivant dans un jardin, et en modifiant sa nutrition, la carotte sauvage (*Daucus carota*); il a pu modifier la structure de sa racine, et ces modifications sont devenues héréditaires [2] : on en a fait la preuve.

Malheureusement la bibliographie botanique me manque pour le moment, et je suis hors d'état de dépouiller *in extenso* ces anciennes expériences, mais il s'agit ici, aussi, manifestement d'une modification qui ne commença à devenir visible qu'après des générations : il s'agit par conséquent d'une modification du plasma germinatif.

On connaît depuis longtemps déjà des cas absolument correspondants.

---

1. Voy. les développements de Naegeli sur ce point dans sa *Theorie der Abstammungslehre*. Il conclut aussi de faits analogues à une modification de l'idioplasma sous des influences extérieures, modification tout d'abord invisible, mais qui s'accroît assez dans le cours des générations pour provoquer aussi des modifications visibles de la plante. Seulement il ne tire pas la conséquence plus importante, que ces modifications n'atteignent que le plasma germinatif parce qu'il ne connaît pas l'antithèse entre l'idioplasma somatique et l'idioplasma germinatif.

2. Voir aussi sur ce point les expériences déjà anciennes de Vilmorin, sur l'amélioration de la carotte.

Nous pouvons citer, par exemple, le cas de la pensée des jardins qu'Hoffmann a de nouveau fait sortir de la forme sauvage, la *Viola tricolor*, et cela en dix-huit ans. Darwin dit déjà dans son livre sur les *Variations des Animaux et Plantes* que pour la pensée et pour toutes les autres fleurs « anoblies » de nos jardins, la forme sauvage, plantée dans les jardins, commence toujours par demeurer immuable pendant plusieurs générations, réfractaire en apparence aux nouvelles conditions d'existence, mais que dans la suite il se produit des variations individuelles dont les jardiniers ont tiré par la sélection et par d'habiles croisements une espèce d'une couleur particulière et d'un dessin différent.

Dans ce cas la modification du plasma germinatif est donc aussi le fait primaire, et il ne peut pas être question de modifications acquises au sens requis par la théorie de la descendance.

J'en viens maintenant au dernier fait botanique cité par Hoffmann en faveur de l'hérédité des caractères acquis, et ce fait consiste en ce que des *Solidago virgaurea* originaires des Alpes du Valais commencèrent, dans le jardin botanique de Giessen, où elles avaient été plantées, à « fleurir plusieurs semaines avant des plants indigènes des environs de Giessen ». En d'autres termes : la période de floraison de la *Solidago* des Alpes devait être fixée par l'hérédité, et bien que les conditions extérieures eussent permis la simultanéité de floraison chez les deux types, la chose n'eut pas lieu.

Mais que peut-on conclure de l'ensemble des faits qui précèdent? D'après Hoffmann, naturellement, il en faut conclure que des qualités acquises directement sont héréditaires. Mais cette conclusion suppose que la fixation de l'époque de la floraison est une qualité acquise directement, et en fait Hoffmann semble être de cet avis quand il dit, — avec un certain vague d'ailleurs, — que la période de floraison a été « acquise par accommodation, — au climat par conséquent, — pendant une longue série de générations, et est devenue héréditaire ».

Mais que veut dire le mot « accommodation »? Probablement ce que depuis Darwin on a l'habitude d'appeler « adaptation », c'est-à-dire une disposition opportune, appropriée aux relations. On regarde communément, après Darwin, la production de ces appropriations comme due à des processus de sélection; Hoffmann semble leur attribuer quelque autre origine, il croit peut-être avec Naegeli qu'elles sont provoquées « par l'action directe », c'est-à-dire par les influences extérieures.

En fait la fixation de la période de la floraison serait aussi une adaptation qu'on pourrait aussi bien expliquer par l'influence directe des conditions extérieures. Toute la question est de savoir si cette explication est exacte. Nous pourrions imaginer que la plante serait sollicitée à se développer plus vite par le fait que la bonne saison commence plus tôt, et, par suite, que portée dans un pays à climat plus chaud elle fleurirait naturellement plus tôt, que l'habitude de fleurir plus tôt se transmettrait ensuite toujours plus aux générations postérieures, et que l'action continue du climat chaud pousserait les choses aussi loin que l'organisation de la plante le permettrait. Malheureusement on oublie dans cette explication, comme dans beaucoup d'autres, que l'hérédité des caractères acquis est une hypothèse qui n'est pas du tout démontrée, alors que l'explication même la suppose démontrée! Il est évident pour tous que l'interprétation d'un phénomène d'une manière qui suppose *a priori* l'hérédité des caractères acquis ne peut fournir aucune preuve en faveur de cette même hérédité.

J'ai toujours pensé pouvoir expliquer la fixation de la période de floraison et d'autres phénomènes physiologiques analogues dans le règne animal (comme par exemple l'éclosion d'insectes qui ont hiberné) par des processus de sélection, et j'avoue que cette explication me semble être encore aujourd'hui la plus simple et la plus naturelle.

A Fribourg-en-Brisgau, où la culture de la vigne joue, comme on sait, un grand rôle, la vendange souffre souvent des gelées du printemps qui tuent les jeunes pousses, avec les bourgeons et les fleurs. Aussi les viticulteurs se sont-ils empressés de cultiver différentes espèces de vignes plus tardives, et qui ne commencent à végéter qu'à une époque plus avancée, à une époque où les gelées ne sont plus à craindre. A voir comme toutes les pousses des espèces précoces sont anéanties par une gelée survenant à la fin d'avril, tandis que celles des espèces plus tardives, et qui ne sont pas encore ouvertes, sont épargnées, on ne peut douter que les premières auraient disparu depuis longtemps si elles avaient dû à l'état naturel soutenir une lutte pour l'existence contre les autres. La période de floraison oscille naturellement chez les individus de toute espèce de plantes, on peut donc la modifier d'une manière factice par le choix des individus; on ne voit pas, par suite, comment il pourrait se faire que la période de floraison de chaque plante ne serait pas fixée pour chaque terrain de la manière la plus favorable possible grâce à la seule sélection naturelle.

Hoffmann ne s'est évidemment pas souvenu de la différence

fondamentale qui existe entre les qualités acquises par le soma et les modifications secondaires résultant de modifications du plasma germinatif; s'il se l'était rappelée, il n'aurait pas invoqué, pour faire valoir les faits botaniques discutés ici qui appartiennent tous à la deuxième catégorie, et pour mieux consolider sa théorie, il n'aurait pas invoqué des cas du règne animal qui appartiennent tous à la première catégorie, comme l'hérédité des mutilations. Je n'insiste pas sur ces cas, d'ailleurs, puisque la plupart d'entre eux sont de vieilles connaissances, d'une part, et que de l'autre, ils sont beaucoup trop incertains et trop vagues pour pouvoir prétendre à être traités scientifiquement.

Je crois avoir montré que jusqu'à présent on n'a pas fourni dans le domaine de la botanique un seul fait qui soit capable de prouver qu'il existe une transmission des caractères acquis (au sens restreint de ce terme); je crois encore qu'il n'est pas un seul fait qui puisse rendre celle-ci vraisemblable.

FIN DES ESSAIS.

C. REINWALD & Cie

Libraires - Éditeurs

CATALOGUE GÉNÉRAL

DIVISION

PARIS

15, rue des Saints-Pères, 15

Décembre 1890

PUBLICATIONS PÉRIODIQUES

Archives de Zoologie expérimentale et générale. Histoire naturelle. — Morphologie. — Histologie. — Evolution des animaux. Publiées sous la direction de Henri de Lacaze-Duthiers, membre de l'Institut de France (Académie des Sciences), professeur d'Anatomie comparée et de Zoologie à la Sorbonne (Faculté des Sciences), Fondateur et Directeur des laboratoires de Zoologie expérimentale de Roscoff et de la station de Banyuls-sur-Mer (Laboratoire Arago), Président de la section des sciences naturelles.

Les *Archives de Zoologie expérimentale et générale* paraissent par cahiers trimestriels. Quatre cahiers ou numéros forment un volume gr. in-8° avec planches noires et coloriées. Prix de l'abonnement : Paris . . . . **40 fr.**

Départements et Étranger . . . . **42 fr.**

Les tomes I à X (années 1872 à 1882) forment la Première Série. — Le tome XI (année 1883) forme le Ier volume de la Deuxième Série. — Le tome XII (année 1884) forme le IIe volume de la Deuxième Série. — Le tome XIII (année 1885) forme le IIIe volume de la Deuxième Série. — Le tome XIV (année 1886) forme le IVe volume de la Deuxième Série. — Le tome XV (année 1887) forme le Ve volume de la Deuxième Série. — Le tome XVI (année 1888) forme le VIe volume de la Deuxième Série. — Le tome XVII (année 1889) forme le VIIe volume de la Deuxième Série. — Le tome XVIII (année 1890) forme le VIIIe volume de la Deuxième Série.

Prix de chaque volume gr. in-8°. Cartonné toile . . . . **12 fr.**

Le tome XIX (année 1891) est en cours de publication.

Il a paru en outre de la collection :

Le tome XIII *bis* (supplémentaire à l'année 1885) ou tome III *bis* de la deuxième série.

Le tome XV *bis* (supplémentaire à l'année 1887) ou tome V *bis* de la deuxième série.

Prix de chaque volume gr. in-8°. Cartonné toile . . . . **12 fr**

Malgré le grand nombre de planches, le prix de ces volumes est le même que celui des *Archives*.

Revue d'Anthropologie. Publiée sous la direction de M. Paul Broca, secrétaire général de la Société d'anthropologie, directeur du laboratoire d'Anthropologie de l'École des hautes études, professeur à la Faculté de médecine. 1872, 1873 et 1874. — 1re, 2e et 3e années ou volumes I, II et III. Chaque volume . . . . **20 fr.**

Matériaux pour l'histoire primitive et naturelle de l'Homme. Revue mensuelle illustrée, fondée par M. G. de Mortillet, 1865 à 1868, dirigée de 1869 à 1888 par M. Émile Cartailhac et E. Chantre. Format in-8°, avec de nombreuses gravures.

La collection des Matériaux se compose en tout de 22 volumes et coûte 500 fr. Prix de chaque volume séparé, 20 fr. Il reste peu de volumes séparés, la plupart étant épuisés.

Bulletin mensuel de la librairie française. Publié par C. Reinwald et Cie. 1891. 33e année. 8 pages in-8°. — Prix de l'abonn' : France, 2 fr. 50. ; Etr., 3 fr.

Ce Bulletin paraît au commencement de chaque mois, et donne le titre et les prix des principales nouvelles publications de France, ainsi que de celles en langue française éditées en Belgique, en Suisse, en Allemagne, etc., avec indications des éditeurs ou de leurs dépositaires à Paris.

I. — DICTIONNAIRES

Nouveau Dictionnaire universel
DE LA
LANGUE FRANÇAISE
Rédigé d'après les travaux et les Mémoires des membres
DES CINQ CLASSES DE L'INSTITUT
ENRICHI D'EXEMPLES EMPRUNTÉS AUX POÈTES ET AUX PROSATEURS FRANÇAIS
LES PLUS ILLUSTRES DU XVIe, DU XVIIe, DU XVIIIe ET DU XIXe SIÈCLE
Par M. P. POITEVIN
Auteur du Cours théorique et pratique de Langue française.

Nouvelle édition, revue et corrigée. 2 vol. in-4°, imprimés sur papier grand raisin. Prix, broché, 40 fr. ; relié en 1/2 maroq. très solide, 50 fr.

DICTIONNAIRE TECHNOLOGIQUE
DANS LES LANGUES
FRANÇAISE, ANGLAISE ET ALLEMANDE
Renfermant les termes techniques usités dans les arts et métiers et dans l'industrie en général

Rédigé par M. Alexandre TOLHAUSEN
Revu par M. Louis TOLHAUSEN

Ire partie : *Français-allemand-anglais*. 1 vol. in-12, avec un nouveau grand supplément.. 12 fr.
Le *Nouveau grand supplément* de la 1re partie se vend aussi séparément 3 fr. 75.
IIe partie : *Anglais-allemand-français*. 1 vol. in-12............... 11 fr. 25
IIIe partie : *Allemand-anglais-français*. 1 vol. in-12.... .... 10 fr.

Dictionary of the English and French Languages with the Accentuation and a litteral Pronunciation, by W. James and A. Molé. 1 volume in-12... 7 fr.

Dictionary of the English and Italian Languages with the Italian Pronunciation, by W. James and Gius. Grassi. 1 vol. in-12............. 6 fr.

Dictionary of the English and German Languages by W. James, thoroughly revised and partly rewritten, by C. Stoffel. 1 vol. in-12............... 6 fr.

Dictionnaire anglais-allemand et allemand-anglais, par Wessely. 1 vol. in-16. Cartonné à l'anglaise............................ .... 3 fr.

Dictionnaire anglais-espagnol et espagnol-anglais, par Wessely et Gironès. 1 vol. in-16. Cartonné à l'anglaise .... 3 fr.

Dictionnaire anglais-français et français-anglais, par Wessely. 1 vol. in-16. Cartonné à l'anglaise... 2 fr.

Dictionnaire anglais-italien et italien-anglais, par Wessely. 1 volume in-16. Cartonné à l'anglaise..... .... 3 fr.

Dictionnaire espagnol-français et français-espagnol, par Louis Tolhausen. 1 vol. in-16. Cartonné à l'anglaise...................... 2 fr.

Dictionnaire français-allemand et allemand-français, par Wessely. 1 vol. in-16. Cartonnage classique, 1 fr.; cartonné à l'anglaise........ 2 fr.

Dictionnaire italien-allemand et allemand-italien, par Locella. 1 volume in-16. Broché, 2 fr.; cartonné à l'anglaise .... 3 fr.

Dictionnaire latin-anglais et anglais-latin. 1 vol. in-16. Cart. à l'angl. 3 fr.

II. — SCIENCES NATURELLES ET ANTHROPOLOGIE.

OUVRAGES DE CHARLES DARWIN

L'Origine des Espèces au moyen de la sélection naturelle ou la Lutte pour l'existence dans la nature. Traduit sur l'édition anglaise définitive par Edmond Barbier. 1 volume in-8°. Cartonné à l'anglaise................ **8 fr.**

De la Variation des Animaux et des Plantes à l'état domestique. Traduit sur la seconde édition anglaise par Ed. Barbier, préface par Carl Vogt. 2 vol. in-8°, avec 43 gravures sur bois. Cartonné à l'anglaise....... **20 fr.**

La Descendance de l'Homme et la Sélection sexuelle. Traduit d'après la seconde édition anglaise revue et augmentée par l'auteur, par Edmond Barbier, préface de Carl Vogt. 3ᵉ édition française. 1 vol. in-8° avec grav. sur bois. Cartonné à l'anglaise.................................... **12 fr. 50**

L'Expression des Émotions chez l'Homme et les Animaux. Traduit de l'anglais par les docteurs Samuel Pozzi et René Benoît. 2ᵉ édition revue et corrigée (nouveau tirage). 1 vol in-8° avec 21 grav. sur bois et 7 planches photographiées. Cartonné à l'anglaise............................ **10 fr.**

Voyage d'un Naturaliste autour du Monde, fait à bord du navire *Beagle,* de 1831 à 1836. Traduit de l'anglais par M. Ed. Barbier. 2ᵉ édition. 1 vol. in-8° avec gravures sur bois. Cartonné à l'anglaise...................... **10 fr.**

Les Mouvements et les Habitudes des Plantes grimpantes. Traduit de l'anglais sur la deuxième édition par le docteur Richard Gordon. 2ᵉ édition. 1 vol. in-8° avec 13 figures dans le texte. Cartonné à l'anglaise........ **6 fr.**

Les Plantes insectivores. Traduit de l'anglais par Ed. Barbier, précédé d'une Introduction biographique et augmenté de Notes complémentaires par le professeur Charles Martins. 1 vol. in-8° avec 30 figures dans le texte. Cartonné à l'anglaise..................................... **10 fr.**

Des Effets de la Fécondation croisée et directe dans le règne végétal. Traduit de l'anglais et annoté avec l'autorisation de l'auteur, par le Dʳ Edouard Heckel. 1 vol. in-8°. Cartonné à l'anglaise.............. **10 fr.**

Des différentes Formes de Fleurs dans les plantes de la même espèce. Traduit de l'anglais avec l'autorisation de l'auteur et annoté par le Dʳ Edouard Heckel, précédé d'une Préface analytique du professeur Coutance. 1 vol. in-8° avec 15 gravures dans le texte. Cartonné à l'anglaise.... **8 fr.**

La Faculté motrice dans les Plantes. Avec la collaboration de Fr. Darwin fils. Traduit de l'anglais, annoté et augmenté d'une préface par le Dʳ Edouard Heckel. 1 vol. in-8° avec gravures. Cartonné à l'anglaise. **10 fr.**

Rôle des vers de terre dans la formation de la terre végétale. Traduit de l'anglais par M. Levêque, préface de M. Edmond Perrier. 1 vol. in-8°, avec 15 gravures sur bois, intercalées dans le texte. Cartonné à l'anglaise... **7 fr.**

Les Récifs de Corail, leur structure et leur distribution. Traduit de l'anglais d'après la seconde édition par M. L. Cosserat. 1 vol. in-8, avec 3 planches hors texte. Cartonné à l'anglaise.................................... **8 fr.**

LA VIE ET LA CORRESPONDANCE
DE
CHARLES DARWIN

Avec un chapitre autobiographique

Publiés par son fils, **M. Francis DARWIN**

Traduit de l'anglais par HENRY C. DE VARIGNY, docteur ès sciences. 2 vol. in-8°, avec portraits, gravure et autographe. Cart. **20 fr.**

TRAITÉ

D'ANATOMIE COMPARÉE PRATIQUE

PAR

Carl VOGT et Émile YUNG

DIRECTEUR   PRÉPARATEUR

du Laboratoire d'Anatomie comparée et de Microscopie de l'Université de Genève.

Le *Traité d'Anatomie comparée pratique*, dont nous annonçons la publication, est destiné surtout à servir de guide dans les laboratoires zoologiques.

Une longue expérience, acquise autant dans divers laboratoires et stations maritimes que dans la direction du laboratoire d'anatomie comparée et de microscopie de l'Université de Genève, a démontré à MM. C. Vogt et E. Yung l'utilité d'un traité resumant la technique a suivre pour atteindre à la connaissance intime d'un type donné du règne animal.

Le but de ce *Traité*, qui sera composé d'une serie de monographies anatomiques de types, résumant l'organisation animale tout entière, est de mettre l'étudiant en mesure de questionner méthodiquement la nature pour lui arracher ses secrets. En sortant des écoles préparatoires, le jeune homme doit apprendre à voir, à observer, à faire des expériences, et c'est alors qu'il lui faut des jalons, des points de repère pour suivre une route aussi hérissée de difficultes.

Mais, si le *Traité d'Anatomie comparée pratique* s'adresse, en premier lieu, aux étudiants et aux commençants, il ne sera pas moins utile aux professeurs et aux chefs de travaux chargés d'enseigner la science ou de diriger des laboratoires, car ils y trouveront un résumé de toute l'anatomie comparée et pourront y renvoyer l'étudiant arrêté par une difficulté.

Tome I. 1 vol. gr. in-8°, avec 425 fig. dans le texte, cartonné à l'anglaise, 28 fr.

Le présent ouvrage formera deux volumes grand in-8°. Le second volume est sous presse et sera publié par livraisons de 5 feuilles chacune, avec des gravures intercalées dans le texte. Les six premières livraisons du tome II sont en vente. — Prix de chaque livraison.... ..... 2 fr. 50

AUTRES OUVRAGES DE CARL VOGT

Lettres physiologiques. Première édition française de l'auteur. 1 vol. in-8° avec 110 gravures sur bois. Cartonné à l'anglaise............... 12 fr. 50

Leçons sur les animaux utiles et nuisibles, les bêtes calomniées et mal jugées. Traduit de l'allemand par M. G. Bayvet, revu par l'auteur et accompagné de gravures sur bois. 3° édition. Ouvrage couronné par la Société protectrice des animaux. 1 vol. in-12. Broché 2 fr.; cartonné à l'anglaise................................ .... 2 fr. 50

Leçons sur l'Homme, sa place dans la création et dans l'histoire de la te·re. Traduction française de J. J. Moulinié. 2° édition, revue par M. Edmond Barbier. 1 vol. in-8°, avec gravures dans le texte. Cartonné à l'anglaise... 10 fr.

La Provenance des Entozoaires de l'homme et de leur évolution. Conférence faite au Congrès international des sciences médicales à Genève, le 15 septembre 1877. 1 vol. in-8°, avec 61 figures dans le texte................ 2 fr.

OUVRAGES DE ERNEST HAECKEL

Professeur de Zoologie à l'Université d'Iéna.

Histoire de la Création des Êtres organisés d'après les lois naturelles. Conférences scientifiques sur la doctrine de l'évolution en général et celle de Darwin, Goethe et Lamarck en particulier. Traduit de l'allemand et revu sur la septième édition allemande, par le docteur Ch. Letourneau. 3° édition. 1 vol. in-8° avec 17 planches, 20 gravures sur bois, 21 tableaux généalogiques et une carte chromolith. Cartonné à l'anglaise...... 12 fr. 50

Lettres d'un voyageur dans l'Inde. Traduit de l'allemand par le D^r Ch. Letourneau. 1 vol. in-8°. Cartonné à l'anglaise .... 8 fr.

OUVRAGES DE LOUIS BÜCHNER

L'Homme selon la Science, son passé, son présent, son avenir, ou D'où venons-nous ? — Qui sommes-nous ? — Où allons-nous ? Exposé très simple, suivi d'un grand nombre d'éclaircissements et remarques scientifiques. Traduit de l'allemand par le Dr Ch. Letourneau. 4e édition revue et augmentée par l'auteur. 1 vol. in-8°, orné de nombreuses gravures sur bois.............. 7 fr.

Force et Matière, ou principes de l'ordre naturel de l'univers mis à la portée de tous, avec une théorie de la morale basée sur ces principes. Traduit sur la quinzième édition allemande, avec l'approbation de l'auteur, par A. Regnard. 6e édition avec une biographie de l'auteur et une préface du traducteur. 1 vol. in-8°, avec le portrait de l'auteur............................. 7 fr.

Conférences sur la Théorie darwinienne de la transmutation des espèces et de l'apparition du monde organique. Application de cette théorie à l'homme. Ses rapports avec la doctrine du progrès et avec la philosophie matérialiste du passé et du présent. Traduit de l'allemand d'après la seconde édition, avec l'approbation de l'auteur, par Auguste Jacquot. 1 vol. in-8°.......... 5 fr.

La Vie psychique des bêtes. Trad. de l'allemand par le Dr Ch. Letourneau. 1 vol in-8° avec gravures sur bois. Broché, 7 fr.; relié toile, tr. dorées. 9 fr.

Lumière et Vie. Trois leçons populaires d'histoire naturelle sur le soleil dans ses rapports avec la vie, sur la circulation des forces et la fin du monde, sur la philosophie de la génération. Traduit de l'allemand par le docteur Ch. Letourneau. 1 vol. in-8°.. 6 fr.

Nature et Science. Études, critiques et mémoires, mis à la portée de tous. Deuxième volume. Traduit de l'allemand par le docteur Gustave Lauth (de Strasbourg). 1 vol. in-8°.. 7 fr.

TRAITÉ D'ANATOMIE HUMAINE
par C. GEGENBAUR
Professeur d'Anatomie et Directeur de l'Institut anatomique de Heidelberg.
TRADUIT SUR LA TROISIÈME ÉDITION ALLEMANDE
par Charles JULIN
Docteur ès sciences naturelles, chargé des cours d'Anatomie comparée et d'Anatomie topographique à la Faculté de médecine de Liége.

1 vol. gr. in-8, orné de 626 figures dans le texte, dont un grand nombre tirées en couleurs. Cartonné à l'anglaise .... 35 fr.

TRAITÉ D'EMBRYOLOGIE ou HISTOIRE DU DÉVELOPPEMENT
DE L'HOMME ET DES VERTÉBRÉS
par Oscar HERTWIG
Directeur du IIe Institut anatomique de l'Université de Berlin.
TRADUIT SUR LA TROISIÈME ÉDITION ALLEMANDE
par Charles JULIN

1 volume grand in-8°, orné de 339 figures dans le texte et 2 planches en chromolithographie. Broché 15 fr.; cartonné à l'anglaise.......... 16 fr. 50

MANUEL D'ANATOMIE COMPARÉE DES VERTÉBRÉS
par R. WIEDERSHEIM
Professeur d'Anatomie humaine et comparée à l'Université de Fribourg en Brisgau
TRADUIT SUR LA DEUXIÈME ÉDITION ALLEMANDE
par G. MOQUIN-TANDON
Professeur de Zoologie et d'Anatomie comparée à la Faculté des sciences de Toulouse.

1 vol. gr. in-8°, orné de 302 fig. dans le texte, broché, 12 fr.; cart. à l'angl. 13 fr. 50

EMBRYOLOGIE ou TRAITÉ COMPLET DU DÉVELOPPEMENT
DE L'HOMME ET DES ANIMAUX SUPÉRIEURS

par Albert KÖLLIKER
Professeur d'Anatomie à l'Université de Wurzbourg.

TRADUCTION FAITE SUR LA DEUXIÈME ÉDITION ALLEMANDE
par Aimé SCHNEIDER
Professeur à la Faculté des sciences de Poitiers.

*Revue et mise au courant des dernières connaissances par l'auteur
avec une préface*
par H. de LACAZE-DUTHIERS
Membre de l'Institut de France,
SOUS LES AUSPICES DUQUEL LA TRADUCTION A ÉTÉ FAITE.

1 vol. gr. in-8°, avec 606 fig. dans le texte. Cartonné à l'anglaise...... 30 fr.

MEMOIRES D'ANTHROPOLOGIE
DE
PAUL BROCA

Tomes I, II et III. 3 vol. in-8°, avec cartes, planches et gravures. Cartonnés à
l'anglaise .... 22 fr. 50
Le tome III se vend seul séparément................................... 7 fr. 50
Tome IV. 1 vol. in-8°, avec gravures. Cartonné à l'anglaise .... 10 fr.
Tome V. Publié avec une introduction et des notes par le docteur S. Pozzi.
1 vol. in-8°, avec gravures. Cartonné à l'anglaise.................... 14 fr.
Le tome V a encore été publié à part sous le titre : *Mémoires sur le cerveau
de l'homme et des primates*, publiés avec une introduction et des notes par
le docteur S. Pozzi. 1 vol. in-8°. Broché........................... 12 fr. 50

MANUEL TECHNIQUE
DE PHYSIOLOGIE VÉGÉTALE

PAR LE DOCTEUR W. DETMER
Professeur de l'Université d'Iéna.

TRADUIT DE L'ALLEMAND PAR LE DOCTEUR HENRI MICHEELS

Revu et augmenté par l'auteur.

1 volume gr. in-8° avec 130 figures dans le texte. Broché 10 fr.; cartonné à
l'anglaise.. 11 fr. 50

LE LIVRE DE LA NATURE
OU

Leçons élémentaires de Physique, d'Astronomie, de Chimie, de Minéralogie,
de Géologie, de Botanique, de Physiologie et de Zoologie, par le Dr Frédéric Schœdler. Traduit sur la 18e édition allemande avec l'autorisation de
l'auteur et des éditeurs, par Adolphe Scheler et Henri Welter. 2 volumes
in-8°, avec 1,026 gravures dans le texte, 2 cartes astronomiques et 2 planches
coloriées. Broché .... 12 fr.
Relié, toile tr. jaspées, 14 fr. Relié, avec plaque spéciale et tr. dorées. 16 fr.
    On vend séparément :
    Eléments de Botanique. 1 volume in-8°, avec 237 gravures. Broché........ 2 fr. 50
    Éléments de Zoologie, d'Anatomie et de Physiologie. 1 volume in-8°, avec 226
    gravures. Broché... 4 fr. »

ARCHIVES

DE

ZOOLOGIE EXPÉRIMENTALE ET GÉNÉRALE

HISTOIRE NATURELLE — MORPHOLOGIE — HISTOLOGIE — ÉVOLUTION DES ANIMAUX

publiées sous la direction de

HENRI DE LACAZE-DUTHIERS

Membre de l'Institut de France (Académie des sciences),
Professeur d'anatomie comparée et de zoologie à la Sorbonne (Faculté des sciences),
Fondateur et directeur des laboratoires de zoologie expérimentale de Roscoff
et de la station de Banyuls-sur-Mer (Laboratoire Arago),
Président de la section des Sciences naturelles.

Les *Archives de Zoologie expérimentale et générale* paraissent par cahiers trimestriels. Quatre cahiers ou numéros forment un volume grand in-8°, avec planches noires et coloriées. Prix de l'abonnement : Paris, 40 fr.;
Départements et Etranger, 42 fr.

Les tomes I à X (années 1872 à 1882) forment la Première Série. — Le tome XI (année 1883) forme le Iᵉʳ volume de la Deuxième Série. — Le tome XII (année 1884) forme le IIᵉ volume de la Deuxième Série. — Le tome XIII (année 1885) forme le IIIᵉ volume de la Deuxième Série. — Le tome XIV (année 1886) forme le IVᵉ volume de la Deuxième Série. — Le tome XV (année 1887) forme le Vᵉ volume de la Deuxième Série. — Le tome XVI (année 1888) forme le VIᵉ volume de la Deuxième Série. — Le tome XVII (année 1889) forme le VIIᵉ volume de la Deuxième Série. — Le tome XVIII (année 1890) forme le VIIIᵉ volume de la Deuxième Série.

Prix de chaque volume gr. in-8° cartonné toile.......................... 42 fr.

Le tome XIX (année 1891) est en cours de publication.

Il a paru en outre de la collection :

Le tome XIII *bis* (supplémentaire à l'année 1885) ou tome III *bis* de la deuxième série.

Le tome XV *bis* (supplémentaire à l'année 1887) ou tome V *bis* de la deuxième série.

Prix de chaque volume gr. in-8°. Cartonné toile .... 42 fr.

Malgré le grand nombre de planches, le prix de ces volumes est le même que celui des *Archives*.

ANAGNOSTAKIS (A.) — *Contribution à l'histoire de la chirurgie*. **La Méthode antiseptique chez les Anciens**, par A. Anagnostakis, prof. à l'Université d'Athènes, président honoraire perpétuel de la Société de médecine, Grand Officier de l'ordre du Sauveur. Brochure in-4°............ .... 2 fr.

BRUNNER (Dʳ Henri). — **Guide pour l'analyse chimique qualitative** des substances minérales et des acides organiques et alcaloïdes les plus importants, par le Dʳ Henri Brunner, professeur de chimie à l'académie de Lausanne, directeur de l'Ecole de pharmacie. 1 vol. gr. in-8°. Cartonné à l'angl. 5 fr.

CASSELMANN (Dʳ Arthur). — **Guide pour l'analyse de l'urine**, des sédiments et des concrétions urinaires au point de vue physiologique et pathologique, par le Dʳ Arthur Casselmann. Traduit de l'allemand, avec l'autorisation de l'auteur, par G. E. Strohl. Brochure in-8°, avec 2 planches........ 2 fr.

CHEPMELL (le Dʳ E. C.). — **Médecine homœopathique** à l'usage des familles. Régime, hygiène et traitement par le docteur Chepmell. Traduit avec l'autorisation de l'auteur, sur la huitième et dernière édition anglaise, par Ernest Lemoine, docteur en médecine de la Faculté de Paris. 2ᵉ édit. 1 vol. in-12... 4 fr.

—— **Traitement homœopathique du choléra**. Extrait de l'*Homœopathie des Familles*, du Dʳ Chepmell. Traduit sur la dernière édition anglaise, par Ernest Lemoine, docteur en médecine de la Faculté de Paris. Brochure in-12... 25 c.

COUTANCE (A.). — **La Lutte pour l'existence**, par A. Coutance, professeur d'histoire naturelle à l'Ecole de médecine navale de Brest. 1 volume in-8°... 7 fr. 50

FOSTER et **BALFOUR**. — **Éléments d'embryologie**, par M. Foster et Francis Balfour. Traduit de l'anglais par le Dʳ E. Rochefort. 1 vol. in-8°, avec 71 gravures sur bois. Cartonné à l'anglaise.................................... **7 fr.**

GADEAU DE KERVILLE (Henri). — **Causeries sur le Transformisme**, par Henri Gadeau de Kerville. 1 vol. in-12......................... **3 fr. 50**

GEGENBAUR (Carl). **Manuel d'Anatomie comparée**, par Carl Gegenbaur, professeur de l'Université et directeur du Musée anatomique de Heidelberg. Traduit de l'allemand sous la direction du professeur Carl Vogt. 1 vol. gr. in-8°, avec 319 grav. sur bois intercalées dans le texte. Broché, 18 fr.; cartonné à l'anglaise.. **20 fr.**

GORUP-BESANEZ (Dʳ E.). — **Traité d'Analyse zoochimique qualitative et quantitative.** Guide pratique pour les recherches physiologiques et cliniques, par le Dʳ E. Gorup-Besanez, prof. de chimie à l'Université d'Erlangen. Traduit sur la troisième édition allemande et augmenté par le Dʳ L. Gautier. 1 vol. grand in-8°, avec 128 figures dans le texte. Cartonné à l'anglaise. **12 fr. 50**

HUXLEY (T. H.). — **Leçons de Physiologie élémentaire**, par T. H. Huxley. Traduit de l'anglais sur la troisième édition, par le docteur E. Dally. 1 vol. in-12, avec de nombreuses figures dans le texte. Broché, 3 fr. 50; cart. à l'anglaise... **4 fr.**

JORISSENNE (Dʳ G.). — **Nouveau signe de la grossesse**, par le Dʳ G. Jorissenne. Brochure gr. in-8°.. **2 fr. 50**

LABARTHE (P.). — **Les Eaux minérales et les Bains de mer de la France.** Nouveau guide pratique du médecin et du baigneur, par le docteur Paul Labarthe. Précédé d'une Introd. par M. A. Gubler. 1 vol. in-12. Cart...... **5 fr.**

LUBBOCK (Sir John). — **Les Insectes et les Fleurs sauvages**, leurs rapports réciproques, par Sir John Lubbock. Traduit par Edmond Barbier. 1 vol. in-12 avec 131 gravures dans le texte. Broché, 2 fr. 50.; cartonné à l'anglaise, plaque spéciale... **3 fr.**

—— **De l'Origine et des Métamorphoses des Insectes**, par Sir John Lubbock. Traduit par Jules Grolous. 1 volume in-12, avec de nombreuses gravures dans le texte. Broché, 2 fr. 50.; cartonné à l'anglaise, plaque spéciale. **3 fr.**

MAGNUS (Hugo). — **Histoire de l'Évolution du sens des couleurs**, par Hugo Magnus, professeur d'ophthalmologie à l'Université de Breslau, avec une Introduction par Jules Soury. 1 volume in-12......................... **3 fr.**

MARCOU (J.). — **De la Science en France**, par J. Marcou. 1 vol. in-8°.... **5 fr.**

MARTIN (Ernest). — **Histoire des Monstres**, depuis l'antiquité jusqu'à nos jours, par le docteur Ernest Martin. 1 vol. in-8°...................... **7 fr.**

MOHR (Fr.). — **Toxicologie chimique.** Guide pratique pour la détermination chimique des poisons, par le docteur Frédéric Mohr, professeur de pharmacie à l'Université de Bonn. Traduit de l'allemand par le docteur L. Gautier. 1 volume in-8°, avec 56 gravures dans le texte....................... **5 fr.**

REICHARDT (E.). — **Guide pour l'analyse de l'Eau**, au point de vue de l'hygiène et de l'industrie. Précédé de l'Examen des principes sur lesquels on doit s'appuyer dans l'appréciation de l'eau potable, par le docteur E. Reichardt. Traduit de l'allemand avec l'autorisation de l'auteur, par G. E. Strohl. 1 vol. in-8°, avec 31 fig. dans le texte.............. **4 fr. 50**

ROMANES (G. J.). — **L'Évolution mentale chez les Animaux**, par George John Romanes. Suivi d'un essai posthume sur l'instinct par Charles Darwin. Traduit de l'anglais par le Dʳ Henri C. de Varigny. 1 vol. in-8° avec 4 figures dans le texte et 1 frontispice. Cartonné à l'anglaise................. **8 fr.**

ROSSI (D. C.). — **Le Darwinisme et les Générations spontanées**, ou Réponse aux réfutations de MM. P. Flourens, de Quatrefages, L. Simon, Chauvet, etc., suivie d'une Lettre de M. le Dʳ F. Pouchet, par D. C. Rossi. 1 vol. in-12. **2 fr. 50**

SCHLESINGER (R.). — **Examen microscopique et microchimique des fibres textiles**, tant naturelles que teintes, suivi d'un Essai sur la Caractérisation de la laine régénérée (shoddy), par le Dʳ Robert Schlesinger. Précédé d'une préface, par le Dʳ Emile Kopp. Traduit de l'allemand par le Dʳ L. Gautier. 1 volume in-8°, avec 32 gravures dans le texte........ **4 fr.**

SCHMID et Fr. WOLFRUM. — Instruction sur l'Essai chimique des médicaments, à l'usage des Médecins, des Pharmaciens, des Droguistes et des Elèves qui préparent leurs derniers examens de pharmacien, par le docteur Christophe Schmid et F. Wolfrum. Traduit de l'allemand avec l'autorisation des auteurs par le docteur G. E. Strohl. 1 vol. gr. in-8°. Cartonné à l'anglaise .... 6 fr.

SCHORLEMMER (C.). — Origine et développement de la Chimie organique, par C. Schorlemmer. Traduit de l'anglais avec l'autorisation de l'auteur par Alexandre Claparède. 1 vol. in-12, avec figures. Cartonné à l'anglaise, tranches rouges .... 3 fr. 50

STAEDELER (G.). — Instruction sur l'Analyse chimique qualitative des substances minérales, par G. Staedeler, revue par H. Kolbe. Traduit sur la sixième édition allemande, par le Dʳ L. Gautier, avec une gravure dans le texte et un tableau colorié d'analyse spectrale. 1 vol. in-12. Cartonné à l'anglaise .... 2 fr. 50

WALLACE (A. R.). — La Sélection naturelle. Essais par Alfred-Russel Wallace. Traduit de l'anglais sur la deuxième édition, avec l'autorisation de l'auteur, par Lucien de Candolle. 1 vol. in-8. Cartonné à l'anglaise.... 8 fr.

YUNG (Émile). — Hypnotisme et Spiritisme (Les faits positifs et les faits présumés). Conférences publiques prononcées dans l'aula de l'Université de Genève. 1 volume in-8° .... 2 fr.

FORMULAIRE

DE LA

FACULTÉ DE MÉDECINE DE VIENNE

Donnant les prescriptions thérapeutiques utilisées par les professeurs Albert, Bamberger, Benedikt, Billroth, C. Braun, Gruber, Kaposi, Meynett, Monti, Neumann, Schnitzler, Stellwag de Carion, Ultzmann, Widerhofer, publié par le

Dʳ Théodore WIETHE
Ancien chef de clinique à Vienne.

Traduit par le Dʳ E. VOGT

1 fort vol. in-32. — Prix, élégamment broché...................... 3 fr. »
—   —   — cart. toile tranches rouges, coins arrondis 3 fr. 50

PROPOS SCIENTIFIQUES
par Emile YUNG

1 vol. in-12. Broché... 3 fr.

III. — PHILOSOPHIE

LA MORALE NATURELLE

ET LA

RELIGION DE L'HUMANITÉ
Par Édouard de POMPERY

1 volume in-12 élégamment broché, avec couverture simili japon.. 3 fr. 50

ASSIER (Adolphe d'). — **Essai de Philosophie naturelle.** Le Ciel, la Terre, l'Homme, par Adolphe d'Assier.
     Première partie : le Ciel. 1 vol. in-12........................ **2 fr. 50**
     Troisième partie : L'Homme, 1 vol. in-12................... **3 fr. 50**

BÉRAUD (P. M.). — **Étude sur l'Idée de Dieu dans le spiritualisme moderne**, par P. M. Béraud. 1 vol. in-12........................... **4 fr.**

BORDIER (Dʳ A.). — **La Vie des sociétés**, par le Dʳ A. Bordier, professeur à l'école d'Anthropologie de Paris. 1 volume in-8°...................

BRESSON (Léopold). — **Idées modernes.** Cosmologie. Sociologie, par Léopold Bresson. 1 volume in-8°... **5 fr.**

—— *Etudes de sociologie.* **Les trois évolutions**, intellectuelle, sociale, morale, par Léopold Bresson. 1 volume in-8°....................... **6 fr.**

BURNOUF (Émile). — **La Vie et la Pensée.** Éléments réels de Philosophie, par Émile Burnouf, directeur honoraire de l'école d'Athènes. 1 vol. in-8° avec gravures dans le texte................................... **7 fr.**

COSTE (Adolphe). — **Dieu et l'Ame.** Essai d'idéalisme expérimental, par Adolphe Coste. 1 vol. in-12...................................... **2 fr. 50**

DIDEROT. — **Œuvres choisies.** Édition du centenaire (30 juillet 1884). Publiée par les soins de MM. Dutailly, Gillet-Vital, Yves Guyot, Issaurat, de Lanessan, André Lefèvre, Ch. Letourneau, M. Tourneux, E. Véron. 1 vol. in-12... **3 fr. 50**

GENER (Pompeyo). — *Contribution à l'étude de l'évolution des idées.* **La Mort et le Diable.** Histoire et philosophie des deux négations suprêmes, par Pompeyo Gener. Précédé d'une lettre à l'auteur de E. Littré. 1 vol. in-8°. Cartonné à l'anglaise.................................... **12 fr.**

GIRARD DE RIALLE. — **La Mythologie comparée.** Tome premier : Théorie du fétichisme. — Sorciers et sorcellerie. — Le fétichisme étudié sous ses divers aspects. — Le fétichisme chez les Cafres, chez les anciens Chinois, chez les peuples civilisés. — Théorie du polythéisme. — Mythologie des nations civilisées de l'Amérique. 1 volume in-12. Broché, 3 fr. 50.; cartonné à l'anglaise.. **4 fr.**

GUBERNATIS (Angelo de). — **La Mythologie des Plantes ou les Légendes du règne végétal.** 2 vol. in 8°. Cartonné à l'anglaise .... **14 fr.**

ISNARD (le docteur Félix). — **Spiritualisme et Matérialisme**, par le docteur Félix Isnard. 1 vol. in-12............................... **3 fr.**

ISSAURAT (C.). — **Diderot pédagogue.** Conférence, par C. Issaurat. Brochure in-8°.. **1 fr.**

LANGE (F. A.). — **Histoire du Matérialisme** et Critique de son importance à notre époque, par F. A. Lange, professeur à l'Université de Marbourg. Traduit de l'allemand sur la dernière édition avec l'autorisation de l'auteur, par B. Pommerol, avec une Introduction par D. Nolen. 2 vol. in-8°. Cartonnés à l'anglaise... **20 fr.**

LETOURNEAU (Ch.). — **Physiologie des Passions**, par Ch. Letourneau. 2ᵉ édit., revue et augmentée. 1 vol. in-12. Broché, 3 fr. 50.; cart. à l'anglaise. **4 fr. 50**

—— **Science et Matérialisme**, par Ch. Letourneau. 1 vol. in-12. Broché, 4 fr. 50.; cartonné à l'anglaise................................. **5 fr. 25**

MANTEGAZZA. — **Physiologie du Plaisir**, par le professeur Mantegazza, sénateur du royaume d'Italie, président de la Société anthropologique. Traduit et annoté par M. Combes de Lestrade. 1 vol. in-8°................... **6 fr.**

MAUDSLEY (Henry). — **Physiologie de l esprit**, par Henry Maudsley. Traduit de l'anglais par A. Herzen. 1 vol. in-8°. Cartonné à l'anglaise........ **10 fr.**

MICHEL (Louis). — **Libre arbitre et liberté**, par Louis Michel. 1 volume in-12... **2 fr. 50**

MULLER (F. Max). — **Origine et développement de la Religion**, étudiés à la lumière des religions de l'Inde. Leçons faites à Westminster Abbey, par F. Max Muller. Traduites de l'anglais par J. Darmesteter. 1 vol. in-8°. **7 fr.**

PICHARD (Prosper). — **Doctrine du réel.** Catéchisme à l'usage des gens qui ne se payent pas de mots. Précédé d'une préface par E. Littré. Nouvelle édition. 1 vol. in-12 .... **2 fr.**

POMPERY (E. de). — **La Vie de Voltaire.** L'homme et son œuvre. 1 vol. in-12. **2 fr.**

ROLLAND (Camille). — **Esprit et Matière,** ou Notions populaires de Philosophie scientifique, suivies de l'Arbre généalogique complet de l'homme, d'après les données de Haeckel, par Camille Rolland, ingénieur. 1 vol. in-12 avec 2 planches. Cartonné à l'anglaise .... **2 fr. 50**

RUELLE (Ch.). — **De la vérité dans l'Histoire du christianisme.** Lettres d'un laïque sur Jésus, par Ch. Ruelle, auteur de la *Science populaire de Claudius.* — La théologie et la science. — M. Renan et les théologiens. — La résurrection de Jésus d'après les textes. — Lecture de l'encyclique. 1 vol. in-8° .... **6 fr.**

SETCHÉNOFF (Ivan). — **Études psychologiques.** Traduit du russe par Victor Derély. Avec une introduction de M. G. Wyrouboff. 1 vol. in-8°. **5 fr.**

SOURY (Jules). — **Études historiques sur les religions, les arts, la civilisation** de l'Asie antérieure et de la Grèce, par Jules Soury. 1 vol. in-8° .... **7 fr. 50**

SPINOZA (B. de). — **Lettres** de B. de Spinoza inédites en français. Traduites et annotées par J.-G. Prat. 1 vol. in-12, avec portrait et épigraphe.... **3 fr.**

STRAUSS (David-Frédéric). — **L'Ancienne et la Nouvelle fci.** Confession par David-Frédéric Strauss. Traduit de l'allemand sur la 8ᵉ édition par Louis Narval, et augmenté d'une Préface par E. Littré. 1 volume in-8°.... **7 fr.**

STRAUSS (David-Frédéric). — **Voltaire.** Six conférences de David-Frédéric Strauss. Traduit de l'allemand sur la troisième édition par Louis Narval, précédé d'une Lettre-Préface du traducteur à M. E. Littré. 1 vol. in-8°... **7 fr.**

TYLOR (M. Edward B). — **La Civilisation primitive,** par M. Edward B. Tylor. Tome 1. Traduit de l'anglais sur la deuxième édition par Mᵐᵉ Pauline Brunet. — Tome II. Traduit de l'anglais sur la deuxième édition par M. Ed. Barbier. 2 vol. in-8°. Cartonnés à l'anglaise .... **20 fr.**

VIARDOT (Louis). — **Libre examen.** Apologie d'un incrédule, par Louis Viardot. 6ᵉ édition très augmentée (édition populaire). 1 vol. in-12 .... **1 fr. 50**

VOLTAIRE. — **Œuvres choisies.** Édition du centenaire (30 mai 1878). 1 vol. in-12 de 1,000 pages, avec portrait de Voltaire .... **2 fr. 50**

IV. — ARCHÉOLOGIE ET PRÉHISTORIQUE

TIRYNTHE

LE PALAIS PRÉHISTORIQUE

DES ROIS DE TIRYNTHE

RÉSULTAT DES DERNIERES FOUILLES

Par Henri SCHLIEMANN

AVEC UNE PRÉFACE DE M. LE PROFESSEUR F. ADLER
ET DES CONTRIBUTIONS DE M. DOCTEUR W. DÖRPFELD

1 volume gr. in-8 jésus. Illustré d'une carte, de 4 plans, de 24 planches en chromolithographie et de 188 gravures sur bois.

Cartonné à l'anglaise non rogné, avec titre en noir................ .... **32 fr.**
Relié en demi-maroquin, plaques spéciales or et noir, doré sur tranches **40 fr.**

CARTAILHAC (Émile). — **Les Ages préhistoriques de l'Espagne et du Portugal,** par Emile Cartailhac, avec préface de M. de Quatrefages, de l'Institut. 1 vol. gr. in-8° avec 450 gravures et 4 planches. Broché. 25 fr. Cartonné.. 30 fr.

CHANTRE (Ernest). **Recherches anthropologiques dans le Caucase.** par Ernest Chantre, sous-directeur du Muséum de Lyon. Chargé de missions scientifiques dans l'Asie occidentale par M. le Ministre de l'Instruction publique. Tome I. Période préhistorique. Tome II. Période protohistorique. Premier âge du fer, avec atlas. Tome III. Période historique. Epoque Scytho Byzantine. Tome IV. Période historique. Populations actuelles (1879-1881). 4 volumes de texte grand in-4°, avec gravures, planches et cartes, et accompagnés d'un atlas au tome II, en tout 5 volumes grand in-4° ..... 300 fr.

DESOR (E.) et P. de **LORIOL.** — **Échinologie helvétique. Description des Oursins fossiles de la Suisse,** par E. Desor et P. de Loriol. Echinides de la période jurassique. 1 vol. in-4° et atlas in-fol. de 61 pl. Cart.... 100 fr.
L'ouvrage a été publié en 16 livraisons.

LEPIC (le vicomte). — **Grottes de Savigny,** commune de la Biolle, canton d'Albens (Savoie), par M. le vicomte Lepic. Grand in-4°, avec 6 planches lithographiées.. 9 fr.

LEPIC (le vicomte) et Jules de **LUBAC.** — **Stations préhistoriques de la vallée du Rhône, en Vivarais. Châteaubourg et Soyons.** Notes présentées au Congrès de Bruxelles dans la session de 1872, par MM. le vicomte Lepic et Jules de Lubac. In-folio, avec 9 planches............................ 9 fr.

MORTILLET (Gabriel de). — **Le Signe de la croix avant le christianisme,** par Gabriel de Mortillet. 1 vol. in-8°, avec 117 gravures sur bois...... 6 fr.

MORTILLET (Gabriel et Adrien). **Musée préhistorique,** par Gabriel et Adrien de Mortillet. Album de 100 planches contenant 800 dessins classés méthodiquement. 1 vol. in-4°.. 35 fr.

NILSSON (Sven). — **Les Habitants primitifs de la Scandinavie.** Essai d'ethnographie comparée, matériaux pour servir à l'histoire de l'homme, par Sven Nilsson. 1ʳᵉ partie : L'Age de pierre. Traduit du suédois sur le manuscrit de la troisième édition préparée par l'auteur. 1 vol. in-8°, avec 16 planches. Cartonné à l'anglaise.................................... 12 fr.

PERRIER DU CARNE. — **La Grotte de Teyjat,** gravures magdaléniennes, par Perrier du Carne. Brochure grand in-8°, avec 9 figures et 3 héliogravures .... 2 fr.

RHOMAÏDÈS (C.). — **Les Musées d'Athènes,** gr. in-4° avec texte grec, allemand, français et anglais. (Athènes.)
Cet ouvrage paraît par livraisons avec texte et planches. Les deux premières sont en vente. Prix de chaque livraison .... 7 fr. 50

SALMON (Philippe). — **Dictionnaire paléoethnologique** du département de l'Aube, par Philippe Salmon, membre de la Commission des monuments mégalithiques de France et d'Algérie, membre correspondant de la Société académique de l'Aube. 1 vol. gr. in-8°, avec 3 cartes................... 15 fr.

——**Les Races humaines préhistoriques,** par Philippe Salmon. Brochure gr. in-8° .... 2 fr. 50

VANDEN-BERGHE (Maximilien). — *Etudes anthropologiques.* **L'homme avant l'histoire, notions générales de paléoethnologie,** par Vanden-Berghe. 2ᵉ édition, précédée d'une lettre de M. Abel Hovelacque, professeur de linguistique à l'Ecole d'anthropologie. Brochure in-8°......... 1 fr. 50

V. — *HISTOIRE, GÉOGRAPHIE, POLITIQUE*

LE MONDE TERRESTRE
AU POINT ACTUEL DE LA CIVILISATION
NOUVEAU PRÉCIS
DE GÉOGRAPHIE COMPARÉE
DESCRIPTIVE, POLITIQUE ET COMMERCIALE

Avec une Introduction, l'Indication des sources et cartes, et un Répertoire alphabétique

par CHARLES VOGEL

Conseiller, ancien chef de Cabinet de S. A. le prince Charles de Roumanie
Membre des Sociétés de Géographie et d'Économie politique de Paris, Membre correspondant
de l'Académie royale des Sciences de Lisbonne, etc., etc.

L'ouvrage complet forme 3 volumes, divisés en 5 parties, gr. in-8°.

Premier volume. Cartonné à l'anglaise	15 fr.
Deuxième volume. Cartonné à l'anglaise	18 fr.
Première partie du troisième volume. Cartonné à l'anglaise	9 fr.
Deuxième — — — — —	12 fr.
Troisième — — — — —	12 fr.
L'ouvrage complet en 3 volumes, divisés en 5 parties. Broché	60 fr.
Cartonné à l'anglaise	66 fr.
Relié en demi-maroquin, tr. peigne.	72 fr.

*Il a été fait un tirage spécial de la 1ʳᵉ partie du tome III de cet ouvrage
sous le titre :*

L'EUROPE ORIENTALE DEPUIS LE TRAITÉ DE BERLIN

Cette partie contient la Russie, la Pologne et la Finlande, la Roumanie, la Serbie et le Monténégro, la Bulgarie, la Turquie, l'Albanie et la Grèce. Elle forme un volume gr. in-8°, cartonné à l'anglaise .... 9 fr.

MŒURS ROMAINES DU RÈGNE D'AUGUSTE
A LA FIN DES ANTONINS
par L. FRIEDLÆNDER
Professeur à l'Université de Kœnigsberg.

TRADUCTION LIBRE FAITE SUR LE TEXTE DE LA DEUXIÈME ÉDITION ALLEMANDE

Avec des considérations générales et des remarques

par CH. VOGEL.

4 vol. in-8°. Brochés, 28 fr. Reliés en demi-maroquin, 35 fr.

BORDIER (Dʳ A.). — **La Colonisation scientifique et les colonies françaises,** par le Dʳ A. Bordier, prof. de géographie médicale à l'École d'Anthropologie. 1 vol. in-8°. Broché, 7 fr. 50 ; cartonné à l'anglaise. 8 fr. 50

BULWER (Sir H.). — **Essai sur Talleyrand,** par Sir Henry Lytton Bulwer, ancien ambassadeur. Traduit de l'anglais avec l'autorisation de l'auteur, par Georges Perrot. 1 vol. in-8° .... 5 fr.

CHAMPION (Edme). — **Esprit de la Révolution française,** par Edme Champion. 1 vol. in-12 .... 3 fr. 50

DELTUF (Paul) — **Essai sur les Œuvres et la Doctrine de Machiavel**, avec la traduction littérale du Prince, et de quelques Fragments historiques et littéraires, par Paul Deltuf. 1 vol. in-8°........................... 7 fr. 50

DEVAUX (Paul). — **Études politiques sur l'Histoire ancienne et moderne** et sur l'influence de l'état de guerre et de l'état de paix, par Paul Devaux. 1 vol. grand in-8°... 9 fr.

GUYOT (Yves). — **Lettres sur la politique coloniale.** 1 volume in-12, avec 1 carte et 2 graphiques .... 4 fr.

LEFÈVRE (André). — **L'Homme à travers les âges.** Essais de critique historique. 1 vol. in-12. Broché, 3 fr. 50.; cartonné à l'anglaise.......... 4 fr.

MOHL (Jules). — **Le Livre des Rois**, par Abou'l Kasim Firdousi. Traduit et commenté par Jules Mohl, membre de l'Institut, professeur au Collège de France. Publié par Mᵐᵉ Mohl. 7 vol. in-12. (Imprimerie nationale.) 52 fr. 50

MOLINARI (G. de). — **L'Évolution économique du XIX⁰ siècle**, théorie du progrès, par M. G. de Molinari, membre correspondant de l'Institut. 1 vol. in-8°... 6 fr.

—— **L'Évolution politique et la révolution**, par M. G. de Molinari, membre correspondant de l'Institut. 1 vol. in-8°........................... 7 fr. 50

—— **Au Canada et aux Montagnes Rocheuses**, en Russie, en Corse et à l'Exposition universelle d'Anvers. Lettres adressées au *Journal des Débats* par M. G. de Molinari. 1 vol. in-12 .... 3 fr. 50

MOREAU DE JONNÈS (A.). — **État économique et social de la France depuis Henri IV jusqu'à Louis XIV (1589-1715)**, par A. Moreau de Jonnès, membre de l'Institut. 1 vol. in-8°...................................... 7 fr.

POPPER. — **Terre de feu.** Conférence donnée à l'Institut géographique argentin, le 5 mars 1887, par l'ingénieur Jules Popper. Traduit du *Bulletin de l'Institut* par M. G. Lemarchand. Brochure in-12................. 4 fr. 50

ROBIQUET (Paul). — **Histoire municipale de Paris** depuis les origines jusqu'à l'avènement de Henri III, par Paul Robiquet. 1 vol. in-8. Broché, 10 fr.; relié toile aux armes de la ville de Paris,..................... 12 fr.

TISCHENDORF (Constantin). — **Terre sainte**, par Constantin Tischendorf, avec les souvenirs du pèlerinage de S. A. I. le grand-duc Constantin. 1 vol. in-8°, avec 3 gravures........ .... 5 fr.

VOGEL (Charles). — **Le Portugal et ses colonies.** Tableau politique et commercial de la monarchie portugaise dans son état actuel, avec des annexes et des notes supplémentaires, par Charles Vogel. 1 vol. in-8°......... 8 fr. 50

LETTRES

SUR LE CONGO

RÉCIT D'UN VOYAGE SCIENTIFIQUE

ENTRE L'EMBOUCHURE DU FLEUVE ET LE CONFLUENT DU KASSAÏ

par Edouard DUPONT

Directeur du Musée royal d'histoire naturelle de Bruxelles

1 vol. gr. in-8°, illustré de 12 gravures sur bois et de 11 cartes et planches hors texte. Broché 15 fr.; cartonné à l'anglaise................ .... 16 fr.

VI. — LITTÉRATURE

BRÉMER (Mlle Frédérika). — **Hertha, ou l'Histoire d'une âme**, par Mlle Frédérika Brémer. Traduit du suédois avec l'autorisation de l'auteur et des éditeurs, par A. Geffroy. 1 vol. in-12 .... 3 fr. 50

BRET-HARTE. — **Scènes de la vie californienne** et Esquisses de mœurs transatlantiques, par Bret-Harte. Traduit par M. Amédée Pichot et ses collaborateurs de la *Revue britannique*. 1 vol. in-12 .... 2 fr.

BROUGHTON (Miss). — **Comme une fleur**, autobiographie. Traduit de l'anglais par Auguste de Viguerie. 2e édition revue. 1 vol. in-12, imprimé avec encadrement en couleur. Relié toile, tr. dor. et plaque spéciale .... 5 fr.

Choix de Nouvelles russes, de Lermontoff, de Pouchkine, Von Wiesen, etc. Traduit du russe par M. J. N. Chopin, auteur d'une *Histoire de Russie*, de l'*Histoire des révolutions des peuples du Nord*, etc. Nouvelle édition. 1 vol. in-12 .... 2 fr.

DELTUF (Paul). — **Les Tragédies du foyer**, par Paul Deltuf. 1 vol. in-12. 2 fr.

FAURIEL (C.). — **Histoire de la Poésie provençale.** Cours fait à la Faculté des lettres de Paris, par M. C. Fauriel, membre de l'Institut. 3 volumes in-8° .... 24 fr.

GOLOVINE (M. Ivan). — **Mémoires d'un Prêtre russe,** ou la Russie religieuse, par M. Ivan Golovine. 1 vol. in-8° .... 7 fr.

HEYSE (Paul). — **La Rabbiata et d'autres Nouvelles,** par Paul Heyse. Traduit de l'allemand par MM. G. Bayvet et E. Jonveaux. 1 vol. in-12 .... 2 fr.

Impressions de voyage d'un Russe en Europe. 1 vol. in-12 .... 2 fr. 50

MANTEGAZZA (P.). — **Une Journée à Madère,** par P. Mantegazza. Traduit de l'italien avec l'autorisation de l'auteur, par Mme C. Thiry. 1 vol. in-12. 2 fr.

MARSH (Mrs.). — **Emilia Wyndham,** par l'auteur de « Two old men's tales ; Mount Sorel, etc. » (Mrs. Marsh.) Traduit librement de l'anglais. 2 vol. in-12 réunis en un seul .... 5 fr.

MARY LAFON. — **Histoire littéraire du Midi de la France,** par Mary Lafon. 1 vol. in-8° .... 7 fr. 50

MÜLLER (Otto). — **Charlotte Ackermann.** Souvenirs du théâtre de Hambourg au XVIIIe siècle, par Otto Müller. Traduit par J.-J. Porchat. 1 vol. in-8°.. 2 fr.

WITT (Mme de). — **La Vie des deux côtés de l'Atlantique,** autrefois et aujourd'hui. Traduit de l'anglais par Mme de Witt. 1 vol. in-12 .... 2 fr.

VII. — LINGUISTIQUE — LIVRES CLASSIQUES

AHN (F. H.). — **Syllabaire allemand.** Premières leçons de langue allemande, avec un nouveau traité de prononciation et un nouveau système d'apprendre les lettres manuscrites, par F. H. Ahn. 7e édition. 1 vol. in-12. 1 fr.

BRUHNS (C.). — **Nouveau Manuel de logarithmes** à sept décimales, pour les nombres et les fonctions trigonométriques, rédigé par C. Bruhns, docteur en philosophie, directeur de l'observatoire et professeur d'astronomie à Leipzig. 1 vol. grand in-8°, édition stéréotype. (Leipzig, B. Tauchnitz.) .... 5 fr.

HOVELACQUE (A.) et Julien **VINSON**. — **Études de linguistique** et d'ethnographie. 1 volume in-12. Broché, 4 fr.; cartonné à l'anglaise .... 5 fr.

MAIGNE (Jules). — **Traité de Prononciation française** et Manuel de lecture à haute voix. Guide théorique et pratique des Français et des Etrangers, par M. Jules Maigne. 1 vol. in-12. Cartonné à l'anglaise .... 3 fr.

MOHL (Jules). — **Vingt-sept ans d'histoire des études orientales.** Rapports faits à la Société asiatique de Paris de 1840 à 1867, par Jules Mohl, membre de l'Institut, secrétaire de la Société asiatique. Ouvrage publié par sa veuve. 2 volumes in-8° .... 15 fr.

OLIVIER (Léon A.). — **Grammaire élémentaire du grec moderne.** (Athènes.) 1 vol. in-8°.. 5 fr.

SANDER (E. H.). — **Promenade de Paris au Rigi,** racontée (en allemand) pour servir d'introduction à la lecture des auteurs allemands, par E. H. Sander. 2ᵉ édition, revue et corrigée. 1 vol. in-18. Cartonnage classique... 75 cent.

VIII. — *BIBLIOGRAPHIE ET DIVERS*

BULLETIN MENSUEL DE LA LIBRAIRIE FRANÇAISE

Publié par C. REINWALD & Cⁱᵉ

1891. — 33ᵉ année. Format in-8°. — 8 pages par mois.

Prix de l'abonnement : Paris et la France, 2 fr. 50. Étranger, 3 fr.

Ce Bulletin paraît au commencement de chaque mois et donne les titres et les prix des principales nouvelles publications de France, ainsi que de celles en langue française éditées en Belgique, en Suisse, en Allemagne, etc., etc.

LE FELD-MARÉCHAL

PRINCE PASKÉVITSCH

SA VIE POLITIQUE ET MILITAIRE

D'APRÈS DES DOCUMENTS INÉDITS

par le Général Prince STCHERBATOW

DE L'ÉTAT-MAJOR RUSSE

TRADUIT PAR UNE RUSSE

TOME PREMIER (1782-1826) — TOME SECOND (AOUT 1826 - OCTOBRE 1827)

2 beaux vol. gr. in-8°, avec un portrait en lithog. (*Saint-Pétersbourg.*) Prix : 30 fr

L'ouvrage sera complet en 3 volumes.

BERLEPSCH. — **Nouveau Guide en Suisse,** par Berlepsch. 2ᵉ édition illustrée. 1 vol. in-12, avec 23 cartes et plans, 10 panoramas des Alpes et 38 gravures sur acier d'après des photographies. Cartonné à l'anglaise...... 5 fr.

Instructions aux capitaines de la marine marchande naviguant sur les côtes du Royaume-Uni, en cas de naufrage ou d'avaries. 1 vol. in-8°. 2 fr. 50

LIEBIG (J. de). — **Sur un nouvel Aliment pour nourrissons** (la Bouillie de Liebig), avec Instructions pour sa préparation et son emploi. 1 vol. in-12. 1 fr.

MOLTKE (de). — **Campagnes des Russes dans la Turquie d'Europe** en 1828 et 1829. Traduit de l'allemand du colonel baron de Moltke, par A. Demmler, professeur à l'École impériale d'état-major. 2 vol. in-8°............. 6 fr.

Les cartes accompagnant cet ouvrage sont épuisées.

RAMÉE (Daniel). — **Dictionnaire générale des termes d'Architecture,** en français, allemand, anglais et italien, par Daniel Ramée, architecte. 1 volume in-8°.. 8 fr.

—— **Histoire générale de l'Architecture,** par Daniel Ramée, architecte. 2 vol. gr. in-8° avec 523 gravures sur bois. Brochés............... 30 fr.

TÉLIAKOFFSKY (A.). — **Manuel de Fortification permanente,** par A. Téliakoffsky, colonel du génie. Traduit du russe par Goureau. 1 vol. gr. in-8°, avec un atlas in-4° de 40 planches..................................... 20 fr.

WELTER (Henri). — **Essai sur l'Histoire du café,** par Henri Welter. 1 vol. in-12... 3 fr. 50

TABLE ALPHABÉTIQUE

PAR NOMS D'AUTEURS.

Typ. Paul SCHMIDT, 5, avenue Verdier, Grand-Montrouge.